中西医结合执业助理医师资格考试

同步金题

主编　刘广鹏

编　委

（以姓氏笔画为序）

王冬竹	王瑞娟	司　思	刘广鹏
刘远城	刘雨琪	安　杰	杨斯羽
杨翠秒	何春燕	迟　爽	张圣淇
张玲玲	春亚之	赵　静	赵博涛
南静毓	郭晓静	馨　月	

中国中医药出版社

·北京·

图书在版编目(CIP)数据

中西医结合执业助理医师资格考试同步金题 / 刘广鹏主编. — 北京 :
中国中医药出版社, 2022.12
ISBN 978-7-5132-7324-4

Ⅰ. ①中… Ⅱ. ①刘… Ⅲ. ①中西医结合-资格考试-习题集 Ⅳ. ①R2-031

中国版本图书馆 CIP 数据核字（2021）第 241394 号

中国中医药出版社出版
北京经济技术开发区科创十三街 31 号院二区 8 号楼
邮政编码 100176
传真 010-64405721
涿州市京南印刷厂印刷
各地新华书店经销

开本 710×1000 1/16 印张 31.5 字数 689 千字
2022 年 12 月第 1 版 2022 年 12 月第 1 次印刷
书号 ISBN978-7-5132-7324-4

定价 138.00 元
网址 www.cptcm.com

服务热线 010-64405510 **微信服务号** zgzyycbs
购书热线 010-89535836 **微商城网址** https://kdt.im/LIdUGr
维权打假 010-64405753 **天猫旗舰店网址** https://zgzyycbs.tmall.com

编写说明

随着人们健康意识的日益提高，社会对于医务工作者的素质要求也越来越高，执业医师资格证书也彰显出它独特的魅力。如何快速通过执业医师资格考试，取得执业证书已经成为广大考生所关注的问题。为了满足不同类型、不同程度考生的需求，我们在出品2023年《中西医结合执业（含助理）医师资格考试核心考点全攻略》（上、下册）的同时，也出品了相配套的练习题——2023年《中西医结合执业助理医师资格考试同步金题》。力争帮助考生及时了解命题规律，进而加强对基础理论知识和基本技能的掌握能力。

1 融会贯通，相辅相成

本书以2023年《中西医结合执业（含助理）医师资格考试核心考点全攻略》（上、下册）为蓝本，提炼重点、难点、易混点及常考知识点，甄选3000余道金题，将考点与习题融会贯通，帮助考生巩固所学知识，在有限的复习时间里紧抓重点，提高学习效率，不仅达到做一题会一题，更要做到会一道题就会一类题。

2 精选试题，直击考点

在深刻把握考试大纲，归纳总结历年真题和分析核心考点全攻略的基础上总结考查规律，对试题进行筛选，将近年高频考点加入其中，并对重点考题进行精确解析，以试题带动考点复习，在学与练中将考点逐个击破，轻松应对考试。同时经过我们对真题的深入研究，将各章节考点全面梳理，总结出每一科目在考试中所占的分值比重，有效帮助考生抓住重点，着重练习。

中西医结合执业助理医师资格考试各科分值比例		
科目	所占比例	分值
中医基础理论	5 %	15
中医诊断学	5.3 %	16
中药学	5 %	15
方剂学	5 %	15
中西医结合内科学	20 %	60
中西医结合外科学	10 %	30
中西医结合妇科学	10 %	30
中西医结合儿科学	10 %	30
针灸学	5.7 %	17
诊断学基础	6.7 %	20
药理学	6.7 %	20
传染病学	6.7 %	20
医学伦理学	2.0 %	6
卫生法规	2.0 %	6

3 双色印刷，重点突出

为了更加贴合考生需求，我们摒弃了以往单色印刷的模式而采用双色印刷，在使用过程中给考生以新鲜感的同时，更加突出重点。

4 扫码听课，名师精讲

随着考生需求的不断增加，纸上谈兵类的解析已经不能满足广大考生的需求了，为此，本书中加入二维码，将书与课进行无缝衔接，直达名师精讲视频，从此拒绝枯燥乏味的解析，真正实现哪里不会扫哪里。

最后，我们将在“始于细微，成于执着”的工作理念指导下，秉承“优秀师资、专业服务”的宗旨，力求为广大考生打造实用的教辅教材。我们精心做图书，良心做教育，致力于为广大考生提供优质的服务！也希望各位考生在使用过程中将发现的问题及时反馈给我们（www.jinyingjie.com），以使我们的图书能够日臻完善。预祝各位考生在2023年考试中马到成功！

《中西医结合执业助理医师资格考试同步金题》编委会
2022年12月

扫码听课

查缺补漏

目　录

第三篇 中药学/071

第四篇 方剂学/111

第十一篇 药理学/420

第十二篇 传染病学/445

第一篇

中医基础理论

第一章　中医学理论体系

第一节　中医学概念与学科属性

下列关于中医学的学科属性的说法，以下哪项更准确

A.科学

B.哲学

C.医学科学

D.自然科学

E.自然哲学

【答案】D

第二节　中医学理论体系的主要特点

1.中医学整体观念的内涵是

A.人体是一个整体，人和自然界相互统一

B.人体是一个有机整体

C.自然界是一个整体

D.时令晨昏对人体有影响

E.五脏与六腑是一个整体

【答案】A

2.人体有机整体的中心是

A.心

B.脑

C.经络

D.脏腑

E.五脏

【答案】E

3.下列属于整体观念内容最准确的是

A.人体是一个有机整体

B.人与自然环境的统一性

C.人与社会环境的统一性

D.五脏一体观，形神一体观

E.人体是一个有机整体，与自然社会相统一

【答案】E

4.以下属于“证候”的是

A.痢疾

B.感冒

C.发热

D.头痛

E.津伤

【答案】E

【解析】证候，是机体在疾病发展过程中的某一阶段或某一类型的病理性概括，亦标志着机体对病因作用的整体反应状态。痢疾、感冒、头痛属于病，头痛、发热属

于症状。

5.下列各项,体现"证"的内在本质的是

A.病位

B.病性

C.病势

D.病因

E.病机

【答案】E

6.下列表述中不属于"症状"的是

A.胸闷

B.恶寒

C.口苦

D.发热

E.消渴

【答案】E

【解析】症状是指人体对疾病的反应而表现出来的个别表象,消渴属于病。

7.同病异治的实质是

A.证同治同

B.证异治异

C.病异治同

D.证异治同

E.病同治同

【答案】B

8.因中气下陷所致的久痢、脱肛及子宫下垂,都可采用升提中气法治疗,此属于

A.因人制宜

B.同病异治

C.异病同治

D.审因论治

E.虚则补之

【答案】C

9.下列关于同病异治、异病同治的说法错误的是

A.同病异治是同一种病,证候不同,治法不同

B.异病同治是不同的疾病,病机及证候相同,则治法相同

C.证同则治同,证异则治异

D.胃下垂、肾下垂、子宫脱垂、脱肛可以采用同病异治

E.感冒的治疗可分别采用辛温解表或辛凉解表的方法,属于同病异治

【答案】D

10.下列表述中属于病的是

A.发热

B.消渴

C.气滞

D.血寒

E.恶寒

【答案】B

第二章　精气学说

第一节　精气学说的概念

依据精气学说,精概念的起源是

A.水地说

B.云气说

C.阴阳说

D.五行说

E.天气说

【答案】A

第二节 精气学说的基本内容

1.气的运动形式不包括下列哪一项
A.升
B.降
C.聚
D.散
E.化
【答案】E
2.构成人体的基本物质是
A.天气
B.清气
C.阳气
D.水精
E.精气
【答案】E
3.气的根本属性是
A.孤立
B.统一
C.静止
D.运动
E.对立
【答案】D

第三章 阴阳学说

第一节 阴阳的概念

1.下列阴和阳的概念中,最确切的是
A.阴和阳是中国古代的两点论
B.阴和阳即是矛盾
C.阴和阳代表对立的事物
D.阴和阳代表对立又相互关联的事物属性
E.阴和阳说明相互关联着的事件
【答案】D
2.以昼夜分阴阳,则后半夜为
A.阴中之阳
B.阳中之阴
C.阳中之至阳
D.阴中之阴
E.阴中之至阴
【答案】A
(3~4 题共用备选答案)
A.阴中之阳
B.阴中之阴
C.阴中之至阴
D.阳中之阴
E.阳中之阳
3.五脏分阴阳,肺为
【答案】D
4.五脏分阴阳,脾为
【答案】C

第二节 阴阳学说的基本内容

1.“阴在内,阳之守也”主要说明的阴阳关系是
A.阴阳交感
B.阴阳互根
C.阴阳对立
D.阴阳消长
E.阴阳转化
【答案】B

2.“孤阴不生，独阳不长”主要属于何种阴阳关系

A.对立

B.互根

C.消长

D.转化

E.平衡

【答案】B

3.可用阴阳互根互用解释的是

A.寒极生热

B.阳盛阴病

C.寒者热之

D.重阴必阳

E.阴中求阳

【答案】E

【解析】阴阳互根互用，是指阴阳的任何一方都不能脱离对方而独立存在，且每一方都以另一方作为自己存在的条件和前提。

4.“阴阳离决，精气乃绝”主要属于何种阴阳关系

A.对立

B.互根

C.消长

D.转化

E.平衡

【答案】B

5.“热者寒之”说明了阴阳之间的何种关系

A.阴阳交感

B.阴阳互根

C.阴阳对立

D.阴阳消长

E.阴阳转化

【答案】C

6.“阴胜则阳病”主要说明的阴阳关系是

A.阴阳转化

B.阴阳对立

C.阴阳互根

D.阴阳消长

E.阴阳交感

【答案】B

7.“无阴则阳无以化”说明了阴阳之间的何种关系

A.阴阳交感

B.阴阳互根

C.阴阳对立

D.阴阳消长

E.阴阳转化

【答案】B

8.可用阴阳对立制约解释的是

A.寒极生热

B.阴损及阳

C.阳胜伤阴

D.重阴必阳

E.阴中求阳

【答案】C

9.阴阳的相互转化是

A.绝对的

B.有条件的

C.必然的

D.偶然的

E.量变

【答案】B

【解析】阴阳转化，是指事物或现象的阴阳属性在一定的条件下可以向其对立面转化。

10.“重阴必阳，重阳必阴”说明了阴阳之间的哪种关系

A.相互交感

B.对立制约

C.互根互用

D.消长平衡

E.相互转化

【答案】E

11.“寒极生热，热极生寒”说明了阴阳之间的哪种关系

A.相互转化

B.相互交感

C.对立制约

D.互根互用

E.消长平衡

【答案】A

【解析】“重”“甚”“极”，是指发展到了极限或顶点，具备了促进相互转化的条件。

12.下列选项中，可以用阴阳消长来解释的是

A.阴损及阳

B.阴病治阳

C.阳中求阴

D.四季交替

E.热者寒之

【答案】D

13.四时阴阳的消长变化，从夏至到立秋为

A.阳消阴长

B.重阴必阳

C.阴长阳消

D.重阳必阴

E.由阳转阴

【答案】A

14.“阴损及阳”说明了阴阳之间的何种关系

A.阴阳交感

B.阴阳互根

C.阴阳对立

D.阴阳消长

E.阴阳转化

【答案】B

15.“阴平阳秘，精神乃治”，是阴阳之间什么关系的正常

A.阴阳相互转化

B.阴阳互根互用

C.阴阳相互消长

D.阴阳对立制约

E.阴阳相对平衡

【答案】D

16.下列哪个阴阳关系是反映对立制约的

A.阴阳离决，精气乃绝

B.重阴必阳，重阳必阴

C.孤阴不生，独阳不长

D.阴在内，阳之守也

E.阴病治阳，阳病治阴

【答案】E

第三节　阴阳学说在中医学中的应用

1.下列选项中，其中属于阳的是

A.凉

B.酸

C.升

D.降

E.咸

【答案】C

2.属于阴的味是

A.辛、苦、咸

B.酸、苦、咸

C.辛、甘、淡

D.甘、淡、涩

E.甘、苦、淡

【答案】B

3.属于阴的脉象

A.滑脉

B.涩脉

C.数脉

D.洪脉

E.浮脉

【答案】B

4.属于阳的味是

A.酸

B.苦

C.咸

D.辛

E.涩

【答案】D

5.属于阳的事物或现象是

A.温煦

B.下降

C.安静

D.沮丧

E.凉润

【答案】A

【解析】具有凉润、宁静、抑制、沉降等作用和运动趋向的属于阴,具有温煦、推动、兴奋、升发等作用和运动趋向的属于阳。

6.导致虚寒证的阴阳失调是

A.阳偏盛

B.阳偏衰

C.阴偏盛

D.阴偏衰

E.阳盛阴病

【答案】B

7.“寒者热之”的治法适用于

A.阴虚则热

B.阳虚则寒

C.阴胜则寒

D.阳胜则热

E.阴阳两虚

【答案】C

8.针对“阳虚则寒”产生的虚寒证治疗应

A.阴中求阳

B.阳中求阴

C.阴阳互补

D.寒热平调

E.寒者热之

【答案】A

9.导致虚热证的阴阳失调是

A.阳偏盛

B.阳偏衰

C.阴偏盛

D.阴偏衰

E.阳盛阴病

【答案】D

【解析】阴虚则热,所以导致虚热证的是阴偏衰。

10.导致实热证的阴阳失调是

A.阳偏盛

B.阳偏衰

C.阴偏盛

D.阴偏衰

E.阳盛阴病

【答案】A

第四章　五行学说

第一节　五行学说的概念

1.木的特性是

A.曲直

B.稼穑

C.从革

D.炎上

E.润下

【答案】A

2.五行中,具有“润下”特性的是

A.金

B.木

C.水
D.火
E.土
【答案】C
3.五行中,属木的脏是
A.心
B.肺
C.脾
D.肝
E.肾
【答案】D
4.五行中,属火的腑是
A.胆
B.胃
C.小肠
D.大肠
E.三焦
【答案】C
5."握"的五行属性是
A.水
B.火
C.木
D.金
E.土
【答案】C
6."黄色"的五行属性是
A.土
B.金
C.水
D.火
E.木
【答案】A
【解析】事物属性的五行归类:木为青,火为赤,土为黄,金为白,水为黑。
7."咸味"的五行属性是
A.土
B.金
C.水
D.木
E.火
【答案】C
8.五体中属火的是
A.筋
B.脉
C.肉
D.皮
E.骨
【答案】B
【解析】事物属性的五行归类:木在体合筋,火在体合脉,土在体合肉,金在体合皮,水在体合骨。
9."鼻"的五行属性是
A.木
B.火
C.土
D.金
E.水
【答案】D
10."笑"的五行属性是
A.水
B.火
C.木
D.金
E.土
【答案】B

第二节　五行学说的基本内容

1.肝病及脾属于
A.母病及子
B.相乘传变
C.子病犯母

D.相侮传变

E.制化传变

【答案】B

2.根据情志相胜法,“怒”可制约的情志是

A.喜

B.思

C.悲

D.恐

E.惊

【答案】B

3.五行中火的“所胜”的子是

A.水

B.木

C.土

D.金

E.火

【答案】A

4.下列关于五行生克规律的表述,正确的是

A.木为土之所胜

B.木为水之子

C.火为土之子

D.水为火之所胜

E.金为木之所胜

【答案】B

5.肝病及心的五行传变是

A.相乘传变

B.相侮传变

C.母病及子

D.子病犯母

E.相克传变

【答案】C

【解析】相乘次序:木→土→水→火→金→木。相侮次序:木→金→火→水→土→木。五行的母子相及包括两个方面:即母病及子和子病及母。

6.土不足时,木对土的过度制约,属于

A.相克

B.相乘

C.相侮

D.母病及子

E.子病犯母

【答案】B

7.属于“子盗母气”的脏病相传是

A.肺病及脾

B.肺病及肾

C.肺病及心

D.肾病及肝

E.心病及肾

【答案】A

8.见肝之病,知肝传脾的病机传变是

A.木克土

B.木乘土

C.土侮木

D.母病及子

E.子病犯母

【答案】B

(9~10题共用备选答案)

A.肝病及心

B.肝病及肾

C.肺病及心

D.脾病及肾

E.脾病及心

9.属五行相乘传变的是

【答案】D

10.属五行相侮传变的是

【答案】C

【解析】相乘、相侮都是不正常的相克现象,相乘与相侮可同时发生;发生的条件:均可由“太过”“不及”引起。相乘是按五行相克次序发生过度克制;相侮是与五行相克次序反向发生过度克制。

第三节 五行学说在中医学中的应用

1.属于“虚则补其母”治则的治疗是

A.肺病补脾

B.脾病补肺

C.肾病补肝

D.肝病补心

E.肝病补脾

【答案】A

【解析】根据相生规律确定治疗原则，“虚则补其母，实则泻其子”又称补母与泻子。

2.按五行相克关系确立的治法是

A.金水相生法

B.益火补土法

C.培土制水法

D.滋水涵木法

E.培土生金法

【答案】C

3.适用于“土壅木郁”证的治则是

A.抑强为主

B.扶弱为主

C.补母为主

D.泻子为主

E.以上都不是

【答案】A

【解析】抑强：主要适用于因相克或反侮太过所形成的乘侮病证。扶弱：主要适用于因相克力量不及或因虚被乘，或因虚被侮所形成的病证。

4.肺阴虚无力滋肾，或肾阴不足，不能上滋肺阴而致的肺肾阴虚证，其治疗宜采用

A.益火补土法

B.金水相生法

C.抑木扶土法

D.培土制水法

E.泻南补北法

【答案】B

(5~6题共用备选答案)

A.益火补土法

B.金水相生法

C.抑木扶土法

D.培土制水法

E.泻南补北法

5.肾阳虚不能温脾阳，以致脾阳不振。其治疗宜采用

【答案】A

6.脾虚不运或脾肾阳虚，水湿泛滥而致的水肿胀满之证，其治疗宜采用

【答案】D

第五章 藏象学说

1.藏象学说的主要特点是

A.以五脏为中心的整体观

B.六腑者，满而不能实

C.五脏者，实而不能满

D.以五脏六腑为中心的整体观

E.奇恒之腑形态似脏，功能似腑

【答案】A

【解析】藏象学说的主要特点是以五脏为中心的整体观，主要体现在以五脏为中心的人体自身的整体性及五脏与自然环境的统一性两个方面。

2.五脏共同的生理特点是

A.化生和贮藏精气

B.受盛和传化水谷

C.藏神和血液运行

D.运化和调节血量

E.疏泄和防止出血

【答案】A

3.六腑共同的生理特点是

A.运化和调节血量

B.疏泄和防止出血

C.化生和贮藏精气

D.受盛和传化水谷

E.藏神和血液运行

【答案】D

4.区分五脏、六腑、奇恒之腑的最主要的依据是

A.分布部位的不同

B.解剖形态的不同

C.阴阳属性的不同

D.功能特点的不同

E.五行属性的不同

【答案】D

【解析】五脏的生理特点是化生和贮藏精气,六腑的生理特点是受盛和传化水谷,奇恒之腑形态似腑,功能似脏,因而得名。三者的区别主要在其生理特点的不同。

5.关于五脏六腑说法正确的是

A.五脏传化物而不藏

B.六腑藏精气而不泻

C.五脏实而不能满

D.六腑实而不能满

E.五脏包含胆和肝

【答案】D

6.五脏六腑的病理特点及治疗原则是

A.脏病多虚,五脏宜补

B.脏病多实,五脏宜泻

C.腑病多虚,六腑宜泻

D.腑病多实,六腑宜补

E.脏病多实,五脏宜补

【答案】A

【解析】病理上"脏病多虚""腑病多实",治疗上"五脏宜补""六腑宜泻"。

7.下列各项中,哪一项最确切地说明了脏与腑的区别

A.实质性器官与空腔器官

B.脏病多实腑病多虚

C.化生和贮藏精气与受盛传化水谷

D.与水谷直接接触和不直接接触

E.经络属性与阴阳属性

【答案】C

8.下列有关五脏生理功能及特点的表现错误的是

A.化生精气

B.贮藏精气

C.藏精气而不泻

D.满而不能实

E.藏而不泄

【答案】E

第六章　五脏

配套名师精讲课程

第一节　五脏的生理功能与特性

1.具有主通明生理特性的脏是

A.肝

B.心

C.脾

D.肺

E.肾

【答案】B

【解析】本题考查心的生理特性。心为阳

脏而主通明。心在五行属火，属阳中之阳的太阳，故称为阳脏，又称“火脏”。心主通明，是指心脉以通畅为本，心神以清明为要。

2.心为“君主之官”的理论依据是

A.心总统意志

B.心主血脉

C.心主神志

D.心主情志

E.心总统魂魄

【答案】C

3.心的主要生理功能是

A.主藏血

B.主神志

C.主运化

D.主统血

E.主疏泄

【答案】B

4.心主神志最主要的物质基础是

A.津液

B.精液

C.血液

D.宗气

E.营气

【答案】C

【解析】血是神志活动的物质基础之一，心血充足则能化神养神而使心神灵敏不惑，而心神清明，则能驭气以调控心血的运行，濡养全身脏腑形体官窍及心脉自身。

5.心脏的正常搏动，主要依赖于

A.心气

B.心血

C.心阴

D.心阳

E.心神

【答案】A

6.肺主气的功能取决于

A.司呼吸

B.宗气的生成

C.全身气机的调节

D.朝百脉

E.主治节

【答案】A

7.肺主一身之气的运行的生理基础是

A.贯注心脉

B.宣发卫气

C.吸精排浊

D.生成宗气

E.调节气机

【答案】E

8.说肺为娇脏的主要依据是

A.肺主一身之气

B.肺外合皮毛

C.肺朝百脉

D.肺为水之上源

E.肺气通于天，不耐寒热

【答案】E

【解析】肺为娇脏，清虚而娇嫩，不耐寒热燥湿诸邪之侵；外感六淫之邪从皮毛或口鼻而入，常易犯肺而为病。

9.下列属于脾的运化功能的有

A.腐熟水谷

B.游溢精气

C.输布精微

D.升清降浊

E.喜燥恶润

【答案】C

10.脾为“气血生化之源”的理论基础是

A.气能生血

B.人以水谷为本

C.脾主升清

D.脾能运化水谷精微

E.脾为后天之本

【答案】D

11.脾主升清的确切内涵是

A.脾的阳气主升
B.脾以升为健
C.脾气散精，上归于肺
D.与胃的降浊相对而言
E.输布津液，防止水湿内生
【答案】C
【解析】脾主升清，指脾气的升动转输作用，将胃肠道吸收的水谷精微和水液上输于心、肺等脏，通过心、肺的作用化生气血，以营养濡润全身。

12.脾统血的主要作用机制是
A.控制血液的流速
B.控制血液的流量
C.控制血液向外周运行
D.控制血液向内脏运行
E.控制血液在脉内的运行
【答案】E

13.能反映其特点为刚脏，主升、主动的生理功能是
A.脾主升清
B.肺主宣发
C.肝主疏泄
D.肾主气化
E.心主神志
【答案】C

14.肝具有贮藏血液和调节血量是指肝的生理功能
A.肝主藏血
B.肝主疏泄
C.肝为刚脏
D.肝调畅全身气机
E.化生血液与统摄血液
【答案】A

15.肝主疏泄的各种作用中，最根本的是
A.调畅情志
B.促进消化
C.调畅气机
D.调节血量
E.疏通水道
【答案】C

16.具有“主治节”功能的脏是
A.肝
B.心
C.脾
D.肺
E.肾
【答案】D
【解析】肺主治节：治节，即治理调节。肺主治节是指肺辅助心脏治理调节全身气、血、津液及脏腑生理功能的作用。

17.具有“主肃降”生理特性的脏是
A.肝
B.心
C.脾
D.肺
E.肾
【答案】D
【解析】肺主气司呼吸，实际上是肺气的宣发与肃降运动在气体交换过程中的具体表现：肺气宣发，浊气得以呼出；肺气肃降，清气得以吸入。肺气的宣发与肃降运动协调有序，则呼吸均匀通畅。

18.肾中精气的主要生理功能是
A.促进机体的生长发育
B.促进生殖机能的成熟
C.主生长发育和生殖
D.化生血液的物质基础
E.人体生命活动的根本
【答案】C

19.对全身水液调节起主宰作用的是
A.肺的通调水道
B.脾的运化水液
C.胃的游溢精气
D.肝的疏泄条达

E.肾的蒸腾气化

【答案】E

【解析】“肾者水脏，主津液”。肾中精气的气化作用，对于体内津液的输布和排泄，维持体内津液代谢的平衡，起着极为重要的调节作用。肺、脾等内脏对津液的气化依赖肾中精气的蒸腾气化。

20.机体的生长发育主要取决于

A.脾气的升清

B.血液的营养

C.津液的滋润

D.肾中精气的充盈

E.水谷精微的充养

【答案】D

（21~23 题共用备选答案）

A.生之本

B.气之本

C.气之根

D.罢极之本

E.仓廪之本

21.心为

【答案】A

22.肺为

【答案】B

23.肾为

【答案】C

（24~25 题共用备选答案）

A.肾

B.脾

C.胃

D.肝

E.肺

24.“贮痰之器”是指

【答案】E

25.“生痰之源”是指

【答案】B

第二节　五脏之间的关系

1.与血液运行关系最密切的脏腑是

A.肝、脾、肾

B.心、肝、脾

C.心、肺、肾

D.心、肝、肾

E.肺、脾、肾

【答案】B

2.肝藏血与脾统血的共同生理功能是

A.贮藏血液

B.调节血量

C.统摄血液

D.防止出血

E.化生血液

【答案】D

3.表现为气血两虚者，多是哪两脏同病

A.心、肺

B.心、脾

C.心、肝

D.肺、脾

E.肺、肾

【答案】B

【解析】心主血，脾统血，脾又为气血生化之源，心与脾的关系主要表现在气血生成和运行方面。脾的运化功能正常，则化生血液的功能旺盛。血液充盈则心有所主，脾的统血功能正常，血行脉中。因此，气血两亏者多是心、脾两脏同病。

4.有藏泄互用关系的两脏是

A.心与肺

B.肺与肾

C.脾与心

D.肝与脾

E.肾与肝

【答案】E

【解析】肝主藏血而肾主藏精，肝主疏泄而肾主封藏。肝肾之间的关系，主要表现在精血同源、藏泄互用以及阴阳互滋互制等方面。

（5~7 题共用备选答案）

A.心、肺

B.心、肾

C.肺、脾

D.肺、肾

E.肝、肾

5.与呼吸运动关系最密切的是

【答案】D

6."乙癸同源"的"乙癸"所指的脏是

【答案】E

7.脏腑关系中，"君相安位"指的是

【答案】B

第三节　五脏与五体、五官九窍、五志、五神、五液和季节的关系

1.根据藏象理论，肝其窍在

A.舌

B.鼻

C.目

D.口

E.耳

【答案】C

2.根据藏象理论，肾的五志在

A.喜

B.思

C.怒

D.悲

E.恐

【答案】E

（3~4 题共用备选答案）

A.汗

B.涕

C.泪

D.唾

E.涎

3.肝之液为

【答案】C

4.肾之液为

【答案】D

【解析】心在液为汗，肺在液为涕，肝在液为泪，脾在液为涎，肾在液为唾。

第七章　六腑

第一节　六腑的生理功能

1."水谷之海"是指

A.三焦

B.胃

C.小肠

D.脾

E.大肠

【答案】B

【解析】胃主受纳，腐熟水谷。饮食入口，经过食管，容纳于胃，故胃有"太仓"、"水谷之海"之称。

2."太仓"所指的是

A.三焦

B.胃

C.小肠

D.脾

E.大肠

【答案】B

3.下列哪项是胃的生理功能

A.水谷精微的转输

B.水谷的受纳和腐熟

C.水液的吸收和转输

D.脏器位置的维系

E.血液的统摄

【答案】B

4.既是六腑，又是奇恒之腑者是

A.胆

B.胃

C.大肠

D.小肠

E.三焦

【答案】A

5.具有“汇集水液”生理功能的是

A.小肠

B.大肠

C.膀胱

D.三焦

E.脾胃

【答案】C

6.小肠的生理功能，描述不正确的是

A.主受盛化物

B.主泌别清浊

C.主液

D.主津

E.吸收水谷精微和津液

【答案】D

【解析】小肠的生理功能包括：①主受盛化物，小肠接受由胃腑下传的食糜而盛纳之，即受盛作用；由脾气对食糜进一步消化，化为精微和糟粕两部分，即化物作用。②主泌别清浊，主液。

7.具有“喜润恶燥”生理特性是的

A.胆

B.胃

C.小肠

D.三焦

E.膀胱

【答案】B

【解析】胃的生理特性：胃喜润而恶燥、胃气下降。

（8～10题共用备选答案）

A.胆

B.胃

C.小肠

D.大肠

E.三焦

8.称为“受盛之官”的是

【答案】C

9.称为“决渎之官”的是

【答案】E

10.称为“中精之腑”的是

【答案】A

第二节　五脏与六腑之间的关系

1.气机升降出入的“枢纽”是

A.肝、肺

B.肺、肾

C.脾、胃

D.肝、胆

E.心、肾

【答案】C

2.脏腑关系中，被称为“燥湿相济”的是

A.肺与大肠

B.肾与膀胱

C.心与肾

D.肺与肝

E.脾与胃

【答案】E

3.与气的生成密切相关的脏是

A.心、肝、脾

B.肺、肾、肝

C.肺、脾、肾

D.肝、脾、肾

E.心、肺、肾

【答案】C

4.患者口淡乏味，纳呆食少，食后脘腹胀满，嗳气不舒，多食则恶心，甚或呕吐。其病位在

A.脾、肝

B.脾、肾

C.肝、胆

D.脾、胃

E.大、小肠

【答案】D

【解析】口淡乏味，纳呆食少与脾气失运相关。脘腹胀满嗳气不舒，多食恶心甚或呕吐与胃气不降相关。

第八章　奇恒之腑

第一节　脑

1.下列被称为“元神之府”的是

A.脑

B.髓

C.骨

D.脉

E.胆

【答案】A

2.与髓的关系密切的脏腑是

A.肝

B.心

C.脾

D.肺

E.肾

【答案】E

3.与脑的生理功能关系最密切的是

A.心、肺、肝

B.心、肝、脾

C.肺、脾、肾

D.心、脾、肾

E.心、肝、肾

【答案】E

第二节　女子胞

1.化生“天癸”的物质基础是

A.肝血

B.肾精

C.肺阴

D.脾气

E.心血

【答案】B

2.与女子胞关系最紧密的是

A.冲脉

B.肝经

C.脾经

D.肾经

E.阴跷脉

【答案】A

第九章 精、气、血、津液、神

第一节 精

1.精的功能不包括

A.濡养

B.化血

C.化气

D.化神

E.防御

【答案】E

【解析】人体之精的具体功能:有生殖繁衍,促进生长发育,化气、化血,滋养濡润,化神作用。E 选项是气的功能。

2.精的本始含义是指

A.脏腑之精

B.基本物质

C.血液津液

D.水谷之精

E.生殖之精

【答案】E

第二节 气

1.人体的正常生长发育过程所依赖的是

A.气的推动作用

B.气的温煦作用

C.气的固摄作用

D.气的防御作用

E.气的气化作用

【答案】A

2.与气的生成关系最密切的是

A.肝

B.心

C.脾

D.肺

E.肾

【答案】C

【解析】脾胃为生气之源:脾胃相合,接受容纳饮食,腐熟运化水谷,化生水谷精微之气。

3.自汗、多尿或小便失禁可由气的哪项功能减退引起

A.推动作用

B.固摄作用

C.温煦作用

D.防御作用

E.气化作用

【答案】B

4.“气机”指的是

A.气的功能

B.气的运动

C.气的生化

D.气的升降

E.气的运动而产生的变化

【答案】B

5.推动人体生长发育及脏腑功能活动的气是

A.元气

B.宗气

C.营气

D.卫气

E.中气

【答案】A

【解析】元气的生理功能:①推动人体的生长发育。②温煦和激发各个脏腑、经络、形体、官窍的生理活动。

6.元气是由什么化生
A.肾中精气化生
B.肺中宗气
C.脉的营气
D.肺宣发卫气
E.脏腑之气
【答案】A
7.宗气的分布是
A.上出息道,下走气街
B.熏于肓膜,散于胸腹
C.上荣头目,达于周身
D.通过三焦,流行全身
E.与血同行,环周不休
【答案】A
8.能够主管声音、心搏力量的气是
A.元气
B.宗气
C.营气
D.卫气
E.清气
【答案】B
9.由清气与水谷之气相合构成的气是
A.元气
B.宗气
C.卫气
D.营气
E.真气
【答案】B
10.具有营养全身和化生血液作用的气是
A.元气
B.宗气
C.营气
D.卫气
E.精气
【答案】C
11.患者易于感冒是气的哪一种功能减退的表现
A.推动与调控作用
B.温煦与凉润作用
C.防御作用
D.固摄作用
E.中介作用
【答案】C
【解析】气既能护卫肌表,防御外邪入侵,同时也可以祛除侵入人体内的病邪。《素问遗篇·刺法论》说:“正气存内,邪不可干。”说明气的防御功能正常,则邪气不易入侵。若气的防御作用低下,邪气易于入侵而发生疾病,故《素问·评热病论》说:“邪之所凑,其气必虚。”气的防御功能决定着疾病的发生、发展和转归。
12.具有推动呼吸和血行功能的气是
A.心气
B.肺气
C.营气
D.卫气
E.宗气
【答案】E
13.连接心和肺两脏使其功能协调平衡的中心环节是
A.元气
B.心气
C.肝气
D.肺气
E.宗气
【答案】E
【解析】宗气聚于胸中,通过上出息道(呼吸道),贯注心脉及沿三焦下行的方式布散全身。《灵枢·邪客》说:“宗气积于胸中,出于喉咙,以贯心脉,而行呼吸。”
14.从“虚里”处的搏动状况,可诊察何种气的盛衰
A.营气
B.卫气

C.中气
D.肺气
E.宗气
【答案】E
(15~16题共用备选答案)
A.心与脾
B.肺与脾
C.脾与肾
D.肺与肝
E.肾与心
15.与血的运行与生成关系最密切的脏腑是
【答案】A
16.与气机升降有调节关系最密切的脏腑是
【答案】D

第三节 血

1.血液的生成与何脏关系最密切
A.肺
B.心
C.肝
D.脾
E.肾
【答案】D
2.下列各项,在血液运行中,最重要的条件是
A.心血充盈
B.脉道通利
C.心气充沛
D.心神安宁
E.心阳亢盛
【答案】C
3.下列除哪项外,均是与血液运行相关的脏腑
A.肝
B.心
C.脾
D.肺
E.肾
【答案】E
4.下列各项,与血液和神志关系最密切的是
A.心与肾
B.心与脾
C.心与肺
D.心与肝
E.脾与肾
【答案】D
【解析】与血液和神志关系最密切的是心与肝,心主血与肝主情志有关。

第四节 津液

1.人体一切正常水液的总称是
A.体液
B.阴液
C.津液
D.津
E.液
【答案】C
2.灌注于骨节、脏腑、脑髓的是
A.精
B.气
C.血
D.津
E.液
【答案】E
【解析】质地较浓稠,流动性较小,灌注于骨节、脏腑、脑、髓等,起濡养作用的称为液。

3.下列各项与津液的代谢关系最为密切的是

A.脾胃肾

B.心脾肾

C.肝脾肾

D.肺脾肾

E.肺肝肾

【答案】D

第五节 神

1.下列不属于中医学"神"含义的有

A.人体生命活动的外在体现

B.人的情绪、思想、性格等

C.人的精神意识

D.生命的本原

E.人体生命活动的总体现

【答案】D

2.生命活动的主宰及其总体的外在表现是

A.精

B.气

C.血

D.津液

E.神

【答案】E

第六节 精、气、血、津液、神之间的关系

1."夺血者无汗,夺汗者无血"的理论依据为

A.气能生血

B.气能行血

C.气能生津

D.气能行津

E.津血同源

【答案】E

【解析】精和血都靠饮食水谷所化生,故称精血同源,两者可相互化生。

2.治疗大出血时用益气固脱法的理论基础是

A.气能生血

B.气能行血

C.气能摄血

D.血能载气

E.血能养气

【答案】C

3."吐下之余,定无完气"的理论依据为

A.气能生津

B.气能行津

C.气能化津

D.气能摄津

E.津能载气

【答案】E

4.治疗血行瘀滞,多配用补气、行气药,是由于

A.气能生血

B.气能行血

C.气能摄血

D.血能生气

E.血能载气

【答案】B

【解析】中医认为"气为血帅"、"气行则血行"。血液的运行主要有赖于心气、肺气的推动和调控,以及肝气的疏泄,所以血行瘀滞时多配补气、行气药。

(6~7 题共用备选答案)

A.气滞血瘀

B.气不摄血

C.气随血脱

D.气血两虚

E.气血失和

6.患者面色苍白，乏力，毛发爪甲不荣，脉细弱。其病机是

【答案】D

7.产后大出血，继则冷汗淋漓，甚则晕厥。其病机是

【答案】C

第十章　经络

第一节　经络学说概述

1.下列哪项不是经络的基本概念

A.沟通上下内外

B.运行全身气血

C.感应传导信息的通路

D.联络脏腑形体官窍

E.储存全身气血

【答案】E

2.经络系统的组成是

A.十二经脉、奇经八脉、经筋、皮部

B.经脉、络脉、经筋、皮部

C.经脉、别络、经筋、皮部

D.经脉、经别、经筋、皮部

E.正经、奇经、经别、皮部

【答案】B

第二节　十二经脉

1.在十二经脉走向中，手之三阳是

A.从脏走手

B.从头走足

C.从足走头

D.从足走腹

E.从手走头

【答案】E

【解析】十二经脉的走向，《灵枢·逆顺肥瘦》说："手之三阴，从脏走手；手之三阳，从手走头；足之三阳，从头走足；足之三阴，从足走腹。"

2.手足三阳经交于

A.手

B.足

C.头

D.腹

E.胸

【答案】C

【解析】同名手足阳经在头面部交接。

3.循行于下肢外侧后线的经脉是

A.胆经

B.脾经

C.肝经

D.膀胱经

E.三焦经

【答案】D

4.胸部经脉由内而外排列的顺序为

A.足厥阴、足少阴、足阳明、足太阳

B.足少阴、足阳明、足太阳、足太阴

C.足阳明、足少阴、足太阳、足厥阴

D.足太阴、足阳明、足少阴、足厥阴

E.足少阴、足阳明、足太阴、足厥阴

【答案】E

5.循行于上肢内侧中线的经脉是

A.手太阳经

B.手少阳经

C.手厥阴经

D.手少阴经

E.手太阴经

【答案】C

6.足厥阴肝经在内踝上8寸以上行于

A.下肢内侧前缘

B.下肢外侧前缘

C.下肢内侧后缘

D.下肢内侧中线

E.下肢外侧中线

【答案】D

7.足三阴经从开始部位至内踝上8寸以下的分布是

A.太阴在前,厥阴在中,少阴在后

B.厥阴在前,少阴在中,太阴在后

C.少阴在前,太阴在中,厥阴在后

D.厥阴在前,太阴在中,少阴在后

E.太阴在前,少阴在中,厥阴在后

【答案】D

8.十二经脉中,脾经与心经的交接部位在

A.心中

B.肺中

C.肝中

D.胃中

E.胸中

【答案】A

9.下列经脉中没有按照十二经脉循行流注次序的是

A.胆、肝、肺

B.大肠、胃、脾

C.心、小肠、肾

D.肾、心包、三焦

E.三焦、胆、肝

【答案】C

【解析】十二经脉循行流注次序(记忆版):肺大胃脾心小肠,膀肾包焦胆肝藏。

10.与手厥阴经相表里的经脉是

A.足厥阴

B.足少阳

C.足阳明

D.手太阳

E.手少阳

【答案】E

【解析】手足三阴、三阳十二经脉,通过经别和别络相互沟通,组成六对"表里相合"关系,即太阳与少阴为表里,少阳与厥阴为表里,阳明与太阴为表里。与手厥阴心包经相表里的是手少阳三焦经。

11.足阳明胃经在何处交于何经

A.在食指端交手阳明大肠经

B.在目内眦交足少阳胆经

C.在足大趾交足厥阴肝经

D.在足大趾交足太阴脾经

E.在足小趾交足少阴肾经

【答案】D

(12~13题共用备选答案)

A.手之阳经与手之阴经

B.手之阳经与足之阳经

C.手之阴经与足之阴经

D.足之阳经与足之阴经

E.手之阳经与足之阴经

12.在手指末端交接的经脉是

【答案】A

13.不直接交接的经脉是

【答案】E

第三节　奇经八脉

1.督脉的主要生理功能是

A.总督一身之阴经

B.总督一身之阳经

C.分主一身左右之阴阳

D.约束诸经

E.调节十二经气血

【答案】B

2.主胞胎的经脉是

A.冲脉

B.带脉

C.督脉

D.阴维脉

E.任脉

【答案】E

3.分主一身左右之阴阳的经脉是

A.冲脉

B.任脉

C.督脉

D.阴阳维脉

E.阴阳跷脉

【答案】E

4.奇经八脉中既称“血海”又称“经脉之海”者是

A.冲脉

B.任脉

C.督脉

D.带脉

E.维脉

【答案】A

(5~6题共用备选答案)

A.阴跷脉、阳跷脉

B.阴维脉、阳维脉

C.督脉、任脉

D.冲脉、任脉

E.阴跷脉、阴维脉

5.患者,女。因流产而失血过多,导致月经不调,久不怀孕。其病在哪经

【答案】D

6.患者久病,眼睑开合失司,下肢运动不利。其病在哪经

【答案】A

第四节 经别、别络、经筋、皮部

1.具有加强十二经脉中相为表里的两条经脉之间在体内联系作用的是

A.经筋

B.经别

C.别络

D.皮部

E.奇经

【答案】B

【解析】十二经别是从十二经脉别出的经脉,有加强十二经脉中相为表里的两经之间联系的作用。

2.具有约束骨骼,主司关节运动作用的是

A.十二经脉

B.奇经八脉

C.十二经筋

D.十五别络

E.十二经别

【答案】C

【解析】十二经筋具有约束骨骼,主司关节运动。

3.加强表里两经在体表联系的是

A.十五别络

B.十二经脉

C.十二经别

D.十二经筋

E.奇经八脉

【答案】A

4.十二经脉的别络都是从

A.胸背部分出

B.头面部分出

C.四肢肘、膝以下分出

D.四肢肘、膝以上分出

E.四肢末端分出

【答案】C

第五节 经络的生理功能和经络学说的应用

1.经络的生理功能不包括

A.调节平衡作用

B.感应传导作用

C.运输渗灌作用

D.沟通联系作用

E.联络传输作用

【答案】E

2.经络的沟通联系作用不包括

A.脏腑与体表的联系

B.脏腑与官窍之间的联系

C.脏腑之间的相互联系

D.脏腑与气血之间的联系

E.经脉之间的联系

【答案】D

第十一章 体质

配套名师精讲课程

第一节 体质的概念和构成

下列哪一项不是体质的特点

A.先天遗传性

B.形神一体性

C.相对稳定性

D.连续可测性

E.后天持续性

【答案】E

第二节 体质学说的应用

1.体质偏阳者治宜

A.甘寒凉润

B.补气培元

C.温补益火

D.清热利湿

E.健脾化湿

【答案】A

【解析】临床根据体质不同,在选择用药时有宜忌:体质偏阳宜甘寒、清润,忌辛热温散;体质偏阴宜温补益火,忌苦寒泻火。

2.体质偏阴者治宜

A.甘寒凉润

B.补气培元

C.温补益火

D.清热利湿

E.健脾化湿

【答案】C

3.手足心热,口燥咽干,鼻微干,喜冷饮,大便干燥,舌红少津,脉细数,是哪种体质人群的常见表现

A.平和质

B.阳虚质

C.阴虚质

D.气虚质

E.气郁质

【答案】C

4.易患疮疖、黄疸、热淋等病是哪种体质人群的发病倾向

A.特禀质

B.痰湿质

C.湿热质

D.血瘀质

E.气郁质

【答案】C

第十二章 病因

第一节 六淫

1.最易伤肺的邪气是
A.风邪
B.寒邪
C.暑邪
D.湿邪
E.燥邪
【答案】E
2.最易导致剧烈疼痛的外邪是
A.暑
B.燥
C.湿
D.风
E.寒
【答案】E
3.其性开泄,易袭阳位的邪气是
A.风邪
B.寒邪
C.燥邪
D.湿邪
E.火邪
【答案】A
4.“行痹”是下列哪种邪气引起的
A.风邪
B.寒邪
C.暑邪
D.湿邪
E.火邪
【答案】A
5.寒邪袭人,导致肢体屈伸不利,是由于
A.其性收引,以致经络、筋脉收缩而挛急
B.其为阴邪,伤及阳气,肢体失于温煦
C.其性凝滞,肢体气血流行不利
D.其与肾相应,肾精受损,不能滋养肢体
E.其邪袭表,卫阳被遏,肢体肌肤失于温养
【答案】A
6.最易导致身重的外邪是
A.风
B.寒
C.暑
D.燥
E.湿
【答案】E
7.多夹湿邪的邪气是
A.暑邪
B.寒邪
C.湿邪
D.燥邪
E.火邪
【答案】A
【解析】暑季气候炎热,且常多潮湿,热蒸湿动,故暑邪致病,多夹湿邪为患。
8.六淫之中只有外感而无内生的邪气是
A.风
B.寒
C.暑
D.湿
E.火
【答案】C
9.可致首如裹的邪气是
A.风
B.寒
C.暑
D.湿

E.火

【答案】D

10.湿邪致病,缠绵难愈是因为

A.湿为阴邪,易阻遏气机

B.湿为阴邪,伤人阳气

C.湿性重浊,不易祛除

D.湿性黏滞,不易祛除

E.湿性趋下,为病缠绵

【答案】D

11.六淫致病,季节性最强的邪气是

A.风

B.寒

C.暑

D.湿

E.燥

【答案】C

【解析】暑乃夏季的主气。暑为火热乏气所化,暑气太过,伤人致病,则为暑邪。暑邪致病,有明显的季节性,主要发生于夏至以后,立秋之前。

12.六淫邪气中,具有“阻遏气机”特点的是

A.风

B.暑

C.湿

D.寒

E.火

【答案】C

13.最易生风动血的邪气是

A.风邪

B.寒邪

C.湿邪

D.暑邪

E.火邪

【答案】E

14.六淫的共同致病特点不包括

A.外感性

B.季节性

C.传染性

D.地域性

E.相兼性

【答案】C

【解析】六淫的共同致病特点包括外感性、季节性、地域性、相兼性。具有传染性为戾气的致病特点。

15.患者突发皮肤瘙痒,红疹发无定处,此起彼伏,是因感受哪种邪气引起

A.寒

B.湿

C.火

D.暑

E.风

【答案】E

16.患者发热恶风,咽干咽痛,干咳少痰,痰黏难咯,甚则痰中带血。是感受何种邪气致

A.风

B.寒

C.暑

D.火

E.燥

【答案】E

17.六淫中,其致病易伤津液的是

A.风、热、火

B.暑、燥、风

C.燥、火、暑

D.风、燥、火

E.寒、火、湿

【答案】C

(18~19题共用备选答案)

A.风邪

B.寒邪

C.暑邪

D.湿邪

E.燥邪

18.易侵犯上部的是

【答案】A

19.易侵犯下部的是

【答案】D

第二节 疠气

1.疠气与六淫邪气最主要的区别是

A.发病与季节有关

B.发病与地区有关

C.病情重笃

D.发病急骤

E.传染性强

【答案】E

2.疠气的致病特点是

A.病情重,预后差

B.高热持续不退

C.易伤津耗气

D.扰动心神

E.传染强,易于流行

【答案】E

【解析】疠气的致病特点:①发病急骤,病情危笃。②传染性强,易于流行。③一气一病,症状相似。

第三节 七情内伤

1.与人体情志活动关系最密切的是

A.心、肺、肝

B.心、肝、脾

C.肺、脾、肾

D.心、脾、肾

E.心、肝、肾

【答案】B

【解析】因心主血藏神,肝藏血主疏泄,脾主运化而位中焦,是气机升降之枢,又为气血生化之源。故情志所伤的病证,以心、肝、脾三脏和气血失调为多见。

2.七情刺激,易导致心气涣散的是

A.喜

B.怒

C.悲

D.恐

E.惊

【答案】A

3.过怒影响下列哪种功能

A.呼吸功能

B.藏血功能

C.疏泄功能

D.纳气功能

E.运化功能

【答案】C

4.七情影响脏腑气机,悲则

A.气上

B.气下

C.气结

D.气乱

E.气消

【答案】E

(5~6题共用备选答案)

A.气上

B.气下

C.气收

D.气消

E.气乱

5.过度恐惧可导致的是

【答案】B

6.过度受惊可导致的是

【答案】E

第四节 饮食失宜

1.饮食五味失宜,引起“脉凝泣而变色”的是

A.多食咸

B.多食酸

C.多食苦

D.多食甘

E.多食辛

【答案】A

【解析】《素问·五藏生成篇》说:“多食咸则脉凝泣而变色;多食苦则皮槁而毛拔;多食辛则筋急而爪枯;多食酸则肉胝而唇揭;多食甘则骨痛而发落,此五味之所伤也。”

2.偏食辛温燥热饮食,则可导致

A.肝经湿热

B.心肝火旺

C.肠胃积热

D.肺胃热盛

E.肺胃津伤

【答案】C

3.偏食生冷寒凉饮食,则耗伤

A.心肾阳气

B.肺胃阳气

C.脾胃阳气

D.肺肾阳气

E.脾肾阳气

【答案】C

第五节 劳逸失度

1.房劳过度,则损伤

A.气

B.血

C.津

D.液

E.精

【答案】E

2.依据《素问·宣明五气篇》理论,久站易伤及的是

A.骨

B.血

C.肉

D.精

E.筋

【答案】A

【解析】《素问·宣明五气篇》:“五劳所伤:久视伤血,久卧伤气,久坐伤肉,久立伤骨,久行伤筋。是谓五劳所伤。”

3.依据《素问·宣明五气篇》理论,久视易伤及的是

A.骨

B.血

C.肉

D.气

E.筋

【答案】B

4.患者,男,40岁。腰膝酸软,眩晕耳鸣,精神萎靡,性机能减退,并有遗精、早泄。其病因是

A.劳力过度

B.房劳过度

C.劳神过度

D.思虑过度

E.安逸过度

【答案】B

【解析】患者有腰膝酸软,眩晕耳鸣是属于肾阴虚的症状,并见精神萎靡,性机能减退,并有遗精、早泄的现象说明是房劳过度而造成的。

第六节 痰饮

1.痰饮的致病特点是
A.容易阻滞气机
B.易于蒙蔽神明
C.致病广泛,变幻多端
D.影响水液代谢
E.阻滞气血运行
【答案】A

2.与痰饮形成关系不密切的脏腑是
A.肾
B.三焦
C.脾
D.心
E.肺
【答案】D

3.痰饮痹阻心脉证,可见的症状是
A.恶心呕吐
B.胸闷气喘
C.肢体麻木
D.胸闷心痛
E.胸胁胀满
【答案】D

4.痰饮流注于经络,则可见
A.恶心呕吐
B.胸闷心痛
C.胸闷气喘
D.胸胁胀痛
E.肢体麻木
【答案】E

第七节 瘀血

1.以下哪项不属瘀血致痛的特点
A.刺痛
B.痛处固定
C.疼痛喜按
D.疼痛拒按
E.疼痛夜间加重
【答案】C

2.瘀血所致出血的特点是
A.出血量多
B.出血不畅
C.出血夹有血块
D.出血伴有疼痛
E.出血量少
【答案】C

3.关于瘀血的病证特点,哪种说法不够准确
A.刺痛
B.胀痛
C.出血
D.瘀斑
E.肿块
【答案】B
【解析】瘀血致病的症状特点:疼痛、肿块、出血、舌紫黯、瘀点、瘀斑。

第十三章 发病

第一节 发病的基本原理

1.疾病的发生是
A.邪正相搏
B.邪气盛
C.正胜邪负

D.邪胜正负

E.邪气不盛,正气也不虚

【答案】D

【解析】疾病的发生和变化虽错综复杂,但概括起来,不外乎是邪气作用于机体的损害与正气抗损害之间的矛盾斗争过程。

2.疾病发生的内在根据是

A.正气不足

B.邪气

C.心气虚

D.肾气虚

E.正气过盛

【答案】A

3.发病的重要条件是

A.正气不足

B.邪气

C.心气虚

D.肾气虚

E.正气过盛

【答案】B

4."正气存内,邪不可干"的意义是

A.邪气是发病的重要条件

B.邪气伤人,正气必然受损

C.正气充足,与邪抗争,驱邪外出

D.正气旺盛,邪气难以入侵

E.正气不足才会发生疾病

【答案】D

第二节 影响发病的主要因素

外感风寒化热,与下列哪种因素密切相关

A.居住环境

B.气候特点

C.饮食不节

D.体质因素

E.精神状态

【答案】D

第三节 发病类型

1.感邪后某一部分病证未了,又出现另一部位病证的发病类型是

A.感邪即发

B.徐发

C.并病

D.继发

E.合病

【答案】C

2."冬伤于寒,春必病温",其发病类型是

A.感邪即发

B.徐发

C.伏而后发

D.继发

E.合病

【答案】C

3.下列各项,称为"合病"的是

A.伤寒病初起不从阳经传入,直接邪入三阴者

B.伤寒病按六经的顺序相传者

C.伤寒病不经过传变,两经或三经同时出现病证者

D.伤寒病按隔一经或两经以上相传者

E.伤寒病一经病证未罢,又见他经病证者

【答案】C

4.肝胆疾病日久不愈,引发癥积或结石,其发病类型是

A.感邪即发

B.徐发
C.伏而后发
D.继发
E.合病
【答案】D

第十四章　病机

第一节　邪正盛衰

1."实"的病机最根本的方面是
A.邪气亢盛
B.正气强盛
C.气滞血瘀
D.水液蓄积
E.痰浊壅滞
【答案】A

2.由于实邪结聚,阻滞经络,气血不能外达,而出现的病机是
A.由实转虚
B.虚实夹杂
C.真虚假实
D.真实假虚
E.因虚致实
【答案】D

3.导致"至虚有盛候"的病机主要是
A.正气不足,抗病能力减退,邪气亢盛
B.脏腑气血虚极,运化无力,外现实象
C.阴精和阳气衰竭,外邪侵袭
D.脏腑功能减退,饮食积聚
E.内生五邪之病理反应
【答案】B

4.导致病证虚实的主要机制是
A.气血的盛衰变化
B.气机升降出入的失调
C.阴精与阳气的偏盛偏衰
D.正气与邪气的消长盛衰
E.脏腑功能活动的盛衰变化
【答案】D
【解析】虚实基本病机:《素问·通评虚实论》"邪气盛则实,精气夺则虚",指出虚实两种不同病理状态的实质。

5.患者久病,纳食减少,疲乏无力,腹部胀满,但时有缓减,腹痛而喜按,舌胖嫩而苔润,脉细弱而无力。其病机是
A.真实假虚
B.真实病证
C.真虚假实
D.真虚病证
E.虚中夹实证
【答案】C
【解析】久病患者,纳食减少,疲乏无力属于虚证,但是腹部胀满表现为实证。但时有缓减,腹痛而喜按,舌胖嫩而苔润,脉细弱而无力。总体来说属于虚证,可以判断为真虚假实。

6.使病势处于迁延状态的邪正盛衰变化是
A.邪正相持
B.正虚邪恋
C.邪盛正衰
D.邪去正虚
E.正盛邪退
【答案】A

第二节 阴阳失调

1.阴阳失调中,阳气亢逆以哪脏为根本

A.肝

B.脾

C.心

D.肾

E.肺

【答案】A

2.以阴阳失调来阐释真寒假热或真热假寒,其病机是

A.阴阳偏盛

B.阳偏衰

C.阴阳格拒

D.阴阳互损

E.阴阳离决

【答案】C

【解析】阳盛格阴,又称格阴,为邪热内盛,深伏于里,阳气被遏,郁闭于内,不能外达于肢体而格阴于外,临床表现为四肢厥冷、脉象沉伏等假寒之象,又称真热假寒。

3.久病畏寒主要与下列哪种因素有关

A.风寒袭表

B.寒邪内侵

C.感受风邪

D.风湿外袭

E.阳气虚衰

【答案】E

4.危重患者,突然头额冷汗淋漓,四肢厥冷,属于

A.亡阴

B.亡阳

C.阳虚

D.阴虚

E.阳盛

【答案】B

(5~6题共用备选答案)

A.实热

B.实寒

C.虚热

D.虚寒

E.真寒假热

5.阳偏盛所形成的病理变化是

【答案】A

6.阳偏衰所形成的病理变化是

【答案】D

第三节 精、气、血失常

1.气滞血瘀多与哪一脏的功能失调有关

A.肝

B.心

C.脾

D.肺

E.肾

【答案】A

2.气逆最常见的脏腑是

A.肺、胃、肾

B.心、胃、肝

C.肝、胃、肾

D.肺、胃、肝

E.肝、肺、肾

【答案】D

【解析】津液与气血关系失调包括:津停气阻、气随液脱、津枯血燥、津亏血瘀、血瘀水停。

3.患者,男,56岁。因情急恼怒而突发头痛而胀,继则昏厥仆倒,呕血,不省人事,肢体强痉,舌红苔黄,脉弦。其病机是

A.气逆

B.气郁

C.气脱
D.气陷
E.气结
【答案】A

第四节 津液代谢失常

1.不属于津液与气血关系失调的是
A.津停气阻
B.气随液脱
C.津枯血燥
D.津液不足
E.津亏血瘀
【答案】D

2.津液化燥多发生的脏腑是
A.肺、肝、肾
B.肺、胃、小肠
C.脾、胃、小肠
D.肺、胃、大肠
E.肝、肾、大肠
【答案】D

第五节 内生“五邪”

1.脾失健运引起的是
A.内寒
B.内湿
C.内风
D.内燥
E.内火
【答案】B

2.阴虚风动的病因是
A.生血不足或失血过多
B.邪犯少阳
C.产后恶露日久不净
D.热病后期,阴津亏损
E.水不涵木,浮阳不潜
【答案】D

3.邪热炽盛,煎灼津液,伤及营血,燔灼肝经,可以形成
A.风气内动
B.寒从中生
C.湿浊内生
D.津伤化燥
E.火热内生
【答案】A

4.“寒从中生”的主要机制是
A.肺气不足,寒饮内停
B.胸阳不振,阴寒内盛
C.恣食生冷,寒伤脾胃之阳
D.心脾肾阳虚,阴寒内盛
E.痰湿内阻,从阴化寒
【答案】D

第六节 疾病传变

(略)

第十五章 防治原则

第一节 预防

1.先安未受邪之地属于
A.治病求本
B.急则治标
C.未病先防

D.既病防变

E.因时制宜

【答案】D

2.“见肝之病,知肝传脾,当先实脾”的治疗原则属于

A.治病求本

B.扶正祛邪

C.未病先防

D.既病防变

E.调整阴阳

【答案】D

第二节 治则

1 塞因塞用适用于

A.食滞腹泻

B.肠热便结

C.瘀血闭经

D.脾虚腹胀

E.热结旁流

【答案】D

2.反治法指的是

A.逆着疾病的本质而治的一种治疗方法

B.顺从疾病的本质而治的一种治疗方法

C.逆着疾病的假象而治的一种治疗方法

D.顺从疾病的假象而治的一种治疗方法

E.反常的治疗方法

【答案】D

3.属于正治的是

A.热因热用

B.以通治通

C.热者寒之

D.用热远热

E.以补开塞

【答案】C

4.阴邪盛而导致的寒实证,其治疗方法是

A.虚者补之

B.寒者热之

C.热者寒之

D.阴病治阳

E.阳病治阴

【答案】B

【解析】“寒者热之”是指寒性病证出现寒象,用温热方药来治疗,即以热药治寒证。

5.正虚邪实而不耐攻伐的患者,一般采用

A.扶正为主

B.驱邪为主

C.先扶正后驱邪

D.扶正与祛邪兼用

E.先祛邪后扶正

【答案】C

6.“通因通用”适用于治疗的病证是

A.实证

B.虚证

C.虚实错杂证

D.真虚假实证

E.真实假虚证

【答案】E

【解析】通因通用是用通利的药物治疗具有实性通泻症状的病证之法,所以对应的是真实假虚证。

7.阳中求阴的适应证是

A.阴虚

B.阳虚

C.阴盛

D.阳盛

E.阴阳两虚

【答案】A

(8~9题共用备选答案)

A.热因热用

B.寒因寒用

C.通因通用

D.塞因塞用

E.寒者热之

8.适用于热结旁流的治则是

【答案】C

9.适用于真寒假热的治则是

【答案】A

10.瘀血引起的崩漏，治疗宜选用的治法是

A.塞因塞用

B.通因通用

C.补气摄血

D.清热凉血

E.热者寒之

【答案】B

【解析】通因通用，即以通治通，是用通利的药物来治疗具有通泻症状的实证。适用于“大实有羸状”的真实假虚证，瘀血引起的崩漏属于真实假虚证。

第十六章　养生与寿夭

第一节　养生

1.“虚邪贼风，避之有时”的养生方法是

A.适应自然，避其邪气

B.调摄精神，内养真气

C.饮食有节，谨和五味

D.劳逸结合，不可过劳

E.和于术数，适当调补

【答案】A

2.“春夏养阳，秋冬养阴”是属于哪一种养生原则

A.顺应自然

B.形神兼养

C.调养脾胃

D.护肾保精

E.因人而异

【答案】A

第二节　生命的寿夭

1.《素问·上古天真论》中关于“丈夫六八”在生理上的表现是

A.阳气衰竭于上，面焦，发鬓斑白

B.肾气衰，发堕齿槁

C.肾脏衰，形体皆极

D.肝气衰，筋不能动，天癸竭，精少

E.三阳脉衰于上，面皆焦，发始白

【答案】A

【解析】《素问·上古天真论》说：“丈夫八岁，肾气实，发长齿更；二八，肾气盛，天癸至，精气溢泻，阴阳和，故能有子；三八，肾气平均，筋骨劲强，故真牙生而长极；四八，筋骨隆盛，肌肉满壮；五八，肾气衰，发堕齿槁；六八，阳气衰竭于上，面焦，发鬓斑白；七八，肝气衰，天癸竭，精少，肾脏衰，形体皆极；八八，则齿发去。”“丈夫六八”在生理上的表现是阳气衰竭于上，面焦，发鬓斑白。

2.《素问·上古天真论》提到女子“筋骨坚，发长极，身体盛壮”的年龄是

A.二七

B.四七

C.五七

D.六七

E.三七

【答案】B

【解析】《素问·上古天真论》以女子七七、男子八八之数论述了人体生长发育到衰老的过程："女子七岁，肾气盛，齿更发长；二七而天癸至，任脉通，太冲脉盛，月事以时下，故有子；三七肾气平均，故真牙生而长极；四七筋骨坚，发长极，身体盛壮。……七七任脉虚，太冲脉衰少，天癸竭，地道不通，故形坏而无子也"。

第二篇

中医诊断学

第一章　绪论

中医诊断的基本原则是

A.整体审察

B.整体观念

C.辨证论治

D.察外知内

E.以上都是

【答案】A

第二章　望诊

第一节　望神

1.假神的病机是

A.气血不足，精神亏损

B.机体阴阳严重失调

C.脏腑虚衰，功能低下

D.精气衰竭，虚阳外越

E.阴盛于内，格阳于外

【答案】D

【解析】假神，是垂危患者出现精神暂时“好转”的假象。说明正气将脱，精气衰竭已极，阴不敛阳，以致虚阳外越，阴阳即将离决，属病危，多为临终表现。

2.失神的患者突然颧赤如妆、语言不休，此属

A.神乱

B.无神

C.假神

D.有神

E.少神

【答案】C

3.下列各项属痫病表现的是

A.精神痴呆，喃喃自语

B.突然昏倒，口吐涎沫

C.疯狂怒骂，打人毁物

D.精神不振，健忘嗜睡

E.烦躁不安，神昏谵语

【答案】B

4.下列哪项不是邪盛神乱的失神表现

A.高热神昏

B.循衣摸床

C.两手握固

D.呼吸气微

E.撮空理线

【答案】D

5.患者出现神昏谵语、循衣摸床、撮空理

线等症状，属于

A.得神

B.失神

C.少神

D.假神

E.癫狂

【答案】B

6.病人表现为得神提示的是

A.痰迷心窍，或痰火扰心，精神失常

B.精气充足，体健神旺

C.精气大伤，机能衰减，或邪气亢盛，功能障碍

D.精气不足，机能减退

E.精气衰竭，阴不敛阳，虚阳外越

【答案】B

7.下列各项，不是精亏神衰失神表现的是

A.动作艰难

B.呼吸气微

C.肌肉瘦削

D.神昏谵语

E.面色无华

【答案】D

8.区别假神与病情好转的最主要依据是

A.突然神识清醒，目光转亮

B.局部症状好转与整体病情恶化不相符合

C.欲进饮食，想见亲人

D.面色无华，两颧泛红如妆

E.言语不休，语声清亮

【答案】B

第二节　望面色

1.下列除哪项外，都不属于黑色主病

A.夺气

B.脱血

C.虚证

D.火证

E.水饮

【答案】E

2.下列不属于面色青主病的是

A.寒证

B.惊风

C.湿证

D.气滞

E.血瘀

【答案】C

3.在五色病中，黄色主

A.寒证

B.热证

C.惊风

D.湿证

E.水饮

【答案】D

4.出现瘀血证时，面部颜色可见

A.青色、赤色

B.黑色、青色

C.黄色、黑色

D.赤色、白色

E.赤色、黑色

【答案】B

5.水湿内停时，面部颜色可见

A.青色、赤色

B.黑色、青色

C.黄色、黑色

D.赤色、白色

E.赤色、黑色

【答案】C

【解析】黑色主肾虚、水饮、瘀血、寒证、剧痛。黄色主虚证、湿证。

6.面色黧黑，肌肤甲错的病机是

A.肾虚
B.水饮
C.寒证
D.瘀血
E.痛证
【答案】D
7.以下所列项目不属白色主病范围者为
A.夺气
B.脱血
C.虚证
D.寒证
E.水饮
【答案】E
8.体内有瘀血的患者常见的面色是
A.青黄
B.青紫
C.萎黄
D.晦暗
E.枯槁
【答案】B
9.脾虚生化不足的常见面色是
A.黄而无华
B.面色淡黄
C.黄而虚浮
D.黄而萎黄
E.黄而晦暗
【答案】D
【解析】面色萎黄，主脾虚生化不足而失养。

第三节　望形态

1.形盛气虚者的表现为
A.肥而食少
B.胖而能食
C.形瘦食多
D.形瘦食少
E.骨瘦如柴
【答案】A
2.患者项背强直，角弓反张，四肢抽搐属
A.痿证
B.痫证
C.痉证
D.中风
E.肝风内动
【答案】C
【解析】项背强直，角弓反张，四肢抽搐，则为痉病。
3."肥人多痰"是指
A.形盛有余
B.形体健壮
C.形盛气虚
D.骨骼粗大
E.肌肉充实
【答案】C
4.坐而喜俯者多为
A.肺气壅滞
B.体弱气虚
C.咳喘肺胀
D.水饮内停气逆
E.肝火上炎
【答案】B
【解析】坐而喜俯，少气懒言，多属体弱气虚。
5.卧不能坐，坐则晕眩多为
A.肺气壅滞
B.脱血夺气
C.肺虚少气
D.体弱气虚
E.中气下陷
【答案】B
【解析】但卧不得坐，坐则神疲或昏眩，多

为气血俱虚，或夺气脱血，或肝阳化风。

6.不耐久站，欲倚他物多见于

A.胃火亢盛

B.形盛气虚

C.阴虚火田

D.气虚血衰

E.形盛气弱

【答案】D

【解析】①站立不稳，伴见眩晕者，多属肝风内动，或脑有病变。②不耐久站，站立时常欲倚靠它物支撑，多属气虚血衰。③若以两手护腹，俯身前倾者，多为腹痛之征。

7.病人体胖能食，肌肉坚实者多为

A.形气有余

B.形气不足

C.胃火亢盛

D.阴虚火旺

E.形盛气虚

【答案】A

【解析】①若形体肥胖，肌肉坚实，食欲旺盛，为形气有余。②若形体肥胖，肉松皮缓，食少懒动，动则乏力气短，属形盛气虚。

第四节 望头面五官

1.小儿发结如穗，枯黄稀疏属于

A.先天不足

B.疳积

C.血热

D.肾精亏损

E.血虚

【答案】B

2.颈肿眼突，急躁易怒者，称为

A.肺胀

B.瘿病

C.瘰疬

D.痄腮

E.发颐

【答案】B

3.望口之动态，口撮见于

A.肝阳上扰

B.肺气将绝

C.破伤风

D.肾阳虚衰

E.小儿脐风

【答案】E

4.患者昏睡露睛是因

A.肝火上炎

B.颅脑外伤

C.颅内肿瘤

D.脏腑精气耗竭

E.脾虚清阳不升

【答案】E

5.瞳仁缩小不会见于

A.青风内障

B.肝胆火炽

C.劳损肝肾

D.虚火上扰

E.中毒

【答案】A

【解析】瞳仁缩小多属肝胆火炽，或劳损肝肾，虚火上扰，或为中毒。

6.下列关于中医五轮学说对应正确的是

A.白睛属肾为气轮

B.黑珠属肝为风轮

C.两眦属心为肉轮

D.瞳仁属肺为水轮

E.眼胞属脾为血轮

【答案】B

【解析】目内眦及目外眦属心为血轮，黑珠属肝为风轮，白睛属肺为气轮，瞳仁属肾为水轮,眼胞属脾为肉轮。

7.黄疸病人易出现

A.眼胞赤烂

B.目眦红赤

C.白睛黄染

D.全目赤肿

E.目窠微肿

【答案】C

8.全目赤肿为

A.脾胃湿热

B.肝经风热

C.心脾积热

D.肺热壅盛

E.肾经虚火

【答案】B

9.牙齿干燥如枯骨,属于

A.肾阴枯涸

B.阳明热盛

C.胃阴不足

D.燥邪犯肺

E.肝肾阴虚

【答案】A

10.唇边生疮,红肿疼痛是因

A.燥热津伤

B.阴虚火旺

C.心脾积热

D.胃火亢盛

E.以上都不是

【答案】C

11.唇色樱桃红属于

A.胃气充足

B.煤气中毒

C.热盛

D.血瘀

E.寒凝血脉

【答案】B

12.口腔肌膜灰白色小溃疡,周围红晕,局部灼痛者称为

A.口疮

B.口糜

C.鹅口疮

D.口撮

E.以上都不是

【答案】A

13.咽部溃烂处上覆白腐,形如白膜者,称为

A.乳蛾

B.伪膜

C.喉痈

D.口疮

E.鹅口疮

【答案】B

14.重病眼窝深陷,形瘦如柴属

A.脾虚吐泻伤津

B.气血两虚

C.脏腑精气衰竭

D.邪热炽盛

E.肝肾阴津亏虚

【答案】C

15.牙龈溃烂,流腐臭血水,称为

A.齿衄

B.牙宣

C.绝骨

D.牙疳

E.口糜

【答案】D

16.下列选项中,除哪项外,均属于肝风内动的目态

A.戴眼反折

B.目睛微定

C.瞪目直视

D.双睑下垂

E.横目斜视

【答案】D

【解析】目睛微定又称目睛凝视，指病人两眼固定，不能转动；固定前视者，称瞪目直视；固定上视者，称戴眼反折；固定侧视者，称横目斜视。多属肝风内动所致。

第五节 望躯体四肢

1.手足蠕动的病机是

A.热极生风

B.血虚生风

C.阴虚动风

D.肝阳化风

E.寒凝筋脉

【答案】C

2.手足软弱无力，行动不灵活而无痛者为

A.痛证

B.偏枯

C.痿证

D.痹证

E.偏瘫

【答案】C

【解析】肢体软弱无力，行动不灵而无痛，是痿病。关节拘挛，屈伸不利，多属痹病。

3.猝然昏倒，半身不遂，口眼歪斜，此属

A.中风

B.厥证

C.中暑

D.痫证

E.瘫痪

【答案】A

第六节 望皮肤

1.疹的主要特点是

A.色深红或青紫

B.平铺于皮肤

C.抚之碍手

D.压之不褪色

E.点大成片

【答案】C

【解析】凡色红，点小如粟米，高出皮肤，抚之碍手，压之退色者，为疹。

2.斑与疹的主要区别是

A.是否时现时隐

B.是否色红成片

C.是否抚之碍手

D.是否压之褪色

E.是否伴有身热

【答案】C

【解析】①斑指皮肤黏膜出现深红色或青紫色片状斑块，平摊于皮肤，摸之不碍手，压之不褪色的症状。②疹指皮肤出现红色或紫红色、粟粒状疹点，高出皮肤，抚之碍手，压之褪色的症状。

3.下列各项，不属于斑的特点的是

A.点大成片

B.色红

C.平摊于皮肤

D.擦破流水

E.摸不应手

【答案】D

【解析】斑指皮肤黏膜出现深红色或青紫色片状斑块，平摊于皮肤，摸之不碍手，压之不褪色的症状。

4.外感热病中出现斑疹的临床意义是

A.气不摄血

B.热毒内盛

C.热入营血

D.肝火动血

E.痰湿阻于血络

【答案】C

【解析】斑可由外感温热邪毒,热毒窜络,内迫营血,或脾虚血失统摄,或阳衰寒凝血瘀,或外伤血溢肌肤所致。疹多因外感风热时邪,或过敏,或热入营血所致。

第七节 望排出物

1.咯痰白滑量多易出者属于

A.寒痰

B.燥痰

C.热痰

D.湿痰

E.肺痈之痰

【答案】D

2.鼻渊患者,可见的症状是

A.鼻孔、咽喉干燥

B.鼻塞流浊涕

C.鼻流浊涕腥臭

D.鼻血鲜红

E.鼻塞流清涕

【答案】C

【解析】鼻渊者久流浊涕,质稠、量多、气腥臭。

第八节 望小儿食指络脉

1.小儿指纹达于风关是

A.邪气入络

B.邪气入经

C.邪入脏腑

D.病情凶险

E.外感初起

【答案】A

【解析】3 岁以内小儿食指络脉风关以内,为邪在络;在气关,为邪在经;在命关,为邪入脏;透关射甲,即指纹一直延至指端爪甲者,预后不良,病情凶险。

2.小儿指纹色紫黑是

A.内热证

B.外感表证

C.惊风、痛证

D.虚证

E.血络郁闭

【答案】E

3.小儿指纹浅淡不泽者属

A.表证

B.里证

C.虚证

D.实证

E.寒证

【答案】C

4.小儿指纹紫红属

A.外感表证

B.里实热证

C.痛证

D.血络郁闭

E.惊风

【答案】B

5.小儿指纹鲜红主

A.里热

B.脾虚

C.惊风

D.痛甚

E.寒证

【答案】E

6.小儿指纹浮露属

A.惊风

B.外感表证

C.实热证

D.虚热证

E.疳积证

【答案】B

第三章 望舌

第一节 舌诊原理与方法

1.脏腑病变可反映于舌面，舌两边多反映哪一脏腑的病变

A.上焦心肺

B.中焦脾胃

C.下焦肾

D.三焦

E.肝胆

【答案】E

2.连舌本，散舌下的是

A.手少阴心经

B.手太阴肺经

C.足少阴肾经

D.足太阴脾经

E.足厥阴肝经

【答案】D

第二节 正常舌象

（略）

第三节 望舌质

1.舌绛少苔有裂纹，多见于

A.热邪内盛

B.气血两虚

C.阴虚火旺

D.瘀血内阻

E.脾虚湿侵

【答案】C

【解析】舌绛少苔或无苔，或有裂纹：多属久病阴虚火旺，或热病后期阴液耗损。

2.气血两虚证的舌象是

A.舌体淡瘦

B.舌淡齿痕

C.舌尖芒刺

D.舌暗瘀点

E.舌红裂纹

【答案】A

3.舌体小，有裂纹，舌鲜红少苔，其临床意义是

A.虚热证

B.湿热证

C.热极津伤

D.风热表证

E.寒邪入里化热

【答案】A

4.阴寒内盛，血行瘀滞的舌象表现是

A.舌淡红润泽

B.舌红绛少苔

C.舌绛紫而干

D.舌淡白光莹

E.舌淡紫湿润

【答案】E

5.温病热入营血的舌色是

A.红舌

B.紫舌

C.绛舌

D.青舌

E.淡红舌

【答案】C

6.舌淡胖嫩而见苔滑润者，其主病为
A.湿热不化
B.气分有湿
C.内有食积
D.阳虚水停
E.阴虚夹湿
【答案】D
7.短缩舌与痿软舌的共同病机是
A.寒凝筋脉
B.痰浊内阻
C.风痰阻络
D.热入心包
E.气血俱虚
【答案】E
8.青紫舌的主病是
A.阳虚证
B.虚热证
C.寒凝证
D.瘀血证
E.气滞证
【答案】D
9.观察舌态不包括下列哪项
A.强硬
B.肿胀
C.短缩
D.痿软
E.歪斜
【答案】B
10.舌红少苔而颤动，是由于
A.气血两虚
B.痰浊内阻
C.寒凝筋脉
D.阴虚动风
E.热盛动风
【答案】D
11.舌尖芒刺属于
A.肝胆火盛
B.心火亢盛
C.胃火炽盛
D.大肠热盛
E.膀胱湿热
【答案】B
12.气血瘀滞证的舌象是
A.舌色淡红
B.舌质淡白
C.舌质绛红
D.舌质紫暗
E.舌体粗大红刺
【答案】D
13.热入心包多见
A.痿软舌
B.强硬舌
C.吐弄舌
D.短缩舌
E.胖嫩舌
【答案】B

第四节 望舌苔

1.湿浊内蕴，阳气被遏，可形成
A.灰苔
B.黑苔
C.腐苔
D.腻苔
E.花剥苔
【答案】D

【解析】腻苔为湿浊兼津伤，或湿热内蕴，阳被湿遏，津不上承所致。

2.观察舌苔以辨别病邪深浅的主要依据是
A.舌苔的有无
B.苔色的黄白
C.舌苔的有根无根

D.舌苔的厚薄
E.舌苔的润燥
【答案】D
3.花剥苔主病为
A.脾气虚弱
B.胃阴不足
C.胃中热盛
D.胃气阴两虚
E.胃阴枯竭
【答案】D
4.腻苔的特征是
A.苔质颗粒疏松,揩之可去
B.苔质颗粒细腻致密,揩之不去
C.舌上出现饭粒样糜点
D.苔质颗粒不清垢浊胶结
E.苔质粗大而厚,揩之可去
【答案】B
5.苔白燥裂如沙石,扪之粗糙为
A.白腻苔
B.黄腻苔
C.糙裂苔
D.灰黑干燥苔
E.苔黑而滑
【答案】C
6.苔白厚,如白粉堆于舌面,扪之不燥为
A.花剥苔
B.霉腐苔
C.垢腻苔
D.积粉苔
E.燥腻苔
【答案】D
7.下列病证除哪项外均可见腻苔
A.湿热
B.痰浊
C.食积
D.阴虚
E.寒湿
【答案】D
8.镜面舌的形成机制是
A.热甚伤津
B.水湿上泛
C.胃无生发之气
D.胃肠热甚
E.热入营血
【答案】C

第五节　舌下脉络

(略)

第六节　舌象综合分析

1.下列哪项不属于观察苔质的内容
A.厚苔
B.燥苔
C.腐苔
D.黄苔
E.剥苔
【答案】D
2.舌苔由黄燥转为白润,提示
A.表邪入里
B.寒邪化热
C.邪退正复
D.热退津复
E.湿热留恋
【答案】D
3.舌苔由薄白转为白厚,提示
A.表邪入里
B.寒邪化热
C.邪退正复

D.热退津复
E.湿热留恋
【答案】A
4.舌色淡白兼有白滑苔提示
A.脾虚湿热
B.气虚挟湿
C.食积胃肠
D.瘀血内阻
E.营分有热，气分有湿
【答案】B

第四章　闻诊

第一节　听声音

1.因外感风寒或风热，或痰浊壅滞而导致的音哑或失音，称为
A.子喑
B.金破不鸣
C.金实不鸣
D.少气
E.短气
【答案】C
2.下列哪项不属于闻诊内容
A.错语
B.呃逆
C.嗳气
D.咳嗽
E.耳鸣
【答案】E
3.热扰神明可见到的呕吐特点为
A.吐势徐缓，吐物清稀
B.呕吐黏稠苦水
C.口干欲饮，饮后则吐
D.喷射状呕吐
E.朝食暮吐，暮食朝吐
【答案】D
4.语言謇涩，病因多属
A.热扰心神
B.痰火扰心
C.风痰阻络
D.心气不足
E.心阴大伤
【答案】C
【解析】临床中，出现语言謇涩者，多为中风之先兆或者中风后遗症，多由于风痰阻络导致。
5.心气大伤可见
A.谵语
B.狂言
C.独语
D.郑声
E.错语
【答案】D
6.白喉出现咳嗽的特点为
A.咳声紧闷
B.咳声清脆
C.咳声重浊
D.咳声低微
E.咳声如犬吠
【答案】E
7.咳声不扬者，多属
A.风热
B.寒湿
C.痰饮
D.燥热
E.肺热
【答案】E
8.恶心呕吐、呃逆嗳气等症频作。其病

机是

A.痰浊上壅

B.肺气上逆

C.肝气上逆

D.胃气上逆

E.奔豚气逆

【答案】D

9.唐代以前所称的哕,是指

A.呃逆

B.嗳气

C.恶心

D.干呕

E.噫气

【答案】A

【解析】最早的医学著作《内经》中,无呃逆之名,其记载的哕即指呃逆。

10.咳声短促,痉挛,咳后有鸡鸣样回声可见于

A.百日咳

B.白喉

C.感冒

D.肺痨

E.肺痿

【答案】A

11.久病、重病呃逆不止,声低气怯者属

A.胃气衰败

B.脾胃气虚

C.脾胃阳虚

D.寒邪客胃

E.热邪客胃

【答案】A

第二节 嗅气味

1.胃热患者的口气多为

A.腥气

B.酸气

C.臭秽气

D.恶臭气

E.腐臭气

【答案】C

【解析】口气:①口气酸臭,伴食欲不振,脘腹胀满者为胃肠积滞;②口气臭秽者,多属胃热,亦见于口腔不洁;③口气腐臭或兼咳吐脓血者,多属内有溃腐脓疡;④口气臭秽难闻,牙龈腐烂者,为牙疳。

2.患者口气腐臭或吐脓血是因

A.牙疳

B.内有脓疡

C.胃热

D.口腔不洁

E.龋齿

【答案】B

3.尿液散发烂苹果味多见于

A.消渴病并发症

B.失血

C.脏腑败坏

D.瘟疫

E.水肿病晚期

【答案】A

第五章 问诊

第一节 问诊内容

(略)

第二节　问寒热

1.长期低热，以午后或夜间低热为主，伴见颧红、五心烦热其病机是

A.气虚
B.血虚
C.阴虚
D.阳虚
E.气阴两虚

【答案】C

2.午后热甚，身热不扬者属

A.阴虚潮热
B.湿温潮热
C.骨蒸发热
D.阳明潮热
E.气虚发热

【答案】B

3.阳明潮热，可出现

A.身热不扬
B.高热不退
C.午后低热
D.日晡潮热
E.发热重，恶寒轻

【答案】D

（4~5 题共用备选答案）

A.午后或入夜发热，伴见盗汗，颧红
B.恶寒发热，鼻塞流涕，舌红苔薄白
C.日晡潮热，大便干结
D.寒热往来，发无定时
E.寒热往来，发有定时

4.疟疾发热的特点是

【答案】E

5.少阳发热的特点是

【答案】D

第三节　问汗

1.外感热病中，正邪相争。提示病变发展转折点的是

A.战汗
B.自汗
C.盗汗
D.冷汗
E.热汗

【答案】A

2.亡阳之汗的特点是

A.汗热而黏如油
B.汗热味淡不黏
C.汗冷味淡不黏
D.汗冷味淡而黏
E.以上都不是

【答案】C

3.自汗的临床意义是

A.气虚
B.阴虚
C.血虚
D.气滞
E.痰盛

【答案】A

【解析】自汗指醒时经常汗出，活动后尤甚的症状。兼见畏寒、神疲、乏力等症，多见于气虚证和阳虚证。因阳虚（卫阳不足）不能固密肌表，玄府不密，津液外泄，故自汗出。动则耗伤阳气，故出汗更为明显。

4.手足心汗出量多的临床意义是

A.阴经郁热
B.阳经郁热
C.阴虚
D.阳虚

E.气虚

【答案】A

【解析】手足心汗指病人手足心汗出较多的症状。可因阴经郁热熏蒸，或阳明燥热内结，或脾虚运化失常，阴虚阳亢或中焦湿热郁蒸，或阳气内郁所致。

5.下列各项，不属头汗临床意义的是

A.进食辛辣

B.气阴两虚

C.上焦热盛

D.虚阳上越

E.中焦湿热

【答案】B

【解析】头汗指病人仅头部或头颈部出汗较多，又称为“但头汗出”。多因上焦热盛，或中焦湿热蕴结，或病危虚阳上越，或进食辛辣、热汤，饮酒，使阳气旺盛，热蒸于头。

6.睡时汗出，醒则汗止，属于

A.盗汗

B.绝汗

C.自汗

D.战汗

E.大汗

【答案】A

【解析】盗汗指睡时汗出，醒则汗止的症状。兼见潮热、颧红等症，多见于阴虚证。因阴虚阳亢而生内热，入睡时卫阳入里，不能固密肌表，虚热蒸津外泄，故睡眠时汗出较多；醒时卫气复出于表，肌表固密，故醒则汗止。

第四节　问疼痛

1.因瘀血而引起的疼痛特点为

A.胀痛

B.刺痛

C.窜痛

D.隐痛

E.重痛

【答案】B

2.酸痛的常见原因是

A.火邪窜至经络

B.寒邪阻滞经络

C.湿浸肌肉关节

D.气血亏虚

E.阳气精血亏虚

【答案】C

3.以下哪项表现可不见绞痛的症状

A.心脉痹阻的真心痛

B.结石阻滞胆管的上腹痛

C.结石阻滞于肾的腰痛

D.寒邪犯胃的胃脘痛

E.痰浊阻肺的胸痛

【答案】E

【解析】绞痛：痛剧如刀绞割，多因实邪阻闭气机或寒邪凝滞气机所致。

4.因湿邪困阻气机导致的疼痛表现为

A.胀痛

B.重痛

C.隐痛

D.走窜痛

E.刺痛

【答案】B

5.头痛部位在前额部连眉棱骨痛，所在经络为

A.属太阳经头痛

B.属少阳经头痛

C.属阳明经头痛

D.属少阴经头痛

E.属厥阴经头痛

【答案】C

6.疼痛兼有空虚感的临床意义是

A.湿邪困阻气机

B.气机阻滞

C.风邪偏盛

D.气血阴精不足

E.瘀血阻滞

【答案】D

【解析】空痛指疼痛带有空虚感的症状，是虚证疼痛的特点。常见于头部、腹部，多因阴精不足，或气血亏虚，组织器官失养所致。

7.疼痛不剧，尚可忍耐，绵绵不休，属于

A.酸痛

B.隐痛

C.空痛

D.胀痛

E.窜痛

【答案】B

【解析】隐痛指痛势较缓，尚可忍耐，但绵绵不休的症状，是虚证疼痛的特点。常见于头、脘腹、胁肋、腰背等部位，多因精血亏虚，或阳气不足，机体失养所致。

8.胃脘剧痛暴作，出现压痛及反跳痛的临床意义是

A.气滞

B.寒邪凝滞

C.食积

D.胃脘穿孔

E.胃痛

【答案】D

【解析】胃脘痛指上腹部、剑突下，胃之所在部位疼痛的症状。胃失和降，气机不畅，则会导致胃脘痛。实证多在进食后疼痛加剧，虚证多在进食后疼痛缓解。胃脘突然剧痛暴作，出现压痛及反跳痛者，多因胃脘穿孔所致。胃脘疼痛失去规律，痛无休止而明显消瘦者，应考虑胃癌的可能。

9.肝阳上亢头痛的临床表现是

A.头痛如裹

B.头晕胀痛

C.头痛如刺

D.昏蒙沉重

E.头痛绵绵

【答案】B

10.关节疼痛，游走不定属

A.行痹

B.痛痹

C.着痹

D.热痹

E.寒痹

【答案】A

【解析】走窜痛指疼痛的部位游走不定，或走窜攻冲作痛的症状，或为气滞所致，或见于行痹。若胸胁脘腹疼痛而走窜不定者，称为窜痛，多因肝郁气滞所致；若肢体关节疼痛而游走不定者，称为游走痛，多见于痹病的行痹。

第五节　问头身胸腹

1.胸闷、心悸气短者，多为

A.心气不足

B.肝阳上亢

C.气血亏虚

D.脾气亏虚

E.肾虚精亏

【答案】A

2.胸闷气喘，畏寒肢冷者的临床意义是

A.心气虚

B.热邪或痰热壅肺

C.痰饮停滞

D.肺肾气虚

E.寒邪客肺

【答案】E

【解析】胸闷，心悸气短者，多属心气不足，或心阳不足。胸闷，咳喘痰多者，多属痰饮停肺。胸闷，壮热，鼻翼扇动者，多因热邪或痰热壅肺。胸闷气喘，畏寒肢冷者，多因寒邪客肺。胸闷气喘，少气不足以息者，多因肺气虚或肾气虚所致。

第六节　问耳目

1.突发耳鸣，声大如潮，按之不减者属

A.肾精亏损

B.阴虚火旺

C.肝肾阴虚

D.肝胆火盛

E.肝血不足

【答案】D

2.下列哪项不是目眩的常见原因

A.风热上扰

B.痰湿上蒙

C.肝肾不足

D.精亏血虚

E.中气下陷

【答案】A

【解析】目眩实证：为风火上扰或痰湿上蒙清窍，伴头痛、头胀、头重。目眩虚证：为中气下陷、清阳不升，或肝肾不足、精亏血虚，目窍失养，常伴神疲、头晕、耳鸣。

第七节　问睡眠

1.常见饭后嗜睡，其原因多为

A.心肾阳虚

B.湿邪困脾

C.脾气虚弱

D.大病未复

E.心脾两虚

【答案】A

【解析】若饭后嗜睡，兼神疲倦怠，食少纳呆者，多由中气不足，脾失健运所致。

2.下列哪项是失眠，乏力，心悸，便溏的病因

A.心脾两虚

B.痰湿困脾

C.胆郁痰扰

D.食积胃脘

E.心肾不交

【答案】A

3.精神疲惫，神识朦胧，困倦嗜睡是因

A.心肾阳虚

B.痰湿困脾

C.脾虚不运

D.邪闭心神

E.营血亏虚

【答案】A

4.下列各项，不属于失眠临床表现的是

A.睡中容易惊醒

B.彻夜不能入眠

C.经常不易入睡

D.睡中时而做梦

E.易醒不能再睡

【答案】D

【解析】失眠是指病人经常不易入睡，或睡而易醒不能再睡，或睡而不酣时易惊醒，甚至彻夜不眠的病症，常伴有多梦。又称“不寐”或“不得眠”。

5.下列各项，不属于失眠的临床意义是

A.肝郁化火

B.食积胃脘

C.心肾不交

D.心胆气虚

E.心脾两虚

【答案】A

【解析】失眠是阳不入阴，神不守舍的病

理表现，多由阴虚或阳盛所致。其病机有虚实之分，虚者多因阴血亏虚、心神失养，或心胆气虚，心神不安所致，常见于心脾两虚、心肾不交、心胆气虚等证。实者多因邪气内扰心神所致，如心肝火盛，或痰火扰神，或食滞内停所致的“胃不和则卧不安”等。

6.肢体困重，嗜卧，疲乏的临床意义是

A.水湿泛溢

B.湿困脾阳

C.脾气虚，不能运化

D.热伤气阴

E.气血亏虚

【答案】C

【解析】身重是指患者自觉身体沉重的症状。主要与水湿泛溢及气虚不运有关。身重，脘闷苔腻者，多因湿困脾阳，阻滞经络所致。身重，浮肿，系水湿泛溢肌肤所致。身重，嗜卧，疲乏者，多因脾气虚，不能运化精微布达四肢、肌肉所致。热病后期见身重乏力，多系邪热耗伤气阴，形体失养所致。

第八节　问饮食与口味

1.渴喜热饮而量不多，或水入即吐多为

A.湿热内蕴

B.痰饮内停

C.营分热盛

D.阴虚津亏

E.瘀血内阻

【答案】B

【解析】渴喜热饮，饮水不多，多为痰饮内停证或阳虚水津不布。

2.患者大热喜冷饮，兼壮热，面赤，汗出，脉洪数的病机是

A.里热炽盛

B.汗出过多

C.剧烈呕吐

D.泻下过度

E.阴虚内热

【答案】A

3.口干，但欲漱水不欲咽是因

A.营分热盛

B.湿热内蕴

C.阴虚津亏

D.痰饮内停

E.瘀血内停

【答案】E

4.纳呆少食，嗳腐恶食是因

A.湿邪困脾

B.脾胃气虚

C.食滞胃脘

D.肝胆湿热

E.脾胃阳虚

【答案】C

5.纳少，厌食油腻，黄疸胁痛，身热不扬。证属

A.肝火炽盛

B.肝胃不和

C.肝胆湿热

D.肝脾不调

E.湿热蕴脾

【答案】C

6.肝胃郁热的口味是

A.口中味苦

B.口中酸馊

C.口甜黏腻

D.口中泛酸

E.口中味咸

【答案】A

7.心火上炎常可见的口味是

A.口淡乏味

B.口甜而黏腻

C.口苦

D.口中泛酸

E.口中酸馊

【答案】C

8.口中黏腻不爽,其临床意义是

A.胃火炽盛

B.湿热蕴脾

C.胆火上炎

D.心火上炎

E.脾胃气虚

【答案】B

9.消谷善饥,伴大便溏泄的临床意义是

A.脾胃虚弱

B.湿热蕴脾

C.肝胆湿热

D.胃阴不足

E.胃强脾弱

【答案】E

第九节　问二便

1.以下哪项不是便秘的常见原因

A.胃肠积热

B.食滞胃肠

C.阳虚寒凝

D.阴津亏损

E.腹内癥块

【答案】B

2.尿后余沥不尽的病机是

A.肾精亏虚

B.肾阴亏虚

C.肾气不固

D.膀胱湿热

E.肾不纳气

【答案】C

3.脾肾阳虚大便的特点是

A.泻下黄糜

B.完谷不化

C.泻下腐臭

D.溏结不调

E.便下脓血

【答案】B

【解析】完谷不化:粪便中含有较多未消化的食物。多由脾肾阳虚或伤食所致。

4.大便时干时稀的临床意义

A.脾气虚

B.脾阳虚

C.脾肾阳虚

D.肝郁脾虚

E.食滞胃肠

【答案】D

5.下列各项,不属于阳虚小便临床表现的是

A.夜尿频数

B.尿清而长

C.尿急而痛

D.多尿遗尿

E.尿少浮肿

【答案】C

【解析】尿道涩痛即排尿不畅,且伴有急迫、疼痛、灼热感,见于淋证。可因湿热蕴结、热灼津伤、结石或瘀血阻塞等所致。

6.小便频数,量少,色赤,刺痛的临床意义是

A.膀胱湿热

B.肾阳不足

C.肾气不固

D.结石阻塞

E.膀胱失约

【答案】A

【解析】小便短赤,频数急迫者,为淋证,是湿热蕴结下焦,膀胱气化不利所致。

第十节　问经带

1.下列哪项不是月经先期的常见病因

A.阴虚火旺

B.脾气亏虚

C.冲任不固

D.阳气虚衰

E.肝郁血热

【答案】A

【解析】月经先期，多由气虚失摄，冲任不固，或热入冲任，血海不宁，或脾气亏虚，肝郁血热，阴虚火旺所致。

2.带下色黄质黏，气味臭秽者，多属

A.脾虚湿注

B.湿热下注

C.肝经郁热

D.冲任亏虚

E.肝肾阴虚

【答案】B

3 因血热引起的月经异常应除外

A.月经先期

B.色深红

C.质稠、量多

D.崩漏

E.经闭

【答案】E

4.经期或经后小腹隐痛多属

A.寒凝血瘀

B.气滞血瘀

C.脾肾阳虚

D.肾精不足

E.痰湿阻滞

【答案】D

5.妇女带下色白，清稀如涕，无臭味的临床意义是

A.脾虚气弱

B.冲任亏虚

C.寒湿下注

D.湿热下注

E.肝经郁热

【答案】C

【解析】白带是指带下色白量多，质稀如涕，淋沥不绝的症状，多属脾肾阳虚，寒湿下注所致。

6.下列各项，不属于月经后期临床意义的是

A.肾精不足

B.营血亏虚

C.阴虚火旺

D.阳气虚衰

E.痰湿阻滞

【答案】C

【解析】月经后期指月经周期延后 7 天以上，并连续两个月经周期以上的症状。因营血亏损、肾精不足，或因阳气虚衰，生血不足，使血海空虚所致者，属虚证；因气滞或寒凝血瘀，痰湿阻滞，冲任受阻所致者，属实证。

第六章　脉诊

第一节　脉诊概说

1.按寸口脉分候脏腑，左关脉可候

A.心与膻中

B.肾与小腹

C.脾与胃

D.肝、胆

E.肺与胸中

【答案】D

【解析】寸口分候脏腑:左寸候心,右寸候肺,包括胸以上及头部疾病;左关候肝胆,右关候脾胃,包括膈以下至脐以上部位的疾病;两尺候肾,包括脐以下至足部疾病。

2.诊脉时三指沿寸口脉长轴循行,诊察脉之长短,比较寸关尺脉象特点的方法是

A.循法

B.寻法

C.总按

D.举法

E.单按

【答案】A

第二节　正常脉象

1.“有根”的脉象是指

A.不浮不沉

B.节律一致

C.不快不慢

D.和缓流利

E.尺部沉取应指有力

【答案】E

2.除哪项之外,均是脉象有胃气的特点

A.不浮不沉

B.不快不慢

C.柔和流利

D.从容和缓

E.节律一致

【答案】E

第三节　常见脉象的特征与临床意义

1.下列除哪项外,均有脉率快的特点

A.数

B.促

C.滑

D.疾

E.动

【答案】C

2.食积可见

A.虚脉

B.结脉

C.弦脉

D.代脉

E.紧脉

【答案】C

3.弱脉与濡脉的共同特征是

A.沉而无力

B.浮而无力

C.脉来空虚无力

D.细而无力

E.迟而无力

【答案】D

【解析】弱脉的脉象特征:沉而细软。濡脉的脉象特征:浮而细软。

4.在脉象上濡脉与弱脉的主要区别是

A.节律

B.至数

C.脉力

D.脉位

E.流利度

【答案】D

5.代脉的特征是

A.脉来数而时有一止,止无定数

B.脉来缓而时有一止,止无定数

C.脉来一止,止有定数,良久方来

D.脉来急疾,一息七八至

E.脉形如豆,滑数有力

【答案】C

6.以下各项中属于浮脉所主病者为

A.虚阳浮越

B.痛证

C.脏气衰微

D.七情惊恐

E.宿食停滞

【答案】A

7.以下哪个脉象主病是惊恐

A.浮脉

B.数脉

C.缓脉

D.代脉

E.滑脉

【答案】D

8.下列除哪项外,均可见到滑脉

A.实热

B.气滞

C.痰饮

D.食滞

E.妊娠

【答案】B

【解析】滑脉临床主痰饮、食滞、实热等证,滑脉亦是青壮年的常脉、妇人的孕脉。气滞则以涩脉多见。

9.气血两虚证所见脉象中不包括

A.弱脉

B.细脉

C.微脉

D.缓脉

E.虚脉

【答案】D

【解析】缓脉主湿病,脾胃虚弱,亦见于常人。

10.下列除哪项外,均为代脉主病

A.脏气衰微

B.疼痛

C.惊恐

D.跌扑损伤

E.食积

【答案】E

11.下列除哪项外,指下均有脉气紧张之感觉

A.弦

B.紧

C.长

D.革

E.牢

【答案】C

12.以下各项中,属于细脉的相似脉者为

A.微、弱、散脉

B.濡、弱、伏脉

C.微、濡、虚脉

D.虚、弱、微脉

E.微、弱、濡脉

【答案】E

13.下列哪种脉象主脏气衰败

A.滑

B.长

C.促

D.动

E.疾

【答案】C

【解析】疾脉的临床意义:多见于阳极阴竭,元气将脱。

14.结脉与代脉的主要区别在于

A.节律不同

B.至数不同

C.脉力不同

D.脉位不同

E.流利度不同

【答案】A

15.哪项不属实脉类

A.结脉

B.滑脉
C.紧脉
D.长脉
E.弦脉
【答案】A
16.以下何脉不主虚证
A.细脉
B.数脉
C.濡脉
D.代脉
E.伏脉
【答案】E
【解析】伏脉常见于邪闭、厥病和痛极的病人。
17.哪项不属促脉的主病
A.瘕聚
B.阳盛
C.脏器衰败
D.食滞
E.痰饮
【答案】A
18.哪种脉象不主实证
A.紧脉
B.滑脉
C.结脉
D.革脉
E.弦脉
【答案】D
19.精伤血少可见
A.革脉
B.涩脉
C.疾脉
D.动脉
E.紧脉
【答案】B

第七章　按诊

配套名师精讲课程

1.若腹部虽膨满,但按之手下虚软而缺乏弹性,无压痛者为
A.水鼓
B.实满
C.气鼓
D.虚满
E.癥瘕
【答案】D
2.久病肌肤枯涩者属
A.血虚不荣
B.津液不足
C.瘀血内停
D.气血两虚
E.热盛津伤
【答案】D
3.按肌肤甲错者属
A.湿热蕴结
B.气血两虚
C.津液不足
D.血虚不荣
E.阴虚不润
【答案】D
【解析】久病肌肤枯涩者,为气血两伤;肌肤干瘪,为津液不足;肌肤甲错者,多为血虚失荣或瘀血所致。
4.按肌肤尚温,汗出如油,脉躁疾无力者是
A.实热证
B.亡阳证
C.亡阴证
D.阴虚证
E.气虚证

【答案】C

5.腹部高度胀大,如鼓之状者为

A.癥瘕

B.悬饮

C.阴水

D.鼓胀

E.痰饮

【答案】D

6.尺肤窅而不起者属

A.泄泻少气

B.精血不足

C.瘀血内停

D.湿热蕴结

E.风水水肿

【答案】E

7.脘腹部按之手下饱满充实而有弹性,有压痛称为

A.虚满

B.癥瘕

C.气鼓

D.实满

E.水鼓

【答案】D

8.腹部胀满,按之如囊裹水者,可见于

A.积聚

B.气胀

C.痰饮

D.水鼓

E.内痈

【答案】A

第八章　八纲辨证

第一节　概述

下列哪项不属于八纲辨证的内容

A.病性寒热

B.病变吉凶

C.邪正盛衰

D.病变类别

E.病变部位

【答案】B

【解析】八纲辨证:医生对通过四诊所获得的各种病情资料,运用八纲进行分析综合,从而辨别病变位置的深浅、病情性质的寒热、邪正斗争的盛衰和病证类别的阴阳,以作为辨证纲领的方法。

第二节　表里

1.下列诸证除哪项外,均为里证的特点

A.但热不寒

B.但寒不热

C.寒热往来

D.苔黄

E.脉沉

【答案】C

2.下列对表证与里证鉴别的叙述,最恰当的是

A.表证多为新病,里证多为久病

B.表证病较轻浅,里证病较深重

C.表证寒热并见,里证寒热单见

D.表证起病较急,里证起病较缓

E.表证多为外感,里证皆属内伤

【答案】C

3.下列哪一项不是表寒证的临床表现

A.恶寒发热

B.头身疼痛

C.无汗

D.鼻塞流清涕

E.但寒不热

【答案】E

【解析】表寒证见恶寒重，发热轻，无汗，苔薄白润，脉浮紧，因外感寒邪卫阳受损所致。

4.半表半里证的特有表现是

A.腹痛吐泻

B.口渴喜饮

C.胸胁苦满

D.鼻塞流涕

E.小便清长

【答案】C

【解析】半表半里包含少阳证和疟疾，选项C属于少阳证的表现。

第三节 寒热

1.寒热在八纲辨证中用以辨别

A.病变的部位

B.病变的趋势

C.病变的性质

D.邪正盛衰

E.发病的原因

【答案】C

2.实寒证与虚寒证最主要的区别点是

A.病程的长短

B.病势的缓急

C.肢体痛与不痛

D.怕冷与否

E.脉之有力无力

【答案】E

【解析】实寒证因寒主收引，受寒则脉道收缩而拘急，故见紧脉，而虚寒证，阳气无力鼓动脉道，可见脉沉迟而无力。

3.下列各项，一般不属寒证的症状是

A.面色白，大便稀溏

B.口淡不渴，小便清长

C.大便秘结，口臭咽干

D.苔白而润，舌淡胖大

E.脉象沉紧

【答案】C

4.下列各项，不属于寒证与热证鉴别要点的是

A.身热与身冷

B.面赤与面白

C.口渴与不渴

D.舌苔黄与白

E.头痛与不痛

【答案】E

5.寒证的舌象表现是

A.舌淡红苔薄黄

B.舌淡苔白润

C.舌紫苔腻

D.舌绛苔黄腻

E.舌红苔白干

【答案】B

第四节 虚实

1.以下哪项是实证的临床表现

A.五心烦热

B.舌嫩少苔

C.腹胀满不减

D.声低息微

E.怕冷喜加衣

【答案】C

【解析】实证的临床表现常见的有发热，腹胀痛拒按，胸闷烦躁，甚至神昏谵语，呼吸气粗，痰涎壅盛，大便秘结或下利，里急后重，

小便不利或淋沥涩痛，舌质苍老，舌苔厚腻，脉实有力。

2.下列症状哪项不是虚证的临床表现

A.声低息微

B.大便秘结

C.盗汗颧红

D.神疲乏力

E.五心烦热

【答案】B

3.下列关于实证和虚证的鉴别，错误的是

A.实证疼痛拒按，虚证疼痛喜按

B.实证多发热，虚证多恶寒

C.实证声高气粗，虚证声低息微

D.实证舌质老，虚证舌质嫩

E.实证脉有力，虚证脉无力

【答案】B

4.下列哪项是虚热证与实热证的鉴别要点

A.发热口干

B.盗汗颧红

C.大便干结

D.小便短赤

E.舌红而干

【答案】B

第五节　阴阳

1.下列哪项应归属于阳证

A.表虚热证

B.表实热证

C.里实寒证

D.表实寒证

E.里虚寒证

【答案】B

【解析】凡符合“阳”的一般属性(兴奋、躁动、亢进、明亮)的证候称为阳证，如表证、热证、实证。

2.危重患者，突然头额冷汗大出，四肢厥冷，属于

A.实寒

B.亡阳

C.阳虚

D.阴虚

E.亡阴

【答案】B

3.下列各项，属阳虚证特征表现的是

A.少气懒言

B.小便短少

C.神疲乏力

D.舌质淡嫩

E.畏寒肢冷

【答案】E

4.下列哪项不是阴虚证的表现

A.潮热

B.两颧潮红

C.自汗

D.口燥咽干

E.舌红少苔

【答案】C

5.阳虚证的舌象表现是

A.舌淡红苔薄白

B.舌红苔黄

C.舌红脉数

D.舌淡胖苔白滑

E.舌绛红无苔

【答案】D

6.亡阳汗出的临床表现是

A.冷汗淋漓

B.汗冷味咸

C.汗热而黏

D.汗出如油

E.汗出恶风

【答案】A

第六节　八纲证候间的关系

1.外感表证中,表虚证与表实证鉴别的主要依据是

A.恶寒与发热

B.身痛与不痛

C.浊涕与清涕

D.有汗与无汗

E.口渴与不渴

【答案】D

2.下列哪项为里虚热证的表现

A.身发高热

B.两颧潮红

C.口渴饮冷

D.热汗不止

E.脉象洪数

【答案】B

3 真寒假热证产生的机理是

A.阳盛格阴

B.阴盛格阳

C.阴不敛阳

D.阳不敛阴

E.表热里寒

【答案】B

【解析】真寒假热,实际是阳虚阴盛而阳气浮越,故又称虚阳浮越证,古代亦有称阴盛格阳证、戴阳证者。

4.下列哪项是虚寒证的临床表现

A.腹痛拒按

B.口燥咽干

C.脉沉而紧

D.小便清长

E.大便秘结

【答案】D

5.患者,男,35 岁。2 日来发热微恶寒,口苦,胁痛,尿短黄,大便黏臭,舌红苔薄白,脉数。其证候是

A.表里俱热

B.表寒里热

C.真寒假热

D.真热假寒

E.表热里寒

【答案】B

6.患者发热恶热,口渴,烦躁,多汗,面色赤,舌绛而干,脉数有力。此属

A.表实热证

B.暑淫证

C.阴虚证

D.里实热证

E.亡阴证

【答案】B

7 某男,38 岁。患者自觉发热,面色晦暗,时而泛红如妆,口渴但饮水不多,下利清谷,舌淡苔白,脉浮大无力。临床诊断最可能是

A.实热证

B.真热假寒证

C.亡阳证

D.真寒假热证

E.虚热证

【答案】D

8.患者初为恶寒发热,头痛无汗,继而汗出口渴,不恶寒仅恶热。此为

A.表热证

B.表寒证

C.表里同病

D.里邪达表

E.表邪入里

【答案】E

9.患者身热不恶寒,反恶热,烦渴喜冷饮,神昏谵语,便秘溲赤,手足逆冷,舌红苔黄而干,脉沉数有力。其证候是

A.表寒里热
B.表热里寒
C.真热假寒
D.真寒假热
E.上热下寒
【答案】C
【解析】真热假寒的临床表现:四肢凉甚至厥冷,神识昏沉,面色紫暗。身热,胸腹灼热,口鼻气灼,口臭息粗,口渴引饮,小便短黄,舌红苔黄而干,脉有力。

第九章　气血津液辨证

第一节　气病辨证

1.下列哪项不是气虚证的表现
A.自汗气短
B.神倦乏力
C.头晕目眩
D.耳鸣如蝉
E.语声低微
【答案】D
2.与气逆证相关的脏腑是
A.肺脾胃
B.肺脾肝
C.肺胃肝
D.脾胃肝
E.肺脾肾
【答案】C
【解析】气逆证有 3 种,肺气上逆、胃气上逆、肝气上逆。
3.情志郁结不舒所致疼痛的特点是
A.冷痛
B.固定痛
C.灼痛
D.走窜痛
E.刺痛
【答案】D
4.气陷证可见的症状是
A.少气懒言,疲乏无力,自汗,舌淡,脉虚
B.面色淡白,口唇爪甲色淡,舌淡,脉细
C.胸胁胀闷窜痛,时轻时重,脉弦
D.气短疲乏,脘腹坠胀,舌淡,脉弱
E.刺痛拒按,固定不移,舌暗,脉涩
【答案】B
5.气滞证的特点是
A.头晕眼花
B.腹部坠胀
C.嗳气恶心
D.胀闷疼痛
E.手足发麻
【答案】B
6.患者神疲乏力,少气懒言,常自汗出,头晕目眩,舌淡苔白,脉虚无力。其证候是
A.气虚
B.气陷
C.气逆
D.气微
E.气滞
【答案】A
【解析】气虚证的临床表现:气短声低、少气懒言、精神疲惫、体倦乏力、头晕目眩、自汗,活动时诸症加剧,舌淡苔白,脉虚无力。

第二节　血病辨证

1.以下哪项不是血虚证的临床表现
A.经少经闭

B.头晕眼花

C.心烦耳鸣

D.面色淡白

E.肢体麻木

【答案】C

2.下列各项中,哪两脏可同有血虚的证候

A.心、脾

B.肝、脾

C.心、肺

D.心、肝

E.肝、肾

【答案】D

3.以下哪项不是血瘀证出血的特征

A.出血反复不止

B.大便黑如柏油

C.血色深红

D.夹有血块

E.皮下紫斑

【答案】C

4.下列各项,不属于血瘀证临床表现的是

A.出血紫暗

B.固定刺痛

C.面色黧黑

D.胸胁胀痛

E.脉象细涩

【答案】D

第三节　气血同病辨证

1.患者头晕目眩,乏力少气,自汗,面色萎黄,心悸多梦,舌淡白脉细无力,其临床意义

A.气虚血瘀

B.血瘀气结

C.气滞血阻

D.气滞湿阻

E.气血两虚

【答案】E

2.身倦乏力,少气,自汗,腹痛拒按,舌有紫斑。证属

A.气滞血瘀

B.气滞

C.血瘀

D.气虚血瘀

E.血瘀兼血虚

【答案】D

【解析】气虚血瘀证的临床表现:症见面色淡白或晦滞,身倦乏力,少气懒言,疼痛如刺,常见于胸胁部,痛处不移而拒按,舌淡暗或见瘀斑,脉象沉涩。

(3~4题共用备选答案)

A.气滞血瘀

B.气不摄血

C.气随血脱

D.气血两虚

E.气血失和

3.肝病日久,两胁胀满疼痛,并见舌质瘀斑、瘀点。其病机是

【答案】A

4.患者晨起后突然呕血不止,面色苍白,四肢厥冷,脉微欲绝。其证型是

【答案】C 第四节津液病辨证

5.痰湿内阻所致头晕的特征,是伴有

A.胀痛

B.刺痛

C.眼花

D.耳鸣

E.昏沉

【答案】E

6.以下哪项不属于痰停于皮下局部

A.瘿瘤

B.瘰疬

C.痰核

D.痄腮

E.乳癖

【答案】D

7.津液亏虚证最具特征的表现是

A.小便淋沥涩痛

B.口渴水不多饮

C.大便时干时稀

D.孔窍皮肤干燥

E.脉象细数

【答案】D

【解析】津液亏虚证的临床表现:症见口燥咽干,唇燥而裂,皮肤干枯无泽,小便短少,大便干结,舌红少津,脉细数。

第十章　脏腑辨证

第一节　心与小肠病辨证

1.心气虚、心阳虚、心血虚、心阴虚四证的共同临床表现是

A.心痛

B.心烦

C.失眠

D.健忘

E.心悸

【答案】E

2.痰蒙神窍证的表现应除外

A.神情痴呆

B.惊悸失眠

C.意识模糊

D.胸闷呕恶

E.举止失常

【答案】B

【解析】痰蒙神窍证的常见症状:神情抑郁,错乱,痴呆,昏迷,面色晦暗,胸闷呕恶。

3.口舌糜烂又见小便灼热涩痛者是

A.胃热炽盛

B.膀胱湿热

C.心火亢盛

D.肝火上炎

E.肠道湿热

【答案】C

4.下列各项,属于心阴虚证和心血虚证共有症状的是

A.心悸心烦

B.失眠多梦

C.口燥咽干

D.面色淡白

E.潮热盗汗

【答案】B

5.患者,女,55 岁。心悸、胸闷、气短,活动后加剧已 3 年。神疲乏力,语声低微,入夜不能安睡,面色淡白,舌淡苔白,脉弱。其证候是

A.肺气虚证

B.心阳虚证

C.心气虚证

D.心血虚证

E.肺阳虚证

【答案】C

6.患者心悸,心胸憋闷作痛,体胖,身重困倦,脉沉滑。证属

A.瘀阻心脉证

B.痰阻心脉证

C.寒凝心脉证

D.气滞心脉证

E.以上都不是

【答案】B

第二节 肺与大肠病辨证

1.风热犯肺证与肺热炽盛证最具区别的症状是

A.发热口渴

B.气喘

C.痰黄稠

D.咽喉肿痛

E.脉浮数

【答案】E

2.痰热壅肺证与肺热炽盛证的主要区别是

A.咳喘息粗

B.鼻翼扇动

C.喉中痰鸣

D.发热口渴

E.溲赤便秘

【答案】C

3.燥邪犯肺证与肺阴虚证的共同症状是

A.微恶风寒

B.无汗

C.潮热颧红

D.干咳少痰

E.舌红少苔

【答案】D

4.燥邪犯肺证，可见

A.咳嗽，咳痰稀白

B.咳嗽，痰多泡沫

C.咳喘，咯痰黄稠

D.咳嗽，痰少难咳

E.咳喘，痰多易咳

【答案】D

【解析】燥邪犯肺证是指外感燥邪，肺失宣降，以干咳少痰、鼻咽口舌干燥等为主要表现的证候。

5.风寒犯肺证与寒痰阻肺证最具区别的症状是

A.咳嗽

B.痰白

C.质稀

D.气喘

E.脉浮紧

【答案】E

6.患者咳嗽气粗，咳痰色黄，身热，口渴，汗出，恶风，舌尖红苔薄黄，脉浮数。其证候是

A.风寒束肺

B.风热犯肺

C.痰浊壅肺

D.肺气虚

E.肾气虚

【答案】B

7.肠燥津亏证的主症是

A.口干咽燥

B.口臭头晕

C.便干难以排出

D.舌红苔白干

E.脉象细涩

【答案】C

第三节 脾与胃病辨证

1.脾不统血证的表现应除外哪项

A.便血尿血

B.月经过多

C.崩漏下血

D.鼻衄紫斑

E.舌质紫暗

【答案】E

【解析】脾不统血证是指脾气虚弱，不能统摄血行，以各种慢性出血为主要表现的虚弱证候，故舌质淡。

2. 胃阳虚证呕吐的特征是

A. 干呕呃逆

B. 呕吐酸馊食物

C. 呕吐黄绿苦水

D. 呕吐清水痰涎

E. 泛吐清水夹不消化食物

【答案】E

3. 寒滞胃肠证、食滞胃肠证、胃肠气滞证的共同症状是

A. 胃脘冷痛剧烈

B. 脘腹胀痛走窜

C. 胃脘疼痛痞胀

D. 胃脘隐痛痞胀

E. 胃脘疼痛喜按

【答案】C

4. 湿热蕴脾证与寒湿困脾证的鉴别要点是

A. 食少纳呆

B. 脘腹胀满

C. 大便稀溏

D. 面色发黄

E. 舌色脉象

【答案】E

5. 下列哪项是胃阴虚证临床特征

A. 胃脘灼痛，消谷善饥

B. 胃脘隐痛，食欲不振

C. 食少脘痞，口淡不渴

D. 胃脘嘈杂，饥不欲食

E. 脘腹痞胀，胃有振水声

【答案】D

6. 大便中夹有不消化的食物，酸腐臭秽，其常见病因是

A. 肝脾不调

B. 寒湿内盛

C. 大肠湿热

D. 脾胃虚弱

E. 食滞胃肠

【答案】E

7. 患者大便溏泻，稍进油腻之物则大便次数增多，饮食减少，脘腹胀闷不舒，面色萎黄，肢倦乏力，舌淡苔白，脉濡弱。其证候是

A. 脾虚不运

B. 脾胃不和

C. 脾胃虚弱

D. 脾胃阳虚

E. 肾阳虚衰

【答案】C

第四节 肝与胆病辨证

1. 肝胆湿热可见

A. 尿频尿急，尿道灼痛，尿黄短少

B. 头痛目赤，急躁易怒，胁痛便秘

C. 腹部痞闷，纳呆便溏，面目发黄

D. 腹痛下痢，赤白黏冻，里急后重

E. 阴囊湿疹，瘙痒难忍，小便短赤

【答案】E

2. 可见步履不稳，眩晕欲仆症状的是

A. 肝火上炎

B. 肝阳上亢

C. 肝阴不足

D. 肝气郁结

E. 肝阳化风

【答案】E

3. 症见阴部瘙痒，带下色黄臭秽，舌红苔黄腻，脉弦数。证属

A.肝郁气滞

B.肝火炽盛

C.胆郁痰扰

D.肝胆湿热

E.湿热蕴脾

【答案】D

4.肝火炽盛与肝阳上亢证的共同点中应除外下列哪项

A.头晕胀痛

B.面红目赤

C.急躁易怒

D.失眠多梦

E.胁肋灼痛

【答案】E

【解析】两证的共同表现有:头晕胀痛,面红目赤,口苦口干,急躁易怒,耳鸣,失眠。胁肋灼痛为火热证,属肝火炽盛的表现。

5.症见少腹冷痛,前阴坠胀疼痛,舌淡脉沉紧。此属

A.肝胃不和证

B.寒滞肝脉证

C.肾阳虚证

D.寒滞胃肠证

E.胃肠气滞证

【答案】B

6.下列肝胆病中,哪项不见眩晕证

A.肝血虚

B.肝阴虚

C.胆郁痰扰

D.肝阳上亢

E.肝气郁结

【答案】E

7.以惊悸不宁,失眠多梦,烦躁不安,苔黄滑为辨证要点的是

A.心火亢盛证

B.心阴虚证

C.痰火扰神证

D.胆郁痰扰证

E.痰蒙心神证

【答案】D

8.患者,女,25岁,已婚。月经量或多或少,色暗经行不畅,少腹、乳房作胀,舌苔薄白,脉弦。其证型是

A.肝郁化热

B.肝郁气滞

C.肾虚

D.脾虚肝郁

E.肾虚肝郁

【答案】B

第五节 肾与膀胱病辨证

1.肾阳虚、肾阴虚、肾精不足、肾气不固证的共同表现是

A.梦遗失精

B.眩晕耳鸣

C.精神倦怠

D.腰膝酸软

E.浮肿少尿

【答案】D

2.对诊断肾阳虚证最有意义的临床表现是

A.小便频数,滑精早泄

B.大便稀薄,完谷不化

C.下肢水肿,凹陷不起

D.畏寒肢冷,精神萎靡

E.腰膝冷痛,精冷不育

【答案】E

3.女子带下清稀,胎动易滑,证属

A.中气下陷

B.肾阳虚损
C.肾气不固
D.肾精不足
E.肾不纳气
【答案】C

第六节 脏腑兼病辨证

1.头晕目眩,视力减退,重者夜盲,面白无华,视物模糊,舌淡脉细。证属
A.心肝血虚证
B.心血虚证
C.肝血虚证
D.心脾气血虚证
E.以上都不是
【答案】A
【解析】肝血虚证的常见症状及舌脉:视力减退、肢体麻木、爪甲不荣、月经量少、面白无华、头晕、舌淡、脉细。

2.肝火犯肺证与肝火炽盛证的主要不同点在于
A.胸胁灼痛
B.头胀头晕
C.面红目赤
D.痰中带血
E.急躁易怒
【答案】D
【解析】肝火犯肺的常见症状:肝火炽盛证(胸胁灼痛,急躁易怒)+肺失清肃证(咳嗽痰黄,或咯血)+实热证。

3.心悸失眠,头晕健忘,腹胀便溏,皮下出血,舌淡脉弱,宜诊为
A.心血虚证
B.脾不统血证
C.心脾气血虚证
D.气不摄血证
E.心气虚证
【答案】C

4.肝胃不和证与肝郁脾虚证的共同表现是
A.太息易怒
B.吞酸嘈杂
C.呃逆嗳气
D.腹痛欲泻
E.便溏不爽
【答案】A

5.症见咳嗽无力,喘息短气,呼多吸少。此属
A.肾气不固证
B.肺肾气虚证
C.肺肾阴虚证
D.肺气虚证
E.脾肺气虚证
【答案】B

6.下列哪项不属于失眠心肾不交证常伴有的症状
A.心烦心悸
B.多梦健忘
C.腰酸膝软
D.惊悸不宁
E.五心烦热
【答案】D

第七节 脏腑辨证各相关证候的鉴别

(1~2题共用备选答案)
A.脾气虚
B.心肝血虚
C.寒湿困脾

D.肝郁脾虚

E.命门火衰

1.患者大便稀溏,纳差,腹胀,食后尤甚,舌淡白有齿痕。其证候是

【答案】A

2.患者清晨腹痛,痛即作泻,形寒肢冷,神疲,面色白,脉迟无力。其病证为

【答案】E

(3~4题共用备选答案)

A.尿频尿急,尿道灼痛,尿黄短少

B.头痛目赤,急躁易怒,胁痛便秘

C.腹部痞闷,纳呆便溏,面目发黄

D.腹痛下痢,赤白黏冻,里急后重

E.阴囊湿疹,瘙痒难忍,小便短赤

3.肝胆火盛可见

【答案】B

4.湿热蕴脾可见

【答案】C

第三篇

中药学

第一章　中药的性能

第一节　四气

1.下列不属于寒凉药所示作用的是

A.清热泻火

B.引火归元

C.凉血解毒

D.滋阴除蒸

E.泄热通便

【答案】B

【解析】寒凉药分别具有清热泻火、凉血解毒、滋阴除蒸、泄热通便、清热利尿、清化痰热、清心开窍、凉肝息风等作用。

2.所谓平性药物主要指的是

A.寒、热之性不甚明显的药物

B.作用比较缓和的药物

C.升浮、沉降作用趋向不明显的药物

D.性味甘淡的药物

E.寒热界限不很明显、药性平和、作用较缓和的一类药

【答案】E

（3~4 题共用备选答案）

A.除蒸

B.利湿

C.理气

D.暖肝

E.安蛔

3.寒凉性药物具有的作用是

【答案】A

4.温热性药物具有的作用是

【答案】D

第二节　五味

1.治疗体虚多汗、肺虚久咳宜选用何种性味的药物

A.咸

B.辛

C.酸

D.苦

E.甘

【答案】C

2.辛味药物可用治疗气血阻滞之证，是因为

A.软坚散结

B.收敛固涩

C.缓急止痛

D.燥湿坚阴

E.行气行血

【答案】E

【解析】辛有发散、行气、行血等作用。一般来讲,解表药、行气药、活血药等多具有辛味。多用治表证及气血阻滞之证。

3.下列具有泻火存阴作用的药物是

A.黄柏

B.厚朴

C.乌梅

D.木香

E.川芎

【答案】A

4.寒凝血瘀,月经不调,少腹冷痛,当选用下列何种性味的药物

A.辛、凉

B.苦、温

C.辛、温

D.苦、寒

E.咸、寒

【答案】C

5.涩味药物与下列何种药物作用相似

A.苦味

B.咸味

C.酸味

D.辛味

E.甘味

【答案】C

6.具有清热燥湿作用的药物应具有何种药味

A.酸

B.苦

C.甘

D.辛

E.咸

【答案】B

7.治疗瘰疬,瘿瘤等证的药物具有的药味是

A.苦

B.甘

C.咸

D.涩

E.淡

【答案】C

【解析】咸有软坚散结,泻下通便作用,泻下润下通便剂软化坚结,消散结块的药物多具有咸味,治疗大便秘结,痰核,瘰疬,瘿瘤,癥瘕痞块等证。

第三节 升降浮沉

1.下列哪项属于药性升浮药物的功效

A.止咳平喘

B.渗湿利尿

C.息风潜阳

D.祛风散寒

E.清热泻下

【答案】D

【解析】凡发表、透疹、升阳、涌吐、开窍等药物具有升浮作用。

2.下列哪一组性味的药物,作用趋向沉降

A.甘、辛、凉

B.辛、苦、热

C.辛、甘、温

D.甘、淡、寒

E.酸、咸、苦

【答案】E

【解析】凡性寒、凉,味苦、酸、咸的多为沉降药,如大黄、芒硝、山楂等药。

第四节　归经

1.归经的理论基础是

A.阴阳学说

B.五行学说

C.运气学说

D.整体观念

E.脏腑经络理论

【答案】E

【解析】归经理论的形成：是以脏腑经络为基础，以药物所治疗的具体病证为依据，通过长期实践验证总结出来的用药理论。

2.朱砂的归经是

A.肝

B.脾

C.肾

D.肺

E.心

【答案】E

第五节　毒性

副作用是指

A.在常用剂量时出现与治疗需要无关的不适反应，一般比较轻微，对机体危害不大，停药后可自行消失

B.药物对机体所产生的不良反应及损害性

C.对机体发生化学或物理作用，能损害机体

D.对机体所产生的不良反应，会引起功能障碍

E.对机体产生的物理作用，会引起疾病甚至死亡的物质

【答案】A

第二章　中药的配伍

1.茯苓配黄芪在药物七情配伍关系中属

A.相使

B.相畏

C.相杀

D.相反

E.相恶

【答案】A

【解析】相使：是指以一种药物为主，另一种药物为辅，两种药物合用，辅药可以提高主药的功效。如黄芪补气利水，茯苓利水健脾，两药配合，茯苓能提高黄芪补气利水的功效。

2.石膏与知母配合，能明显增强清热泻火的功效，属于哪种配伍关系

A.相畏

B.相杀

C.相须

D.相使

E.相恶

【答案】C

3.七情配伍中，两种药物同用能产生或增强毒性或副作用的配伍是

A.相须

B.相使

C.相杀

D.相畏

E.相反

【答案】E

4.中药配伍中的相杀指的是

A.两种功效相似的药物配合应用,可以增强原有药物的功效

B.一种药物能减轻或消除另一种药物的毒性或副作用的配伍

C.一种药物为主,另一种药物为辅,两种药物合用,辅药可以提高主药的功效

D.一种药物能使另一种药物的功效降低或消失的配伍

E.一种药物的毒性或副作用能被另一种药物减轻或消除配伍

【答案】B

5.七情配伍中,可以降低药物功效的是

A.相反

B.相使

C.相杀

D.相畏

E.相恶

【答案】E

(6~7题共用备选项)

A.石膏与知母配伍

B.黄芪与茯苓配伍

C.半夏与生姜配伍

D.人参与莱菔子配伍

E.天花粉与川乌配伍

6.属于相恶的配伍是

【答案】D

【解析】相恶:是指两药合用,一种药物能破坏另一种药物的功效。如人参恶莱菔子,即莱菔子能削弱人参的补气作用。

7.属于相反的配伍是

【答案】E

【解析】相反:就是两种药物同用能产生或增强毒性或副作用。如甘草反甘遂,瓜蒌(包括天花粉)反乌头等。

第三章　中药的用药禁忌

第一节　配伍禁忌

1.下列各项中除哪项外,药物皆反乌头

A.半夏

B.瓜蒌

C.贝母

D.白蔹

E.白术

【答案】E

2.下列各组药物中不属于配伍禁忌的是

A.甘草与甘遂

B.藜芦与赤芍

C.巴豆与牵牛

D.硫黄与厚朴

E.水银与砒霜

【答案】D

3.下列药物中属于十九畏的是

A.川乌与草乌

B.附子与半夏

C.沉香与郁金

D.三棱与牙硝

E.藜芦与人参

【答案】A

第二节　证候禁忌

(略)

第三节 妊娠用药禁忌

1.孕妇应慎用的药物是

A.金银花

B.连翘

C.牛膝

D.鱼腥草

E.蒲公英

【答案】C

【解析】孕妇慎用药：多指通经去瘀、行气、破滞及辛热滑利之品，如桃仁、红花、牛膝等。

2.不属于孕妇禁用的药物是

A.牵牛子

B.巴豆

C.水蛭

D.莪术

E.桃仁

【答案】E

第四节 服药饮食禁忌

（略）

第四章 中药的剂量与用法

第一节 剂量

下列有关中药剂量的叙述错误的是

A.同种药入汤剂比入丸、散剂的用量大

B.老年、小儿、产后及体弱者用量宜少

C.病轻势缓、病程长者用量宜小

D.病重势急、病程短者用量宜小

E.苦寒降火药夏季用量宜大，冬季用量宜少

【答案】D

第二节 中药的用法

1.下列药物中入药需另煎的是

A.磁石

B.代赭石

C.生铁落

D.珍珠母

E.羚羊角

【答案】E

2.胶类药物及黏性大而易溶的药物，入煎剂的用法是

A.先煎

B.后下

C.包煎

D.另煎

E.溶化

【答案】E

3.入汤剂需后下的药物是

A.磁石、牡蛎

B.蒲黄、海金沙

C.薄荷、豆蔻

D.人参、鹿茸

E.芒硝、阿胶

【答案】C

【解析】后下又称后入，不宜久煎。一般规律：多数解表、泻下、化湿、理气等芳香、易

挥发或久煎破坏有效成分的药。如薄荷、豆蔻、大黄、番泻叶等应后下。须在其他药物煎沸5~10分钟后放入。

第五章　解表药

第一节　概述

下列关于解表药叙述错误的是

A.用量不宜大,以免发汗太过

B.虚汗、疮疡日久、淋证、失血者应慎用

C.味辛,入脾、膀胱经

D.春夏用量宜轻

E.入汤剂不宜久煎

【答案】C

第二节　发散风寒药

1.下列各项,不属防风治疗的病证的是

A.外感风寒,头身疼痛

B.风寒湿痹,肢体疼痛

C.肝脾不和,腹痛泄泻

D.湿热痹证,痉厥抽搐

E.破伤风症,角弓反张

【答案】D

【解析】防风主治外感风寒,风湿,风热表证,风疹瘙痒,风湿痹痛,破伤风等;不包括湿热痹证,痉厥抽搐。

2.风寒表证兼脾胃气滞者,当选用的药物是

A.生姜

B.厚朴

C.砂仁

D.紫苏

E.香薷

【答案】D

【解析】紫苏的应用:风寒感冒。风寒表证兼气滞胸闷者尤为适宜。

3.下列药物中,能燥湿止带的药物是

A.防风

B.白芷

C.羌活

D.苍耳子

E.藁本

【答案】B

4.紫苏与生姜均具有的功效是

A.行气宽中

B.理气安胎

C.解鱼蟹毒

D.祛风止痛

E.和中化湿

【答案】C

【解析】紫苏功效解表散寒,行气宽中,解鱼蟹毒;生姜功效解表散寒,温中止呕,温肺止咳,解鱼蟹毒;两药共有的功效是解鱼蟹毒。

5.既能发汗,又能利水消肿的药物是

A.麻黄、荆芥

B.香薷、紫苏

C.麻黄、香薷

D.紫苏、生姜

E.荆芥、防风

【答案】C

6.既能治风寒头痛、又能治疗鼻渊的药物是

A.细辛

B.麻黄
C.荆芥
D.藿香
E.薄荷
【答案】A
7.具有祛风胜湿止痛功效的药物组合是
A.防风、荆芥、白芷
B.藁本、紫苏、防风
C.防风、羌活、藁本
D.白芷、紫苏、桂枝
E.麻黄、香薷、桂枝
【答案】C
8.下列各项,与桂枝配伍能调和营卫的药物是
A.白芍
B.杏仁
C.甘草
D.防风
E.细辛
【答案】A
【解析】桂枝善于宣阳气于卫分,畅营血于肌表,有助卫实表,发汗解肌,外散风寒之功,白芍能养血合营敛阴;二者合用,发汗之中有养阴敛汗之效,虽发汗而不伤阴,合营之中有调卫之功。
9.下列除哪项外都具有通鼻窍功效
A.白芷
B.藁本
C.细辛
D.苍耳子
E.辛夷
【答案】B
10.误服生半夏中毒,能解半夏毒的药物是
A.甘草
B.川乌
C.黄连
D.银花
E.生姜
【答案】E

第三节 发散风热药

1.善于疏解半表半里之邪而有解表退热之功的药物是
A.菊花
B.柴胡
C.升麻
D.桑叶
E.蝉衣
【答案】B
【解析】柴胡主治:表证发热,少阳证。善于疏解半表半里之邪,为治少阳证要药。
2.治疗肝郁气滞,胸闷胁痛者,应首选的药物是
A.薄荷
B.蝉蜕
C.麻黄
D.升麻
E.牛蒡子
【答案】A
【解析】薄荷的应用:肝郁气滞,胸闷胁痛。本品兼入肝经,能疏肝行气。
3.可用于治疗急慢惊风、小儿夜啼不安的药物是
A.升麻
B.薄荷
C.葛根
D.蝉蜕
E.牛蒡子
【答案】D
4.患者,男,50岁。自觉两目模糊,视物不清,伴有头痛,眩晕,舌红少苔,脉细弦。治

疗应首选的药物是

A.升麻

B.葛根

C.薄荷

D.柴胡

E.菊花

【答案】E

5.柴胡和葛根共有的功效是

A.升阳

B.疏肝

C.解毒

D.生津

E.透疹

【答案】A

6.具有解肌功效的药物是

A.柴胡、葛根

B.升麻、葛根

C.桂枝、柴胡

D.桂枝、葛根

E.升麻、桂枝

【答案】D

7.下列各项,不属薄荷主治病证的是

A.风热感冒

B.风疹瘙痒

C.肝气郁滞

D.头痛目赤

E.肺热燥咳

【答案】E

【解析】薄荷功效疏散风热,清利头目,利咽透疹,疏肝行气;不属薄荷主治病证的是肺热燥咳。

(8~9题共用备选答案)

A.清肝

B.止痉

C.升阳

D.解毒

E.清肺

8.蝉蜕除疏散风热外,还有的功效是

【答案】B

9.桑叶除疏散风热外,还有的功效是

【答案】E

第六章　清热药

第一节　概述

下列关于清热药的使用注意事项错误的是

A.脾虚慎用

B.阴虚慎用

C.中病即止

D.阴盛格阳禁用

E.真寒假热适宜使用

【答案】E

第二节　清热泻火药

1.石膏煅用的功效是

A.敛疮生肌

B.除烦止渴

C.清热泻火

D.生津润燥

E.除烦止呕

【答案】A

【解析】石膏的功效:生用:清热泻火,除烦止渴;煅用:敛疮生肌,收湿,止血。

2.治疗热病伤津,烦热口渴,呕逆时作,

舌燥少津者，应首选的药物是

A.石膏

B.知母

C.芦根

D.天花粉

E.栀子

【答案】C

3.石膏与知母的共同功效是

A.清热泻火

B.滋阴润燥

C.除烦止呕

D.消肿排脓

E.生津止渴

【答案】A

4.不宜与乌头类药材同用的是

A.栀子

B.芦根

C.天花粉

D.夏枯草

E.淡竹叶

【答案】C

5.功能泻火除烦，善于清泻三焦火邪的药物是

A.栀子

B.决明子

C.金银花

D.夏枯草

E.芦根

【答案】A

6.善治目赤肿痛，头痛眩晕，目珠夜痛的药物是

A.石膏

B.淡竹叶

C.栀子

D.夏枯草

E.芦根

【答案】D

7.决明子不具有的功效是

A.清热

B.明目

C.润肠

D.利咽

E.通便

【答案】D

8.下列各项，不属栀子功效的是

A.凉血解毒

B.泻火除烦

C.清热利湿

D.消退虚热

E.凉血止血

【答案】D

【解析】栀子功效泻火除烦，清热利湿，凉血解毒；外用消肿止痛。焦栀子凉血止血；其中D选项消退虚热不属于栀子的功效。

（9~10题共用备选答案）

A.石膏

B.知母

C.栀子

D.天花粉

E.夏枯草

9.常与木通、车前子、滑石等药配伍，用治血淋涩痛或热淋证的药物是

【答案】C

10.常与黄柏相须为用，滋阴降火，治疗骨蒸潮热应选用的药物是

【答案】B

第三节　清热燥湿药

1.善去中焦湿热、清泻心经实火的药物是

A.黄连

B.栀子

C.黄芩
D.龙胆草
E.黄柏
【答案】A

2.既能清热燥湿,又能泻火除蒸,解毒疗疮的药物是
A.银柴胡
B.苦参
C.黄芩
D.黄连
E.黄柏
【答案】E
【解析】黄柏功效:清热燥湿,泻火除蒸,解毒疗疮。

3.既可治疗肝火头痛,又可治疗阴肿阴痒、带下的药物是
A.黄柏
B.栀子
C.龙胆草
D.黄芩
E.苦参
【答案】C
【解析】龙胆草的主治病证:湿热黄疸、阴肿阴痒、带下、湿疹瘙痒;肝火头痛、目赤、耳聋、胁痛、口苦、惊风抽搐。

4.黄芩具有而黄柏不具有的功效是
A.燥湿
B.泻火
C.解毒
D.止血
E.退虚热
【答案】D

5.患者,男,42岁。平素喜饮白酒,今日牙龈红肿作痛,伴口苦心烦,舌质暗红,脉沉数有力。用药应首选的是
A.黄连
B.黄芩
C.黄柏
D.丹参
E.知母
【答案】A

6.患者,男,18岁。手足心热,夜眠多梦,时有遗精,舌质红,脉细数,首选的药组是
A.黄芩、黄连
B.黄连、黄柏
C.黄芩、黄柏
D.白果、莲子
E.黄柏、知母
【答案】E

7.下列药物中具有杀虫功效的是
A.黄柏
B.龙胆草
C.秦皮
D.白鲜皮
E.苦参
【答案】E

8.可清热燥湿,善清心火的药物是
A.连翘
B.竹叶
C.黄芩
D.黄连
E.黄柏
【答案】D
【解析】连翘入心经,能清心火的,但功效清热解毒,消肿散结,疏散风热;淡竹叶功效清热泻火,除烦止渴,利尿通淋;黄芩功效清热燥湿,泻火解毒,止血,安胎,善清肺火;黄连功效清热燥湿,泻火解毒,善清心火,符合题干描述;黄柏功效清热燥湿,泻火除蒸,解毒疗疮;善清泻相火。

9.下列各项,不属黄连主治病证的是
A.肺热咳嗽
B.血热吐血
C.胃热呕吐

D.湿热泻痢

E.痈疽疮毒

【答案】A

【解析】黄连主治湿热痞满，呕吐吞酸，湿热泻痢，高热神昏，心烦不寐，血热吐衄，痈肿疥疮，目赤牙痛，消渴，外治湿疹，湿疮，耳道流脓；其中肺热咳嗽是黄芩的主治。

第四节　清热解毒药

1.下列清热解毒药中，兼有止血功效的药物是

A.穿心莲

B.秦皮

C.白鲜皮

D.熊胆

E.马齿苋

【答案】E

2.具有凉血、燥湿功效的药物是

A.蒲公英

B.紫花地丁

C.鱼腥草

D.穿心莲

E.青黛

【答案】D

3.大青叶、板蓝根、青黛都具有的功效是

A.清热解毒

B.凉血消斑

C.凉血利咽

D.清肝泻火

E.凉血定惊

【答案】A

4.治疗大头瘟毒，头面红肿，咽喉不利，宜首选的药物是

A.穿心莲

B.板蓝根

C.金银花

D.山豆根

E.蒲公英

【答案】B

5.治疗咽喉肿痛，兼有痰盛咳喘者，应首选的药物是

A.射干

B.鱼腥草

C.马勃

D.板蓝根

E.山豆根

【答案】A

【解析】射干的应用：①咽喉肿痛，②痰盛咳喘。

6.既能治疗热毒血痢，痈肿疔疮，又能治疗风热外感的药物是

A.连翘

B.蒲公英

C.鸦胆子

D.白芷

E.金银花

【答案】E

7.患者，女，30岁。产后5天，右侧乳房红肿胀痛，触摸到硬块，大便如常，小便色黄。治疗应首选的药物是

A.大青叶

B.蒲公英

C.淡竹叶

D.栀子

E.知母

【答案】B

8.均能治疗温病初起的药物是

A.金银花、连翘

B.蒲公英、菊花

C.败酱草、大血藤

D.鱼腥草、芦根

E.紫花地丁、菊花

【答案】A

【解析】能治疗温病初起的药物有薄荷，牛蒡子，蝉蜕，桑叶，菊花，金银花，连翘，板蓝根。

9.除清热解毒外，鸦胆子还具有哪些功效

A.消肿

B.截疟

C.凉血

D.止血

E.利咽

【答案】B

10.金银花的功效是

A.清热解毒，疏散风热

B.清热解毒，利湿

C.清热解毒，凉血消斑

D.清热解毒，凉血利咽

E.清热解毒，燥湿

【答案】A

【解析】金银花功效：清热解毒，疏散风热；主治痈肿疔疮，外感风热，温病初起，热毒血痢。

第五节　清热凉血药

1.具有清热凉血，解毒，滋阴功效的药物是

A.玄参

B.赤芍

C.紫草

D.生地黄

E.牡丹皮

【答案】A

【解析】玄参的功效：清热凉血，泻火解毒，滋阴。

2.既能治疗热入营血，又能治疗肠燥便秘、消渴，应首选的药物是

A.生地黄

B.玄参

C.牡丹皮

D.赤芍

E.羚羊角

【答案】A

3.牡丹皮与赤芍的不同点是

A.清血热

B.退虚热

C.凉血消斑

D.活血散瘀

E.消痈肿

【答案】B

【解析】相同点：苦寒，清热凉血，活血散瘀，有止血不留瘀、活血不动血的特点，治血热血瘀营血证，吐衄、斑疹、痛经经闭、癥瘕、跌打瘀肿，疮痈等证；不同点：牡丹皮味辛，能清透阴分伏热，治温热病后期，邪伏阴分，夜热早凉及肠痈腹痛等证，赤芍苦泄，散瘀止痛力强，能泻肝火，治肝热目赤肿痛。

4.生地黄、玄参的共同功效，除清热凉血外，还有的功效是

A.止血

B.解毒

C.养阴

D.利尿

E.化瘀

【答案】C

5.具有解毒透疹功效的药物是

A.生地黄

B.牡丹皮

C.赤芍

D.紫草

E.金银花

【答案】D

【解析】紫草的功效：清热凉血，活血，解毒透疹。

6.治疗痛经经闭，癥瘕腹痛，应首选的药物是

A.生地黄

B.玄参

C.牡丹皮

D.赤芍

E.羚羊角

【答案】D

第六节 清虚热药

1.黄连与胡黄连功效共同点是

A.退虚热

B.除疳热

C.清湿热

D.清心火

E.凉血止痢

【答案】C

【解析】胡黄连的功效：退虚热，除疳热，清湿热。黄连的功效清热燥湿、泻火解毒。

2.地骨皮所治的病证是

A.胃火牙痛

B.疮疡不敛

C.骨蒸潮热

D.胃热呕吐

E.壮热烦渴

【答案】C

3.既善凉血除蒸，又可清肺降火的药物是

A.黄芩

B.地骨皮

C.白薇

D.石膏

E.青蒿

【答案】B

4.下列哪味药不治虚热

A.白薇

B.青蒿

C.银柴胡

D.牡丹皮

E.柴胡

【答案】E

【解析】柴胡清实热于肌表和半表半里。

5.具有利尿通淋，解毒疗疮功效的药物是

A.白薇

B.地骨皮

C.胡黄连

D.青蒿

E.牡丹皮

【答案】A

6.具有退虚热，凉血，解暑功效的药物是

A.地骨皮

B.青蒿

C.白薇

D.银柴胡

E.胡黄连

【答案】B

第七章 泻下药

第一节 概述

（略）

第二节 攻下药

1.下列除哪项以外均属于大黄的主治

A.血热吐衄

B.乳痈疮肿

C.湿热痢疾

D.烧烫伤

E.淋证

【答案】B

2.番泻叶煎服的用量是

A.1~3g

B.1.5~3g

C.1.5~6g

D.2~5g

E.2~6g

【答案】E

3.大黄的性味是

A.苦寒

B.甘寒

C.酸寒

D.咸寒

E.苦咸寒

【答案】A

4.泻下宜生用,活血宜酒制,炒炭可止血的药物是

A.芒硝

B.芦荟

C.番泻叶

D.火麻仁

E.大黄

【答案】E

【解析】大黄的用法:欲增强大黄泻下,宜生用、后下、泡服;欲增强大黄活血,宜酒制、久煎;止血炒炭用。

第三节 润下药

1.火麻仁具有的功效是

A.活血祛瘀

B.清肝泻火

C.润肠通便

D.软坚散结

E.凉血解毒

【答案】C

【解析】火麻仁的功效:润肠通便。

2.既能润肠通便,又能下气利水的药物是

A.知母

B.杏仁

C.决明子

D.郁李仁

E.火麻仁

【答案】D

3.松子仁的功效下列正确的是

A.润肠通便,利水消肿

B.润肠通便,润肺止咳

C.润肠通便,清热消肿

D.润肠通便,泻水逐饮

E.润肠通便,清肝杀虫

【答案】B

第四节 峻下逐水药

1.既能逐水退肿,又能豁痰利咽、外用蚀疮的药物是

A.京大戟

B.甘遂

C.牵牛子

D.巴豆

E.芫花

【答案】D

2.下列药物中均具有杀虫功效的是

A.芫花,巴豆

B.甘遂,巴豆

C.甘遂,牵牛子

D.芫花,牵牛子

E.甘遂,牵牛子

【答案】D

3.下列各药组中均使用醋制减毒的是

A.甘遂、大戟

B.甘遂、巴豆

C.芫花、使君子

D.芫花、牵牛子

E.大戟、牵牛子

【答案】A

4.下列各组药物均具有泻水逐饮、消肿散结功效的药物是

A.巴豆、芫花

B.甘遂、京大戟

C.牵牛子、巴豆

D.番泻叶、大黄

E.芦荟、芒硝

【答案】B

【解析】甘遂的功效:泻水逐饮,消肿散结。京大戟的功效:泻水逐饮,消肿散结。

【解析】芫花功效:泻水逐饮,外用杀虫疗疮。

5.巴豆霜内服剂量是

A.0.3~0.6g

B.0.6~0.9g

C.0.1~0.3g

D.0.15~0.3g

E.1.5~3g

【答案】C

【解析】巴豆的用法用量:入丸、散,每次0.1~0.3 g。制霜减毒。

第八章　祛风湿药

第一节　概述

（略）

第二节　祛风寒湿药

1.治筋脉拘挛、吐泻转筋者,首选的药物是

A.威灵仙

B.黄连

C.半夏

D.木瓜

E.防己

【答案】D

【解析】木瓜的应用:①风湿痹证。为治风湿痹痛、筋脉拘急之要药,如木瓜煎。②脚气水肿。本品祛湿舒筋,为治脚气水肿的常用药。③吐泻转筋。

2.下列哪项不是威灵仙的功效

A.祛风湿

B.通经络

C.治骨鲠

D.止痛

E.强筋骨

【答案】E

3.下列药物中善治风寒湿痹,寒凝心脉,

寒疝绕脐腹痛，可用于跌打损伤，麻醉止痛，首选的药物是

A.防己
B.独活
C.桂枝
D.木瓜
E.川乌

【答案】E

4.善治少阴头痛的是

A.防己
B.白芷
C.藁本
D.羌活
E.独活

【答案】E

5.具有祛风，通络，止痉作用的药物是

A.威灵仙
B.木瓜
C.蕲蛇
D.桑枝
E.青风藤

【答案】C

【解析】蕲蛇功效：祛风，通络，止痉。

第三节 祛风湿热药

1.既可用治风寒湿痹又可以治湿热痹痛的药物是

A.络石藤
B.秦艽
C.桑枝
D.木瓜
E.狗脊

【答案】B

【解析】秦艽的应用：风湿痹证。为风药中润剂。风湿痹无论新久寒热均用，尤治热痹。

2.秦艽除能祛风湿外，还有的功效是

A.补肝肾
B.消水肿
C.退虚热
D.治骨鲠
E.强筋骨

【答案】C

3.可以治疗水肿、小便不利、脚气的药物是

A.络石藤
B.豨莶草
C.秦艽
D.防己
E.桑枝

【答案】D

4.下列药物中可以解毒的是

A.豨莶草
B.独活
C.威灵仙
D.羌活
E.桑枝

【答案】A

（5~6题共用备选答案）

A.化湿和胃
B.凉血消肿
C.活血止痛
D.清退虚热
E.利关节

5.桑枝具有的功效是

【答案】E

6.络石藤具有的功效是

【答案】B

【解析】络石藤的功效：祛风通络，凉血消肿。桑枝的功效：祛风湿，利关节。

第四节　祛风湿强筋骨药

1.治疗风湿痹证,腰膝酸痛,下肢痿软无力,遇劳更甚者,应首选的药物是

A.防己

B.秦艽

C.五加皮

D.豨莶草

E.蕲蛇

【答案】C

2.肾虚胎动不安者,首选的药物是

A.白术

B.狗脊

C.五加皮

D.桑寄生

E.砂仁

【答案】D

【解析】桑寄生的功效:祛风湿,补肝肾,强筋骨,安胎。

3.桑寄生与五加皮都具有的功效是

A.祛风湿、凉血

B.祛风湿、安胎元

C.祛风湿、强筋骨

D.祛风湿、利水

E.祛风湿、通经络

【答案】C

4.下列狗脊的功效正确的是

A.补肝肾、强筋骨、安胎

B.补肝肾、强筋骨、利水

C.补肝肾、祛风湿、消肿

D.补肝肾、强腰膝、利尿

E.祛风湿、补肝肾、强腰膝

【答案】E

第九章　化湿药

配套名师精讲课程

第一节　概述

(略)

第二节　具体药物

1.治疗夜盲,眼目昏涩的药物是

A.草果

B.苍术

C.厚朴

D.佩兰

E.草豆蔻

【答案】B

【解析】苍术的应用:本品尚能明目,此外,用于夜盲证、眼目昏花。

2.砂仁具有的功效是

A.燥湿

B.温肾

C.温肺

D.温脾

E.健脾

【答案】D

3.藿香和佩兰的共同功效是

A.解暑

B.止呕

C.燥湿

D.行气

E.温中

【答案】A

4.用治湿阻气滞之脘腹胀闷,腹痛及咳喘多痰,宜选用的药物是

A.佩兰

B.砂仁

C.厚朴

D.藿香

E.豆蔻

【答案】C

【解析】厚朴的功效:燥湿消痰,下气除满。应用:①湿阻中焦,脘腹胀满。为消除胀满要药。②食积气滞,腹胀便秘。③痰饮喘咳。④梅核气。

5.用治外感暑湿内伤生冷之寒热吐泻病证,常选用的药物是

A.青蒿

B.砂仁

C.厚朴

D.藿香

E.苍术

【答案】D

6.既能化湿行气,又能温中止呕的药物是

A.藿香

B.佩兰

C.豆蔻

D.厚朴

E.苍术

【答案】C

7.豆蔻与肉豆蔻都具有的功效是

A.芳香化湿

B.涩肠止泻

C.燥湿健脾

D.温脾止泻

E.温中行气

【答案】E

【解析】肉豆蔻与白豆蔻,二药均能温中散寒、行气消胀、开胃,可治寒湿中阻及脾胃气滞的脘腹胀满,不思饮食以及呕吐等。但肉豆蔻长于涩肠止泻,多用于脾胃虚寒的久泻;白豆蔻长于芳香化湿,多用于湿浊中阻的脘腹胀满,有呕吐者更宜。

第十章　利水渗湿药

第一节　概述

(略)

第二节　利水消肿药

1.治痰饮所致的目眩心悸,常选用的药组是

A.薏苡仁、猪苓

B.车前子、陈皮

C.滑石、半夏

D.茯苓、厚朴

E.茯苓、白术

【答案】E

【解析】茯苓的应用:痰饮。善渗泄水湿,使湿无所聚,痰无由生,可治痰饮之目眩心悸。

2.茯苓与薏苡仁的共同功效是

A.清肺

B.排脓

C.除痹

D.安神

E.健脾

【答案】E

3.生用清利湿热,炒用健脾止泻的药物是

A.薏苡仁

B.茯苓

C.猪苓

D.泽泻

E.木通

【答案】A

4.利水渗湿作用较强,治疗水湿停滞所致小便不利,水肿,泄泻,首选的药物是

A.石韦

B.滑石

C.萆薢

D.木通

E.猪苓

【答案】E

5.治疗脾虚湿盛的水肿,宜选用的药物是

A.泽泻

B.猪苓

C.车前子

D.滑石

E.薏苡仁

【答案】E

(6~7题共用备选答案)

A.泽泻

B.冬瓜皮

C.香加皮

D.薏苡仁

E.车前子

6.除了利水消肿,还可以健脾除痹的药物是

【答案】B

7.除了利水渗湿,还可以泄热的药物是

【答案】A

第三节　利尿通淋药

1.常与黄柏、苦参同用治疗湿热内蕴之湿疮瘙痒的药物是

A.滑石

B.石韦

C.萹蓄

D.萆薢

E.瞿麦

【答案】A

【解析】滑石的应用:暑湿、湿温证。本品苦微寒,有解毒疗疮之功,故可用于湿热内蕴之风瘙瘾疹,湿疮瘙痒,可单味煎汤外洗,也可与黄柏、苦参、地肤子等同用。

2.善于治疗血淋,尿血,应选用的药物是

A.车前子

B.泽泻

C.石韦

D.木通

E.滑石

【答案】C

【解析】石韦的功效:利尿通淋,清肺止咳,凉血止血;主治病证:淋证,肺热咳嗽,血热出血。

3.利尿通淋而兼有活血通经作用的药物是

A.灯心草

B.石韦

C.金钱草

D.萹蓄

E.瞿麦

【答案】E

4.石韦除能利水通淋外,还有的功效是

A.止咳

B.止泻

C.止痒

D.止吐

E.止痛

【答案】A

5.应用中体现了利小便以实大便这一特点的药物是

A.滑石

B.车前子

C.枯矾

D.木通

E.石膏

【答案】B

6.都具有下乳功效的药组是

A.木通,萹蓄

B.木通,通草

C.木通,石膏

D.萹蓄,漏芦

E.通草,海金沙

【答案】B

【解析】通草的功效:利尿通淋,通气下乳。木通的功效:利尿通淋,清心除烦,通经下乳。

第四节 利湿退黄药

1.可治疗水火烫伤,痈肿疮毒及毒蛇咬伤的药物是

A.海金沙

B.金钱草

C.大黄

D.虎杖

E.茵陈

【答案】D

2.治疗石淋,宜首选

A.萆薢

B.木通

C.石韦

D.滑石

E.金钱草

【答案】E

3.下列药物中,为治疗黄疸要药的是

A.茵陈

B.虎杖

C.郁金

D.萆薢

E.地肤子

【答案】A

第十一章 温里药

第一节 概述

(略)

第二节 具体药物

1.被称为"回阳救逆第一品药"的药物是

A.干姜

B.生姜

C.肉桂

D.附子

E.茴香

【答案】D

2.附子和干姜的共同功效是

A.回阳

B.通脉

C.止痛
D.止呕
E.止泻
【答案】A
3.小茴香善于治疗以下哪种病证
A.亡阳厥逆
B.厥阴头痛
C.寒饮咳喘
D.虚阳上浮
E.寒疝腹痛
【答案】E
【解析】小茴香的应用:①寒疝腹痛,睾丸偏坠疼痛,少腹冷痛,痛经。②中焦虚寒气滞证。
4.为治命门火衰之要药的药物是
A.肉桂
B.桂枝
C.干姜
D.附子
E.吴茱萸
【答案】A
5.患者呕吐吞酸,嗳气频繁,胸胁闷痛,脉弦。治疗应选用的药物是
A.干姜
B.高良姜
C.吴茱萸
D.丁香
E.小茴香
【答案】C
6.治疗下元虚冷,虚阳上浮,应首选的药物是
A.附子
B.干姜
C.肉桂
D.吴茱萸
E.茴香
【答案】C
7.患者,女,65岁。心悸、胸闷、水肿十余年,近日病情加重,全身冷汗淋漓,神志时清时昏,面色苍白,手足冰凉,舌质淡胖,脉细微无力,应急用人参配伍的药物是
A.白术
B.党参
C.附子
D.黄芪
E.甘草
【答案】C
(8~9题共用备选答案)
A.丁香
B.细辛
C.花椒
D.小茴香
E.高良姜
8.治疗睾丸偏坠胀痛,应选用的药物是
【答案】D
9.治疗阳痿之肾阳不足证,应选用的药物是
【答案】A
【解析】丁香的功效:温中降逆,散寒止痛,温肾助阳。丁香的应用:①胃寒呕逆。②脘腹冷痛。③阳痿、宫冷。
(10~11题共用备选答案)
A.丁香
B.细辛
C.花椒
D.小茴香
E.高良姜
10.既能散寒止痛,又可温中止呕的药物是
【答案】E
11.既能温中止痛,又可杀虫止痒的药物是
【答案】C

第十二章 理气药

第一节 概述

（略）

第二节 具体药物

1.治疗肝气郁滞或肝胃不和所致的胁肋作痛兼见热象者，应选用的药物是

A.香附
B.青皮
C.沉香
D.川楝子
E.木香

【答案】D

【解析】川楝子能疏肝泄热，行气止痛，杀虫。治疗肝郁化火诸痛证；虫积腹痛；头癣、秃疮。

2.既能疏肝破气，又能消积化滞的药物是

A.橘皮
B.青皮
C.枳实
D.沉香
E.香附

【答案】B

3.青皮用于癥瘕积聚是因其能

A.活血化瘀
B.化痰散痞
C.疏肝破气
D.软坚消癥
E.行气活血

【答案】C

4.治疗食积停滞，腹痛便秘，泻痢不畅，里急后重，痰浊阻塞气机，胸脘痞满，应选用的药物是

A.枳实
B.陈皮
C.佛手
D.香附
E.木香

【答案】A

【解析】枳实治疗胃肠积滞，湿热泻痢。本品辛行苦降，善破气除痞、消积导滞。治饮食积滞，脘腹痞满胀痛，常与山楂、麦芽、神曲等同用，如曲麦枳术丸。

5.下列哪种药物可治疗虫积腹痛

A.乌药
B.青木香
C.香附
D.川楝子
E.青皮

【答案】D

6.可治疗寒凝气滞胸腹诸痛证，尿频遗尿的药物是

A.乌药
B.佛手
C.香附
D.荔枝核
E.川楝子

【答案】A

7.善于治疗肝气郁滞之痛经，人称“气病之总司，妇科之主帅”的药物是

A.香附
B.木香

C.佛手
D.青皮
E.枳实
【答案】A
【解析】香附具有疏肝解郁、行气散结、调经止痛之功,为妇科调经之要药。

8.生用行气力强,煨用行气力缓而实肠止泻的药物是
A.葛根
B.青皮
C.枳实
D.沉香
E.木香
【答案】E

9.下列关于佛手的功效叙述正确的是
A.通阳、散结、行气、止痛
B.行气、调中、燥湿、化痰
C.疏肝、理气、和胃、化痰
D.疏肝、破气、散结、消滞
E.疏肝、理气、调经、止痛
【答案】C

10.下列关于薤白的功效叙述正确的是
A.温阳
B.壮阳
C.回阳
D.通阳
E.升阳
【答案】D

11.香附调经,适用的病证是
A.气血亏虚月经不调
B.气滞血瘀月经不调
C.寒凝血滞月经不调
D.肝气郁结月经不调
E.肝郁化火月经不调
【答案】D

12.患者,男,50岁。素体肥胖,胸闷憋气,时感胸痛,甚则胸痛彻背,舌质紫暗,苔薄腻,脉弦滑。治疗应首选的药物是
A.青皮
B.乌药
C.薤白
D.木香
E.香附
【答案】C
【解析】薤白的应用:胸痹心痛,脘腹痞满胀痛,泻痢里急后重。

第十三章　消食药

第一节　概述

(略)

第二节　具体药物

1.善治疗泻痢腹痛、疝气痛的药物是
A.山楂
B.麦芽
C.莱菔子
D.鸡内金
E.厚朴
【答案】A

2.性微温,可入肝经,能行气散瘀,化浊降脂的药物是
A.山楂
B.神曲
C.鸡内金

D.稻芽

E.麦芽

【答案】A

【解析】山楂的应用:①肉食积滞。消油腻肉食积滞之要药。②泻痢腹痛、疝气痛。③血瘀证。④高脂血证。此外,炒用止泻止痢。

3.患者痰壅气逆,咳嗽喘逆,痰多胸闷,食少难消,舌苔白腻,脉滑。治疗宜选用的药物是

A.山楂

B.莱菔子

C.神曲

D.鸡内金

E.麦芽

【答案】B

【解析】莱菔子的应用:食积气滞咳喘痰多,胸闷食少。消食除胀,又能降气化痰,止咳平喘。尤宜治咳喘痰壅,胸闷兼食积者,单用本品为末服;或与白芥子、苏子等同用,如三子养亲汤。

4.既能消食化积,又能降气化痰的药物是

A.山楂

B.神曲

C.莱菔子

D.麦芽

E.稻芽

【答案】C

5.可与金石、贝壳类等药物同用,以助其消化的药物是

A.稻芽

B.麦芽

C.神曲

D.鸡内金

E.山楂

【答案】C

【解析】神曲消食力强,还能助金石、贝壳类药物的消化,凡丸剂中有金石、贝壳类难以消化的药物者,常用本品糊丸,既助消化,又可作为粘合剂。故本题选 C。

6.下列除哪项外,均是鸡内金的主治病证

A.小儿疳积

B.食积不化

C.虫积腹痛

D.遗精遗尿

E.砂石淋证

【答案】C

第十四章　驱虫药

第一节　概述

(略)

第二节　具体药物

1.川楝子、槟榔皆具有的功效是

A.杀虫行气

B.杀虫利水

C.行气利水

D.行气疏肝

E.行气健脾

【答案】A

【解析】槟榔功效:杀虫消积,行气,利水,

截疟。川楝子功效:行气止痛,杀虫。

2.下列哪项不是槟榔的治疗作用

A.食积腹胀

B.肠燥便秘

C.泻痢后重

D.脚气肿痛

E.肠道寄生虫病

【答案】B

【解析】槟榔的应用:①肠道寄生虫病。②食积气滞,泻痢后重。③水肿,脚气肿痛。④疟疾。

3.下列各项,不属于槟榔功效的是

A.消积

B.行气

C.利水

D.截疟

E.疗癣

【答案】E

第十五章　止血药

第一节　概述

止血药的治疗原则是

A.止血不留瘀

B.标本兼治

C.大补元气

D.先扶正后治标

E.扶正祛邪

【答案】A

第二节　凉血止血药

1.既可治疗热毒疮疡初起肿痛之证,又可治疗尿血、血淋的药物是

A.地榆

B.小蓟

C.槐花

D.白茅根

E.侧柏叶

【答案】B

【解析】小蓟的应用:①血热出血证。善治尿血、血淋。②热毒痈肿,用于治疗热毒疮疡初起肿痛之证。

2.大蓟除凉血止血外,还可以

A.散瘀解毒消痈

B.解毒敛疮生肌

C.解毒消肿生肌

D.清热散瘀解毒

E.清热解毒消痈

【答案】A

3.下列药物中可泻火解毒敛疮,为治烫伤之要药的是

A.大蓟

B.地榆

C.槐花

D.白茅根

E.侧柏叶

【答案】B

4.下列各项中可清肝泻火,治疗便血痔血的药物是

A.大蓟

B.地榆

C.槐花

D.白茅根

E.侧柏叶

【答案】C

5.既能凉血止血，又能祛痰止咳的药物是

A.大蓟

B.紫草

C.侧柏叶

D.槐花

E.三七

【答案】C

【解析】侧柏叶的功效：凉血止血，化痰止咳，生发乌发。

6.白茅根具有的功效是

A.解毒敛疮

B.消肿生肌

C.清热利尿

D.祛痰止咳

E.收敛止血

【答案】C

【解析】白茅根的功效：凉血止血、清热利尿、清肺胃热。

第三节　化瘀止血药

1.具有止血而不留瘀，化瘀而不伤正之特点的药物是

A.白及

B.三七

C.茜草

D.五灵脂

E.蒲黄

【答案】B

【解析】三七的应用：出血证。功善止血，又能化瘀生新，疗效卓著，有止血而不留瘀，化瘀而不伤正之特点。对人体内外各种出血，无论有无瘀滞，均可应用。

2.对于咳血、吐血等肺胃出血证，多选用的药组是

A.三七、白及

B.蒲黄、茜草

C.槐花、侧柏叶

D.血余炭、槐花

E.地榆、仙鹤草

【答案】A

3.既能化瘀止血，又能利尿通淋的药物是

A.三七

B.蒲黄

C.茜草

D.白及

E.白茅根

【答案】B

第四节　收敛止血药

1.肺胃出血当选用的药物是

A.大蓟

B.仙鹤草

C.白及

D.白茅根

E.槐花

【答案】C

【解析】白及的应用：出血证。味涩质黏，为收敛止血之要药，可治体内外诸出血证。临床尤多用于肺、胃出血证。

2.用于治疗脱力劳伤的药物是

A.白及

B.仙鹤草

C.棕榈炭

D.血余炭

E.炮姜

【答案】B

（3~4 题共用备选答案）

A.蒲黄

B.仙鹤草

C.棕榈炭

D.血余炭

E.三七

3.既能收敛止血，又能止痢截疟的药物是

【答案】B

4.既能收敛止血，又能化瘀利尿的药物是

【答案】D

第五节　温经止血药

1.治疗下焦虚寒、腹中冷痛、经血持续半月未止者，宜选用的药物是

A.地榆

B.茜草

C.艾叶

D.干姜

E.槐花

【答案】C

【解析】艾叶的功效：温经止血，散寒调经，外用祛湿止痒。

（2~3题共用备选答案）

A.棕榈炭

B.仙鹤草

C.白及

D.三七

E.炮姜

2.具有温经止血功效的药物是

【答案】E

3.只有温中止痛功效的药物是

【答案】E

第十六章　活血化瘀药

配套名师精讲课程

第一节　概述

（略）

第二节　活血止痛药

1.功能祛风止痛，善治头痛、风湿痹痛的药物是

A.三七

B.川芎

C.茜草

D.姜黄

E.郁金

【答案】B

2.能“行血中气滞，气中血滞，故专治一身上下诸痛”的药物是

A.川芎

B.延胡索

C.茜草

D.鸡血藤

E.郁金

【答案】B

3.延胡索醋制的目的是

A.矫正异味

B.改变药性

C.降低药效

D.增强药效

E.降低毒性

【答案】D

4.能清利肝胆湿热，与茵陈、栀子配伍可

治湿热黄疸的药物是

A.川芎

B.延胡索

C.茜草

D.三七

E.郁金

【答案】E

5.可治疗风湿痹痛(偏上肢)的药物是

A.川芎

B.延胡索

C.茜草

D.三七

E.姜黄

【答案】E

6.具有活血止痛,行气解郁,凉血清心功效的药物是

A.川芎

B.丹参

C.元胡

D.姜黄

E.郁金

【答案】E

【解析】郁金的功效:活血止痛,行气解郁,清心凉血,利胆退黄。

第三节　活血调经药

1.下列药物中,不具有行气功效的药物是

A.川芎

B.郁金

C.丹参

D.延胡索

E.姜黄

【答案】C

2.既能活血,又能补血,且有舒筋活络之功的药物是

A.川芎

B.当归

C.鸡血藤

D.白芍

E.血竭

【答案】C

3.生用活血通经,利水通淋,引血下行,炙用补肝肾,强筋骨的药物是

A.骨碎补

B.杜仲

C.肉桂

D.鸡血藤

E.牛膝

【答案】E

【解析】牛膝的用法:煎服。活血通经、利水通淋、引火(血)下行宜生用;补肝肾、强筋骨宜酒炙用。

4.治疗产后瘀滞腹痛,伴身面浮肿、小便不利者,当选用的药物是

A.当归、泽泻

B.赤芍、红花

C.桃仁、王不留行

D.益母草、泽兰

E.牛膝、刘寄奴

【答案】D

5.患者腰痛以酸软为主,喜按喜揉,腿膝无力,遇劳更甚,卧则减轻。治疗应选用的药物是

A.牛膝

B.桃仁

C.红花

D.郁金

E.鸡血藤

【答案】A

6.延胡索的主治病证是

A.风寒头痛

B.风湿痹痛

C.湿热黄疸

D.疮痈肿痛

E.气滞血瘀诸痛

【答案】E

【解析】川芎治疗气血瘀滞诸痛证。本品辛散温通，为活血行气止痛之良药，前人谓其能“行血中之气滞，气中血滞，故能专治一身上下诸痛”。为常用的止痛药，无论何种痛证，均可配伍应用。

7.桃仁与红花共同的功效是

A.活血祛瘀

B.化瘀止血

C.利尿消肿

D.润肠通便

E.止咳平喘

【答案】A

第四节 活血疗伤药

具有活血止痛、补肾强骨功效的药物是

A.牛膝

B.杜仲

C.土鳖虫

D.骨碎补

E.自然铜

【答案】D

第五节 破血消癥药

1.三棱与莪术的共同功效是

A.破血通经，逐瘀消癥

B.活血消癥，通经下乳

C.破血行气，消积止痛

D.消肿排脓，搜风通络

E.破血逐瘀，续筋接骨

【答案】C

（2~3题共用备选答案）

A.活血行气，祛风止痛

B.破血通经，逐瘀消癥

C.活血调经，除烦安神

D.活血调经，清热解毒

E.活血消癥，消肿排脓

2.水蛭具有的功效是

【答案】B

3.穿山甲具有的功效是

【答案】E

第十七章 化痰止咳平喘药

第一节 概述

（略）

第二节 温化寒痰药

1.外敷有发泡作用，皮肤过敏者忌用的药物是

A.半夏

B.天南星

C.白附子

D.芥子

E.皂荚

【答案】D

【解析】芥子的用法:煎服,3~9 g。外用适量,研末调敷,或发泡用。白芥子的使用注意:皮肤黏膜有刺激,易致发泡,过敏体质禁用。

2.半夏、天南星均具有的功效是

A.祛风止痉

B.消痞散结

C.降逆止呕

D.燥湿化痰

E.利气散结

【答案】D

3.内服能消痞散结,外用能消肿止痛的药物是

A.半夏

B.天南星

C.白附子

D.白芥子

E.旋覆花

【答案】A

4.味辛苦咸,性微温,善降肺胃之气而降气消痰,行水止呕的药物是

A.半夏

B.旋覆花

C.天南星

D.白前

E.芥子

【答案】B

5.功效只有降气化痰止咳的药物是

A.白前

B.天南星

C.白附子

D.白芥子

E.旋覆花

【答案】A

第三节 清化热痰药

1.桔梗与浙贝母都能够治疗的病证是

A.肠痈

B.乳痈

C.疮痈

D.肺痈

E.瘰疬

【答案】D

【解析】桔梗的应用:肺痈吐脓。能宣肺化痰,以排壅肺之脓痰,为治肺痈之常用药。浙贝母的应用:瘰疬、瘿瘤、乳痈疮毒、肺痈。苦泄,长于散结消痈。

2.用治肺虚久咳、痰少咽燥之证,宜选的药物是

A.浙贝母

B.川贝母

C.陈皮

D.黄芩

E.百部

【答案】B

3.既能散结宽胸,治疗痰热胸痹、结胸证,又可治疗肠燥便秘的药物是

A.贝母

B.瓜蒌

C.竹茹

D.竹沥

E.天竺黄

【答案】B

4.既能清热化痰,又能除烦止呕的药物是

A.天竺黄

B.竹沥

C.竹茹

D.川贝母

E.旋覆花

【答案】C

5.治疗风热咳嗽、痰热咳嗽均适宜的药

物组合是

A.前胡、浙贝母

B.瓜蒌、天竺黄

C.竹茹、桔梗

D.白前、荆芥

E.旋覆花、半夏

【答案】A

6.海藻、昆布的共同功效是

A.消痰软坚,利水消肿

B.清肺化痰,软坚散结

C.宣肺祛痰,利咽排脓

D.降气化痰,疏散风热

E.软坚散结,制酸止痛

【答案】A

(7~8题共用备选答案)

A.天竺黄

B.竹沥

C.海蛤壳

D.竹茹

E.昆布

7.以清热豁痰,定惊利窍为功效的是

【答案】B

8.以清热化痰,清心定惊为功效的是

【答案】A

第四节　止咳平喘药

1.可以治疗肺热咳嗽,胃热呕吐,止咳宜炙用,止呕宜生用的药物是

A.紫苏

B.白前

C.百部

D.紫菀

E.枇杷叶

【答案】E

2.功专润肺止咳,咳嗽无论外感内伤、新久均可使用的药物是

A.款冬花

B.薏苡仁

C.紫菀

D.紫苏

E.百部

【答案】E

(3~4题共用备选答案)

A.清肺止咳,降逆止呕

B.润肺下气,止咳化痰

C.润肺止咳,杀虫灭虱

D.敛肺定喘,止带缩尿

E.泻肺平喘,利水消肿

3.桑白皮的功效是

【答案】E

4.葶苈子的功效是

【答案】E

第十八章　安神药

第一节　概述

(略)

第二节　重镇安神药

1.具有镇心安神,聪耳明目作用的药物是

A.龙骨

B.磁石

C.牡蛎

D.石决明

E.朱砂

【答案】B

【解析】磁石的功效:镇惊安神,平肝潜阳,聪耳明目,纳气定喘。

2.具有镇惊安神,平肝潜阳,收敛固涩功效的药物是

A.朱砂

B.磁石

C.龙骨

D.朱砂

E.石决明

【答案】C

3.具有定惊安神,活血散瘀,利尿通淋作用的药物是

A.朱砂

B.磁石

C.龙骨

D.牡蛎

E.琥珀

【答案】E

4.下列药物中不入煎剂的药物是

A.酸枣仁

B.磁石

C.龙骨

D.牡蛎

E.琥珀

【答案】E

5.功能收湿敛疮,平肝潜阳宜生用,收敛固涩宜煅用的药物是

A.朱砂

B.磁石

C.龙骨

D.牡蛎

E.琥珀

【答案】C

第三节 养心安神药

1.治疗血不养心引起的虚烦、不眠、惊悸怔忡之证,宜选用的药组是

A.酸枣仁、柏子仁

B.石菖蒲、远志

C.合欢皮、龙骨

D.朱砂、磁石

E.珍珠母、琥珀

【答案】A

【解析】酸枣仁的应用:心悸失眠。能养心阴,益心肝血而安神,治心肝阴血虚之心悸、怔忡、失眠、健忘等证。柏子仁的应用:心悸失眠,肠燥便秘。还可治阴虚盗汗,小儿惊痫。

2.既可安神,又可祛痰的药物是

A.柏子仁

B.酸枣仁

C.远志

D.连翘

E.琥珀

【答案】C

3.患者,女,36岁。虚烦不眠,惊悸多梦,体虚多汗,舌淡少苔,脉细弱。治疗应首选的药物是

A.酸枣仁

B.合欢皮

C.磁石

D.远志

E.朱砂

【答案】A

4.既可治疗心悸失眠,又可治疗肠燥便秘的药物是

A.柏子仁

B.合欢皮
C.酸枣仁
D.首乌藤
E.远志
【答案】A
5.合欢皮的功效是
A.解郁安神,活血消肿
B.养血安神,祛风通络
C.安神益智,祛痰开窍
D.养心安神,润肠通便
E.养心益肝,安神敛汗
【答案】A

第十九章　平肝息风药

第一节　概述

(略)

第二节　平抑肝阳药

1.石决明、决明子的共同功效是
A.润肠通便
B.清肝明目
C.息风止痉
D.平肝潜阳
E.降气化痰
【答案】B
【解析】石决明、决明子的相同点:清肝明目,治肝热目赤、翳障、目疾均用。

2.具有平肝解郁,祛风明目功效的是
A.珍珠母
B.代赭石
C.蒺藜
D.钩藤
E.牡蛎
【答案】C

3.龙骨与牡蛎的共同功效是
A.平肝息风
B.收敛固涩
C.软坚散结
D.清肝明目
E.制酸止痛
【答案】B

4.代赭石除具有平肝潜阳作用外,还有的功效是
A.收敛固涩
B.镇惊安神
C.清肝明目
D.重镇降逆
E.清热利水
【答案】D
【解析】代赭石的功效:平肝潜阳,重镇降逆,凉血止血。

5.既具有清肝明目,又具有镇惊安神功效的药物是
A.珍珠母
B.石决明
C.决明子
D.罗布麻
E.蒺藜
【答案】A

6.煅制收敛制酸,可治胃痛泛酸的药物是
A.决明子
B.代赭石
C.石决明
D.钩藤

E.牡蛎

【答案】E

7.具有平肝潜阳，重镇降逆，凉血止血功效的药物是

A.蒺藜

B.赭石

C.罗布麻

D.钩藤

E.牡蛎

【答案】B

第三节 息风止痉药

1.治疗热病高热，热极动风，惊痫抽搐的首选药物是

A.知母

B.黄连

C.羚羊角

D.龙骨

E.牡蛎

【答案】C

【解析】羚羊角的应用：①肝风内动，惊痫抽搐。善清肝热，息肝风，镇惊解痉。为治惊痫抽搐之要药，尤宜于热极生风所致者。②肝阳上亢，头晕目眩。③肝火上炎，目赤头痛。④温热病壮热神昏，热毒发斑。

2.羚羊角煎服的用量是

A.0.1~0.3g

B.1~2g

C.1~3g

D.0.3~0.6g

E.1.5~3g

【答案】C

3.以下不属于牛黄功效的是

A.清热解毒

B.开窍醒神

C.清心豁痰

D.散血解毒

E.凉肝息风

【答案】D

4.治疗眩晕、头痛之要药的是

A.羚羊角

B.天麻

C.钩藤

D.地龙

E.蜈蚣

【答案】B

5.具有清热息风、平喘利尿、通络功效的药物是

A.地龙

B.全蝎

C.蜈蚣

D.钩藤

E.僵蚕

【答案】A

6.用治顽固性头痛、风湿顽痹的药物是

A.地龙、羚羊角

B.天麻、钩藤

C.全蝎、蜈蚣

D.僵蚕、全蝎

E.蜈蚣、僵蚕

【答案】C

【解析】全蝎的应用：痉挛抽搐；疮疡肿毒，瘰疬结核；风湿顽痹；顽固性偏正头痛。蜈蚣的应用：痉挛抽搐；疮疡肿毒，瘰疬结核；风湿顽痹；顽固性头痛。

7.全蝎、蜈蚣不具有的功效是

A.息风

B.攻毒

C.散结

D.化痰

E.通络

【答案】D

8.既可以息风止痉,又可以祛风止痛,化痰散结的药物是

A.地龙

B.全蝎

C.蜈蚣

D.钩藤

E.僵蚕

【答案】E

9.珍珠不具有的功效是

A.清热平肝

B.解毒生肌

C.明目消翳

D.安神定惊

E.润肤祛斑

【答案】A

第二十章　开窍药

第一节　概述

下列关于开窍药的使用注意事项错误的是

A.只宜暂服,不可久用

B.内服宜入丸、散剂

C.只治闭证,禁治脱证

D 孕妇慎用

E.孕妇禁用

【答案】D

第二节　具体药物

1.治疗热闭神昏,常与麝香配伍相须使用的药物是

A.苏合香

B.石膏

C.大黄

D.冰片

E.石菖蒲

【答案】D

2.治疗寒闭神昏,首选的药物是

A.苏合香

B.远志

C.大黄

D.冰片

E.石菖蒲

【答案】A

3.石菖蒲的主治不包括

A.癥瘕积聚

B.神昏癫痫

C.健忘失眠

D.耳鸣耳聋

E.噤口下痢

【答案】A

4.热闭、寒闭神昏,均可选用的药物是

A.石菖蒲

B.麝香

C.牛黄

D.冰片

E.苏合香

【答案】B

【解析】麝香的应用:闭证神昏。麝香辛温,气极香,走窜之性甚烈,有很强的开窍通闭、辟秽化浊作用,为醒神回苏之要药。可用于各种原因所致之闭证神昏,无论寒闭、热闭,用之皆效。

第二十一章　补虚药

第一节　概述

下列关于补虚药的使用注意事项错误的是

A.不宜滥用，宜文火久煎

B.湿盛中满忌用补气药，阴虚火旺忌用补阳药

C.脾胃虚弱、痰湿内阻、腹满便溏可用补阴药

D.邪盛正气未虚忌用，以免“闭门留寇”

E.若需久服，宜作蜜丸、煎膏（膏滋）、片剂、颗粒剂或酒剂等

【答案】C

第二节　补气药

1.治疗大失血、大吐泻所致体虚欲脱、脉微欲绝之证，宜首选的药物是

A.西洋参

B.太子参

C.人参

D.党参

E.黄芪

【答案】C

【解析】人参的应用：元气虚脱证。大补元气，复脉固脱，为拯危救脱的要药。

2.下列药物中，可以清热的是

A.人参

B.党参

C.黄芪

D.西洋参

E.太子参

【答案】D

3.本品甘温，为补中益气的要药，可治脏器脱垂的药物是

A.人参

B.山药

C.黄芪

D.党参

E.太子参

【答案】C

4.既能补气健脾，又能利水消肿、托毒生肌的药物是

A.党参

B.山药

C.黄芪

D.西洋参

E.太子参

【答案】C

5.可治脾虚胎动不安的药物是

A.杜仲

B.山药

C.白术

D.黄芪

E.太子参

【答案】C

【解析】白术的应用：①脾气虚证。为“补气健脾第一要药”。②气虚自汗。善治脾虚气弱，卫外不固，表虚自汗。③脾虚胎动不安。益气安胎。

6.山药具有的功效是

A.补肾涩精

B.养血安神

C.补气升阳

D.益卫固表

E.燥湿健脾

【答案】A

7.甘草具有的功效是

A.健脾燥湿

B.益气养阴

C.生津养血

D.托毒生肌

E.祛痰止咳

【答案】E

【解析】甘草的功效：补脾益气，祛痰止咳，缓急止痛，清热解毒，调和诸药。

（8~10题共用备选答案）

A.补脾养胃，生津益肺

B.健脾化湿，和中消暑，解毒

C.补中益气，养血安神

D.补中润燥，止痛解毒

E.益卫固表，利尿消肿

8.扁豆的功效是

【答案】B

9.大枣的功效是

【答案】C

10.蜂蜜的功效是

【答案】D

第三节 补阳药

1.在使用注意方面，小量开始，缓缓增加，以免阳升风动、头晕目赤的药物是

A.冬虫夏草

B.淫羊藿

C.鳖甲

D.白术

E.鹿茸

【答案】E

【解析】鹿茸的使用注意：内服宜从小量开始，缓缓增加，不可骤用大量，以免阳升风动、头晕目赤，或伤阴动血。发热忌服。

2.杜仲具有的功效是

A.补肝肾，强筋骨，安胎

B.补益肝肾，固精安胎

C.补肾壮阳，温脾止泻

D.补肝肾，强筋骨，止崩漏

E.温肾补精，益气养血

【答案】A

3.补骨脂不具有的功效是

A.温脾止泻

B.温脾摄唾

C.补肾助阳

D.纳气平喘

E.消风祛斑

【答案】B

4.具有温肾益精，养血益气功效的药物是

A.紫河车

B.续断

C.淫羊藿

D.巴戟天

E.冬虫夏草

【答案】A

5.具有补肾助阳，可以治疗阳痿不举，宫冷不孕，小便频数的药物是

A.肉桂

B.杜仲

C.淫羊藿

D.巴戟天

E.肉苁蓉

【答案】D

6.既能治肾虚腰痛，又能治疗胎动不安，习惯性堕胎的药物是

A.锁阳

B.杜仲

C.淫羊藿

D.仙茅

E.鹿茸

【答案】B

7.下列关于续断的主治描述错误的是

A.腰膝酸痛,风湿痹痛

B.崩漏,胎漏,胎动不安

C.跌打损伤,筋伤骨折

D.肝肾亏虚

E.不孕少乳,久咳虚喘

【答案】E

(8~10题共用备选答案)

A.补肾助阳,润肠通便

B.补肾益精,养肝明目

C.补益肝肾,固精缩尿

D.补肾助阳,养肝明目

E.补肾助阳,纳气定喘

8.肉苁蓉的功效是

【答案】A

9.菟丝子的功效是

【答案】C

10.补骨脂的功效是

【答案】E

11.功效暖肾固精缩尿,温脾止泻摄唾的药物是

A.肉桂

B.补骨脂

C.淫羊藿

D.菟丝子

E.益智仁

【答案】E

12.杜仲与续断具有的共同功效是

A.补肝肾

B.调冲任

C.续折伤

D.益精血

E.祛风湿

【答案】A

【解析】杜仲:补肝肾,强筋骨,安胎。续断:补肝肾,强筋骨,续折伤,止崩漏。

第四节 补血药

1.既可补血调经,又可以润肠通便的药物是

A.白芍

B.当归

C.熟地黄

D.何首乌

E.阿胶

【答案】B

2.有止血作用的补血滋阴润燥药是

A.制首乌

B.龙眼肉

C.墨旱莲

D.阿胶

E.熟地黄

【答案】D

【解析】阿胶功效:补血,滋阴,润肺,止血。

3.既可补血又可止血的药物

A.白芍

B.大蓟

C.鸡血藤

D.当归

E.阿胶

【答案】E

4.生首乌具有的功效是

A.补血,滋阴润燥

B.揉肝,敛阴止汗

C.解毒,润肠通便

D.活血,润肠通便

E.补肝肾,乌须发

【答案】C

(5~6题共用备选答案)

A.阿胶

B.白芍

C.当归

D.熟地黄

E.何首乌

5.治疗血瘀证,应选用的药物是

【答案】C

6.治疗出血证,应选用的药物是

【答案】A

第五节 补阴药

1.龟甲、鳖甲共同具有的功效是

A.养血补心

B.软坚散结

C.益肾健骨

D.滋阴潜阳

E.固精止崩

【答案】D

【解析】龟甲、鳖甲的相同点:滋阴清热,潜阳息风,相须为用,治阴虚发热、阴虚阳亢、阴虚风动等证。

(2~3题共用备选答案)

A.西洋参

B.大枣

C.麦冬

D.山药

E.女贞子

2.具有滋补肝肾功效的药物是

【答案】E

3.具有养血安神功效的药物是

【答案】B

(4~5题共用备选答案)

A.滋补肝肾,益精明目

B.滋补肝肾,凉血止血

C.滋补肝肾,乌须明目

D.养阴润燥,生津止渴

E.养阴润肺,清心安神

4.枸杞子的功效是

【答案】A

5.墨旱莲的功效是

【答案】B

第二十二章 收涩药

第一节 概述

(略)

第二节 固表止汗药

浮小麦具有的功效是

A.收敛止血

B.益气止汗

C.涩精止带

D.涩肠敛汗

E.止血止汗

【答案】B

【解析】浮小麦的功效:固表止汗,益气,除热。

第三节 敛肺涩肠药

1.治疗蛔虫引起蛔厥腹痛呕吐,肺虚久咳者,宜首选的药物是

A.槟榔

B.诃子

C.乌梅
D.山茱萸
E.海螵蛸
【答案】C
【解析】乌梅的应用:①肺虚久咳。②久泻久痢。③蛔厥腹痛,呕吐。④虚热消渴。

2.具有敛肺涩肠,降火利咽功效的药物是
A.五味子
B.五倍子
C.诃子
D.乌梅
E.莲子
【答案】C

3.不属于五味子主治的是
A.自汗,盗汗
B.梦遗滑精
C.遗尿尿频
D.便血脱肛
E.心悸、失眠
【答案】D

4.可温中行气,涩肠止泻的药物是
A.肉豆蔻
B.豆蔻
C.干姜
D.砂仁
E.佩兰
【答案】A

第四节 固精缩尿止带药

1.海螵蛸不具有的功效是
A.收湿敛疮
B.补肾助阳
C.制酸止痛
D.涩精止带
E.收敛止血
【答案】B

2.莲子与芡实的共同功效是
A.固崩止带
B.养心安神
C.固表止汗
D.敛肺止咳
E.补脾止泻
【答案】E

第二十三章 攻毒杀虫止痒药

第一节 概述

(略)

第二节 具体药物

主治阳痿及虚喘冷哮、虚寒便秘的药物是
A.巴戟天
B.硫黄
C.雄黄
D.蛇床子
E.马钱子
【答案】B
【解析】硫黄的功效:外用解毒杀虫止痒,内服补火助阳通便。

第四篇

方剂学

第一章　总论

第一节　方剂与治法

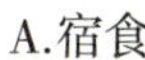

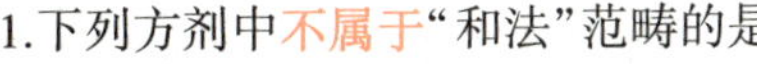

1.下列方剂中不属于“和法”范畴的是

A.邪犯少阳

B.肝脾不和

C.肠胃不和

D.饮食停滞

E.气血营卫失和

【答案】D

2.下列各项中，不属于“消法”范畴的是

A.气滞血瘀

B.癥瘕积聚

C.水湿内停

D.痰饮不化

E.热结旁流

【答案】E

【解析】和法：通过和解或调和的方法，使半表半里之邪，或脏腑、阴阳、表里失和之证得以解除的一类治法。适用于邪犯少阳、肝脾不和、肠胃不和、气血营卫失和等证。其中主要有和解少阳、调和肝脾、调和寒热等。

3.下列病证中不宜使用“下法”治疗的是

A.宿食

B.结痰

C.停水

D.瘀血

E.痞积

【答案】E

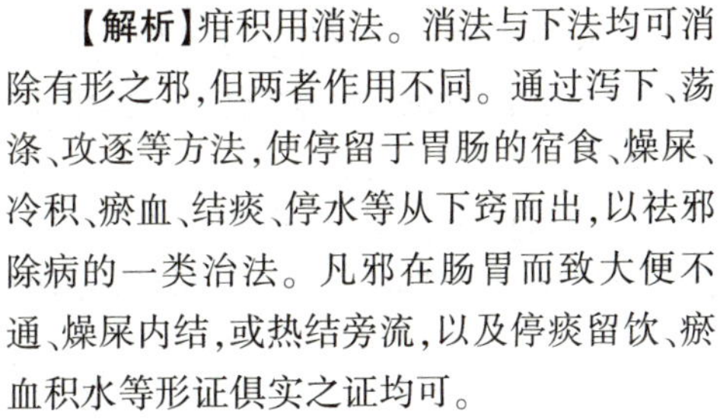

【解析】痞积用消法。消法与下法均可消除有形之邪，但两者作用不同。通过泻下、荡涤、攻逐等方法，使停留于胃肠的宿食、燥屎、冷积、瘀血、结痰、停水等从下窍而出，以祛邪除病的一类治法。凡邪在肠胃而致大便不通、燥屎内结，或热结旁流，以及停痰留饮、瘀血积水等形证俱实之证均可。

4.下列各项中，不属于“八法”内容的是

A.汗法、吐法

B.下法、清法

C.宣法、通法

D.清法、补法

E.和法、温法

【答案】C

第二节　方剂的组成与变化

1.下列各项中，属于使药功用范畴的是

A.缓和君、臣药之峻烈

B.消除或减低君、臣药之毒性

C.协助君臣药加强治疗作用

D.直接治疗次要兼证的药物

E.引药至病所或特定部位

【答案】E

【解析】使药有两种意义。一是引经药，即能引方中诸药至特定病所的药物；二是调和药，即具有调和方中诸药作用的药物。

2.关于君药的描述错误的是

A.每一方中必须有君药

B.君药的药味和药量必须要大

C.君药是方中不可或缺，且药力居首的药物

D.方中君药比其作为臣佐使药的用量相应较大

E.任何药在作为君药时，其用量比作为臣、佐、使药应用时要大

【答案】B

3.下列哪项属于反佐药的范围

A.用以消除或减弱君、臣药的毒性，或制约君、臣药峻烈之性的药物

B.用以引领方中诸药至特定病所的药物

C.辅助君药加强对主病或主证的治疗作用的药物

D.病重邪甚时，为防止拒药，配用的与君药性质相反而又能在治疗中起相成作用的药物

E.针对主要兼病或兼证起主要治疗作用的药物

【答案】D

4.从方剂组成变化而论，桂枝汤与小建中汤之间的变化属于

A.药味加减

B.药量增减

C.剂型更换

D.药味加减与药量增减变化的联合运用

E.药味加减与剂型更换变化的联合运用

【答案】D

（5~6题共用备选答案）

A.具有调和方中诸药作用的药物

B.引方中诸药至特定病所的药物

C.针对主病或主证起主要治疗作用的药物

D.针对兼病或兼证起主要治疗作用的药物

E.直接治疗次要兼证的药物

5.上述各项，君药指的是

【答案】C

6.上述各项，臣药指的是

【答案】D

第三节 剂型

1.病证较重或病情不稳定的患者宜选用的剂型是

A.丸剂

B.散剂

C.汤剂

D.膏剂

E.丹剂

【答案】C

2.下列哪项不属于汤剂的特点

A.吸收快

B.药效发挥迅速

C.适用于病证较重的患者

D.药效持久

E.服用量大

【答案】D

【解析】汤剂吸收快，能迅速发挥药效；而且可以根据病情需要进行加减，因而多适用于病证较重或病情不稳定的患者。汤剂的不足之处是服用量大，某些药的有效成分不易煎出或易挥发散失，不适宜大规模生产，不利于患者携带。

3.下列哪一项不是“丸剂”的特点

A.不便服用
B.节省药材
C.吸收较慢
D.药效持久
E.适用于慢性虚弱性病证

【答案】A
【解析】丸剂特点：丸剂吸收较慢，药效持久，节省药材，便于患者服用与携带。多适用于慢性、虚弱性疾病。

第二章　解表剂

第一节　概述

解表剂的应用注意事项描述错误的是
A.宜热服，以助汗出
B.宜久煎，以助充分发挥药力
C.证属风热者，宜辛温解表剂
D.表里并重者，先解表，后治里
E.外邪入里者，不宜继续使用解表剂
【答案】E

第二节　辛温解表

1.麻黄汤的组成药物除麻黄外，还包括
A.苏叶、白芍、炙甘草
B.苏叶、白芷、生甘草
C.桂枝、杏仁、炙甘草
D.桂枝、杏仁、生甘草
E.桂枝、生姜、炙甘草
【答案】C
2.桂枝汤中体现"散收配伍"，能调和营卫的药物组合是
A.桂枝与大枣
B.芍药与生姜
C.芍药与甘草
D.桂枝与芍药
E.桂枝与生姜
【答案】D
3.桂枝汤的功用是
A.发汗解表，宣肺平喘
B.解肌发表，调和营卫
C.温经散寒，养血通脉
D.温通心阳，平冲降逆
E.调和营卫，缓急止痛
【答案】B
4.桂枝汤的药物组成是
A.桂枝、芍药、大枣、生姜、甘草
B.桂枝、芍药、杏仁、甘草、人参
C.桂枝、芍药、生姜、大枣、杏仁
D.桂枝、芍药、麻黄、生姜、甘草
E.桂枝、芍药、生姜、大枣、人参
【答案】A
5.桂枝汤中桂枝与芍药的用药比例是
A.2：1
B.1：1
C.1：2
D.3：1
E.1：3
【答案】B
6.下列哪项不属于桂枝汤的配伍特点
A.散中有收
B.开腠畅营
C.汗不伤正
D.阴阳兼顾
E.营卫并调

【答案】B

【解析】桂枝汤的配伍特点为：散中有收，汗不伤正；助阳与益阴同用，阴阳兼顾，营卫并调。

7.小青龙汤的组成药物中含有

A.芍药、甘草

B.茯苓、半夏

C.生姜、大枣

D.杏仁、半夏

E.半夏、生姜

【答案】A

【解析】小青龙汤的组成为：麻黄、芍药、细辛、干姜、炙甘草、桂枝、五味子、半夏。

8.小青龙汤中配伍干姜、细辛的主要用意是

A.温肺散寒

B.温肺化饮

C.散寒解表

D.温胃散寒

E.散寒止痛

【答案】B

【解析】小青龙汤主治"表寒内饮"之证，其中干姜、细辛为辛温之品，作为臣药，温肺化饮，兼助麻黄桂枝解表。故选B。

9.下列各项中，除哪项外都是九味羌活汤的组成药物

A.防风、川芎

B.当归、陈皮

C.苍术、细辛

D.香白芷、生地

E.黄芩、甘草

【答案】B

【解析】九味羌活汤的组成为羌活、防风、苍术、细辛、川芎、香白芷、生地黄、黄芩、甘草。

10.患者痰饮咳喘不得平卧，咳痰白稀量多，四肢浮肿，身体疼痛，恶寒，舌苔白滑，脉浮。治疗应选用的方剂是

A.小青龙汤

B.越婢加半夏汤

C.麻黄汤

D.麻杏石甘汤

E.定喘汤

【答案】A

11.症见恶寒发热，无汗，头痛项强，肢体酸楚疼痛，口苦微渴，舌苔白，脉浮。治疗应首选的方剂是

A.麻黄汤

B.九味羌活汤

C.败毒散

D.桂枝汤

E.小青龙汤

【答案】B

【解析】九味羌活汤的主治证候：外感风寒湿邪，内有蕴热证。恶寒发热，肌表无汗，头痛项强，肢体酸楚疼痛，口苦微渴，舌苔白或微黄，脉浮。

12.症见恶寒发热，头痛身痛，无汗而喘，舌苔薄白，脉浮紧。治疗应首选的方剂是

A.麻黄汤

B.小柴胡汤

C.止嗽散

D.小青龙汤

E.九味羌活汤

【答案】A

第三节　辛凉解表

1.银翘散的组成药物除银花、连翘、荆芥穗、淡豆豉、牛蒡子外，还包括

A.竹叶、杏仁、桔梗、菊花、甘草

B.苏叶、桔梗、芦根、竹叶、甘草

C.薄荷、杏仁、桔梗、桂枝、甘草

D.薄荷、杏仁、竹叶、桔梗、甘草

E.薄荷、竹叶、桔梗、芦根、甘草

【答案】E

【解析】银翘散的组成是:连翘、银花、苦桔梗、薄荷、竹叶、生甘草、芥穗、淡豆豉、牛蒡子、鲜芦根。

2.桑菊饮的功用是

A.辛凉疏表,清肺平喘

B.疏风清热,宣肺止咳

C.辛凉透表,清热解毒

D.宣肺利气,疏风止咳

E.疏散风热,清肝明目

【答案】B

3.桑菊饮与银翘散二方均含有的药物是

A.银花、连翘

B.薄荷、连翘

C.桑叶、菊花

D.桑叶、竹叶

E.薄荷、菊花

【答案】B

4.具有辛凉疏表,清肺平喘功用的方剂是

A.止嗽散

B.银翘散

C.麻杏甘石汤

D.败毒散

E.桑菊饮

【答案】C

5.银翘散中具有疏散风热、清利头目,且可解毒利咽配伍意义的药物组合是

A.薄荷、牛蒡子

B.荆芥穗、淡豆豉

C.银花、连翘

D.芦根、生甘草

E.芦根、竹叶

【答案】A

6.麻黄杏仁甘草石膏汤中用量最重的药物是

A.麻黄

B.石膏

C.杏仁

D.甘草

E.黄芩

【答案】B

7.患者但咳,身热不甚,口微渴,脉浮数。治疗应首选的方剂是

A.银翘散

B.麻杏甘石汤

C.参苏饮

D.桑菊饮

E.止嗽散

【答案】D

【解析】桑菊饮的主治证候:风温初起,表热轻证。但咳,身热不甚,口微渴,脉浮数。

第四节 扶正解表

1.败毒散的功用是

A.益气解表,散寒祛湿

B.解肌发表,调和营卫

C.辛凉透表,清热解毒

D.益气解表,理气化痰

E.解肌清热

【答案】A

2.败毒散中合用治一身风寒湿邪的药物是

A.枳壳、桔梗

B.羌活、独活

C.羌活、川芎

D.柴胡、前胡

E.羌活、桔梗

【答案】B

【解析】败毒散中以羌活、独活为君，发散风寒，散湿止痛；其中羌活长于祛上部风寒湿邪并止痛，独活长于祛下部风寒湿邪并止痛，合而用之是通治一身风寒湿邪的常用组合。

3.参苏饮的功用是

A.益气解表，散寒祛湿

B.解肌发表，调和营卫

C.辛凉透表，清热解毒

D.益气解表，理气化痰

E.解表散寒，行气宽中

【答案】D

4.患者，男，50岁。昨日起憎寒壮热，头项强痛，肢体酸痛，无汗，鼻塞声重，咳嗽有痰，胸膈痞闷。舌淡苔白，脉浮而按之无力。治宜选用

A.参苏饮

B.败毒散

C.柴葛解肌汤

D.九味羌活丸

E.普济消毒饮

【答案】B

5.败毒散配伍人参的意义是

A.大补元气

B.复脉固脱

C.益气生津

D.安神益智

E.扶正祛邪

【答案】E

【解析】败毒散中人参为佐助药，可助正鼓邪外出，散中有补而不伤正。

第三章　泻下剂

第一节　概述

下列除哪项外均是泻下剂的适用范围

A.热结便秘

B.冷积便秘

C.燥屎内结证

D.痰饮

E.积水所致里实证

【答案】D

【解析】泻下剂主要应用于因热结、冷积、燥屎、积水等所致的里实证。

第二节　寒下

1.下列哪项不属于大承气汤的主治

A.阳明腑实证

B.肠痈初起，湿热瘀滞证

C.里热实证所致热厥、痉病

D.里实热所致发狂

E.热结旁流证

【答案】B

【解析】大承气汤主治：①阳明腑实证。大便不通，频转矢气，脘腹痞满，腹痛拒按，按之则硬，甚或潮热谵语，手足濈然汗出，舌苔黄燥起刺，或焦黑燥裂，脉沉实。②热结旁流证。下利清水，色纯青，其气臭秽，脐腹疼痛，按之坚硬有块，口舌干燥，脉滑实。③里热实证之热厥、痉病或发狂等。

2.大承气汤的功用是

A.峻下热结

B.通里攻下
C.攻逐水饮
D.泻热逐水
E.缓下热结
【答案】A

第三节 温下

1.温脾汤的主治是
A.阳虚冷积证
B.热结旁流证
C.阳虚水肿证
D.脾胃虚寒证
E.脾约证
【答案】A
【解析】温脾汤的功用:攻下冷积,温补脾阳。主治:阳虚冷积证。
2.温脾汤的辨证要点是
A.腹痛便秘,手足不温,苔白,脉沉弦而迟
B.腹痛便秘,手足不温,苔白腻,脉弦紧
C.腹痛便秘,便秘,舌燥苔黄,脉沉有力
D.腹痛便秘,手足厥冷,苔白,脉沉紧
E.腹痛便秘,脐下绞结,绕脐不止,苔黄,脉实有力
【答案】A
3.温脾汤的组成是由附子、干姜、甘草加下列哪组药物组成的
A.人参、大黄、白术
B.人参、大黄、当归
C.人参、大黄、芒硝、当归
D.人参、大黄、枳实
E.人参、芒硝、厚朴
【答案】C
4.患者腹痛便秘,脐下绞结,绕脐不止,手足不温,苔白不渴,脉沉弦而迟。治疗宜选用的方剂是
A.理中丸
B.黄龙汤
C.小建中汤
D.温脾汤
E.大承气汤
【答案】D
5.温脾汤的功用是
A.攻下寒积,温补脾阳
B.润肠泄热,行气通便
C.温里散寒,通便止痛
D.攻下热结,益气养血
E.温中祛寒,补气健脾
【答案】A
【解析】温脾汤功用:攻下寒积,温补脾阳。主治:阳虚冷积证。腹痛便秘,脐下绞结,绕脐不止,手足不温,苔白不渴,脉沉弦而迟。

第四节 润下

1.麻子仁丸不含有的药物是
A.大黄
B.芒硝
C.芍药
D.枳实
E.厚朴
【答案】B
2.以大便秘结,小便频数,舌红苔黄,脉数为辨证要点的方剂是
A.八正散
B.济川煎
C.麻子仁丸
D.温脾汤
E.大承气汤

【答案】C

【解析】麻子仁丸的主治证候：肠胃燥热，脾约便秘证。大便干结，小便频数。

3.治疗脾约证的方剂是

A.济川煎

B.理中丸

C.麻子仁丸

D.四君子汤

E.归脾汤

【答案】C

4.下列方剂均属泻下剂，其中不用大黄的方剂是

A.黄龙汤

B.温脾汤

C.济川煎

D.大承气汤

E.麻子仁丸

【答案】C

【解析】济川煎的组成药物：当归、牛膝、肉苁蓉、泽泻、升麻、枳壳。

5.具有温肾益精，润肠通便功用的方剂是

A.增液汤

B.黄龙汤

C.麻子仁丸

D.济川煎

E.肾气丸

【答案】D

第四章 和解剂

第一节 概述

下列除哪项外均是和解剂

A.小柴胡汤

B.四逆散

C.逍遥散

D.柴胡疏肝散

E.半夏泻心汤

【答案】D

第二节 和解少阳

1.小柴胡汤中清泄少阳半里之热的药是

A.半夏

B.黄芩

C.柴胡

D.黄连

E.生姜

【答案】B

【解析】小柴胡汤中黄芩苦寒，清泄少阳半里之热，为臣药。

2.蒿芩清胆汤的主治是

A.肝脾不和证

B.热入血室证

C.伤寒少阳证

D.少阳湿热痰浊证

E.寒热互结之痞证

【答案】D

【解析】蒿芩清胆汤的功用：清胆利湿，和胃化痰。主治：少阳湿热证。

3.患者往来寒热，胸胁苦满，默默不欲饮食，心烦喜呕，口苦，咽干，目眩，苔薄白，脉弦。治疗应首选的方剂是

A.蒿芩清胆汤

B.小柴胡汤

C.逍遥散

D.半夏泻心汤

E.大柴胡汤

【答案】B

4.患者寒热如疟，寒轻热重，口苦膈闷，吐酸苦水，呕黄涎而黏，舌红苔白腻，脉数而右滑左弦。治疗应首选的方剂是

A.小柴胡汤

B.大柴胡汤

C.半夏泻心汤

D.蒿芩清胆汤

E.逍遥散

【答案】D

第三节 调和肝脾

1.四逆散的功用是

A.疏肝解郁，养血健脾

B.透邪解郁，疏肝理脾

C.补脾柔肝，祛湿止泻

D.透邪解郁，健脾和胃

E.寒热平调，散结消痞

【答案】B

2.下列哪个选项不属于逍遥散的组成药物

A.白芍药、白术

B.生姜、薄荷

C.桔梗、枳壳

D.柴胡、炙甘草

E.当归、茯苓

【答案】C

【解析】逍遥散的组成药物：柴胡、当归、白芍、白术、茯苓、炙甘草、烧生姜、薄荷。

3.逍遥散中配伍烧生姜的用意是

A.温中散郁

B.疏肝解郁

C.降逆止呕

D.温肺止咳

E.解表散寒

【答案】A

【解析】逍遥散中配伍烧生姜温运和中，辛散达郁，为佐药。

4.下列除哪项外均属于逍遥散的配伍意义

A.柴胡疏肝解郁

B.白术、茯苓、甘草益气健脾

C.薄荷疏散郁遏之气

D.生姜汁降逆止呕

E.当归养血和血，白芍养血柔肝

【答案】D

5.由柴胡、白芍、枳实、甘草组成的方剂名为

A.四逆散

B.逍遥散

C.痛泻要方

D.柴胡疏肝散

E.四逆汤

【答案】A

【解析】四逆散的组成是炙甘草、枳实、柴胡、芍药。逍遥散：柴胡、当归、白芍、白术、茯苓、炙甘草。四逆汤的组成是炙甘草、干姜、生附子。痛泻要方：白术、白芍、陈皮、防风。柴胡疏肝散：柴胡、陈皮、川芎、香附、芍药、枳壳、炙甘草。

6.薄荷在逍遥散中的主要作用是

A.疏散肺经风热

B.疏散肝经郁热

C.疏散头面风热

D.辛凉透表散邪

E.辛凉解表疏肝

【答案】B

7.患者，女，29岁。数月来两胁作痛，口燥咽干，神疲食少，月经不调，乳房胀痛，脉弦而虚。治疗应首选的方剂是

A.一贯煎
B.小柴胡汤
C.四逆汤
D.四逆散
E.逍遥散
【答案】E

8.手足不温,腹痛,泄利下重,脉弦者,治宜选用的方剂是
A.四逆汤
B.逍遥散
C.四逆散
D.痛泻要方
E.葛根黄芩黄连汤
【答案】C

第四节 调和肠胃

1.半夏泻心汤的配伍特点是
A.祛邪为主,兼顾正气
B.泻下与行气并行
C.寒热并用,辛开酸收,补泻兼施
D.和解少阳为主,兼补胃气
E.寒热并用,辛开苦降,补泻兼施
【答案】E
【解析】半夏泻心汤的配伍特点为:寒热并用,辛开苦降,补泻兼施。

2.半夏泻心汤适用于
A.心胸烦闷,气逆欲呕,口干喜饮者
B.心下硬满,干噫食臭,肠鸣下利者
C.心下痞满,但满不痛,呕吐下利者
D.脘腹痞胀,恶食懒倦,大便不畅者
E.心下痞硬,噫气不除,苔腻脉滑者
【答案】C

3.半夏泻心汤与小柴胡汤两方组成中均含有的药物是
A.人参、黄芩、半夏、干姜、甘草
B.人参、生姜、半夏、甘草、大枣
C.柴胡、黄芩、人参、甘草、生姜
D.半夏、黄芩、人参、甘草、大枣
E.半夏、黄连、黄芩、甘草、大枣
【答案】D

4.体现半夏泻心汤“辛开苦降”中“苦降”作用的药物是
A.半夏、黄芩
B.黄连、黄芩
C.人参、干姜
D.黄连、人参
E.黄芩、甘草
【答案】B

第五章 清热剂

第一节 概述

(略)

第二节 清气分热

1.白虎汤的主治证候不包括下列哪项
A.烦渴引饮
B.恶寒发热
C.壮热面赤
D.脉洪大有力
E.汗出恶热
【答案】B
【解析】白虎汤的主治证候:气分热盛

证。壮热面赤，烦渴引饮，汗出恶热，脉洪大有力。

2.下列除哪项外均是白虎汤的组成药物

A.生石膏

B.知母

C.甘草

D.大黄

E.粳米

【答案】D

3.患者壮热面赤，汗出恶热，烦渴引饮，脉洪大有力。治疗应首选的方剂是

A.黄连解毒汤

B.竹叶石膏汤

C.白虎汤

D.清营汤

E.大承气汤

【答案】C

第三节　清营凉血

1.清营汤的功用是

A.清热解毒，凉血散瘀

B.清热解毒，疏风散邪

C.清热凉血，养阴生津

D.清营解毒，透热养阴

E.泻火解毒

【答案】D

2.清营汤主治身热的特点是

A.午后身热

B.身热夜甚

C.壮热面赤

D.入暮发热

E.夜热早凉

【答案】B

3.清营汤中体现“入营犹可透热转气”的药物是

A.犀角、生地黄

B.银花、连翘、竹叶

C.麦冬、竹叶

D.丹参、黄连

E.元参、丹参

【答案】B

【解析】清营汤中温邪初入营分，故用银花、连翘、竹叶清热解毒，轻清透泄，使营分热邪有外达之机，促其透出气分而解，此即“入营犹可透热转气”之具体应用。

4.下列除哪项外均是犀角地黄汤的组成药物

A.犀角

B.地黄

C.芍药

D.牡丹皮

E.丹参

【答案】E

5.温病辨证论治中，身热夜甚，神烦少寐，斑疹隐隐，舌红绛而干，脉细数者，宜选用的方剂是

A.白虎汤

B.大承气汤

C.清营汤

D.黄连解毒汤

E.犀角地黄汤

【答案】C

6.体现叶天士“入血就恐耗血动血，直须凉血散血”的方剂是

A.清营汤

B.芍药汤

C.白虎汤

D.黄连解毒汤

E.犀角地黄汤

【答案】E

7.有清血分之热作用的方剂是

A.凉膈散
B.龙胆泻肝汤
C.犀角地黄汤
D.黄连解毒汤
E.普济消毒饮
【答案】C

第四节 清热解毒

1.黄连解毒汤中通泻三焦之火的药物是
A.栀子
B.黄连
C.黄芩
D.黄柏
E.金银花
【答案】A
【解析】栀子通泻三焦之火，导热下行，引邪热从小便而出，为佐药。

2.三焦火毒热盛，宜选用
A.凉膈散
B.导赤散
C.普济消毒饮
D.清胃散
E.黄连解毒汤
【答案】E
【解析】黄连解毒汤主治三焦火毒热盛证，以黄芩配黄连、黄柏、栀子，苦寒直折上炎之火。

第五节 清脏腑热

1.清胃散的功用是
A.消胃滋阴
B.清胃止血
C.清胃解毒
D.清胃止呕
E.清胃凉血
【答案】E

2.左金丸中吴茱萸和黄连的比例是
A.3∶1
B.6∶1
C.1∶6
D.2∶1
E.1∶1
【答案】B
【解析】左金丸组成：黄连六两，吴茱萸一两。

3.龙胆泻肝汤与蒿芩清胆汤中均含有的药物是
A.半夏
B.木通
C.黄芩
D.栀子
E.泽泻
【答案】C

4.治疗心经与小肠有热的方剂是
A.导赤散
B.黄连解毒汤
C.泻白散
D.清胃散
E.左金丸
【答案】A

5.泻白散主治证候
A.上实下虚喘咳
B.肺热喘咳证
C.风邪犯肺证
D.外感风邪，邪热壅肺
E.风寒外束，痰热内蕴
【答案】B

6.腹痛,里急后重,肛门灼热,下痢脓血,赤多白少,渴欲饮水,舌红苔黄,脉弦数。治宜选用

A.葛根芩连汤
B.黄连解毒汤
C.芍药汤
D.白头翁汤
E.四逆散

【答案】D

【解析】白头翁汤主治:热毒痢疾。腹痛,里急后重,肛门灼热,下痢脓血,赤多白少,渴欲饮水,舌红苔黄,脉弦数。

7.气喘咳嗽,皮肤蒸热,日晡尤甚,舌红苔黄,脉细数,治疗应首选的方剂是

A.桑菊饮
B.泻白散
C.桑杏汤
D.清燥救肺汤
E.百合固金汤

【答案】B

8.泻白散中含有的药物是

A.青皮
B.地骨皮
C.牡丹皮
D.橘皮
E.梨皮

【答案】B

9.组成药物中不含黄连的方剂是

A.白头翁汤
B.普济消毒饮
C.龙胆泻肝汤
D.芍药汤
E.清营汤

【答案】C

(10~11题共用备选答案)

A.玉女煎
B.导赤散
C.六一散
D.黄连解毒汤
E.竹叶石膏汤

10.心胸烦热,口渴面赤,口舌生疮者,治疗应选用的方剂是

【答案】B

11.小便短赤,溲时热涩刺痛者,治疗应选用的方剂是

【答案】B

第六节　清虚热

1.青蒿鳖甲汤主治证候的热型是

A.高热不退
B.夜热早凉
C.日晡潮热
D.身热夜甚
E.皮肤蒸热

【答案】B

2.以养阴透热为主要功用的方剂是

A.白虎汤
B.犀角地黄汤
C.当归六黄汤
D.青蒿鳖甲汤
E.清营汤

【答案】D

【解析】青蒿鳖甲汤功用:养阴透热。主治:温病后期,邪伏阴分证。夜热早凉,热退无汗,舌红苔少,脉细数。

第六章　祛暑剂

第一节　概述

（略）

第二节　祛暑解表

1.香薷散的功用是

A.散寒解表，化湿和中

B.解表散寒，理气和中

C.祛暑解表，化湿和中

D.祛湿化浊，理气宽中

E.清暑利湿

【答案】C

【解析】香薷散的功用：祛暑解表，化湿和中。

2.香薷散的组成为

A.香薷、白扁豆、半夏、酒

B.香薷、白扁豆、枳实、酒

C.香薷、白扁豆、生姜

D.香薷、白扁豆、竹叶

E.香薷、白扁豆、厚朴、酒

【答案】E

3.患者恶寒发热，头重身疼，无汗，腹痛吐泻，胸脘痞闷，舌苔白腻，脉浮。治宜选用

A.清暑益气汤

B.生脉散

C.白虎汤

D.香薷散

E.六一散

【答案】D

【解析】香薷散主治：阴暑。恶寒发热，头重身痛，无汗，腹痛吐泻，胸脘痞闷，舌苔白腻，脉浮。

第三节　祛暑利湿

1.六一散的功用是

A.清暑除烦

B.清暑化湿

C.清暑利湿

D.清暑生津

E.祛暑清热

【答案】C

2.六一散中的甘草、滑石的比例是

A.1∶6

B.1∶5

C.6∶1

D.2∶1

E.1∶3

【答案】A

3.感受暑湿，身热烦渴，小便不利，大便泄泻者，治宜选用

A.藿香正气散

B.香薷饮

C.参苓白术散

D.六一散

E.桂苓甘露散

【答案】D

【解析】六一散主治：暑湿证。身热烦渴，小便不利，或泄泻。

第四节　祛暑益气

1.功用为清暑益气，养阴生津的方剂是

A.竹叶石膏汤

B.清暑益气汤

C.生脉散

D.麦门冬汤

E.六一散

【答案】B

2.下列哪项不属于清暑益气汤的组成药物

A.麦冬、竹叶

B.黄连、知母

C.西瓜翠衣、荷梗

D.西洋参、石斛

E.石膏、甘草

【答案】E

【解析】清暑益气汤的组成：西洋参、石斛、麦冬、黄连、竹叶、荷梗、知母、甘草、粳米、西瓜翠衣。

3.患者身热汗出，心烦口渴，体倦少气，小便短赤，脉虚数。治宜选用

A.清暑益气汤

B.生脉散

C.白虎汤

D.香薷散

E.六一散

【答案】A

【解析】清暑益气汤主治：暑热气津两伤证。身热汗多，口渴心烦，小便短赤，体倦少气，精神不振，脉虚数。

第七章　温里剂

配套名师精讲课程

第一节　概述

（略）

第二节　温中祛寒

1.理中丸除温中补虚外，还具有的功用是

A.和里缓急

B.降逆止呕

C.降逆止痛

D.健脾和胃

E.补气健脾

【答案】E

2.理中丸的组成药物中不含有

A.人参

B.干姜

C.甘草

D.白术

E.附子

【答案】E

3.小建中汤的主治

A.中焦虚寒，肝脾失调证

B.脾胃虚寒证

C.阳虚失血证

D.血虚寒厥证

E.心脾气血两虚证

【答案】A

【解析】小建中汤的功用：温中补虚，和里缓急。主治：中焦虚寒，肝脾不和证。

4.既能温中补虚，和里缓急，又可以调和阴阳，柔肝理脾的方剂是

A.理中丸
B.小建中汤
C.逍遥散
D.大建中汤
E.吴茱萸汤
【答案】B

5.下列哪项不是小建中汤的组成药物
A.芍药
B.桂枝
C.炙甘草
D.黄芪
E.生姜
【答案】D
【解析】小建中汤的组成药物:芍药、桂枝、炙甘草、生姜、大枣、胶饴。

6.不属于理中丸主治的是
A.脾胃虚寒
B.阳虚失血
C.中阳不足胸痹
D.脾气虚寒多涎唾
E.肾寒上逆证
【答案】E

(7~8题共用备选答案)
A.温中祛寒,补气健脾
B.温中补虚,和里缓急
C.温中补虚,缓急止痛
D.温中补虚,降逆止呕
E.温中补虚,散寒止痛

7.大建中汤的功用是
【答案】C

8.吴茱萸汤的功用是
【答案】D

第三节 回阳救逆

1.四逆汤与四逆散二方组成中均含有的药物是
A.柴胡
B.芍药
C.甘草
D.枳实
E.干姜
【答案】C
【解析】四逆汤的组成是炙甘草、干姜、生附子。四逆散的组成是炙甘草、枳实、柴胡、芍药。

2.治疗心肾阳虚寒厥证的代表方剂是
A.四逆汤
B.四逆散
C.真武汤
D.当归四逆汤
E.理中丸
【答案】A

3.四逆汤和理中丸组成中均含有的药物是
A.附子
B.人参
C.桂枝
D.干姜
E.白术
【答案】D

第四节 温经散寒

四逆汤与当归四逆汤二方组成中均含有的药物是
A.当归
B.附子
C.桂枝
D.干姜
E.甘草
【答案】E

第八章　表里双解剂

第一节　概述

（略）

第二节　解表清里

1.葛根黄芩黄连汤的功用是

A.清热燥湿，调气和血

B.疏风解表，泻热通便

C.解表清里

D.解表化湿，理气和中

E.宣畅气机，清利湿热

【答案】C

2.葛根黄芩黄连汤的主治证候不包括

A.身热下利

B.胸脘烦热

C.喘而汗出

D.口干作渴

E.往来寒热

【答案】E

【解析】葛根黄芩黄连汤的主治证候：身热，下利臭秽，胸脘烦热，口干作渴，或喘而汗出，舌红苔黄，脉数或促。

3.大柴胡汤与葛根芩连汤组成的药物中均有

A.黄芩

B.黄连

C.生姜

D.大枣

E.芍药

【答案】A

4.葛根芩连汤中配伍黄芩的意义

A.清泄肺热

B.清热燥湿，厚肠止利

C.清热泻火

D.和解清热，以除少阳之邪

E.清泄胆热

【答案】B

【解析】葛根芩连汤以苦寒之黄连、黄芩为臣，清热燥湿，厚肠止利。

第三节　解表攻里

1.大柴胡汤主治的病证

A.风热壅盛，表里俱实

B.外感表邪，化热入里

C.少阳病

D.少阳阳明合病

E.肝脾不和证

【答案】D

【解析】大柴胡汤的主治证候：少阳阳明合病。往来寒热，胸胁苦满，呕不止，郁郁微烦，心下满痛或心下痞硬，大便不解，舌苔黄，脉弦数有力。

2.下列除哪项外，均是防风通圣散主治病证的临床表现

A.憎寒壮热

B.头目昏眩

C.目赤睛痛

D.大便秘结

E.郁郁微烦

【答案】E

3.防风通圣散的功用是

A.和解少阳,内泻热结

B.解表清里

C.疏风清热,透疹止痒

D.辛凉疏表,清肺平喘

E.疏风解表,泻热通便

【答案】E

4.往来寒热,胸胁苦满,呕不止,郁郁微烦,心下痞硬,大便不解,舌苔黄,脉弦数有力。治宜选方

A.大柴胡汤

B.小柴胡汤

C.龙胆泻肝汤

D.半夏泻心汤

E.葛根黄芩黄连汤

【答案】A

【解析】大柴胡汤功用:和解少阳,内泻热结。主治:少阳阳明合病。往来寒热,胸胁苦满,呕不止,郁郁微烦,心下痞硬,或心下满痛,大便不解或协热下利,舌苔黄,脉弦数有力。

(5~6题共用备选答案)

A.内泻热结

B.活血祛瘀

C.和解清热

D.泻火除湿

E.缓急止痛

5.大柴胡汤中配伍大黄的主要意义是

【答案】A

6.大柴胡汤中配伍芍药的主要意义是

【答案】E

第九章　补益剂

第一节　概述

(略)

第二节　补气

1.气阴不足,症见体倦气短,口渴多汗,舌燥咽干,脉虚细者,治宜选用

A.生脉散

B.清暑益气汤

C.百合固金汤

D.竹叶石膏汤

E.麦门冬汤

【答案】A

【解析】生脉散主治温热、暑热,耗气伤阴证,症见体倦气短,口渴多汗,舌燥咽干,脉虚细。

2.参苓白术散的主治病证是

A.阳虚水泛证

B.脾胃气虚证

C.脾虚湿盛证

D.肺肾气虚证

E.寒湿困脾证

【答案】C

【解析】参苓白术散的主治证候:脾虚湿盛证。饮食不化,胸脘痞闷,肠鸣泄泻,四肢乏力,形体消瘦,面色萎黄,舌淡苔白腻,脉虚缓。

3.参苓白术散中除人参、茯苓、白术、甘草和桔梗外,还具有的药物是

A.黄芪、当归、陈皮、升麻、柴胡

B.莲子肉、薏苡仁、砂仁、白扁豆、山药

C.黄芪、当归、陈皮、白扁豆、山药

D.莲子肉、薏苡仁、砂仁、当归、陈皮

E.黄芪、当归、砂仁、白扁豆、山药

【答案】B

4.参苓白术散中具有芳香醒脾之功的药物是

A.桔梗

B.砂仁

C.木香

D.佩兰

E.厚朴

【答案】B

5.升麻、柴胡在补中益气汤中的配伍意义是

A.升举下陷清阳

B.解表退热

C.解表升阳

D.疏肝解郁

E.调和肝脾

【答案】A

【解析】升麻、柴胡在补中益气汤的配伍意义:轻清升散,协助诸益气药以升提下陷之中气。

6.补中益气汤功用是

A.补脾益胃,升阳举陷

B.健脾益气,养胃和中

C.健脾养胃,渗湿和中

D.补中益气,升阳举陷

E.益气健脾,渗湿止泻

【答案】D

7.四君子汤证的病机是

A.脾肾阳虚,水湿内停

B.脾胃虚弱,湿自内生

C.脾胃气虚,运化乏力

D.脾胃气虚,饮食停滞

E.脾胃虚弱,中气下陷

【答案】C

8.以下何方中配伍桔梗引药入肺

A.补中益气汤

B.参苓白术散

C.归脾汤

D.炙甘草汤

E.银翘散

【答案】B

9.玉屏风散的主治病证是

A.表虚自汗证

B.气阴两虚证

C.阴虚盗汗证

D.自汗盗汗证

E.肺脾气虚

【答案】A

【解析】玉屏风散的主治证候:表虚自汗。汗出恶风,面色㿠白,舌淡苔薄白,脉浮虚。亦治虚人腠理不固,易感风邪。

10.患者,男,60岁。汗多神疲,体倦乏力,气短懒言,咽干口渴,舌干红少苔,脉虚数,证属久咳伤肺,气阴两伤。治疗应首选的方剂是

A.天王补心丹

B.竹叶石膏汤

C.酸枣仁汤

D.生脉散

E.朱砂安神丸

【答案】D

11.下列各项,不属于补中益气汤组成的药物是

A.黄芪

B.当归

C.柴胡

D.白术

E.茯苓

【答案】E

第三节 补血

1.归脾汤中配伍茯神意在

A.利水消肿

B.健脾渗湿

C.宁心安神

D.渗湿止泻

E.涤痰除饮

【答案】C

【解析】归脾汤中用茯苓宁心安神，使血足而神有所舍，血旺而气有所依。

2.归脾汤除益气健脾、补血外，还具有的功用是

A.养心

B.渗湿

C.温胃

D.止泻

E.温阳

【答案】A

（3~4题共用备选答案）

A.四物汤

B.归脾汤

C.炙甘草汤

D.补中益气汤

E.当归补血汤

3.以“补血而不滞血，行血而不伤血”为配伍特点的方剂是

【答案】A

4.以“心脾同治，重在补脾”为配伍特点的方剂是

【答案】B

第四节 气血双补

1.炙甘草汤的功用是

A.益气滋阴，复脉定悸

B.益气健脾，养阴润肺

C.益气补血，健脾养心

D.补血调经，复脉定悸

E.健脾益气，复脉定悸

【答案】A

2.炙甘草汤中用量最大的药味

A.炙甘草

B.阿胶

C.生地黄

D.桂枝

E.人参

【答案】C

3.炙甘草汤中桂枝、生姜并用的意义主要是

A.温阳化气

B.解表散寒

C.温中祛寒

D.通阳复脉

E.温中散寒

【答案】D

【解析】炙甘草汤的配伍意义：桂枝、生姜辛行温通，温心阳，通血脉，使气血流畅以助脉气续接，并防诸厚味滋补之品滋腻太过。

4.患者，男，20岁。脉结代，心动悸，虚羸少气，舌光少苔。治疗应选用的方剂是

A.天王补心丹

B.炙甘草汤

C.归脾汤

D.生脉散

E.朱砂安神丸

【答案】B

第五节 补阴

属于六味地黄丸中"三补"的药物是

A.熟地、山萸肉、丹皮

B.熟地、山药、泽泻

C.熟地、山萸肉、山药

D.茯苓、泽泻、丹皮

E.山药、山萸肉、丹皮

【答案】C

第六节 补阳

1.肾气丸中配伍少量桂枝、附子的主要用意是

A.温肾暖脾,以助阳气

B.温肾助阳,散寒通脉

C.温补肾阳,少火生气

D.温补脾阳,化气行水

E.回阳救逆,补火助阳

【答案】C

2.右归丸的功用是

A.滋阴补肾,填精益髓

B.温补肾阳,填精益髓

C.滋肾阴,补肾阳

D.补肾填精,健脾和胃

E.补肾助阳,化生肾气

【答案】B

3.患者,女,46岁。口渴,小便频数,下半身常有冷感,腰痛脚软,舌淡胖苔薄白,脉沉弦。治疗应选用的方剂是

A.右归丸

B.真武汤

C.玉液汤

D.肾气丸

E.左归丸

【答案】D

第七节 阴阳双补

1.地黄饮子的组成药物中含有的是

A.生地黄

B.桂枝

C.天门冬

D.吴茱萸

E.薄荷

【答案】E

2.下列哪项不是地黄饮子所治喑痱证的临床表现

A.舌强不能言

B.足废不能用

C.口干不欲饮

D.脉沉弦有力

E.足冷面赤

【答案】D

【解析】地黄饮子的主治证候:下元虚衰,痰浊上泛之喑痱证。舌强不能言,足废不能用,口干不欲饮,足冷面赤,脉沉细弱。

3.右归丸和地黄饮子的主证病机均涉及

A.气血两虚

B.气阴不足

C.肾阳不足

D.阴虚火旺

E.阴虚血燥

【答案】C

第十章　固涩剂

第一节　概述

（略）

第二节　固表止汗

1.玉屏风散与牡蛎散相同的功用是
A.固表
B.涩肠
C.止遗
D.固冲
E.补肾
【答案】A
2.牡蛎散中功专收敛止汗的药物是
A.煅牡蛎
B.麻黄根
C.生黄芪
D.小麦
E.白术
【答案】B
【解析】牡蛎散中的麻黄根甘平，功专收敛止汗，“能引诸药外至卫分而固腠理”，为佐药。

第三节　敛肺止咳

1.九仙散的组成药物中含有
A.乌药、生枳壳
B.知母、密蒙花
C.人参、桑白皮
D.山药、五倍子
E.诃子、炙黄芪
【答案】C
2.九仙散的主治证候
A.久咳肺虚证
B.上实下虚喘咳证
C.风寒外束，痰热内蕴证
D.心肾两虚的尿频遗尿
E.久泻久痢，脾肾虚寒
【答案】A
【解析】九仙散主治久咳肺虚证；苏子降气汤主治上实下虚喘咳证；定喘汤主治风寒外束，痰热内蕴证；天台乌药散主治肝经气滞寒凝证；柴胡疏肝散主治肝气郁滞证。

第四节　涩肠固脱

1.真人养脏汤的组成药物中不含有
A.人参、甘草
B.当归、白术
C.木香、诃子
D.阿胶、桔梗
E.罂粟壳
【答案】D
2.含有罂粟壳的方剂是
A.止嗽散
B.真人养脏汤
C.固冲汤
D.金锁固精丸
E.四神丸
【答案】B

【解析】真人养脏汤的组成药物：诃子、罂粟壳、人参、白术、炙甘草、木香、当归、白芍药、肉豆蔻、肉桂。

第五节　涩精止遗

1.桑螵蛸散的组成药物中不含有的是

A.龙骨

B.远志

C.人参

D.当归

E.鳖甲

【答案】E

2.桑螵蛸散服用方法

A.白酒

B.荆芥汤

C.米汤

D.人参汤

E.盐水汤

【答案】D

第六节　固崩止带

1.血崩或月经过多，色淡质稀，心悸气短，腰膝酸软，舌质淡，舌淡，脉微弱。治疗应首选的方剂是

A.桂枝汤

B.牡蛎散

C.固冲汤

D.当归六黄汤

E.补中益气汤

【答案】C

【解析】固冲汤的主治证候：脾肾亏虚，冲脉不固证。猝然血崩或月经过多，或漏下不止，色淡质稀，头晕肢冷，心悸气短，神疲乏力，腰膝酸软，舌淡，脉微弱。

2.固冲汤和归脾汤均具有的治疗作用是

A.益气健脾

B.养血安神

C.养血调经

D.滋阴清热

E.益气升阳

【答案】A

3.固冲汤的功用是

A.固冲摄血，固肾涩精

B.调补心肾，固精止遗

C.固冲摄血，益气健脾

D.滋阴清热，固经止血

E.补益脾肾，收涩止带

【答案】C

4.体现益气摄血法的代表方剂是

A.当归补血汤

B.固冲汤

C.八珍汤

D.补中益气汤

E.桑螵蛸散

【答案】B

第十一章　安神剂

第一节　概述

（略）

第二节 重镇安神

1.朱砂安神丸的功用是
A.养心安神,清热养血
B.滋阴清热,重镇安神
C.滋阴清热,养血安神
D.补肾宁心,益智安神
E.镇心安神,清热养血
【答案】E
2.朱砂安神丸组成中不含有的药物是
A.黄连
B.丹参
C.朱砂
D.生地黄
E.当归
【答案】B
3.朱砂安神丸中泻火除烦的药物是
A.生地黄
B.黄连
C.当归
D.竹叶
E.炙甘草
【答案】B
4.患者症见失眠多梦,惊悸怔忡,心烦神乱,胸中懊恼,舌尖红,脉细数。治疗应首选的方剂是
A.朱砂安神丸
B.导赤散
C.归脾汤
D.天王补心丹
E.酸枣仁汤
【答案】A

第三节 滋养安神

1.对天王补心丹的组成药物"三参"描述正确的是
A.人参、玄参、丹参
B.党参、元参、沙参
C.洋参、丹参、党参
D.人参、洋参、玄参
E.太子参、沙参、玄参
【答案】A
2.酸枣仁汤主治证候的病因病机是
A.心脾两虚,气血不足
B.心阳偏亢,心肾不交
C.阴虚血少,神志不安
D.肝血不足,虚热内扰
E.心火亢盛,阴血不足
【答案】D
【解析】酸枣仁汤主治的失眠属于肝血不足,虚热内扰,血不养心而致,失眠者常伴有心悸盗汗、头目眩晕、咽干口燥、脉细弦等症状。
3.酸枣仁汤中用于宁心安神的药物是
A.远志
B.茯苓
C.琥珀
D.石菖蒲
E.茯神木
【答案】B
4.天王补心丹中配伍茯苓意在
A.宁心
B.健脾
C.消痰
D.渗湿
E.利水
【答案】A
【解析】天王补心丹主治证候因忧思太

过，耗伤阴血，使心肾两亏，阴虚血少，虚火内扰所致，治宜滋阴清热、养血安神。茯苓甘、淡、平，归心脾肾经，可利水渗湿、健脾、宁心，用于此处配伍主要是养心安神之用。

5.酸枣仁汤组成中含有的药物

A.龙眼肉、远志

B.川芎、柏子仁

C.茯苓、朱砂

D.知母、川芎

E.甘草、石菖蒲

【答案】D

6.症见心悸怔忡，虚烦失眠，神疲健忘，手足心热，口舌生疮，大便干结，舌红少苔，脉细数。治宜选用的方剂是

A.酸枣仁汤

B.朱砂安神丸

C.温胆汤

D.归脾汤

E.天王补心丹

【答案】E

7.患者心悸不安，头目眩晕，虚烦不眠，咽干口燥，脉弦而细。治疗应首选的方剂是

A.桑螵蛸散

B.朱砂安神丸

C.归脾汤

D.酸枣仁汤

E.天王补心丹

【答案】D

第十二章　开窍剂

第一节　概述

（略）

第二节　凉开

1.安宫牛黄丸的功用是

A.清热解毒，豁痰开窍

B.清热开窍，化浊解毒

C.清热解毒，开窍醒神

D.清热开窍，息风止痉

E.温通开窍，行气止痛

【答案】A

2.具有清热开窍、息风止痉功用的方剂是

A.安宫牛黄丸

B.紫雪

C.至宝丹

D.苏合香丸

E.羚角钩藤汤

【答案】B

3.具有清热开窍、化浊解毒功用的方剂是

A.安宫牛黄丸

B.紫雪散

C.至宝丹

D.苏合香丸

E.羚角钩藤汤

【答案】C

4.下列哪项不属于安宫牛黄丸的辨证要点

A.高热烦躁

B.神昏谵语

C.斑疹吐衄

D.舌红或绛

E.舌蹇肢厥

【答案】C

【解析】安宫牛黄丸的主治证候：邪热内陷心包证。高热烦躁，神昏谵语，舌謇肢厥，舌红或绛，脉数有力。亦治中风昏迷，小儿惊厥属邪热内闭者。

第三节 温开

1.苏合香丸的主治病证是

A.胸痹属中焦虚寒者

B.寒闭证

C.热闭证

D.痰热内闭心包证

E.暑秽

【答案】B

【解析】苏合香丸的主治证候：寒闭证。突然昏倒，牙关紧闭，不省人事，苔白，脉迟。亦治寒凝气滞，心腹卒痛，及痰厥等。

2.苏合香丸的功用是

A.清热解毒，豁痰开窍

B.清热开窍，化浊解毒

C.清热解毒，开窍醒神

D.清热开窍，息风止痉

E.温通开窍，行气止痛

【答案】E

第十三章 理气剂

第一节 概述

（略）

第二节 行气

1.越鞠丸中行气解郁，以治气郁的主要药物是

A.川芎

B.苍术

C.香附

D.栀子

E.神曲

【答案】C

2.下列各项中，除哪项外均属半夏厚朴汤主治证的临床表现

A.胸膈满闷

B.咳吐不出

C.吞咽不下

D.脉弦细数

E.咽中如有物阻

【答案】D

3.越鞠丸所治的“六郁”证不包括

A.湿郁

B.火郁

C.寒郁

D.痰郁

E.食郁

【答案】C

【解析】越鞠丸的主治证候：（气、血、痰、火、湿、食）六郁证。胸膈痞闷，脘腹胀痛，嗳腐吞酸，恶心呕吐，饮食不消。

4.天台乌药散的主治症状不包括

A.睾丸偏坠胀痛

B.小肠疝气

C.少腹控引睾丸而痛

D.少腹疼痛

E.胸痛彻背,喘息咳唾

【答案】E

【解析】天台乌药散的主治证候:肝经气滞寒凝证。小肠疝气,少腹痛引睾丸而痛,偏坠肿胀,或少腹疼痛,苔白,脉弦。

(5~6题共用备选答案)

A.寒湿气滞证

B.小肠疝气

C.胸痹

D.肝气郁滞证

E.郁证

5.柴胡疏肝散的适应证

【答案】D

6.瓜蒌薤白白酒汤的适应证

【答案】C

第三节　降气

1.旋覆代赭汤中用量最重的药物是

A.旋覆花

B.代赭石

C.人参

D.半夏

E.生姜

【答案】E

【解析】旋覆代赭汤的配伍意义:旋覆花、代赭石用量比例为3:1;生姜用量最重为五两。

2.具有降逆化痰、益气和胃功用的方剂是

A.苏子降气汤

B.半夏泻心汤

C.旋覆代赭汤

D.二陈汤

E.定喘汤

【答案】C

3.下列各项中,不属于苏子降气汤组成药物的是

A.前胡、甘草

B.生姜、苏叶

C.杏仁、白前

D.半夏、厚朴

E.当归、肉桂

【答案】C

【解析】苏子降气汤的组成是紫苏子、半夏、川当归、炙甘草、前胡、厚朴、肉桂、生姜、枣子、苏叶。

4.旋覆花与代赭石在旋覆代赭汤中的比例是

A.7:1

B.1:5

C.1:3

D.3:1

E.5:1

【答案】D

第十四章　理血剂

第一节　概述

(略)

第二节 活血祛瘀

1.下列何药不是生化汤的组成药物
A.桃仁
B.川芎
C.桂枝
D.全当归
E.炙甘草
【答案】C
2.补阳还五汤中重用黄芪的意义是
A.补气升阳
B.补气生血
C.益气固表
D.补气行血
E.益气托毒外出
【答案】D
【解析】补阳还五汤的配伍意义:生黄芪大补脾胃之气以资化源,意在气旺则血行,瘀去则络通。
3.生化汤药物组成中用量最大的药物是
A.全当归
B.川芎
C.桃仁
D.炮姜
E.炙甘草
【答案】A
4.下列哪项是补阳还五汤主治证候的临床表现
A.小便不利
B.小便频数
C.大便秘结
D.大便溏薄
E.二便不利
【答案】B
5.具有缓消癥块功用的方剂是
A.复元活血汤
B.桃核承气汤
C.血府逐瘀汤
D.桂枝茯苓丸
E.失笑散
【答案】D
6.下列药物组成中,含有地龙的方剂是
A.血府逐瘀汤
B.补阳还五汤
C.桃核承气汤
D.温经汤
E.复元活血汤
【答案】B
7.温经汤的功用是
A.温经散寒,活血祛瘀
B.温经散寒,养血祛瘀
C.温经止痛,养血祛瘀
D.活血化瘀,缓消癥块
E.活血祛瘀,散结止痛
【答案】B
【解析】温经汤的功用是温经散寒,养血祛瘀。
8.组成药物中含有桂枝、吴茱萸的方剂是
A.生化汤
B.温经汤
C.血府逐瘀汤
D.复元活血汤
E.补阳还五汤
【答案】B
(9~10题共用备选答案)
A.冲任虚寒,瘀血阻滞证
B.痰阻胞宫证
C.产后血虚寒凝,瘀血阻滞证
D.气滞血瘀证

E.寒凝气滞、脉络痹阻证

9.温经汤的主治证候是

【答案】A

10.生化汤的主治证候是

【答案】C

(11~12题共用备选答案)

A.川芎、赤芍、当归、桃仁、红花、柴胡

B.川芎、赤芍、当归、桃仁、红花、黄芪

C.川芎、赤芍、当归、桃仁、红花、穿山甲

D.川芎、赤芍、当归、桃仁、红花、瓜蒌根

E.川芎、赤芍、当归、桃仁、红花、大黄

11.血府逐瘀汤的组成中含有的药物是

【答案】A

12.补阳还五汤的组成中含有的药物是

【答案】B

(13~14题共用备选答案)

A.温经汤

B.血府逐瘀汤

C.复元活血汤

D.补阳还五汤

E.桃核承气汤

13.主治胸中瘀血证的方剂是

【答案】B

14.主治下焦蓄血证的方剂是

【答案】E

第三节 止血

1.咳血方主治证候的病机是

A.肝火犯肺,灼伤肺络

B.脾阳不足,统血失常

C.阴虚火旺,损伤肺络

D.血热妄行,损伤肺络

E.心脾两虚,气不摄血

【答案】A

2.咳血方与小蓟饮子中均含有的药物是

A.山栀子

B.青黛

C.甘草

D.生地黄

E.滑石

【答案】A

3.黄土汤的组成药物中含有

A.熟地黄、人参、干姜、附子

B.生地黄、当归、炮姜、附子

C.熟附子、干姜、黄芪、人参

D.干地黄、阿胶、附子、黄芩

E.熟地黄、芍药、附子、干姜

【答案】D

【解析】黄土汤的组成是甘草、干地黄、白术、炮附子、阿胶、黄芩、灶心黄土。

4.黄土汤的功用是

A.温阳健脾,补气摄血

B.补气养血,收涩止血

C.温阳健脾,益气止血

D.温阳健脾,养血止血

E.温中祛寒,补气健脾

【答案】D

5.患者咳嗽痰稠带血,咯吐不爽,心烦易怒,胸胁作痛,颊赤,便秘,舌红苔黄,脉弦数。治疗应首选的方剂是

A.十灰散

B.泻白散

C.咳血方

D.贝母瓜蒌散

E.百合固金汤

【答案】C

第十五章　治风剂

第一节　概述

（略）

第二节　疏散外风

1.川芎茶调散中偏于治太阳经头痛的药物是

A.防风
B.细辛
C.白芷
D.川芎
E.羌活

【答案】E

2.川芎茶调散的组成药物中含有

A.独活
B.羌活
C.苍术
D.当归
E.蝉蜕

【答案】B

【解析】川芎茶调散的组成是川芎、荆芥、白芷、羌活、炙甘草、细辛、防风、薄荷叶、清茶。

3.消风散的君药是

A.荆芥、防风、蝉蜕、牛蒡子
B.当归、胡麻仁、生地黄
C.石膏、知母、苍术
D.苦参、苍术、木通
E.荆芥、防风、苦参、苍术

【答案】A

【解析】消风散主治风疹、湿疹。方中荆芥、防风、蝉蜕、牛蒡子，疏风散邪，疏风止痒，使风邪从肌肤外透，共为君药。

4.牵正散的药物组成是

A.荆芥、防风、附子
B.全蝎、蜈蚣、地龙
C.蜈蚣、天麻、地龙
D.蝉蜕、苍术、牛蒡子
E.白附子、白僵蚕、全蝎

【答案】E

5.具有祛风除湿、化痰通络、活血止痛功用的方剂是

A.小活络丹
B.独活寄生汤
C.大秦艽汤
D.牵正散
E.川芎茶调散

【答案】A

6.患者皮肤疹出色红，遍身斑点，全身瘙痒，抓破后渗出津水，舌苔微黄，脉浮数。治疗应首选的方剂是

A.清营汤
B.犀角地黄汤
C.防风通圣散
D.甘露消毒丹
E.消风散

【答案】E

7.患者头痛，时有偏头痛，时有巅顶作痛，目眩鼻塞，微恶风发热，舌苔薄白，脉浮。治疗宜首选的方剂是

A.桂枝汤
B.麻黄汤
C.天麻钩藤饮

D.九味羌活汤
E.川芎茶调散
【答案】E

第三节 平息内风

1.羚角钩藤汤的组成药物中不包括
A.霜桑叶
B.淡竹茹
C.茯神木
D.石决明
E.滁菊花
【答案】D
【解析】羚角钩藤汤的组成是羚角片、霜桑叶、京川贝、鲜生地、双钩藤、滁菊花、茯神木、生白芍、生甘草、竹茹。

2.具有凉肝息风、增液舒筋作用的方剂是
A.镇肝息风汤
B.天麻钩藤饮
C.龙胆泻肝汤
D.补阳还五汤
E.羚角钩膝汤
【答案】E

3.天麻钩藤饮的组成药物中含有
A.生龙骨
B.生牡蛎
C.川牛膝
D.生龟板
E.怀牛膝
【答案】C
【解析】天麻钩藤饮的组成是天麻、钩藤、石决明、山栀、黄芩、川牛膝、杜仲、益母草、桑寄生、夜交藤、朱茯神。

4.镇肝息风汤的君药是
A.怀牛膝
B.生赭石
C.生龟板
D.生牡蛎
E.白芍
【答案】A

5.患者,男,47岁。头痛眩晕,失眠多梦,口苦面红,舌红苔微黄,脉弦数。治宜选用
A.羚角钩藤汤
B.龙胆泻肝汤
C.镇肝息风汤
D.天麻钩藤饮
E.朱砂安神丸
【答案】D

6.症见头目眩晕,目胀耳鸣,脑部热痛,面色如醉,心中烦热,肢体渐觉不利,口眼㖞斜,脉弦长有力。治疗宜首选的方剂是
A.镇肝息风汤
B.天麻钩藤饮
C.补阳还五汤
D.牵正散
E.龙胆泻肝汤
【答案】A

第十六章 治燥剂

第一节 概述

(略)

第二节　轻宣外燥

1.清燥救肺汤原方配伍用量最大的药物是

A.石膏

B.麦冬

C.人参

D.阿胶

E.桑叶

【答案】E

【解析】本方所治乃温燥伤肺之重证。方中重用桑叶为君药，桑叶质轻性寒，轻宣肺燥，透邪外出。

2.杏苏散的主治证候中有

A.痰少而黏

B.咳嗽痰稀

C.气逆而喘

D.咳嗽声嘶

E.痰中带血

【答案】B

3.患者身热头痛，干咳无痰，气逆而喘，鼻燥咽干，心烦口渴，舌干少苔，脉虚大而数。治疗应首选的方剂是

A.杏苏散

B.清燥救肺汤

C.百合固金汤

D.桑杏汤

E.麦门冬汤

【答案】B

4.百合固金汤的主治病证是

A.肝肾两虚，虚火上炎证

B.肺肾阴虚，虚火上炎证

C.心肾阴虚，虚火上炎证

D.肺胃阴虚，虚火上炎证

E.心肺阴虚，虚火上炎证

【答案】B

【解析】百合固金汤的主治证候：肺肾阴亏，虚火上炎证。咳嗽气喘，痰中带血，咽喉燥痛，头晕目眩，午后潮热，舌红少苔，脉细数。

5.功能清肺润燥、益气养阴的方剂是

A.桑杏汤

B.杏苏散

C.养阴清肺汤

D.百合固金汤

E.清燥救肺汤

【答案】E

第三节　滋阴润燥

1.麦门冬汤中配伍粳米、大枣、甘草的意义有

A.佐金平木

B.培土生金

C.扶土抑木

D.滋水涵木

E.益火补土

【答案】B

2.与玉液汤主治症状不符的是

A.口渴欲饮

B.小便短少

C.饮不解渴

D.气短神疲

E.脉细无力

【答案】B

3.患者症见温热病，咽干口渴，大便秘结，下后二三日，又复便秘，脉沉无力。治疗应首选的方剂是

A.济川煎

B.增液汤

C.麻子仁丸
D.调胃承气汤
E.增液承气汤
【答案】B

第十七章 祛湿剂

第一节 概述

（略）

第二节 燥湿和胃

1.平胃散的功用是
A.燥湿运脾，和中益气
B.燥湿运脾，行气和胃
C.行气化湿，和胃止呕
D.化湿和胃，理气健脾
E.解表化湿，理气和中
【答案】B
2.下列除哪项外均是平胃散的组成药物
A.苍术、厚朴
B.陈皮、甘草
C.苍术、陈皮
D.甘草、茯苓
E.甘草、厚朴
【答案】D
3.藿香正气散主治证的病机是
A.外感风寒，内伤湿滞
B.脾虚食停，生湿化热
C.脾虚停湿，郁而化热
D.外感风寒，内有痰饮
E.外感暑热，内有郁滞
【答案】A

第三节 清热祛湿

1.下列哪项不是八正散的主治证候
A.脉弦细而濡
B.尿频尿急
C.溺时涩痛，淋沥不畅
D.口燥咽干
E.小腹急满
【答案】A
【解析】八正散的主治证候：湿热淋证。尿频尿急，溺时涩痛，淋沥不畅，尿色混赤，甚则癃闭不通，小腹急满，口燥咽干，舌苔黄腻，脉滑数。
2.三仁汤中的“三仁”指的药物是
A.杏仁、桃仁、郁李仁
B.火麻仁、杏仁、桃仁
C.杏仁、豆蔻仁、薏苡仁
D.桃仁、冬瓜仁、薏苡仁
E.松子仁、柏子仁、胡麻仁
【答案】C
3.茵陈蒿汤的组成药物是
A.栀子、茵陈、黄柏
B.茵陈、炮姜、附子
C.茵陈、滑石、黄芩
D.茵陈、麦芽、川楝子
E.栀子、茵陈、大黄
【答案】E

第四节　利水渗湿

1.猪苓汤与五苓散二方的组成药物中均含有

A.白术、茯苓

B.泽泻、猪苓

C.滑石、甘草

D.茯苓、桂枝

E.滑石、阿胶

【答案】B

【解析】猪苓汤的组成是猪苓、茯苓、泽泻、阿胶、滑石。五苓散的组成是猪苓、泽泻、白术、茯苓、桂枝。

2.组成药物中不含有甘草的方剂是

A.蒿芩清胆汤

B.小蓟饮子

C.猪苓汤

D.平胃散

E.八正散

【答案】C

(3~4 题共用备选答案)

A.猪苓汤

B.五苓散

C.防己黄芪汤

D.实脾散

E.真武汤

3.患者小便涩痛,时尿中带血,发热,口渴欲饮,心烦不寐。治疗应首选的方剂是

【答案】A

4.患者头痛微热,烦渴欲饮,水入即吐,小便不利,舌苔白,脉浮。治疗应首选的方剂是

【答案】B

第五节　温化寒湿

1.实脾散与真武汤共有的药物是

A.附子、干姜、茯苓、白术

B.附子、干姜、茯苓、甘草

C.附子、生姜、白芍、白术

D.附子、木姜、茯苓、甘草

E.附子、生姜、茯苓、白术

【答案】E

2.实脾散的功用是

A.温阳化饮,健脾利水

B.益气祛风,健脾利水

C.利水渗湿,温阳化气

D.利水渗湿,养阴清热

E.温阳健脾,行气利水

【答案】E

【解析】实脾散温阳健脾,行气利水。主治脾肾阳虚,水气内停之阴水。

3.患者症见面浮肢肿,小便不利,四肢沉重疼痛,腰以下为甚,畏寒肢冷,腹痛,下利,舌淡胖,苔白滑,脉沉细。治疗应首选的方剂是

A.猪苓汤

B.真武汤

C.实脾散

D.防己黄芪汤

E.五苓散

【答案】B

4.患者,男,25 岁。心悸反复发作 2 年余,现见胸胁支满,目眩心悸,短气而咳,舌苔白滑,脉弦滑。治疗应首选的方剂是

A.五苓散

B.炙甘草汤

C.防己黄芪汤

D.苓桂术甘汤

E.三仁汤

【答案】D

第六节　祛湿化浊

白术与苍术并用的方剂是

A.健脾丸

B.完带汤

C.参苓白术散

D.藿香正气散

E.九味羌活汤

【答案】B

第七节　祛风胜湿

1.具有祛风湿，止痹痛，益肝肾，补气血功用的方剂是

A.九味羌活汤

B.独活寄生汤

C.羌活胜湿汤

D.肾气丸

E.真武汤

【答案】B

【解析】九味羌活汤的功用是发汗祛湿，兼清里热；独活寄生汤的功用是祛风湿，止痹痛，益肝肾，补气血；羌活胜湿汤的功用是祛风，胜湿，止痛；肾气丸的功用是补肾助阳，化生肾气。真武汤的功用温阳利水。

2.独活寄生汤的组成中不含有下列哪组药物

A.独活、杜仲

B.牛膝、细辛

C.茯苓、肉桂

D.白术、羌活

E.当归、芍药

【答案】D

【解析】独活寄生汤的组成药物：独活、桑寄生、防风、细辛、秦艽、川芎、杜仲、牛膝、肉桂心、人参、茯苓、甘草、当归、芍药、干地黄。

3.羌活胜湿汤的组成药物中不包括

A.川芎

B.防风

C.白芷

D.藁本

E.蔓荆子

【答案】C

4.患者肩背痛不可回顾，头痛身重，腰脊疼痛，舌苔白，脉浮。治疗应选用的方剂是

A.独活寄生汤

B.当归拈痛汤

C.小活络丹

D.羌活胜湿汤

E.九味羌活汤

【答案】D

第十八章　祛痰剂

第一节　概述

（略）

第二节 燥湿化痰

1.温胆汤组成中含有的药物是
A.瓜蒌、杏仁
B.贝母、瓜蒌
C.枳实、竹茹
D.白术、天麻
E.干姜、细辛
【答案】C

2.二陈汤原方注明煎煮时加乌梅一个，其用意是
A.收敛肺气，以助排痰之力
B.生津润燥，以防燥散伤正
C.收敛肺气，以防燥散伤正
D.润肺止咳，以增止咳之效
E.敛肺涩肠，以防肺气下泄
【答案】C
【解析】少佐乌梅收敛肺气，与半夏、橘红相伍，散中兼收，防其燥散伤正。

3.温胆汤主治证候的病机是
A.火热犯肺，灼津为痰
B.邪热内陷，痰热结胸
C.脾湿生痰，风痰上扰
D.脾失健运，湿聚成痰
E.胆胃不和，痰热内扰
【答案】E

4.二陈汤的功用是
A.燥湿化痰，理气和中
B.理气化痰，清胆和胃
C.化痰息风，健脾祛湿
D.清热化痰，宽胸散结
E.温肺化痰，降气消食
【答案】A
【解析】二陈汤的功用是燥湿化痰，理气和中；温胆汤的功用是理气化痰，和胃利胆；清气化痰丸的功用是清热化痰，理气止咳；贝母瓜蒌散的功用是润肺清热，理气化痰；三子养亲汤的功用是温肺化痰，降气消食。

第三节 清热化痰

清气化痰丸的功用是
A.清热化痰，宽胸散结
B.清热化痰，理气止咳
C.和解少阳，清热化痰
D.理气化痰，清胆和胃
E.润肺清热，理气化痰
【答案】B

第四节 润燥化痰

1.贝母瓜蒌散的组成药物中不包括
A.天花粉
B.胆南星
C.茯苓
D.橘红
E.桔梗
【答案】B

2.患者咳嗽，痰稠而黏，咯痰不爽，咽喉干燥，苔白而干。治疗应首选的方剂是
A.止嗽散
B.杏苏散
C.二陈汤
D.贝母瓜蒌散
E.麦门冬汤
【答案】D
【解析】贝母瓜蒌散的主治证候：燥痰咳

嗽。咳嗽呛急，咯痰不爽，涩而难出，咽喉干燥哽痛，苔白而干。

3.贝母瓜蒌散的功用是

A.化痰息风，健脾祛湿

B.清肺化痰，逐瘀排脓

C.理气化痰，清胆和胃

D.清热化痰，平肝息风

E.润肺清热，理气化痰

【答案】E

4.贝母瓜蒌散中配伍天花粉的主要用意是

A.清热生津润燥

B.散结消瘀续伤

C.涤痰散结宽胸

D.清热生津止渴

E.清热化痰止咳

【答案】A

第五节 温化寒痰

1.苓甘五味姜辛汤的功用是

A.化痰息风

B.温肺化饮

C.利水消痰

D.燥湿化痰

E.温肺止咳

【答案】B

2.苓甘五味姜辛汤组成中含有的姜是

A.生姜

B.炮姜

C.干姜

D.高良姜

E.烧生姜

【答案】C

3.三子养亲汤主治

A.痰壅气逆食滞证

B.热痰咳嗽证

C.燥痰咳嗽证

D.风痰上扰证

E.湿热食滞证

【答案】A

第六节 化痰息风

1.应用半夏白术天麻汤的辨证要点是

A.眩晕耳鸣，舌苔白滑，脉弦滑

B.咳嗽痰多，食少胸痞，舌苔白腻，脉滑

C.眩晕头痛，舌苔白腻，脉弦滑

D.心烦不寐，苔白腻，脉弦滑

E.癫狂惊悸，大便干燥，苔黄厚腻，脉滑数

【答案】C

【解析】半夏白术天麻汤化痰息风，健脾祛湿。主治风痰上扰证，临床以眩晕头痛，胸膈痞闷，恶心呕吐，舌苔白腻，脉弦滑等为辨证要点。

2.半夏白术天麻汤中的君药是

A.半夏、白术

B.天麻、茯苓

C.白术、天麻

D.半夏、天麻

E.橘红、半夏

【答案】D

第十九章 消食剂

第一节 概述

（略）

第二节 消食化滞

1.保和丸中不含有的药物是
A.山楂
B.麦芽
C.神曲
D.莱菔子
E.连翘
【答案】B

2.保和丸不宜用于
A.饮食停滞的胃脘痛
B.饮食停滞的泄泻
C.饮食停滞的恶心呕吐
D.脾虚食滞的脘痞不食
E.饮食不节的嗳腐厌食
【答案】D

3.患者脘腹痞满胀痛，嗳腐吞酸，泄泻，舌苔厚腻，脉沉实。治疗应选用的方剂是
A.枳实导滞丸
B.保和丸
C.四君子汤
D.参苓白术散
E.健脾丸
【答案】B

第三节 健脾消食

1.下列各项中，除哪项外均是健脾丸的组成药物
A.白术、木香
B.黄连、甘草
C.神曲、陈皮
D.半夏、黄芪
E.人参、白茯苓
【答案】D

2.患者脾胃虚弱，饮食内停，食少难消，脘腹痞闷，大便溏薄，舌苔腻微黄，脉虚弱。治疗应首选的方剂是
A.枳实导滞丸
B.健脾丸
C.保和丸
D.四君子汤
E.参苓白术散
【答案】B
【解析】健脾丸的主治证候：脾虚食积证。食少难消，脘腹痞闷，大便溏薄，倦怠乏力，苔腻微黄，脉虚弱。

第二十章 驱虫剂

1.乌梅丸中不具有的药物是
A.蜀椒、细辛
B.黄连、黄柏
C.炮姜、肉桂
D.当归、人参
E.炮附子

【答案】C

【解析】乌梅丸中的组成是乌梅、蜀椒、细辛、黄连、黄柏、炮附子、干姜、桂枝、当归、人参、蜜

2.寒热错杂所致的久泻久痢,宜选用

A.芍药汤

B.葛根芩连汤

C.真人养脏汤

D.乌梅丸

E.四神丸

【答案】D

【解析】芍药汤主治湿热壅滞肠道之湿热痢疾;真人养脏汤主治久泻久痢,脾肾虚寒证;葛根芩连汤主治表证未解,邪热入里;四神丸主治脾肾阳之肾泻;乌梅丸主治寒热错杂所致的久泻久利。

第二十一章　治痈疡剂

第一节　概述

(略)

第二节　散结消痈

1.大黄牡丹汤组成的药物中除大黄、牡丹皮外,还具有的药物是

A.连翘、贝母、炙甘草

B.桃仁、芒硝、冬瓜子

C.桃仁、红花、苦杏仁

D.赤芍、连翘、金银花

E.连翘、甘草、金银花

【答案】B

2.下列不属于仙方活命饮组成的药物是

A.当归、防风、天花粉

B.甘草、白芷、穿山甲

C.贝母、乳香、没药

D.连翘、荆芥、木香

E.防风、甘草、皂角刺

【答案】D

3.仙方活命饮的功用是

A.消肿溃坚,活血止痛

B.清热解毒,消肿排脓

C.泻热破瘀,散结消肿

D.清热化痰,逐瘀排脓

E.清热解毒,凉血止痢

【答案】A

4.大黄牡丹汤的功用是

A.消肿溃坚,活血止痛

B.清热解毒,消肿排脓

C.泻热破瘀,散结消肿

D.泻热破瘀,消肿排脓

E.清热解毒,凉血止痢

【答案】C

5.大黄在大黄牡丹汤中的配伍意义是

A.清热泻火,导热下行

B.清泻瘀热,分利二便

C.荡涤肠胃,泄热泻结

D.泻热逐瘀,涤荡湿热

E.通肠泄热,以下代清

【答案】D

【解析】方中以苦寒攻下之大黄为君,泻热逐瘀,涤荡肠中湿热瘀毒。

6.仙方活命饮的主治为

A.气分热盛证

B.热入营分证

C.三焦火毒证

D.热入血分证

E.阳证痈疡肿毒初起

【答案】E

【解析】仙方活命饮的主治证候：阳证痈疡肿毒初起。红肿焮痛，或身热凛寒，苔薄白或黄，脉数有力。

7.下列哪个方中的药物组成含有白芷

A.黄连解毒汤

B.普济消毒饮

C.仙方活命饮

D.凉膈散

E.龙胆泻肝汤

【答案】C

第五篇

中西医结合内科学

第一章　呼吸系统疾病

第一节　急性上呼吸道感染

1.急性上呼吸道感染不包括下列哪种疾病

A.普通感冒

B.急性咽结膜炎

C.急性病毒性咽炎

D.急性支气管炎

E.急性咽-扁桃体炎

【答案】D

2.急性上呼吸道感染说法错误的是

A.白细胞计数一般正常或偏高，分类淋巴细胞比例相对降低

B.病毒分离有助于确诊

C.免疫荧光技术检测，阳性者有助于早期诊断

D.血清学检查有助于早期诊断

E.伴有细菌感染时，可见白细胞计数增高

【答案】A

【解析】急性上呼吸道感染70～80%由病毒感染，少数为细菌所致。故淋巴细胞升高。

3.患者男，34岁。近两日身热畏风恶寒，汗出不畅，头胀痛，鼻塞，流浊涕，咳嗽，痰黏黄稠，咽喉肿痛，舌苔微黄，边尖红，脉浮数，治法应

A.辛温解表

B.辛凉解表

C.清暑化湿解表

D.止咳化痰

E.润肺止咳

【答案】B

（4～6题共用题干）

患者，女，21岁。2日前因受凉后出现咽干、口渴、头胀痛，伴鼻塞、流浊涕、流泪。查体：体温38.5℃，鼻黏膜轻度充血水肿，咽部轻度充血，余未查及异常。舌淡红，苔薄白。脉浮数。血常规：白细胞$10.9 \times 10^9/L$，中性粒细胞0.65，淋巴细胞0.30。

4.应首先考虑的疾病诊断是

A.支原体肺炎

B.普通感冒

C.急性鼻窦炎

D.急性支气管炎

E.急性扁桃体炎

【答案】B

【解析】咽干、口渴、头胀痛，伴鼻塞、流浊涕、流泪等症状，余未见异常，故排除下呼吸

道感染。A、D都可以排除;C选项为急性鼻窦炎,该患者未见腥臭脓涕等表现;E选项该患者未见扁桃体肿大,故排除。

5.治疗应选用的中医治法是

A.清热解毒

B.辛温解表

C.清暑祛湿解表

D.辛凉解表

E.清热利咽

【答案】D

【解析】咽干、口渴、脉浮数为表热证,故治法应采用辛凉解表。

6.治疗应首选的中医方剂是

A.桑白皮汤

B.银翘散

C.三拗汤合止嗽散

D.麻杏石甘汤

E.新加香薷饮

【答案】B

【解析】辨证为风热犯表证,选方为银翘散。

第二节　急性支气管炎

1.患者,女,67岁。咳嗽、声重气急,咽痒,痰稀色白,骨节酸痛,恶寒,舌苔薄白,脉浮紧,其治法应为

A.疏风散寒,宣肺止咳

B.疏风清热,宣肺止咳

C.疏风清肺,润燥止咳

D.轻宣凉燥,润肺止咳

E.清热宣肺,化痰定喘

【答案】A

2.患者,女,46岁。近日咳嗽,咳声粗亢,痰黄稠,头痛,喉燥咽干,微恶风寒,舌苔薄黄,脉浮数,治疗应首选方剂是

A.止咳散

B.银翘散

C.桑菊饮

D.桑杏汤

E.新加香薷饮

【答案】C

3.患者,男,18岁。咳嗽,咳声嘶哑,痰少难咳出,鼻咽干燥,恶风,发热,头痛,苔薄白而干,脉浮紧,该疾病证型为

A.凉燥伤肺证

B.风热犯肺证

C.风寒阻肺证

D.湿热蕴肺证

E.燥热伤肺证

【答案】A

4.患者,男,26岁。近日干咳少痰,鼻咽干燥,恶寒,发热,无汗,头痛,苔薄白而干,脉浮紧,治疗应首选方剂是

A.桑杏汤

B.桑菊饮

C.银翘散

D.杏苏散

E.三拗汤

【答案】D

第三节　慢性支气管炎

1.以下不属于慢性支气管炎病因的是

A.吸烟

B.感染

C.职业粉尘和化学物质接触

D.空气污染

E.过敏反应

【答案】E

2.以下不属于慢性支气管炎中医病因病

机的是

A.外邪侵袭

B.肝气不舒

C.肺脏虚弱

D.脾虚生痰

E.肾气虚衰

【答案】B

3.慢性支气管炎最常见的并发症是

A.肺心病

B.支气管扩张症

C.支气管肺炎

D.阻塞性肺气肿

E.支气管哮喘

【答案】D

4.患者,女,34岁。症见咳嗽气粗,痰黄黏稠难出,胸痛烦闷,涕黄,身热汗出,口渴,便秘,尿黄,舌苔薄黄,脉滑数,治疗应首选方剂是

A.桑菊饮

B.三拗汤合止嗽散

C.二陈汤合三子养亲汤

D.清金化痰汤

E.小青龙汤

【答案】A

5.李某,男,36岁。咳嗽,咳声重浊,痰多色白而黏,纳呆恶呕,口黏不渴,舌苔白腻,脉滑,治宜

A.清热化痰,宣肺止咳

B.宣肺散寒,化痰止咳

C.清热解表,止咳平喘

D.补肺益气,化痰止咳

E.燥湿化痰,降气止咳

【答案】E

6.患者,女,27岁。咳嗽,喘息气促,胸中烦闷胀痛,痰多色黄黏稠,痰中带血,面红咽干,尿赤,便秘,苔黄腻,脉滑数,治疗应首先方剂是

A.二陈汤合三子养亲汤

B.清金化痰汤

C.新加香薷饮

D.小青龙汤

E.麻杏石甘汤

【答案】B

7.患者,男,56岁。受凉后咳嗽,现喘逆不得卧,咳吐清稀白沫痰,遇寒加重,甚至面浮肢肿,恶寒肢冷,舌苔白滑,脉浮紧,肢冷应首选方剂是

A.清金化痰汤

B.荆防败毒散

C.真武汤

D.小青龙汤

E.麻杏石甘汤

【答案】D

8.赵某,女,78岁。咳嗽气短,动则尤甚,痰黏量少难咯,口咽干燥,潮热盗汗,面赤心烦,手足心热,腰酸耳鸣,舌红,苔薄黄,脉细数,治疗应首选方剂是

A.益胃汤

B.补肺汤合补中益气汤

C.沙参麦冬汤合六味地黄丸

D.补肺汤

E.一贯煎

【答案】C

第四节　慢性阻塞性肺疾病

1.慢性阻塞性肺疾病的标志性症状是

A.慢性咳嗽

B.咳痰

C.气短或呼吸困难

D.喘息

E.食欲减退

【答案】C

【解析】COPD 的临床症状:①慢性咳嗽。②咳痰。③气短或呼吸困难。早期在劳力时出现,后逐渐加重,以致在日常活动甚至休息时也感到气短,是 COPD 的标志性症状。

2.在慢性阻塞性肺疾病的诊断过程中,FEV_1/FVC 在什么范围存在气流受限就可以诊断为 COPD

A.>30%

B.<50%

C.<60%

D.<70%

E.>70%

【答案】D

3.COPD 的疾病特征是

A.可以预防

B.可以治疗

C.呈进行性发展

D.伴有气道慢性炎症

E.持续存在的气流受限

【答案】E

4.慢性阻塞性肺疾病的体征,下列哪一项是错误的

A.桶状胸

B.语音震颤加强

C.心浊音界缩小

D.呼吸音减弱,呼气延长

E.肝浊音界下降

【答案】B

5.在慢性阻塞性肺疾病的治疗药物中,对重度和极重度患者可应用的药物是

A.糖皮质激素

B.$β_2$受体激动剂

C.肾上腺皮质激素

D.抗生素

E.祛痰药

【答案】A

【解析】糖皮质激素:对重度和极重度患者(Ⅲ级和Ⅳ级)、反复加重的慢性阻塞性肺疾病患者,有研究显示,长期吸入糖皮质激素与长效 $β_2$肾上腺素受体激动剂联合制剂,可增加运动耐量、减少急性加重发作频率、提高生活质量,甚至有些患者的肺功能得到改善。

6.下列关于慢性阻塞性肺疾病急性加重期的治疗,错误的是

A.应用支气管扩张剂

B.对于重度及极重度患者可应用糖皮质激素

C.高流量吸氧

D.根据病原菌类型及药物敏感情况选用抗生素

E.根据病情严重程度决定门诊或住院治疗

【答案】C

【解析】急性加重期慢性阻塞性肺疾病的治疗应该持续低流量吸氧。

7.患者,女,65 岁。慢性咳嗽咳痰 10 余年,咳痰稀白量多呈泡沫状,胸部膨满,口干不欲饮,面色青暗,周身酸楚,头痛,恶寒,无汗,舌体胖大,舌质暗淡,苔白滑,脉浮紧。治疗可选用的方剂是

A.桑白皮汤

B.二陈汤合三子养亲汤

C.小青龙汤

D.生脉散和六君子汤

E.真武汤

【答案】C

8.患者,男,68 岁。慢性咳嗽气短 10 余年,呼吸困难,咳逆喘促,喘咳不能平卧,咳痰清稀,胸满气憋,面浮,下肢肿,一身悉肿,腹部胀满有水,尿少,脘痞,纳差,心悸,怕冷,面唇青紫,舌胖质暗,苔白滑,脉沉细滑。治疗可选用的方剂是

A.小青龙汤

B.补虚汤合参蛤散

C.桑白皮汤

D.生脉散合六君子汤

E.真武汤合五苓散

【答案】E

（9~10题共用备选答案）

A.小青龙汤

B.二陈汤合三子养亲汤

C.桑白皮汤

D.生脉散合六君子汤

E.真武汤合五苓散

9.慢性阻塞性肺疾病之外寒里饮证，治疗应首选的方剂是

【答案】A

10.慢性阻塞性肺疾病之痰热郁肺证，治疗应首选的方剂是

【答案】C

第五节　支气管哮喘

1.支气管哮喘发作时X线表现为

A.肺纹理增多

B.可见两肺透光度增加

C.患侧透亮度增强，肺纹理消失

D.左心大，肺淤血征

E.肺纹理增多及炎症浸润影

【答案】B

2.支气管哮喘发病的"夙根"是下列哪一项

A.风

B.痰

C.气

D.虚

E.瘀

【答案】B

【解析】其病性属本虚标实，病理因素以痰为主。痰主要由于肺不布津，脾失转输，肝不散精，肾失蒸腾气化，以致津液凝聚成痰，伏藏于肺，成为发病的"夙根"，遇各种诱因而引发。

3.支气管哮喘的本质是下列哪一项

A.一种自身免疫性疾病

B.气道慢性炎症

C.支气管平滑肌可逆性痉挛

D.支气管平滑肌内 β_2 受体功能低下

E.肥大细胞膜上M胆碱能受体功能亢进

【答案】B

4.下列哪项不属于支气管哮喘发作的临床表现

A.强迫端坐位

B.出现严重呼气性呼吸困难

C.呼吸活动度增大，呈吸气位

D.在夜间及凌晨发作和加重

E.广泛哮鸣音

【答案】C

5.支气管哮喘发作时的特征性表现是

A.端坐呼吸

B.非发作性呼吸困难

C.发作性伴有哮鸣音的吸气性呼吸困难

D.发作性伴有哮鸣音的呼气性呼吸困难

E.混合性呼吸困难

【答案】D

6.下列哪项不属于支气管哮喘的诊断标准

A.反复发作喘息

B.发作时可闻及以呼气样为主的哮鸣音

C.症状可缓解

D.残气量增加

E.支气管舒张试验呈阳性

【答案】D

7.支气管哮喘与心源性哮喘一时难以鉴别时，应当选用的药物是

A.呋塞米

B.吗啡

C.哌替啶

D.氨茶碱

E.肾上腺素

【答案】D

8.哮喘发作时,对缓解支气管痉挛作用最快的药物是

A.茶碱

B.$β_2$ 受体激动剂

C.色苷酸钠

D.异丙托溴铵

E.糖皮质激素

【答案】B

9.重度哮喘时,除吸氧外还应采取哪些措施

A.应用糖皮质激素、支气管扩张剂,维持水电解质平衡,控制感染

B.尽快找到过敏原,去除诱因,或进行脱敏疗法

C.大剂量抗生素及脱敏疗法

D.应用支气管舒张剂,色甘酸钠

E.吸入 $β_2$受体激动剂,应用茶碱控释片,吸入糖皮质激素

【答案】A

10.治疗支气管哮喘发作期的寒哮证,应首选的方剂是

A.定喘汤

B.玉屏风散

C.射干麻黄汤

D.小青龙汤

E.参苏饮

【答案】C

11.下列各项中,关于重度支气管哮喘急性发作的治疗错误的是

A.氧疗

B.速效 $β_2$受体激动剂

C.使用大剂量抗生素

D.茶碱的使用

E.尽早使用全身激素

【答案】C

【解析】重度支气管哮喘急性发作应以缓解症状为主,发作时伴有哮鸣音的呼气性呼吸困难,所以不宜使用抗生素。

12.支气管哮喘发作时的 X 线表现是

A.肺纹理增多

B.可见两肺透亮度增加

C.患侧透亮度增强,肺纹理消失

D.左心大,肺淤血征

E.肺叶实变,其中有空洞

【答案】B

【解析】胸部 X 线检查早期发作时可见两师透亮度增加,缓解期多无明显异常,反复发作或并发呼吸道感染,可见肺纹理增加及炎性浸润阴影,可并发肺不张、气胸或纵隔气肿。

13.患者,男,23 岁。春季旅游途中突感胸闷,呼吸困难,大汗。查体:口唇稍发绀,呼吸急促,听诊双肺布满干啰音,心律 96 次/分。既往有类似发作,有时休息后可缓解。应首先考虑的疾病是

A.过敏性休克

B.支气管哮喘

C.喘息性支气管炎

D.心源性哮喘

E.癔症

【答案】B

14.患者,女,27 岁。1 小时前打扫室内卫生时突然出现咳嗽、胸闷、呼吸困难,追问病史近 3 年来每年秋季常有类似发作。查体:两肺满布哮鸣音,心脏无异常。X 线胸片显示心肺无异常。应诊断的疾病为

A.慢性喘息型支气管炎

B.慢性阻塞性肺疾病(A 型)

C.慢性阻塞性肺疾病(B 型)

D.支气管哮喘

E.心源性哮喘

【答案】D

15.患者,男,55 岁。患支气管哮喘 20 年,冠心病 7 年。5 月 5 日游园时突感咽痒,胸闷憋气,很快出现呼吸困难而送至急诊。查体:端坐呼吸,口唇发绀,桶状胸,心率 106 次/分,肺动脉瓣第二心音大于主动脉瓣第一心音,双肺满布哮鸣音,舌暗红苔薄黄,脉弦滑。其诊断的证候是

A.实喘

B.虚喘

C.热哮

D.寒哮

E.以上均非

【答案】C

16.患者气粗息涌,喉中痰鸣如吼,胸高胁胀,呛咳阵阵,咳痰色黄黏稠,心烦,汗出,面赤,口渴喜饮,不恶寒,舌质红,舌苔黄腻,脉滑数。此哮证的治疗原则为

A.温肺散寒,化痰平喘

B.清热宣肺,化痰平喘

C.开郁降气平喘

D.补肾纳气平喘

E.补肺益气平喘

【答案】B

17.患者,男,24 岁。呼吸困难,咳嗽,汗出 1 小时而就诊。查体:端坐呼吸,呼吸急促,口唇微绀,心率 115 次/分,心律不齐,双肺满布哮鸣音。为迅速缓解症状,应立即采取的最佳治疗措施是

A.口服氨茶碱

B.肌注氨茶碱

C.喷吸沙丁胺醇

D.口服强的松

E.口服阿托品

【答案】C

(18~20 题共用题干)

患者,女,27 岁,发作性喘促 20 年,每于春季多发,喷吸沙丁胺醇后,症状可缓解,4 小时前因外出接触杨絮后出现眼部发痒、流泪和频发喷嚏,继而胸闷,呼吸急促,喉中有哮鸣音,吸入沙丁胺醇不能缓解,并伴烦躁汗出,口渴面赤。查体:三凹征,双肺广泛哮鸣音,呼气相延长,心率 100 次/分,律齐。舌红,苔黄腻,脉滑数。

18.应首先考虑的疾病诊断是

A.急性上呼吸道感染

B.慢性阻塞性肺病

C.慢性支气管炎

D.支气管肺炎

E.支气管哮喘

【答案】E

【解析】青年人有过敏史,接触过敏原而发作,服用沙丁胺醇可缓解,发作性喘憋,伴有哮鸣音的呼气性呼吸困难,考虑诊断为支气管哮喘。

19.对患者当前的处理中不恰当的是

A.重复吸入速效 $β_2$受体激动剂

B.口服泼尼松龙

C.氧疗

D.抗感染治疗

E.机械通气

【答案】D

【解析】支气管哮喘的治疗以缓解症状,解除支气管痉挛为主。

20.治疗应首选的方剂是

A.射干麻黄汤

B.定喘汤

C.桑白皮汤

D.苏子降气汤

E.小青龙汤

【答案】B

【解析】喉中哮鸣，并伴烦躁汗出，口渴面赤，辨证为热哮证，选方为定喘汤加减。

（21～22题共用备选答案）

A.射干麻黄汤

B.玉屏风散

C.六君子汤

D.定喘汤

E.金匮肾气丸

21.治疗支气管哮喘缓解期脾虚证，应首选的方剂是

【答案】C

22.治疗支气管哮喘缓解期肾虚证，应首选的方剂是

【答案】E

第六节　肺炎球菌肺炎

1.关于肺炎链球菌肺炎病理改变分期叙述不正确的是

A.充血期

B.红色肝变期

C.灰色肝变期

D.消散期

E.吸收期

【答案】E

2.肺炎链球菌肺炎出现肺实变时，呈下列哪项叩诊音

A.浊音

B.实音

C.过清音

D.清音

E.鼓音

【答案】A

【解析】肺炎链球菌肺炎的体征：肺实变时有叩诊呈浊音、听诊语颤增强和支气管呼吸音等典型体征。消散期可闻及湿啰音。

3.肺炎球菌肺炎典型的痰色是

A.砖红色

B.铜绿色

C.暗红色

D.咖啡色

E.铁锈色

【答案】E

4.治疗肺炎链球菌肺炎时，首选的抗生素是

A.庆大霉素

B.三代头孢菌素

C.青霉素

D.红霉素

E.四环素

【答案】C

5.肺炎感染性休克的治疗错误的是

A.控制感染

B.补充血容量

C.纠正碱中毒

D.应用血管活性药物

E.应用糖皮质激素

【答案】C

【解析】肺炎感染性休克的治疗措施包括：①控制感染。②补充血容量。③纠正酸中毒。④应用血管活性药物。⑤应用糖皮质激素。⑥纠正水、电解质和酸碱紊乱。

6.肺炎之邪犯肺卫证的治法是

A.疏风清热，宣肺止咳

B.清热化痰，宽胸止咳

C.清热解毒，化痰开窍

D.益气养阴，回阳固脱

E.益气养阴，润肺化痰

【答案】A

7.肺炎患者神昏谵语，舌謇肢厥。其证型是

A.邪热内闭

B.热闭心神

C.邪热伤阴

D.邪热伤阳

E.阴竭阳脱

【答案】B

8.患者,男,46 岁。酒后受凉,发热咳嗽 3 天,现壮热,汗出烦躁,咳嗽气急,胸满作痛,口干咽燥,舌苔黄腻,脉滑数。治疗应选用的方剂是

A.银翘散

B.麻杏石甘汤合《千金》苇茎汤

C.加味桔梗汤

D.桔梗杏仁煎

E.沙参清肺汤

【答案】B

9.患者,男,19 岁。因高热,胸痛,咯铁锈色痰入院,检查:急性热病病容,体温 40℃,脉搏 103 次/分,X 线胸片示左上肺大片状阴影,白细胞 19×10^9/L。治疗应首选的措施是

A.青霉素加麻杏石甘汤

B.输液加给氧

C.糖皮质激素

D.红霉素加庆大霉素

E.病毒唑加退热药

【答案】A

10.患者,女,25 岁。恶寒,高热,咳嗽,胸痛 1 天入院。检查:血压 110/70 mmHg,脉搏 101 次/分,X 线胸片示右上肺大片状阴影,呈肺段分布,白细胞 21×10^9/L。其诊断的疾病是

A.休克型肺炎

B.病毒性肺炎

C.支原体肺炎

D.肺炎链球菌肺炎

E.肺脓肿

【答案】D

11.患者,女,33 岁。患肺炎球菌肺炎已 1 周,现低热夜甚,干咳少痰,五心烦热,神疲纳差,舌红少苔,脉细数。其证型是

A.热陷心包

B.风热犯肺

C.痰热犯肺

D.正虚邪恋

E.阴虚火旺

【答案】D

【解析】肺炎之正虚邪恋证的证候:干咳少痰,咳嗽声低,气短神疲,身热,手足心热,自汗或盗汗,心胸烦闷,口渴欲饮或虚烦不眠,舌红,苔薄黄,脉细数。

12.患者,男,20 岁。因高热,胸痛,咳黄痰,气喘入院。查体:急性病容,体温 40 ℃,脉搏 104 次/分,舌红,苔黄,脉滑数,X 线胸片示左下肺大片片状阴影,血白细胞 19×10^9/L,中性粒细胞 80%,诊断为左下肺炎。其证型是

A.邪犯肺卫

B.正虚邪恋

C.痰热壅肺

D.热闭心神

E.阴竭阳脱

【答案】C

(13~14 题共用备选答案)

A.生脉散合四逆汤

B.犀角地黄汤

C.人参白虎汤

D.清营汤合菖蒲郁金汤

E.止嗽散

13.治疗肺炎之阴竭阳脱证,应首选的方剂是

【答案】A

14.治疗肺炎之热闭心神证,应首选的方剂是

【答案】D

第七节 原发性支气管肺癌

1.原发性肺癌最多见的癌症类型是

A.小细胞肺癌

B.鳞状上皮细胞癌

C.腺癌

D.大细胞癌

E.鳞腺癌

【答案】B

【解析】鳞状上皮细胞癌(简称鳞癌):为最常见的类型,多见于老年男性,多有吸烟史,以中央型肺癌多见。

2.与原发性支气管癌发病无关的因素有

A.吸烟

B.空气污染

C.职业危害

D.肺结核

E.急性上呼吸道感染

【答案】E

3.周围型原发性支气管肺癌中最多见的癌症是

A.鳞癌

B.腺癌

C.肺泡癌

D.小细胞癌

E.大细胞未分化癌

【答案】B

4.肺癌局部扩展引起的症状为

A.咳嗽

B.胸痛

C.咯血

D.锁骨上淋巴结肿大

E.体重减轻、恶病质

【答案】B

5.治疗原发性支气管肺癌之阴虚毒热型,应首选的方剂是

A.血府逐瘀汤

B.导痰汤

C.沙参麦冬汤合五味消毒饮

D.沙参麦冬汤

E.六味地黄丸

【答案】C

6.发现肺癌的最基本的检查是

A.胸部 X 线检查

B.痰脱落细胞学检查

C.放射性核素扫描检查

D.癌标志物检测

E.纤维支气管镜检查

【答案】A

7.诊断原发性支气管癌的重要方法是

A.病史及体征

B.胸部影像学检查

C.癌标志物检测及基因诊断

D.痰细胞学、组织病理学检查

E.放射性核素扫描检查

【答案】D

8.周围型肺小细胞肺癌的治疗应首选的治疗措施是

A.了解转移情况

B.手术治疗

C.化疗

D.放疗

E.免疫治疗

【答案】C

【解析】肺癌的化学药物治疗:小细胞肺癌对于化疗非常敏感,很多化疗药物可提高小细胞肺癌的缓解率。

9.治疗原发性支气管肺癌之气阴两虚证,应首选的方剂是

A.五味消毒饮

B.血府逐瘀汤

C.导痰汤

D.生脉散合沙参麦冬汤

E.十枣汤

【答案】D

10.患者,男,70岁。诊为肺癌,症见唇甲紫暗,咯痰不爽,胸痛气急,舌有瘀点,脉弦。其证型是

A.脾肺气虚

B.痰热搏结

C.气滞血瘀

D.痰湿内阻

E.肺气郁闭

【答案】C

11.患者,女,74岁。确诊支气管肺癌1个月,拒绝西医治疗,请中医诊治。症见:刺激性咳嗽,偶或痰中带血,甚则咯血不止,心烦,少寐,手足心热,盗汗,口渴,大便秘结,舌质红,苔薄黄,脉细数。治疗宜首选的方剂是

A.生脉饮

B.血府逐瘀汤

C.导痰汤

D.沙参麦冬汤合五味消毒饮

E.沙参麦冬汤

【答案】D

【解析】支气管肺癌阴虚毒热证的证候:咳嗽,无痰或少痰,或有痰中带血,甚则咯血不止,心烦,少寐,手足心热,或低热盗汗,或邪热炽盛,羁留不退,口渴,大便秘结,舌质红,苔薄黄,脉细数或数大。治宜养阴清热,解毒散结,方用沙参麦门冬汤合五味消毒饮。

第八节　慢性肺源性心脏病

1.慢性肺源性心脏病最常见的病因是

A.慢性支气管炎和阻塞性肺气肿

B.严重的胸廓畸形

C.神经-肌肉病变

D.晚期支气管哮喘

E.重症肺结核

【答案】A

2.关于慢性肺源性心脏病的中医病因病机论述不正确的是

A.病因有外邪侵袭,肺脾肾虚,痰瘀互结等

B.属本虚标实之证

C.外邪侵袭、热毒、痰浊、瘀血、水停为标

D.本虚为肺、脾虚损

E.急性发作期以邪实为主,缓解期以脏腑虚损为主

【答案】D

3.下列哪项不是肺心病的体征

A.颈静脉充盈

B.肺动脉区第二心音(P_2)亢进

C.剑突下示心脏搏动

D.下肢水肿

E.心浊音界向左下扩大

【答案】E

4.导致肺源性心脏病死亡的首要并发症是

A.肺性脑病

B.酸碱平衡失调及电解质紊乱

C.心律失常

D.休克

E.消化道出血

【答案】A

5.慢性肺心病最常见的心律失常是

A.房性早搏和室上性心动过速

B.心房纤颤

C.心房扑动

D.室性心动过速

E.室性早搏

【答案】A

【解析】慢性肺心病的并发症:心律失常

多表现为房性早搏及阵发性室上性心动过速，也可有心房扑动及心房颤动。

6.肺心病的诊断依据是

A.长期肺、支气管病史

B.肺动脉高压及右心室扩大征象

C.肺气肿体征

D.动脉血二氧化碳分压≥7.3 kPa

E.动脉血二氧化碳分压≤8.0 kPa

【答案】B

7.患者，男，55 岁。肺心病病史 8 年，前日酒后受凉，发热，咳喘大作，咯吐黄痰，舌暗苔黄腻，脉滑数。其证型是

A.痰浊阻肺

B.痰热郁肺

C.寒饮内停

D.痰蒙清窍

E.风热犯肺

【答案】B

8.患者，男，68 岁。肺心病多年，诊见：呼吸浅短难续，声低气怯，甚则张口抬肩，倚息不能平卧，咳嗽，痰白清稀如沫，胸闷，心慌形寒，汗出，舌淡，脉沉细微无力。治疗宜选用的方剂是

A.苏子降气汤

B.生脉散合血府逐瘀汤

C.补肺汤

D.涤痰汤

E.小青龙汤

【答案】C

【解析】肺源性心脏病缓解期之肺肾气虚证的证候：呼吸浅短难续，声低气怯，甚则张口抬肩，倚息不能平卧，咳嗽，痰白清稀如沫，胸闷，心慌形寒，汗出，舌淡或暗紫，脉沉细微无力，或有结代。方用补肺汤加减。

9.患者，女，55 岁。有 10 年肺胀病史。1 周前，劳累后出现面浮肿，呼吸喘促难续，心悸，胸脘痞闷，尿少，怕冷，纳呆，舌苔白滑，脉沉细。治疗应首选的方剂是

A.苏子降气汤加减

B.越婢加半夏汤加减

C.涤痰汤加减，另服安宫牛黄丸或至宝丹

D.真武汤合五苓散加减

E.生脉散合血府逐瘀汤加减

【答案】D

（10~11 题共用备选答案）

A.越婢加半夏汤

B.生脉散合血府逐瘀汤

C.真武汤

D.苏子降气汤

E.补肺汤

10.慢性肺心病，呼吸浅短，声低气怯，张口抬肩，倚息不能平卧，心慌，形寒，汗出，舌淡紫，脉沉细微无力。治疗首选的方剂是

【答案】E

11.慢性肺心病，咳嗽无力，气短难续，咳痰不爽，面色晦暗，心慌，唇甲发紫，神疲乏力，舌淡黯，脉沉细涩无力。治疗应首选的方剂是

【答案】B

第二章　循环系统疾病

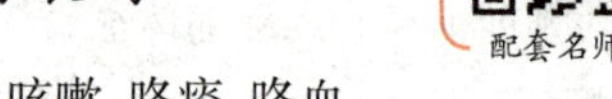

第一节　急性心力衰竭

1.左心衰竭时最早出现的症状是

A.呼吸困难

B.咳嗽、咯痰、咯血

C.肝-颈静脉反流征阳性

D.急性肺水肿

E.少尿

【答案】A

2.患者，女，78 岁。症见心悸，喘息不能卧，颜面及肢体浮肿，脘痞腹胀，食少纳呆，形寒肢冷，大便溏泄，小便短少，舌淡胖，苔白滑，脉沉细无力，治疗应首选方剂是

A.独参汤

B.四味回阳饮

C.真武汤

D.五苓散

E.养心汤合补肺汤

【答案】C

3.下列各项中，不属于急性左心衰治疗原则的是

A.降低左房压和(或)左室充盈压

B.增加左室心搏量

C.减少循环血量

D.减少左室心搏量

E.减少肺泡内液体渗入，保证气体交换

【答案】D

【解析】左心衰由于心排出血量不足，这个时候应该增加心肌收缩力，增加左室血量排出。

4.治疗急性左心衰竭患者应选择的体位是

A.卧位

B.半卧位

C.右侧位

D.平躺

E.坐位，双下肢下垂

【答案】E

【解析】体位静息时明显呼吸困难者应端坐位，双腿下垂以减少回心血量，降低心脏前负荷。

第二节　慢性心力衰竭

1.慢性心力衰竭的中医病名不包括的是

A.喘证

B.怔忡

C.心水

D.水肿

E.亡阳

【答案】E

2.在心衰的发病中，下列哪一项是基础

A.心阳虚

B.心气虚

C.心肾阳虚

D.心血虚

E.心阴虚

【答案】B

3.右心衰竭时出现的体征不包括的体征是

A.腹水

B.肝大

C.紫绀

D.水肿

E.Kussmaul 征

【答案】E

【解析】右心衰竭以体循环静脉淤血的表现为主，其体征为：①静脉淤血体征：颈静脉怒张和/或肝颈静脉反流征阳性；黄疸、肝大伴压痛；周围性紫绀；下垂部位凹陷性水肿；胸水和/或腹水。②心脏体征：除原有心脏病体征外，右心室显著扩大，有三尖瓣收缩期杂音。

4.患者，老年女性，68 岁。心悸气短，身重乏力，心烦不寐，口咽干燥，小便短赤，潮热盗汗，眩晕耳鸣，肢肿形瘦，唇甲稍暗，舌质暗，红少苔，脉细数。治疗应首选的方剂是

A.三子养亲汤

B.真武汤
C.生脉饮合血府逐瘀汤
D.人参养荣汤合桃红四物汤
E.保元汤合桃红饮加减
【答案】C
【解析】心悸气短，身重乏力，潮热盗汗，舌质暗红少苔，脉细数或促或结，辨证为气阴两虚证，选方为生脉饮合血府逐瘀汤。

（5~8题共用题干）

患者，男，65岁。高血压病史10余年，近半年来自感疲乏无力，1个月前出现活动后喘憋、夜间呼吸困难，不能平卧，偶有憋醒，伴咳嗽，胸闷，气短，心悸，自汗，少尿。查体：面色暗淡，口唇青紫，颈动脉怒张，踝部水肿，双肺可闻及散在的湿啰音。舌质紫暗，有瘀斑，脉涩。心电图检查：陈旧性前壁心肌梗死。X线检查：心影增大。

5.首先应考虑的疾病诊断是
A.慢性心力衰竭
B.急性心力衰竭
C.肺源性心脏病
D.心肌梗死
E.肺动脉栓塞
【答案】A
【解析】夜间吸困难，颈动脉怒张，踝部水肿，双肺可闻及散在的湿啰音，诊断为心衰，有原发性心肌损害，起病较缓，诊断为慢性心力衰竭。

6.针对该患者，以下实验室检查结果不合理的是
A.心电图：ST段抬高
B.心脏射血分数：40%
C.BNP：86pg/mL
D.血浆NT-pro-BNP：500pg/mL
E.X线检查：肺门影呈蝴蝶状
【答案】C
【解析】C和D属于矛盾选项，心衰时，BNP升高。

7.中医治法是
A.补益心肺，活血化瘀
B.益气养阴，活血化瘀
C.健脾化湿，温阳利水
D.降气化痰，活血化瘀
E.益气养血，温通心脉
【答案】A
【解析】气短，心悸，自汗，舌质紫暗，有瘀斑，辨证为气虚血瘀证，采用的治法是养心补肺，益气活血。

8.治疗此症应首选的方剂是
A.参附汤合五苓散加减
B.葶苈大枣泻肺汤合丹参饮加减
C.生脉饮合血府逐瘀汤加减
D.保元汤合血府逐瘀汤加减
E.苓桂术甘汤合保元汤加减
【答案】D
【解析】气虚血瘀证选方为保元汤合血府逐瘀汤加减。

第三节 快速性心律失常

1.最容易引起心房颤动的疾病是
A.风湿性心脏病二尖瓣狭窄
B.冠心病
C.甲状腺功能亢进性心脏病
D.高血压性心脏病
E.缩窄性心包炎
【答案】A

2.心室颤动的首选治疗措施是
A.利多卡因
B.普鲁卡因胺
C.胺碘酮
D.电复律

E.以上都不是

【答案】D

3.患者,女,39 岁。心悸 1 周。检查:心电图示多个导联提前出现宽大畸形的 QRS 波群,其前无相关 P 波,其后 T 波与 QRS 波群主波方向相反,代偿间歇完全。考虑是下列哪种症状

A.房性早搏

B.室性早搏

C.房室交界性早搏

D.房室传导阻滞

E.室内传导阻滞

【答案】B

【解析】室性早搏的心电图表现:①QRS 提早出现,宽大、畸形或有切迹,时间达 0.12 秒。②T 波亦宽大,其方向与 QRS 主波方向相反。③代偿间歇完全。

4.患者,女,54 岁。诊断为心律失常,症见心悸不宁,心烦少寐,头晕目眩,手足心热,耳鸣腰酸,舌质红,苔少,脉细数。其中医治法是

A.温补心阳,安神定悸

B.补血养心,益气安神

C.清热化痰,宁心安神

D.镇惊定志,养心安神

E.滋阴清火,养心安神

【答案】E

(5~6 题共用备选答案)

A.安神定志丸

B.天王补心丹

C.归脾汤

D.黄连温胆汤

E.参附汤

5.治疗快速性心律失常之痰火扰心证,应选用的方剂是

【答案】D

6.治疗快速性心律失常之心神不宁证,应选用的方剂是

【答案】A

第四节 缓慢性心律失常

1.治疗心室率为 68 次/分的Ⅱ度Ⅰ型房室传导阻滞应选的药物是

A.阿托品

B.异丙肾上腺素

C.肾上腺素

D.人工心脏起搏

E.无需治疗

【答案】E

2.治疗缓慢性心律失常之气阴两虚证,应首选的方剂是

A.人参养荣汤

B.桂枝甘草龙骨牡蛎汤

C.归脾汤

D.养心汤

E.炙甘草汤

【答案】E

3.治疗缓慢性心律失常之心脉痹阻证,应首选的方剂是

A.炙甘草汤加减

B.参附汤合真武汤加减

C.人参四逆汤合桂枝甘草龙骨牡蛎汤加减

D.涤痰汤加减

E.血府逐瘀汤加减

【答案】E

4.患者,女,60 岁。近日常感心悸心慌,自扪脉搏有间歇,坐卧不安,动则加剧,时有突然昏倒,汗出倦怠,面色苍白,四末欠温,舌淡苔白,脉象虚弱。其中医治法是

A.补血养心,益气安神

B.温补心阳,通脉定悸

C.益气养阴,养心安神

D.镇惊定志，养心安神

E.滋阴清火，养心安神

【答案】B

（5~6 题共用备选答案）

A.Ⅰ度房室传导阻滞

B.Ⅱ度Ⅱ型房室传导阻滞

C.Ⅱ度Ⅰ型房室传导阻滞

D.Ⅲ度房室传导阻滞

E.窦房传导阻滞

5.P 波与 QRS 波无固定关系，可见室性自主心律的心电图表现是

【答案】D

6.P-R 间期固定，QRS 波有脱漏的心电图表现是

【答案】B

第五节 心脏性猝死

1.心脏性猝死的诊断要点是

A.大动脉（颈动脉或股动脉）搏动消失

B.心绞痛

C.呼吸困难或疲乏无力

D.持续胸痛或突然心悸

E.头晕，软弱无力

【答案】A

2.心肺复苏时按压与吹气比是

A.10：1

B.15：1

C.15：2

D.30：1

E.30：2

【答案】E

【解析】人工呼吸：无论是单人还是双人进行心肺复苏时，按压和吹气的比例是30：2。

3.关于心脏骤停的复苏，下列哪项不属于建立人工有效循环的措施

A.开通气道

B.人工呼吸

C.胸外心脏按压

D.电击除颤

E.以上都不是

【答案】D

4.心肺复苏时，人工呼吸的每次吹气量应控制在哪个范围

A.500~700 mL

B.700~1000 mL

C.1000~1200 mL

D.1200~1500 mL

E.1500~1800 mL

【答案】B

第六节 原发性高血压

1.中医学认为与高血压病发病关系密切的脏腑是

A.肝、脾、肾

B.心、肝、肾

C.心、脾、肾

D.肺、心、肾

E.肺、脾、肾

【答案】A

2.中医学认为引起高血压病的病机性质是本虚标实，本虚是指下列哪项

A.肝肾阳虚

B.肝肾阴虚

C.肝脾气虚

D.脾肾阳虚

E.脾肾阴虚

【答案】B

【解析】高血压病的病机性质为本虚标实，肝肾阴虚为本，肝阳上亢、痰浊内蕴为标。

3.在我国高血压病导致死亡最多的并发症是

A.高血压性脑出血

B.急性心肌梗死

C.肾细小动脉硬化性肾功能衰竭

D.糖尿病酮症酸中毒

E.高血压性心脏病

【答案】A

4.下列关于恶性高血压的说法错误的是

A.多见于中青年

B.肾功能损害明显

C.发病急骤，血压显著升高

D.舒张压常≥140 mmHg

E.视力减退，视网膜出血、渗出和视神经乳头水肿

【答案】D

5.杞菊地黄丸治疗的高血压病的中医证型是

A.瘀血内停

B.肝肾阴虚

C.肾阳虚衰

D.痰湿内盛

E.肝阳上亢

【答案】B

6.高血压脑病是指

A.高血压过高引起的头痛

B.脑血管破裂出血

C.脑血栓形成

D.脑组织血流灌注过多引起的脑水肿

E.肢体偏瘫，失语不可恢复

【答案】D

7.高血压伴有低血钾首先应考虑的疾病是

A.皮质醇增多症

B.继发于慢性肾炎的高血压

C.原发性醛固酮增多症

D.肾动脉狭窄

E.嗜铬细胞瘤

【答案】C

8.高血压急症的首选降压药物是

A.硝普钠

B.硝酸甘油

C.呋塞米

D.硝苯地平

E.贝那普利

【答案】A

【解析】针对高血压急症合理选择降压药：要求起效迅速，短时间内达到最大作用；作用持续时间短，停药后作用消失较快；不良反应较小。硝普钠、硝酸甘油、尼卡地平和地尔硫䓬注射液相对比较理想。在大多数情况下，硝普钠往往是首选的药物。

9.治疗高血压病之肝阳上亢证，应首选的方剂是

A.半夏白术天麻汤

B.瓜蒌薤白半夏汤合涤痰汤

C.天麻钩藤饮

D.血府逐瘀汤

E.济生肾气丸

【答案】C

10.患者，男，53岁。有高血压病史10年。剧烈头痛，恶心呕吐1小时，伴气急，视力模糊。查体：神志清，血压260/115 mmHg。应首先考虑的疾病诊断是

A.高血压脑病

B.恶性高血压

C.高血压危象

D.3级高血压

E.2级高血压

【答案】C

【解析】高血压危象：在高血压早期与晚期均可发生。危象发生时，出现头痛、烦躁、

眩晕、恶心、呕吐、心悸、气急及视力模糊等严重症状，以及伴有痉挛动脉（椎-基底动脉、颈内动脉、视网膜动脉、冠状动脉等）累及相应的靶器官缺血症状。

（11～12题共用备选答案）

A.α受体阻滞剂

B.β受体阻滞剂

C.钙拮抗剂

D.利尿剂

E.血管紧张素转化酶抑制剂

11.治疗高血压伴心率过快，应首选的药物是

【答案】B

12.治疗高血压伴心力衰竭，应首选的药物是

【答案】E

第七节 冠状动脉粥样硬化性心脏病

1.缺血性心脏病最常见的病因是

A.主动脉瓣狭窄

B.冠状动脉粥样硬化

C.心肌肥厚

D.主动脉瓣关闭不全

E.严重贫血

【答案】B

【解析】冠心病的病因是冠状动脉粥样硬化，与下列因素有关：①血脂异常。②高血压。③吸烟。④糖尿病或糖耐量异常。⑤性别。⑥年龄。⑦肥胖。⑧家族史。

2.下列各项，不属于冠心病二级预防的是

A.抗血小板聚集，阿司匹林或氯吡格雷；抗心绞痛治疗，硝酸酯类制剂

B.β受体阻滞剂，预防心律失常，减轻心脏负荷；控制血压

C.控制血脂水平和戒烟

D.控制饮食和治疗糖尿病

E.手术预防

【答案】E

第八节 心绞痛

1.心绞痛疼痛的典型部位在

A.心尖区

B.心前区

C.胸骨体下段之胸骨后

D.胸骨体上中段之胸骨后

E.心窝部

【答案】D

2.典型心绞痛发作的临床特点不包括

A.常有诱发因素，如劳累、情绪激动等

B.持续时间为3～5分钟

C.发作时有胸痛表现

D.疼痛性质为濒死感

E.服用硝酸甘油可缓解

【答案】D

【解析】心绞痛的胸痛常为压迫、发闷或紧缩性，也可有烧灼感。

3.心绞痛的中医病因病机是

A.寒邪内侵，饮食不节，情志失调

B.正气虚弱，外邪侵袭，心血瘀阻

C.情志失调，寒邪内侵，饮食不节，久病过劳

D.先天禀赋不足，寒邪内侵，饮食不节，情志失调，年迈体衰

E.寒邪内侵，饮食不节，情志失调，年迈体衰等

【答案】E

4.诊断心绞痛最常用的检查方法是

A.心电图

B.CT 造影
C.冠状动脉造影
D.超声
E.以上都是
【答案】A

5.心绞痛发作时,心电图的改变是
A.P 波高尖
B.异常 Q 波
C.S-T 段水平压低 0.1 mV 以上
D.完全性右束支传导阻滞
E.P-R 间期延长
【答案】C

6.变异性心绞痛发作时的心电图特点是
A.S-T 段暂时性抬高
B.S-T 段压低
C.QRS 波
D.R-R 间隔相应缩短
E.QRS 波脱漏
【答案】A

7.心绞痛发作时,首选的速效药物是
A.普奈洛尔(心得安)
B.硝苯地平(心痛定)
C.硝酸异山梨醇酯(消心痛)
D.硝酸甘油
E.阿司匹林
【答案】D

8.患者,女,53 岁。常于安静时突发胸骨后疼痛,每次约半小时,含硝酸甘油片不能缓解。心电图示有关导联 S-T 段抬高。诊断为心绞痛,其类型是
A.稳定型
B.变异型
C.卧位型
D.中间型
E.恶化型
【答案】B

9.患者,女,63 岁。胸闷刺痛,痛有定处,入夜加重,伴有胸闷,日久不愈,舌质紫暗,舌下络脉青紫迂曲,脉弦涩。其治法是
A.通阳泄浊,豁痰开痹
B.辛温通阳,开痹散寒
C.益气活血,通脉止痛
D.益气养阴,活血通络
E.活血化瘀,通脉止痛
【答案】E
【解析】心绞痛之心血瘀阻证的证候:胸痛较剧,如刺如绞,痛有定处,入夜加重,伴有胸闷,日久不愈,或因暴怒而致心胸剧痛,舌质紫暗,或有瘀斑,舌下络脉青紫迂曲,脉弦涩或结、代。治宜活血化瘀、通脉止痛,方用血府逐瘀汤加减。

10.患者,女,64 岁。既往有糖尿病和冠心病。平时劳累后有胸痛发作,近日安静时亦有胸痛发作,胸痛较剧,痛有定处,入夜加重,舌质紫暗,有瘀斑,脉涩。心电图Ⅱ、Ⅲ、aVF 导联 T 波倒置,心肌酶谱正常。应首先考虑的方剂是
A.补阳还五汤
B.瓜蒌薤白桂枝汤合涤痰汤
C.枳实薤白桂枝汤合当归四逆汤
D.血府逐瘀汤
E.参附汤合右归丸
【答案】D

第九节　急性心肌梗死

1.患者因急性前壁心肌梗死入院治疗,其病因最常见的是
A.高血压病
B.冠状动脉粥样硬化
C.体力活动
D.情绪激动

E.休克

【答案】B

2.心肌梗死的并发症不包括

A.乳头肌功能不全或断裂

B.心室壁瘤

C.心肌梗死后综合征

D.心脏破裂

E.心力衰竭

【答案】E

【解析】心肌梗死的并发症包括:①乳头肌功能不全或断裂。②心室壁瘤。③心肌梗死后综合征。④栓塞。⑤心脏破裂。

3.急性心肌梗死最常见的心律失常是

A.房性早搏或心房纤颤

B.室性早搏或室性心动过速

C.房室传导阻滞

D.预激综合征

E.右束支传导阻滞

【答案】B

4.缓解急性心肌梗死疼痛最有效的药物是

A.硝酸异山梨醇酯(消心痛)

B.硝酸甘油

C.吗啡

D.安痛定

E.硝苯地平(心痛定)

【答案】C

5.急性心肌梗死过程中,突然出现心尖区粗糙响亮的收缩期杂音,应首先考虑为

A.合并瓣膜穿孔

B.急性乳头肌功能不全

C.室间隔穿孔

D.室壁瘤形成

E.急性左心功能不全致二尖瓣相对关闭不全

【答案】B

6.急性心肌梗死合并心源性休克的主要机制是

A.收缩期排血受阻

B.舒张期充盈不足

C.心肌广泛坏死,致心排血量急剧下降

D.血容量不足

E.神经反射机制

【答案】C

7.急性心肌梗死早期最有效的治疗是

A.静脉滴注利多卡因

B.静脉滴注极化液

C.吸氧

D.静脉滴注肝素

E.静脉注射溶栓药物

【答案】E

8.患者,男,59岁。2年前急性广泛性前壁心肌梗死,胸闷憋气,心痛频发,四肢厥逆,大汗淋漓,面色苍白,口唇发绀,手足青至节,虚烦不安,神志淡漠,舌质青紫,脉微欲绝。治疗应首选的方剂是

A.养心汤合补肺汤加减

B.生脉散加减

C.参附龙牡汤加减

D.人参养荣汤合桃红四物汤加减

E.真武汤加减

【答案】C

9.患者,男,62岁。陈旧性心肌梗死病史,近日劳累后心悸,气短咳喘,乏力,动则加剧,神疲,自汗盗汗,口干耳鸣,腰膝酸软,舌红,少苔,脉细数。治疗应首先考虑的方剂是

A.葶苈大枣泻肺汤

B.苓桂术甘汤

C.生脉散合左归饮

D.真武汤

E.养心汤合补肺汤

【答案】C

10.患者,女,70岁。胸痛剧烈,如割如刺,胸闷如窒,气短痰多,心悸不宁,腹胀纳

呆，恶心呕吐，舌苔浊腻，脉滑。诊断为急性前壁心肌梗死。其证型是

A.气滞血瘀证

B.寒凝心脉证

C.心阳欲脱证

D.阳虚水泛证

E.痰瘀互结证

【答案】E

第十节 心脏瓣膜病

1.风湿性心脏病二尖瓣狭窄最常见的心律失常是

A.室上性心动过速

B.心房颤动

C.室性期前收缩

D.房室传导阻滞

E.心房扑动

【答案】B

2.下列各项中，与咳粉红色泡沫痰有关的是

A.肺泡壁毛细血管破裂

B.支气管静脉曲张破裂

C.急性肺水肿

D.肺梗死

E.肺栓塞

【答案】C

3.关于主动脉瓣狭窄的心脏听诊，正确的是

A.胸骨左缘第二肋间收缩期杂音

B.胸骨左缘第二肋间舒张期杂音

C.胸骨右缘第二肋间收缩期杂音

D.胸骨右缘第二肋间舒张期杂音

E.胸骨左缘第二肋间全期杂音

【答案】C

4.二尖瓣狭窄并发心房纤颤易发生的并发症是

A.心力衰竭

B.栓塞

C.亚急性感染性心内膜炎

D.肺部感染

E.心肌梗死

【答案】B

第三章 消化系统疾病

第一节 慢性胃炎

1.目前认为哪种细菌感染是慢性胃炎的一个重要原因

A.大肠杆菌

B.链球菌

C.绿脓杆菌

D.金黄色葡萄球菌

E.幽门螺杆菌

【答案】E

2.慢性胃炎的特异性症状是

A.呕吐苦水

B.饥饿时中上腹痛

C.上消化道反复出血

D.进食后中上腹痛

E.以上都不是

【答案】E

3.下列哪项是慢性胃炎之脾胃虚弱证和胃阴不足证共同的临床表现

A.胃脘嘈杂

B.胃脘隐痛

C.五心烦热

D.口干咽燥

E.喜温喜按

【答案】B

【解析】急性胃炎之脾胃虚弱证的证候：胃脘隐痛，喜温喜按，食后胀满痞闷，纳呆，便溏，神疲乏力，舌质淡红，苔薄白，脉沉细。急性胃炎之胃阴不足证的证候：胃脘隐隐作痛，嘈杂，口燥咽干，五心烦热，大便干结，舌红少津，脉细。

4.萎缩性胃炎胃镜检查，下列对诊断有意义的是

A.出血，糜烂

B.胃黏膜增厚，呈花斑状

C.病变范围为局限性

D.黏膜失去正常颜色，黏膜下血管可透见

E.胃黏膜变薄，色泽变淡

【答案】D

5.治疗慢性胃炎和防止复发的关键是

A.根除幽门螺杆菌

B.制酸剂

C.戒除烟酒，注意饮食，少吃刺激性食物

D.胃动力药

E.保护胃黏膜

【答案】A

6.关于慢性胃炎的治疗，错误的是

A.精神症状明显者可使用镇静剂

B.有 Hp 感染者首选胃黏膜保护剂

C.有恶性贫血时可使用维生素 B_{12}

D.胃痛明显者可用抑酸分泌药物

E.上腹饱胀明显者使用促胃动力药

【答案】B

7.慢性胃炎之脾胃湿热证的治法是

A.健脾益气，温中和胃

B.疏肝理气，和胃止痛

C.养阴益胃，和中止痛

D.化瘀通络，和胃止痛

E.清化湿热，理气止痛

【答案】E

8.治疗慢性胃炎之胃阴不足证的代表方剂是

A.柴胡疏肝散

B.四君子汤

C.益胃汤

D.三仁汤

E.失笑散合丹参饮

【答案】C

9.患者胃脘隐痛，喜温喜按，食后胀满痞闷，纳呆，便溏，神疲乏力，舌淡红，苔薄白，脉沉细。其治法是

A.清利湿热，醒脾化浊

B.养阴益胃，和中止痛

C.健脾益气，温中和胃

D.疏肝理气，和胃止痛

E.化瘀通络，和胃止痛

【答案】C

10.患者胃脘胀痛，每因情志不舒而病情加重，得嗳气或矢气后稍缓，嗳气频作，泛酸嘈杂，舌淡红，苔薄白，脉弦。其证型是

A.脾胃虚弱证

B.肝胃不和证

C.脾胃湿热证

D.胃阴不足证

E.胃络瘀血证

【答案】B

11.患者，女，52 岁。胃脘胀痛，痛窜两胁，每因情志不舒而加重，嗳气嘈杂，舌淡，脉弦缓。经胃镜检查诊断为慢性浅表性胃炎。治疗应首先考虑的方剂是

A.四君子汤加减

B.益胃汤加减

C.失笑散合丹参饮加减

D.柴胡舒肝散加减

E.三仁汤加减

【答案】D

(12~13 题共用备选答案)
A.疏肝理气,和胃止痛
B.化瘀通络,和胃止痛
C.健脾益气,温中和胃
D.养阴益胃,和中止痛
E.清利湿热,醒脾化浊

12.胃脘隐痛、嘈杂,口干咽燥,五心烦热,大便干结,舌红少津,脉细。其治法是
【答案】D

13.胃脘疼痛如针刺,痛有定处,拒按,入夜尤甚,舌暗红或紫暗,脉弦涩。其治法是
【答案】B

第二节 消化性溃疡

1.空腹痛常见于下列哪种疾病
A.十二指肠溃疡
B.胆囊炎
C.胃溃疡
D.胰腺炎
E.以上均不是
【答案】A
【解析】消化性溃疡的典型节律性:DU空腹痛和/或午夜痛,腹痛多于进食或服用抗酸药后缓解;GU 患者也可发生规律性疼痛,但多为餐后痛,偶有夜间痛。

2.鉴别消化性溃疡和慢性胃炎的最好方法是
A.粪便隐血试验检查
B.胃黏膜脱落细胞检查
C.X 线钡餐检查
D.五肽胃泌素胃液分析
E.纤维胃镜检查
【答案】E

3.下列治疗措施中,哪项不是消化性溃疡的治疗目的
A.消除症状
B.防治并发症
C.促进溃疡愈合
D.尽早手术根治
E.预防复发
【答案】D

4.消化性溃疡最常见的并发症是
A.幽门梗阻
B.慢性穿孔
C.出血
D.癌变
E.营养不良
【答案】C

5.治疗十二指肠溃疡之肝胃郁热证,应首选的方剂是
A.活络效灵丹合丹参饮加减
B.一贯煎合芍药甘草汤加减
C.化肝煎合左金丸加减
D.黄芪建中汤加减
E.柴胡疏肝散合五磨饮子加减
【答案】C

6.消化性溃疡之瘀血停胃证的治法是
A.疏肝理气,健脾和胃
B.温中散寒,健脾和胃
C.健脾养阴,益胃止痛
D.清胃泄热,疏肝理气
E.活血化瘀,通络和胃
【答案】E

7.患者,男,36 岁。已诊断消化性溃疡。近期恶心、呕吐宿食量多,出现脱水、电解质和酸碱平衡紊乱及营养缺乏。主要原因是
A.厌食
B.并发胃炎
C.出血
D.疼痛
E.幽门梗阻
【答案】E

8.患者,男,50岁。有消化性溃疡病史多年,近日来胃痛隐隐,喜温喜按,畏寒肢冷,泛吐清水,腹胀便溏,舌淡胖,边有齿痕,苔白,脉迟缓。其证型是

A.肝胃不和证

B.胃阴不足证

C.脾胃虚寒证

D.肝胃郁热证

E.胃络瘀阻证

【答案】C

【解析】消化性溃疡之脾胃虚寒证的证候:胃痛隐隐,喜温喜按,畏寒肢冷,泛吐清水,腹胀便溏,舌淡胖边有齿痕,苔白,脉迟缓。

(9~10题共用备选答案)

A.泄热凉血

B.滋阴凉血

C.健脾摄血

D.益气补血

E.益气补肾

9.消化性溃疡合并上消化道出血,属肝胃郁热者,其治法是

【答案】A

10.消化性溃疡合并上消化道出血,属阴虚血热者,其治法是

【答案】B

(11~12题共用备选答案)

A.泻肝清胃,降逆止血

B.益气摄血,回阳固脱

C.滋阴补肾,健脾摄血

D.清胃泻火,化瘀止血

E.益气健脾,养血止血

11.消化性溃疡合并上消化道出血,属肝火犯胃证者,其治法是

【答案】A

12.消化性溃疡合并上消化道出血,属气随血脱证者,其治法是

【答案】B

第三节 胃癌

1.进展期胃癌最早出现的症状是

A.食欲不振

B.消瘦

C.恶心、呕吐

D.贫血

E.上腹痛

【答案】E

2.不属于胃癌癌前病变的是

A.慢性萎缩性胃炎

B.慢性胃溃疡

C.慢性浅表型胃炎

D.残胃炎

E.胃息肉

【答案】C

【解析】胃癌癌前病变包括:①慢性萎缩性胃炎。②慢性胃溃疡。③胃息肉。④残胃炎。⑤巨大黏膜皱襞症。

3.胃癌的好发部位是

A.贲门部

B.胃小弯

C.胃底

D.幽门区

E.胃大弯

【答案】B

4.胃癌最常见的转移途径是

A.直接蔓延

B.腹腔内种植

C.血行转移

D.胃肠道播散

E.淋巴结转移

【答案】E

5.诊断胃癌最可靠的方法是

A.胃液分析

B.便隐血试验

C.癌胚抗原测定

D.X 线检查

E.胃镜结合黏膜活检

【答案】E

6.治疗胃癌之肝胃不和证,应首选的方剂是

A.生化汤

B.一贯煎

C.柴胡疏肝散

D.丹参饮

E.失笑散

【答案】C

7.以下不是胃癌并发症的是

A.贲门梗阻

B.糜烂

C.幽门梗阻

D.出血

E.穿孔

【答案】B

【解析】胃癌的并发症:①出血。②梗阻,多见于起源于幽门和贲门的胃癌。③穿孔。

8.X 线钡餐检查显示"皮革胃",多见于下列哪种疾病

A.浅表性胃炎

B.萎缩性胃炎

C.肿块型胃癌

D.溃疡型胃癌

E.浸润型胃癌

【答案】E

9.治疗胃癌之痰气交阻证,应首选的方剂是

A.柴胡疏肝散加减

B.理中汤合四君子汤加味

C.启膈散加减

D.开郁二陈汤加减

E.八珍汤加减

【答案】C

10.胃癌之肝胃不和证的治法是

A.疏肝和胃,降逆止痛

B.理气化痰,消食散结

C.理气活血,软坚消积

D.清热和胃,养阴润燥

E.温中散寒,健脾益气

【答案】A

11.患者,男,47 岁。无节律性上腹部疼痛不适 1 个月,食欲不振。多次大便隐血试验均为阳性。为确诊,应做的检查是

A.胃肠 X 线

B.胃镜

C.胃液分析

D.腹腔镜

E.癌胚抗原

【答案】B

(12~14 题共用题干)

患者,男,61 岁。胃溃疡病史 6 年,近半年来上腹疼痛发作频繁,腹痛无规律,体重减轻,消瘦乏力,少气懒言、面色无华。查体:消瘦,贫血貌,左侧锁骨上淋巴结肿大,上腹部振水音,可扪及上腹部肿块,质坚而不规则,可有压痛。舌淡白,苔薄白,边有齿痕。脉沉细无力。X 线钡餐检查:胃窦部胃壁僵硬、皱壁中断,充盈缺损,边缘不整齐,半月征。

12.首先考虑的诊断是

A.胃窦部胃癌

B.慢性萎缩性胃炎

C.胰头癌

D.慢性胆囊炎

E.慢性胰腺炎

【答案】A

【解析】胃溃疡病史,出现腹痛无规律,加上左锁骨淋巴结肿大,X 线钡餐检查:胃窦部胃壁僵硬、皱壁中断,充盈缺损,边缘不整齐,

半月征考虑诊断胃癌。

13.进一步确诊检查首选

A.幽门螺杆菌检测

B.胃液分析

C.血清胃泌素测定

D.胃镜结合胃黏膜活检

E.癌胚抗原检查

【答案】D

【解析】内镜检查胃镜结合黏膜活检是诊断胃癌最可靠的手段。

14.中医治法是

A.益气养血,健脾和营

B.理气活血,软坚消积

C.温中散寒,健脾益气

D.理气化痰,消食散结

E.疏肝和胃,降逆止痛

【答案】A

【解析】消瘦乏力,少气懒言、面色无华辨证为气血两虚证,治法益气养血,健脾和营。

15.患者,女,53岁。发现胃癌1个月。胃脘嘈杂灼热,食后痛胀,口干咽燥,五心烦热,舌红绛少苔,脉细数。治疗应先考虑的方剂是

A.海藻玉壶汤

B.柴胡疏肝散

C.理中汤合四君子汤

D.玉女煎

E.开郁二陈汤

【答案】D

16.患者,女,58岁。诊断为胃癌。现脘膈痞闷,呕吐痰涎,进食发噎不利,口淡纳呆,大便时结时溏,舌体胖大,有齿痕,苔白厚腻,脉滑。治疗应首选的方剂是

A.八珍汤加减

B.膈下逐瘀汤加减

C.柴胡疏肝散加减

D.开郁二陈汤加减

E.海藻玉壶汤加减

【答案】D

第四节　肝硬化

1.目前我国肝硬化最多见的病因是

A.药物中毒

B.工业毒物中毒

C.慢性酒精中毒

D.慢性营养不良

E.病毒性肝炎

【答案】E

2.中医学认为肝硬化的病位主要在哪个脏腑

A.肝、胆、脾、胃

B.肝、胆、肺、肾

C.肝、心、脾、肾

D.肝、脾、肾

E.肝、心、脾

【答案】D

【解析】本病病变脏腑在肝,与脾、肾密切相关;初起在肝、脾,久则及肾。

3.肝硬化代偿期可出现的症状是

A.出血倾向和贫血

B.腹水

C.食管静脉曲张

D.肝脏缩小

E.肝大

【答案】E

4.肝硬化最常见的并发症是

A.上消化道出血

B.肝性脑病

C.感染自发性腹膜炎

D.原发性肝癌

E.肝肾综合征

【答案】A

5.肝硬化患者最常见的死亡原因是

A.上消化道出血

B.原发性肝癌

C.感染

D.肝肾综合征

E.肝性脑病

【答案】E

【解析】肝性脑病是肝硬化最严重的并发症,亦是最常见的死亡原因。主要临床表现为性格行为失常、意识障碍、昏迷。

6.对早期肝硬化有确诊意义的检查是

A.B 型超声波

B.食道钡餐造影

C.CT

D.血清蛋白电泳

E.肝穿刺活体组织学检查

【答案】E

7.男性肝硬化患者常出现性欲减退,睾丸萎缩,乳房发育,蜘蛛痣。主要是由于

A.垂体功能减低

B.雌激素过多

C.雄激素过多

D.肾上腺皮质激素过多

E.以上均不是

【答案】B

8.肝硬化之气滞湿阻证的治法是

A.温补脾肾,通阳利水

B.滋养肝肾,育阴利水

C.活血化瘀,利水消肿

D.运脾利湿,行气化水

E.疏肝理气,健脾利湿

【答案】E

9.治疗肝硬化之寒湿困脾证的代表方剂是

A.柴胡疏肝散合胃苓汤加减

B.实脾饮加减

C.中满分消丸合茵陈蒿汤加减

D.调营饮加减

E.附子理中汤合五苓散加减

【答案】B

10.患者肝硬化多年,2 个月前出现血性腹水,持续腹痛,不规则发热。应首先考虑的并发症是

A.腹膜炎

B.肝肾综合征

C.原发性肝癌

D.门静脉血栓形成

E.结核性腹膜炎

【答案】C

【解析】原发性肝癌:肝硬化易并发肝癌,10%~25%的肝癌是在肝硬化基础上发生的。当患者出现肝区疼痛、肝大、血性腹水、无法解释的发热时要考虑此病。

11.患者,男,44 岁。3 年来经常腹胀,下肢浮肿。查体:前胸有蜘蛛痣,腹水,肝未触及,脾大。应首先考虑的疾病是

A.普通型病毒性肝炎

B.门脉性肝硬化

C.酒精性肝炎

D.肝细胞肝癌

E.慢性肝淤血

【答案】B

12.患者,男,41 岁。诊断为肝硬化 6 年。现腹大胀满,脉络怒张,胁腹刺痛,面色晦暗黧黑,胁下癥块,手掌赤痕,口干不欲饮,舌质紫暗,脉细涩。治疗应选用的方剂是

A.调营饮加减

B.一贯煎合膈下逐瘀汤加减

C.中满分消丸

D.柴胡疏肝散

E.血府逐瘀汤

【答案】A

13.患者,男,39 岁。腹大胀满,按之软而不坚,胁下胀痛,饮食减少,食后胀甚,得嗳气或矢气稍减,小便短少,舌苔薄白腻,脉弦。

实验室检查：血清丙氨酸转氨酶 246 U/L，HBsAg 阳性。其证型是

A.肝肾阴虚证

B.肝肾阳虚证

C.湿热蕴脾证

D.寒湿困脾证

E.气滞湿阻证

【答案】E

（14～15 题共用备选答案）

A.柴胡疏肝散

B.调营饮

C.附子理中汤合五苓散

D.一贯煎合膈下逐瘀汤

E.胃苓汤

14.治疗肝硬化之脾肾阳虚证，应首选的方剂是

【答案】C

15.治疗肝硬化之肝肾阴虚证，应首选的方剂是

【答案】D

第五节 原发性肝癌

1.原发性肝癌最常见的症状是

A.肝大

B.肝区疼痛

C.黄疸

D.肝硬化征象

E.全身表现

【答案】B

【解析】原发性肝癌的临床表现：①肝区疼痛是肝癌最常见的症状，多呈持续性胀痛或钝痛。②肝大。③黄疸。④肝硬化征象。⑤全身表现。⑥转移灶症状。⑦并发症。

2.原发性肝癌最有效的治疗方法是

A.放射治疗

B.免疫治疗

C.抗癌药物局部治疗

D.手术治疗

E.冷冻治疗

【答案】D

3.目前普查原发性肝癌的最好方法是

A.超声波检查

B.甲胎球蛋白放射免疫测定

C.放射性核素扫描

D.肝功能检查

E.X 线检查

【答案】B

4.治疗原发性肝癌之湿热瘀毒证，应首选的方剂是

A.逍遥散合桃红四物汤

B.茵陈蒿汤合鳖甲煎丸

C.犀角地黄汤

D.失笑散合丹参饮

E.柴胡疏肝散

【答案】B

5.患者，男，52 岁。间歇性右上腹痛 2 个月，实验室检查：甲胎蛋白 320 μg/L，为了确诊，应该做的检查是

A.肝功能试验

B.癌胚抗原

C.B 型超声波

D.腹腔镜

E.血小板计数

【答案】C

6.患者，男，49 岁。乙肝病史 10 余年，近来自觉右上腹胀痛不适，伴明显消瘦，CT 可见肝区肿块。应首先考虑的疾病诊断是

A.肝硬化

B.肝炎

C.肝癌

D.肝包囊虫

E.肝血管瘤

【答案】C

7.患者,男,55岁。右上腹疼痛2个月,右胁胀满,胁下痞块触痛,烦躁易怒,恶心纳呆,面色微黄不荣,舌暗有瘀斑,苔薄白,脉弦涩。实验室检查:甲胎蛋白510 μg/L,B型超声波示右肝叶占位性病变,直径5 cm。其证型是

A.热毒伤阴证

B.湿热瘀毒证

C.气滞血瘀证

D.水湿内停证

E.肝脾瘀血证

【答案】C

(8~9题共用备选答案)

A.疏肝理气,活血化瘀

B.清热利湿,化瘀解毒

C.养阴清热,解毒祛瘀

D.理气化痰,消食散结

E.温中散寒,健脾调胃

8.原发性肝癌之湿热瘀毒证的治法是

【答案】B

9.原发性肝癌之气滞血瘀证的治法是

【答案】A

第六节 溃疡性结肠炎

1.溃疡性结肠炎最有价值的诊断方法是

A.血液检查

B.粪便检查

C.钡剂灌肠检查

D.黏膜组织学检查

E.纤维结肠镜检查

【答案】E

2.溃疡性结肠炎之脾胃虚弱证,宜选用的方剂是

A.参苓白术散

B.白头翁汤

C.四神丸

D.痛泻要方

E.驻车丸

【答案】A

(3~5题共用题干)

患者,女,26岁。左下腹疼痛,脓血样便伴里急后重2年。现腹痛隐隐、日腹泻4~5次伴腹胀、食欲不振、午后发热,盗汗,五心烦热,头晕眼花。查体:左下腹轻压痛,左侧掌指关节红肿。舌红少苔,脉细数。血常规检查:红细胞85×10^9/L,血红蛋白105g/L,红细胞沉降率加速。大便细菌培养阴性,阿米巴滋养体阴性。纤维结肠镜检查:肠黏膜血管纹理模糊、紊乱,黏膜充血、水肿,有脓性分泌物附着。

3.首先考虑的诊断是

A.溃疡性结肠炎

B.阿米巴肠炎

C.慢性细菌性痢疾

D.肠易激综合征

E.血吸虫病

【答案】A

【解析】纤维结肠镜检查:黏膜血管纹理模糊、紊乱,黏膜充血、水肿、易脆、出血及有脓性分泌物附着考虑溃疡性结肠炎,大便细菌阴性,排除细菌性痢疾,阿米巴滋养体阴性排除阿米巴痢疾。

4.中医治法是

A.疏肝,健脾,止泻

B.健脾,温肾,止泻

C.滋阴养血,清热化湿

D.清热利湿,活血化瘀

E.健脾渗湿,温阳止泻

【答案】C

【解析】午后发热,盗汗,五心烦热,头晕眼花辨证为阴血亏虚证,治法滋阴养血,清热

化湿。

5.治疗此证应首选的方剂是

A.四神丸加味

B.驻车丸

C.参苓白术散加减

D.白头翁汤加味

E.膈下逐瘀汤加减

【答案】B

【解析】阴血亏虚证治疗首选的方剂为驻车丸加减。

第七节 上消化道出血

1.我国上消化道出血最主要的原因是

A.胃炎

B.胃癌

C.曲张的食管静脉破裂

D.消化性溃疡

E.胃黏膜脱垂症

【答案】D

2.上消化道出血的特征性表现是

A.呕血与黑便

B.失血性周围循环衰竭

C.贫血和血象变化

D.发热

E.氮质血症

【答案】A

【解析】上消化道出血的临床表现:呕血与黑便是上消化道出血的特征性表现。

3.上消化道出血时,一旦出现呕血,提示胃内贮积的血量在哪个区间

A.5~20 mL 以上

B.50~70 mL 以上

C.250~300 mL 以上

D.500~800 mL 以上

E.800~1 000 mL 以上

【答案】C

4.治疗上消化道出血之脾不统血证,应首选的方剂是

A.泻心汤合十灰散加减

B.龙胆泻肝汤加减

C.归脾汤加减

D.独参汤加减

E.四味回阳饮加减

【答案】C

(5~6 题共用备选答案)

A.5~20 mL

B.30~40 mL

C.50~100 mL

D.80~100 mL

E.120 mL 以上

5.大便隐血试验阳性,提示消化道出血量在哪个区间

【答案】A

6.出现柏油样便提示消化道出血量在哪个区间

【答案】C

第四章 泌尿系统疾病

第一节 慢性肾小球肾炎

1.慢性肾小球肾炎的基本临床特征是

A.少尿,浮肿,蛋白尿

B.血尿,蛋白尿

C.水肿,蛋白尿,血尿,高血压

D.血尿,少尿,蛋白尿,浮肿

E.浮肿,大量蛋白尿,低蛋白血症

【答案】C

2.关于慢性肾小球肾炎的描述,哪项是不正确的

A.后期有不同程度的贫血

B.慢性肾炎多数起病隐匿,进展缓慢,病程较长

C.蛋白尿,血尿,高血压,水肿

D.晚期无明显的肾功能减退

E.慢性肾炎可发于任何年龄,但以中青年为主,男性多见

【答案】D

3.慢性肾炎的发生主要与下列哪些脏器有关

A.肺、胃、肾

B.肺、脾、肾

C.心、脾、肾

D.肝、脾、肾

E.心、肝、肾

【答案】B

4.不属于慢性肾炎中医病因的是

A.饮食不节

B.禀赋不足

C.情志不遂

D.风邪外袭

E.劳倦太甚

【答案】D

5.下列哪项与慢性肾小球肾炎发病关系较密切

A.火、寒、暑、湿

B.风、寒、暑、湿

C.燥、寒、暑、湿

D.风、寒、火、湿

E.风、寒、湿、热

【答案】E

【解析】慢性肾炎主因先天禀赋不足或劳倦过度、饮食不节、情志不遂等引起肺、脾、肾虚损,气血阴阳不足所致,又常因外感风、寒、湿、热之邪而发病。

6.患者,男,34 岁。因身体不适就诊,全身浮肿,面色苍白,畏寒肢冷,腰脊冷痛,神疲,纳少,便溏,舌嫩淡胖,有齿痕,脉沉细或沉迟无力。尿常规检查见尿蛋白,血压 160/90 mmHg。应诊为慢性肾炎哪一型

A.肺肾气虚证

B.脾肾阳虚证

C.脾肾气虚证

D.肝肾阴虚证

E.气阴两虚证

【答案】B

7.患者,男,53 岁。反复浮肿,尿血 2 年,经常感冒。症见面色无华,少气乏力,午后低热,口干咽燥,舌红少苔,脉细。检查:血压 140/95 mmHg,尿蛋白(++),蛋白定量 3 g/24 小时,内生肌酐清除率 48%,血尿素氮 10 mmol/L。除对症治疗外,还应加用的方剂是

A.参芪地黄汤

B.六味地黄汤

C.右归丸

D.左归饮

E.大补元煎

【答案】A

8.患者,女,63 岁。慢性肾炎 9 年,现目睛干涩,头晕耳鸣,五心烦热,口干咽燥,腰背酸痛,舌红少苔,脉弦细。治疗应选用的方剂是

A.实脾饮加减

B.越婢加术汤加减

C.左归丸加泽泻、茯苓、冬葵子

D.杞菊地黄丸加减

E.麻黄连翘赤小豆汤合五味消毒饮

【答案】D

9.患者,女,57岁。近1年来反复出现颜面及下肢浮肿,面色无华,乏力气短,腰膝酸软,五心烦热,咽干,舌红,少苔,脉沉细。尿蛋白(++),伴有镜下血尿。应首先考虑的诊断是

A.急性肾小球肾炎肾阴亏虚证

B.慢性肾小球肾炎肾阳衰微证

C.肾病综合征脾虚湿困证

D.慢性肾小球肾炎气阴两虚证

E.肾病综合征肾阳衰微证

【答案】D

10.患者,女,57岁。慢性肾炎病史6年。现浮肿明显,下肢尤甚,面色苍白,畏寒肢冷,腰膝酸软,神疲纳呆,阳痿,舌嫩淡胖有齿痕,脉沉细。检查:尿常规示蛋白(+++),镜检可见颗粒管型。治疗方剂为

A.附子理中丸

B.玉屏风散合六味地黄丸

C.归芍地黄汤

D.参芪地黄汤

E.理中丸

【答案】A

11.患者,男,53岁。慢性肾炎病史8年。现纳呆,恶心,口中黏腻,身重困倦,浮肿尿少,精神萎靡,舌苔腻,脉沉缓。治疗宜选用的方剂是

A.胃苓汤加减

B.五苓散合五皮饮加减

C.三仁汤加减

D.参芪地黄汤加减

E.理中丸加减

【答案】A

第二节 尿路感染

1.最易引起尿路感染的细菌是

A.葡萄球菌

B.大肠杆菌

C.粪链球菌

D.变形杆菌

E.产气杆菌

【答案】B

2.尿路感染的主要途径是

A.上行感染

B.血行感染

C.间接感染

D.直接感染

E.淋巴感染

【答案】A

3.尿路感染最常见于

A.20~40岁男性

B.20岁以下女性

C.40岁以上女性

D.20~40岁女性

E.40岁以上男性

【答案】D

4.治疗尿路感染之脾肾亏虚,湿热屡犯证,应首选的方剂是

A.知柏地黄汤

B.猪苓汤

C.程氏萆薢分清饮

D.无比山药丸

E.真武汤

【答案】D

5.知柏地黄丸治疗尿路感染的治法是

A.疏肝理气,清热通淋

B.益气健脾,利湿通淋

C.滋阴益肾,清热通淋

D.清热利湿,利尿通淋

E.清心泻火,利湿通淋

【答案】C

6.尿路感染之脾肾亏虚,湿热屡犯证的治法是

A.健脾补肾,清心泻火
B.健脾补肺,利水消肿
C.健脾补肾,清热通淋
D.滋阴益肾,清热通淋
E.益气扶正,利水消肿
【答案】C

7.尿路感染之肾阴不足,湿热留恋证的治法是
A.健脾补肾,疏肝理气
B.健脾补肺,利水消肿
C.健脾补肾,清热通淋
D.滋阴益肾,清热通淋
E.益气扶正,利水消肿
【答案】D

8.治疗尿路感染之肝胆郁热证,应首选的药物是
A.知柏地黄汤
B.猪苓汤
C.程氏萆薢分清饮
D.丹栀逍遥散合石韦散加减
E.真武汤
【答案】D

9.患者,女,24岁。寒战高热,腰痛,尿频,尿急,灼热刺痛,舌红苔黄,脉濡数。检查:体温38℃,双肾区叩击痛,血白细胞19.5×10^9/L,中性90%,尿白细胞20个/高倍视野,尿大肠杆菌培养,菌落记数>10^5/L。治疗应首选的方剂是
A.八正散
B.易黄散
C.龙胆泻肝汤
D.萆薢分清饮
E.知柏地黄汤
【答案】A

10.患者,女,37岁。寒战发热、腰痛伴尿频、尿痛2天。尿常规检查:红细胞(+++),白细胞(+++),尿蛋白(+),血常规检查:白细胞计数增高。应首先考虑的疾病诊断是
A.急性肾盂肾炎
B.急性膀胱炎
C.急性肾炎
D.肾结核
E.肾脓肿
【答案】A

第三节　急性肾损伤

1.下列哪项是急性肾损伤的分期
A.少尿期、多尿期、恢复期
B.肾功能不全期、肾衰竭期
C.肾功能不全早期、肾功能不全晚期
D.肾功能不全代偿期、肾衰竭期
E.尿毒症前期、尿毒症后期
【答案】A

2.不属于急性肾损伤中医病因病机的是
A.热毒炽盛
B.火毒瘀滞
C.肝肾亏虚
D.湿热蕴结
E.气脱津伤
【答案】C

第四节　慢性肾衰竭

1.慢性肾衰竭的主要病机是
A.肺脾气虚,卫表不固
B.肾与膀胱气化失司
C.肺气不宣,脾失健运
D.脾肾两虚,精微下注
E.肾元虚衰,湿浊内蕴
【答案】E
【解析】慢性肾衰竭由于感受外邪、饮食

不当、劳倦过度、药毒伤肾、劳伤久病等导致肾元虚衰，湿浊内蕴而发病。

2.慢性肾衰竭最常见的死亡原因是

A.严重感染

B.消化道大出血

C.心血管并发症

D.代谢性碱中毒

E.代谢性酸中毒

【答案】C

3.慢性肾功能不全的饮食治疗，说法不正确的是

A.限制蛋白饮食

B.低热量饮食

C.低盐饮食

D.低蛋白饮食

E.低磷饮食

【答案】B

【解析】慢性肾衰竭的饮食治疗：①限制蛋白饮食。②高热量摄入。③给予低磷饮食。

4.尿毒症终末期最理想的治疗措施是

A.血液透析

B.肾切除

C.输新鲜血

D.每天口服生大黄8~12 g

E.用中药保留灌肠

【答案】A

5.患者，男性，55岁。有慢性肾病史，因乏力就诊，血红蛋白为65g/L，血压为155/95 mmHg，血肌酐为386 μmol/L。应考虑为下列哪一种疾病

A.贫血

B.高血压

C.慢性肾衰竭

D.急性肾衰竭

E.营养不良

【答案】C

6.慢性肾功能不全患者，全身浮肿，有胸水、腹水。治疗宜选用的方剂是

A.茯苓汤加减

B.五皮饮或五苓散加减

C.小半夏汤加减

D.济生肾气丸加减

E.桃红四物汤加减

【答案】B

7.患者，男，62岁。既往患有慢性肾衰竭。近日因劳累出现倦怠乏力，懒言，纳呆腹胀，便溏，腰膝酸软，舌淡有齿痕，苔白腻，脉沉细。其中医治法是

A.和中降逆，化湿泄浊

B.清化和中

C.利水消肿

D.补气健脾益肾

E.活血化瘀

【答案】D

第五章　血液及造血系统疾病

第一节　缺铁性贫血

1.引起缺铁性贫血的主要原因是

A.慢性失血

B.饮食中缺乏足够的铁

C.萎缩性胃炎

D.吸收不良

E.长期腹泻

【答案】A

2.下列哪项不是缺铁性贫血之脾胃虚弱

证的临床表现

A.面色萎黄

B.神疲乏力

C.纳少便溏

D.口唇色淡

E.腰膝酸软

【答案】E

【解析】缺铁性贫血之脾胃虚弱证的证候:面色萎黄,口唇色淡,爪甲无泽,神疲乏力,食少便溏,恶心呕吐,舌质淡,苔薄腻,脉细弱。

3.治疗缺铁性贫血之心脾两虚证,应首选的方剂是

A.香砂六君子汤合当归补血汤

B.归脾汤或八珍汤加减

C.六味地黄丸

D.八珍汤合无比山药丸

E.化虫丸

【答案】B

4.治疗缺铁性贫血之脾肾阳虚证,应首选的方剂是

A.六味地黄丸

B.右归丸

C.八珍汤合无比山药丸

D.归脾汤

E.香砂六君子汤合当归补血汤

【答案】C

5.患儿,女,6 岁。喜食泥块,面色萎黄,Hb 92 g/L 。应给予下列何种药物治疗

A.抗生素

B.葡萄糖

C.维生素类

D.铁剂

E.钙剂

【答案】D

6.患者,女,36 岁。患功能性子宫出血多年。就诊时面色苍白,倦怠乏力,头晕目眩,心悸失眠,少气懒言,食欲不振,毛发干脱,爪甲裂脆,舌淡胖,苔薄,脉濡细。血常规检查:血红蛋白 98 g/L,血清铁浓度为 7.9 μmol/L,骨髓铁染色显示骨髓小粒可染铁消失,铁粒幼红细胞为 12 %。应首先考虑的病证结合诊断是

A.缺铁性贫血,心脾两虚证

B.再生障碍性贫血,脾胃虚弱证

C.缺铁性贫血,脾胃虚弱证

D.肾性贫血,脾肾阳虚证

E.再生障碍性贫血,脾肾阳虚证

【答案】A

(7~10 题共用题干)

患者,女,21 岁。平素月经量多,近 3 个月来,出现乏力、易疲倦、心悸、失眠、气促、头晕、头痛。查体:面色苍白,皮肤干燥有鳞屑、毛发干枯,心率 100 次/分。舌淡白,苔薄、脉濡。血常规检查:Hb 80g/L,MCV 65fl,MCH 20pg,MCHC 26%。血清铁蛋白 9μg/L 。

7.首先考虑的诊断是

A.缺铁性贫血

B.再障性贫血

C.溶血性贫血

D.地中海贫血

E.转铁蛋白缺失

【答案】A

【解析】女性失血病史,血常规示血红蛋白降低,平均红细胞体积减小,提示小细胞低色素性贫血,诊断为缺铁性贫血。

8.以下治疗措施不恰当的是

A.调理月经病

B.口服琥珀酸亚铁

C.铁剂治疗在血红蛋白恢复正常后持续 2 个月

D.口服铁剂消化道反应严重,不能耐受者,选择注射铁剂

E.铁剂疗效不显著者,加用维生素 E

【答案】C

【解析】铁剂治疗在血红蛋白恢复正常后至少持续4~6个月,待铁蛋白正常后停药。

9.中医治法是

A.益气补血,养心安神

B.温补脾肾,杀虫消积,补益气血

C.杀虫消积,补益气血

D.健脾和胃,益气养血

E.益气健脾,调理冲任

【答案】A

【解析】心脾两虚证证候:面色苍白,倦怠乏力,头晕目眩,心悸失眠,少气懒言,食欲不振,毛发干脱,爪甲裂脆,舌淡胖,苔薄,脉濡细。治法:益气补血,养心安神。方药:归脾汤或八珍汤加减。

10.治疗此证应首选的方剂是

A.归脾汤加减

B.香砂六君子汤合当归补血汤加减

C.化虫丸合八珍汤加减

D.八珍汤合无比山药丸加减

E.当归黄芪汤合六味地黄丸

【答案】A

(11~12题共用备选答案)

A.香砂六君子汤合当归补血汤

B.归脾汤

C.八珍汤合无比山药丸

D.化虫丸合八珍汤

E.桃红四物汤

11.缺铁性贫血虫积证,治疗应首选的方剂是

【答案】D

【解析】缺铁性贫血-虫积证——杀虫消积,补益气血——化虫丸合八珍汤。

12.缺铁性贫血脾胃虚弱证,治疗应首选的方剂是

【答案】A

【解析】缺铁性贫血-脾胃虚弱证——健脾和胃,益气养血——香砂六君子汤合当归补血汤。

第二节 再生障碍性贫血

1.下列哪项是再生障碍性贫血最主要的表现

A.发热、出血、胸骨疼痛

B.发热、出血、贫血

C.发热、出血、脾脏肿大

D.出血、贫血、脾脏肿大

E.贫血、脾脏肿大、胸骨疼痛

【答案】B

【解析】再生障碍性贫血的临床表现:贫血、感染和出血。贫血多呈进行性;出血以皮肤黏膜多见,严重者有内脏出血;容易感染,引起发热。

2.下列哪项是再生障碍性贫血的骨髓表现

A.红骨髓总量减少,脂肪组织减少

B.红骨髓总量增多,脂肪组织减少

C.红骨髓总量减少,脂肪组织增多

D.红骨髓总量正常,脂肪组织增多

E.红骨髓总量增多,脂肪组织增多

【答案】C

3.网织红细胞绝对值减低,最常见于下列哪种疾病

A.缺铁性贫血

B.再生障碍性贫血

C.阵发性睡眠性血红蛋白尿

D.特发性血小板减少性紫癜

E.巨幼细胞贫血

【答案】B

4.患者,女性,29岁。在服用药物氯霉素后出现发热,头晕,乏力,心悸,气短,食欲减

退，骨髓象示增生活跃，但巨核细胞明显减少。最可能的诊断是

A.缺铁性贫血

B.再生障碍性贫血

C.白血病

D.恶性贫血

E.肾性贫血

【答案】B

5.患者，男，26岁。头晕1个月，高热，鼻衄1周来诊。现症见：心烦口渴，皮肤见瘀点及瘀斑，舌红绛苔黄燥，脉数。实验室检查：全血细胞减少，骨髓增生减低，无巨核细胞。治疗应首选的方剂是

A.清瘟败毒饮

B.圣愈汤

C.右归丸

D.左归丸

E.小营煎

【答案】A

6.患者，女，30岁。再生障碍性贫血2年。面色无华，头晕，气短，乏力，动则加剧，舌淡，苔薄白，脉细弱。治疗应首先考虑的方剂是

A.右归丸合当归补血汤

B.左归丸、右归丸合当归补血汤

C.八珍汤加减

D.六味地黄丸合桃红四物汤

E.左归丸合当归补血汤

【答案】C

7.患者，女，39岁。患再生障碍性贫血。面色苍白，唇甲色淡，头晕，心悸，乏力，颧红盗汗，腰膝酸软，舌淡，脉细数。治疗应首先考虑的方剂是

A.参苓白术散

B.右归丸

C.归脾汤

D.六味地黄丸

E.左归丸合当归补血汤加减

【答案】E

8.患儿，男，9岁。在房屋装修后立即入住，半年后出现头晕，乏力，心悸，就诊时骨髓活检示增生低下，患者表现为面色苍白，唇甲色淡，心悸乏力，颧红盗汗，手足心热，口渴思饮，腰膝酸软，皮肤出血，便结，舌红，舌苔薄，脉细数。最可能诊断为西医何病、中医何证

A.缺铁性贫血，肾阴虚证

B.再生障碍性贫血，肾阳亏虚证

C.恶性贫血，肾阳亏虚证

D.再生障碍性贫血，肾阴虚证

E.再生障碍性贫血，肾阴阳两虚证

【答案】D

9.患者高热9天，伴乏力气短。血象检查网织红细胞绝对值$11\times10^9/L$，中性粒细胞$0.3\times10^9/L$，血小板$17\times10^9/L$；骨髓象示骨髓增生广泛重度减低。应考虑的诊断是

A.骨髓增生异常综合征

B.非重型再生障碍性贫血

C.重型再生障碍性贫血

D.恶性贫血

E.白血病

【答案】C

【解析】重型再生障碍性贫血的分型标准：①临床表现。发病急，贫血呈进行性加剧，常伴严重感染及内脏出血。②血象。具备下述三项中两项：a.网织红细胞绝对值$<15\times10^9/L$；b.中性粒细胞$<0.5\times10^9/L$；c.血小板$<20\times10^9/L$。③骨髓象。骨髓增生广泛重度减低。

（10～11题共用备选答案）

A.心、肝

B.心、脾

C.骨髓

D.心、肝、脾、肾

E.肺、心、脾、肾

10.再生障碍性贫血贫血的中医病位是

【答案】C

11.再生障碍性贫血贫血的关联脏腑是

【答案】D

第三节 白细胞减少症与粒细胞缺乏症

1.对白细胞减少症有诊断意义的是

A.外周血中性粒细胞绝对值低于 $2.0\times10^9/L$

B.外周血白细胞数低于 $4\times10^9/L$

C.外周血白细胞数低于 $5\times10^9/L$

D.外周血中性粒细胞绝对值低于 $0.5\times10^9/L$

E.骨髓检查巨核细胞明显减少

【答案】B

2.粒细胞缺乏症是指外周血白细胞低于下列哪个数值

A.$4.0\times10^9/L$

B.$3.0\times10^9/L$

C.$2.0\times10^9/L$

D.$1.0\times10^9/L$

E.$0.5\times10^9/L$

【答案】E

【解析】当中性白细胞绝对数低于 $2.0\times10^9/L$ 时称为粒细胞减少症；低于 $0.5\times10^9/L$ 时称为粒细胞缺乏症；中性粒细胞数减少的程度常与感染的危险性明显相关：中性粒细胞在 $(1.0\sim2.0)\times10^9/L$ 时，容易感染，低于 $0.5\times10^9/L$ 时具有很大的感染危险性。

3.下列哪项是中性粒细胞减少最常见的原因

A.再生障碍性贫血

B.异常免疫和感染

C.细胞毒性药物

D.维生素 B_{12} 缺乏

E.免疫性因素

【答案】C

4.患者，女，67 岁。诊断为白细胞减少症。症见神疲乏力，腰膝酸软，纳少便溏，面色苍白，畏寒肢冷，大便溏薄，小便清长，舌质淡，苔白，脉沉细。其治法是

A.清热解毒，滋阴凉血

B.滋补肝肾

C.益气养阴

D.益气养血

E.温补脾肾

【答案】E

5.患者，男，64 岁。患粒细胞缺乏症，现症见神疲乏力，腰膝酸软，纳少便溏，面色苍白，畏寒肢冷，大便溏薄，小便清长，舌质淡，舌体胖大或有齿痕，苔白，脉沉细或沉迟。治疗应首选的方剂是

A.黄芪建中汤合右归丸

B.麻黄汤

C.银翘散

D.生脉散

E.犀角地黄汤

【答案】A

6.患者，女，29 岁。发热不退，口渴欲饮，面赤咽痛，头晕乏力，舌质红绛，苔黄，脉滑数。查血常规示：WBC$1.8\times10^9/L$。宜选用的方剂是

A.生脉散加减

B.犀角地黄汤合玉女煎加减

C.归脾汤加减

D.黄芪建中汤合右归丸加减

E.六味地黄丸加减

【答案】B

第四节 白血病

1.白血病的诊断依据是下列哪一项

A.发热，贫血，骨髓增生活跃

B.发热，贫血，出血，骨髓象增生良好

C.发热，淋巴结肿大，血象中出现异形淋巴细胞

D.发热，贫血，出血，外周血象正常，骨髓象增生不活跃

E.发热，贫血，胸骨压痛，外周血幼稚细胞增多，骨髓有核细胞增生活跃

【答案】E

2.白血病的中医病位在

A.脑髓

B.骨髓

C.肝

D.脾

E.肾

【答案】B

【解析】中医学认为，白血病的病位在骨髓，表现在营血，与肾，肝、脾有关。

3.白血病的主要中医病因是

A.热毒

B.阴阳两虚

C.暑湿

D.痰浊

E.热毒和正虚

【答案】E

第五节 急性白血病

1.急性白血病之痰热瘀阻证的治法是

A.清热化痰，活血散结

B.清热解毒，凉血止血

C.滋阴降火，凉血解毒

D.益气养阴，清热解毒

E.清热解毒，利湿化浊

【答案】A

2.急性白血病之湿热内蕴证的治法是

A.清热化痰，活血散结

B.清热解毒，凉血止血

C.滋阴降火，凉血解毒

D.益气养阴，清热解毒

E.清热解毒，利湿化浊

【答案】E

3.患者，女，22岁。患急性淋巴细胞性白血病，壮热口渴，头痛面赤，咽喉肿痛，时有鼻衄，便秘，舌红绛，苔黄，脉洪大。其证型是

A.阴虚火旺证

B.气阴两虚证

C.热毒炽盛证

D.痰热瘀阻证

E.肝火上炎证

【答案】C

4.患儿，男，15岁。因发热就诊，血常规示白细胞 $70\times10^9/L$，见大量幼稚细胞，骨髓象提示有核细胞增生活跃，原始细胞占35%。患者表现为壮热，口渴多汗，烦躁，头痛面赤，身痛，口舌生疮，咽喉肿痛，面颊肿胀疼痛，便秘尿赤，牙龈出血，舌质红绛，苔黄，脉大。应诊断为下列哪项

A.白血病，痰热瘀阻证

B.再生障碍性贫血，痰热瘀阻证

C.再生障碍性贫血，热毒炽盛证

D.骨髓增生异常综合征，热毒炽盛证

E.白血病，热毒炽盛证

【答案】E

5.患者，男，26岁。患急性白血病，高热，口渴多汗，头痛面赤，咽喉肿痛，便秘，尿血，舌红绛，苔黄，脉大。治疗应首先考虑的方剂是

A.知柏地黄丸合二至丸

B.黄连解毒汤合清营汤

C.温胆汤合桃红四物汤

D.葛根芩连汤

E.犀角地黄汤

【答案】B

(6~7题共用备选答案)

A.温胆汤合桃红四物汤加减

B.知柏地黄丸合二至丸加减

C.葛根芩连汤加味

D.五阴煎加味

E.龙胆泻肝汤

6.治疗白血病之湿热内蕴证,应首选的方剂是

【答案】C

7.治疗白血病之阴虚火旺证,应首选的方剂是

【答案】B

第六节　慢性髓细胞性白血病

1.慢髓的最突出体征是

A.肝脏肿大

B.淋巴结肿大

C.胫骨压痛

D.脾脏肿大

E.皮肤及黏膜瘀点

【答案】D

【解析】慢性髓细胞白血病国内比较多见,起病缓慢,早期可无自觉症状,往往在偶然情况下发现血象异常或脾大而被确诊。

2.巨脾伴见白细胞数显著增高多见于下列哪疾病

A.急性淋巴细胞性白血病

B.慢性髓细胞性白血病

C.血吸虫病晚期

D.骨髓纤维化症

E.肝硬化

【答案】B

3.治疗慢性髓细胞性白血病的首选药物是

A.马利兰

B.长春新碱

C.干扰素

D.小剂量 Ara-C

E.羟基脲

【答案】E

4.治疗慢性髓细胞白血病之阴虚内热证,应首选的方剂是

A.膈下逐瘀汤

B.青蒿鳖甲汤

C.八珍汤

D.清营汤合犀角地黄汤

E.沙参麦冬汤

【答案】B

5.患者,女,71岁。慢性淋巴细胞白血病2年余,经化疗后病情有所缓解。现形体消瘦,面色晦暗,胸骨按痛,胁下癥块按之坚硬刺痛,皮肤瘀斑,鼻衄,齿衄,舌质紫暗,脉细涩。治疗应首选的方剂是

A.桃红四物汤

B.膈下逐瘀汤

C.加味瓜蒌散

D.归脾汤

E.银翘散

【答案】B

6.患者,男,25岁。患慢性髓细胞白血病,曾用药物羟基脲,并采用中医药治疗。现患者面色萎黄,头晕目眩,心悸,疲乏无力,气短懒言,自汗,食欲减退,舌质淡,苔薄白,脉细弱。其辨证及选方是

A.热毒壅盛证,犀角地黄汤加减

B.气血两虚证,八珍汤加减

C.气血两虚证，膈下逐瘀汤加减

D.阴虚内热证，青蒿鳖甲汤加减

E.阴虚内热证，犀角地黄汤加减

【答案】B

7.患者因腹胀就诊，查体脾脏增大至脐下，质地坚实，表面光滑，切迹明显，无压痛，血象检查白细胞为 $80\times10^9/L$，中性杆状核和晚幼粒细胞增多，骨髓象见各系细胞极度增生，以粒系为主，粒：红比例增至30：1。最可能的诊断是

A.急性淋巴细胞性白血病

B.慢性淋巴细胞性白血病

C.急性髓细胞性白血病

D.慢性粒细胞性白血病

E.类白血病反应

【答案】D

8.患者，女，31岁。长期低热，手足心热，面色潮红而有暗紫斑片，口干咽痛，渴喜冷饮，目赤齿衄，关节肿痛，烦躁不寐，舌红少苔，脉细数。其中医证型是

A.气营热盛证

B.阴虚内热证

C.热郁积饮证

D.瘀热痹阻证

E.气分热盛证

【答案】B

9.患者，女，31岁。有慢性髓细胞白血病史。形体消瘦，面色晦暗，胸痛，胁下痞块坚硬，皮肤有瘀斑，舌质紫暗，脉细涩。其中医治法是

A.益气养阴

B.凉血活血

C.清热解毒

D.活血化瘀

E.健脾益肾

【答案】D

第七节　原发免疫性血小板减少症

1.与原发免疫性血小板减少症发病有密切关系的是

A.饮食因素

B.环境因素

C.遗传因素

D.传染病

E.病毒或细菌感染

【答案】E

2.急性原发免疫性血小板减少症多见于

A.老人

B.儿童

C.青年

D.壮年

E.婴儿

【答案】B

3.原发免疫性血小板减少症破坏血小板的主要场所在哪个脏器

A.骨髓

B.肝脏

C.脾脏

D.肾脏

E.淋巴结

【答案】C

【解析】特发性血小板减少性紫癜的病因、病机：①感染细菌或病毒。②免疫因素。③脾的作用。脾是自身抗体产生的主要部位，也是血小板破坏的重要场所。④其他因素。

4.治疗原发免疫性血小板减少症的首选药物是

A.羟基脲

B.干扰素

C.马利兰

D.糖皮质激素

E.阿糖胞苷

【答案】D

5.患者,女,40岁。患有原发免疫性血小板减少症。现下肢皮肤紫斑,月经血块多,色紫黯,面色黧黑,眼睑色青,舌紫暗有瘀斑,脉细涩。治疗应首选的方剂是

A.归脾汤

B.桃红四物汤

C.茜根散

D.犀角地黄汤

E.保元汤

【答案】B

6.患者,女,63岁。低热4天后出现皮肤青紫斑块2周余,时发时止。手足烦热,颧红咽干,午后潮热、盗汗,伴齿衄,舌红少苔,脉细数。实验室检查:血常规示血小板 20×10^9/L。治疗应首选的方剂是

A.犀角地黄汤

B.十灰散

C.归脾汤

D.泻心汤

E.茜根散

【答案】E

第八节 骨髓增生异常综合征

1.骨髓增生异常综合征中医病因病机不包括

A.先天不足

B.后天失养

C.饮食所伤

D.药毒中伤

E.外邪侵袭

【答案】E

2.骨髓增生异常综合征瘀毒内阻证治疗应首选

A.膈下逐瘀汤

B.桂枝茯苓丸

C.失笑散

D.桃仁红花煎

E.桃红四物汤

【答案】D

第六章 内分泌与代谢疾病

配套名师精讲课程

第一节 甲状腺功能亢进症

1.下列哪项不是甲状腺功能亢进症的临床表现

A.易饥多食

B.烦躁易怒

C.怕热多汗

D.心动过速

E.月经周期缩短

【答案】E

2.下列关于甲亢临床表现体征的叙述中,正确的是

A.甲状腺一般呈弥漫性肿大,双侧对称,质地不等

B.甲状腺左右叶上下极可有震颤并伴有血管杂音

C.非浸润性突眼

D.浸润性突眼

E.以上都正确

【答案】E

3.临床上最常见甲状腺功能亢进症的类型为

A.碘致甲状腺功能亢进症

B.多结节性毒性甲状腺肿

C.甲状腺自主高功能腺瘤

D.弥漫性毒性甲状腺肿

E.滤泡状甲状腺癌

【答案】D

4.治疗甲状腺危象的首选药是

A.丙基硫氧嘧啶

B.甲基硫氧嘧啶

C.甲巯咪唑

D.卡比马唑

E.氢化可的松

【答案】A

5.治疗甲状腺功能亢进症之阴虚火旺证,且对抗甲状腺药物过敏者,应首选的药物和方剂是

A.他巴唑加天王补心丹

B.放射性碘加天王补心丹

C.他巴唑加六味地黄丸

D.他巴唑加消瘰丸

E.碘液加天王补心丹

【答案】B

6.甲状腺功能亢进症之气阴两虚证的治法是

A.疏肝理气,化痰软坚

B.清肝泻火,消瘿散结

C.滋阴清热,软坚散结

D.益气养阴,消瘿散结

E.清肝泻火,化痰散结

【答案】D

7.甲状腺功能亢进症之气滞痰凝证的治法为

A.疏肝理气,化痰散结

B.清肝泻火,消瘿散结

C.滋阴降火,消瘿散结

D.益气养阴,消瘿散结

E.疏肝理气,消瘿散结

【答案】A

8.患者,男,30岁。患甲状腺功能亢进症1年。心悸失眠,手颤,消瘦,神疲乏力,气短汗多,口燥咽干,手足心热,纳差,大便溏薄,舌质红,苔少,脉细数。治疗应首选他巴唑和哪个方剂

A.生脉散

B.六味地黄丸

C.当归补血汤

D.丹栀逍遥散

E.右归丸

【答案】A

9.患者,女,30岁。有甲状腺功能亢进症病史。颈前肿胀,烦躁易怒,易饥多食,恶热多汗,心悸头晕,大便秘结,失眠,舌红,苔黄,脉弦数。其中医治法是

A.疏肝理气,化痰散结

B.清肝泻火,消瘿散结

C.滋阴降火,消瘿散结

D.益气养阴,消瘿散结

E.清肝泻火,益气养阴

【答案】B

10.患者,女,31岁。患甲状腺功能亢进症2个月。症见眼突,心悸汗多,手颤,消瘦,口干咽燥,五心烦热,失眠多梦,月经不调,舌红少苔,脉细数。治疗应首选他巴唑和哪个方剂

A.生脉散

B.天王补心丹加减

C.当归补血汤

D.丹栀逍遥散

E.右归丸

【答案】B

11.患者,男,27岁。半年来常有心悸失眠,消瘦,神疲乏力,气短汗出,口干咽燥,手足心热,纳差便溏,双眼突出,颈前肿大,双手颤抖,舌淡红,少苔,脉细。诊断为甲状腺功能亢进症,其证型是

A.气滞痰凝证

B.肝火旺盛证

C.阴虚火旺证

D.气阴两虚证

E.气血两虚证

【答案】D

12.患者患甲亢多年,颈前肿大,眼突,心悸失眠,消瘦,神疲乏力,气短汗多,口干咽燥,手足心热,纳差,大便溏薄,舌质淡红,脉细数无力。治疗应首选的方剂是

A.天王补心丹加减

B.炙甘草汤合玉女煎加减

C.龙胆泻肝汤加减

D.逍遥散合二陈汤加减

E.生脉散加味

【答案】E

(13~14 题共用备选答案)

A.逍遥散合二陈汤

B.天王补心丹

C.知柏地黄丸

D.生脉散

E.龙胆泻肝汤

13.治疗甲状腺功能亢进症之阴虚火旺证,应首选的方剂是

【答案】B

14.治疗甲状腺功能亢进症之气阴两虚证,应首选的方剂是

【答案】D

第二节 糖尿病

1.糖尿病早期诊断最有意义的是

A.多食、消瘦

B.空腹血糖升高

C.多饮、多尿

D.皮肤瘙痒

E.尿糖阳性

【答案】B

2.下列哪项是糖尿病并发的微血管病变

A.糖尿病足

B.糖尿病脑血管病变

C.糖尿病性冠心病

D.糖尿病性视网膜病变

E.糖尿病下肢动脉硬化闭塞症

【答案】D

3.下列哪项不能作为糖尿病确诊的依据

A.多次空腹血糖≥7.8 mmol/L

B.尿糖(++)

C.多次餐后血糖≥11.1 mmol/L

D.葡萄糖耐量试验 1 小时和 2 小时血糖均>11.1 mmol/L

E.无“三多一少”症状,空腹血糖多次在7.8~11.1 mmol/L 之间

【答案】B

4.消渴病变的脏腑以哪一脏最为关键

A.心

B.肺

C.脾

D.肝

E.肾

【答案】E

5.七味白术散加减适用于糖尿病的哪种证型

A.痰瘀互结证

B.脉络瘀阻证

C.阴虚燥热证

D.阴阳两虚证

E.气阴两虚证

【答案】E

【解析】糖尿病之气阴两虚证,治宜益气健脾、生津止渴,方用七味白术散。

6.胰岛素治疗过程中,最常见的严重副作用是

A.低血糖反应

B.局部脂肪萎缩

C.视力改变

D.轻度水肿

E.骨质疏松

【答案】A

7.判断糖尿病控制程度的指标是

A.空腹血糖

B.尿糖

C.糖化血红蛋白

D.葡萄糖耐量试验

E.胰岛素释放试验

【答案】C

8.糖尿病的基本病理生理改变是

A.胰升血糖素分泌减少

B.胰升血糖素分泌增多

C.肾上腺皮质激素分泌过多

D.胰岛素分泌绝对或相对不足

E.生长激素分泌过多

【答案】D

9.血府逐瘀汤适用于治疗糖尿病的证型为

A.痰瘀互结证

B.气阴两虚证

C.阴虚燥热证

D.阴阳两虚证

E.脉络瘀阻证

【答案】E

10.糖尿病酮症酸中毒的补液治疗的主要措施不包括

A.纠酸

B.补钾

C.应用胰岛素

D.处理诱发病

E.迅速提高血糖水平

【答案】E

11.关于糖尿病,下列叙述正确的是

A.应有“三多一少”的症状

B.尿糖阳性

C.胰岛素水平低于正常

D.空腹血糖应升高

E.糖耐量试验有助于可疑病例的诊断

【答案】E

12.消渴病之阴阳两虚证选用的方剂是

A.消渴方

B.玉女煎

C.六味地黄丸

D.七味白术散

E.金匮肾气丸

【答案】E

13.患者,女,25 岁。口干渴,消瘦 2 年,用胰岛素治疗好转。因故停药 2 天,出现恶心呕吐,神志不清。急查:尿糖(+++),血糖 28 mmol/L,血液 pH 7.20,脱水貌。治疗应首选的治疗措施是

A.补液、纠正电解质平衡紊乱,清开灵注射液滴注

B.补液、纠正电解质平衡紊乱,安宫牛黄丸开水化服

C.补液、纠正电解质及酸碱平衡紊乱,注射胰岛素

D.补碱、补液和纠正电解质平衡紊乱

E.滴注中枢兴奋剂、足量胰岛素

【答案】C

14.患者,女,65 岁。糖尿病史 4 年,服格列本脲血糖控制在 8.5~9.4 mmol/L 之间。近 2 天尿频、尿痛、尿急,近一天出现昏迷,查空腹血糖 24.0 mmol/L,血钠 146 mmol/L,血尿素氮 7.01 mmol/L,尿糖(+++),尿酮(++)。应首先考虑的诊断是

A.低血糖昏迷

B.脑血管意外

C.乳酸中毒昏迷

D.糖尿病酮症酸中毒

E.高渗性非酮症糖尿病昏迷

【答案】D

15.患者,女,32岁。有糖尿病史。口渴多尿,多食易饥,形体消瘦,大便干燥,舌红苔黄,脉滑实有力。其中医治法是

A.活血化瘀祛痰
B.益气健脾,生津止渴
C.清胃泻火,养阴增液
D.滋阴温阳,补肾固摄
E.活血通络

【答案】C

16.患者,女,60岁。多饮、多食、多尿、消瘦6年,伴倦怠乏力、自汗、气短懒言,口渴多饮,五心烦热,心悸失眠,溲赤便秘,舌红少津,舌体胖大,苔花剥,脉细数。实验室检查:血糖12.3 mmol/L,尿糖(+++)。其证型属于

A.阴虚热盛证
B.阴阳两虚证
C.气阴两虚证
D.血瘀气滞证
E.阴阳欲绝证

【答案】C

17.消渴病的主要病位在

A.肝、心、肺
B.肝、心、肾
C.肝、肾、肺
D.肺、胃、肾
E.胃、肾、心

【答案】D

【解析】消渴病的主要病位在肺、胃、肾,而以肾为关键。

(18~19题共用备选答案)

A.胰岛素抵抗和胰岛素分泌的相对性缺乏有关
B.胰高血糖素相对增多
C.遗传因素
D.环境因素
E.胰岛B细胞破坏、胰岛素分泌缺乏为特征的自身免疫性疾病

18.2型糖尿病的发病机制是

【答案】A

【解析】2型糖尿病其发病与胰岛素抵抗和胰岛素分泌的相对性缺乏有关,两者皆呈不均一性。

19.1型糖尿病的发病机制是

【答案】E

【解析】1型糖尿病是以胰岛B细胞破坏、胰岛素分泌缺乏为特征的自身免疫性疾病。

(20~21题共用备选答案)

A.五味消毒饮合黄芪六一散
B.平胃散合桃红四物汤
C.金匮肾气丸
D.七味白术散
E.六味地黄丸

20.糖尿病的并发症之疮痈,宜用的方剂是

【答案】A

21.糖尿病之肾阴亏虚证,宜用的方剂是

【答案】E

(22~23题共用备选答案)

A.五味消毒饮合黄芪六一散
B.平胃散合桃红四物汤
C.金匮肾气丸
D.七味白术散
E.六味地黄丸

22.患者“三多一少”症状不明显,形体肥胖,胸脘腹胀,肌肉酸胀,四肢沉重或刺痛,舌暗或有瘀斑,苔厚腻,脉滑。宜用的方剂是

【答案】B

23.患者小便频数,浑浊如膏,甚则饮一溲一,面色黧黑,耳轮焦干,腰膝酸软,形寒畏冷,阳痿不举,舌淡苔白,脉沉细无力。宜用的方剂是

【答案】C

第三节 血脂异常

1.有关血脂异常的中医病因病机，说法错误的是

A.病位在心、脾、肾、肝

B.病性多为本虚标实

C.本虚为脏腑亏虚

D.标实为痰浊瘀血，阻滞经脉

E.病因与素体肥胖，加之饮食不节有关

【答案】A

2.下列哪项不是血脂异常的常见临床表现

A.黄色瘤

B.早发性角膜环

C.眼底病变

D.动脉粥样硬化

E.高血糖

【答案】E

3.下列哪项一般不属于血脂异常的实验室检查结果

A.血清胆固醇升高

B.甘油三酯升高

C.高密度脂蛋白升高

D.低密度脂蛋白升高

E.高密度脂蛋白降低

【答案】C

第四节 高尿酸血症与痛风

1.高尿酸血症血液中血尿酸

A.≥416 μmol/L

B.≥516 μmol/L

C.≥616 μmol/L

D.≥716 μmol/L

E.≥816 μmol/L

【答案】A

2.下列是继发性高尿酸血症或痛风鉴别要点的是

A.儿童、青少年、女性和老年人更少见

B.高尿酸血症程度较轻

C.40%患者24小时的尿酸排出量减少

D.痛风性关节炎症状往往较轻或不典型

E.无明确的相关用药史

【答案】D

3.痛风急性发作的首选药是

A.非甾体抗炎药

B.秋水仙碱

C.糖皮质激素

D.环磷酰胺

E.垂体后叶素

【答案】B

4.患者，男性，56岁，凌晨关节疼痛惊醒、进行性加重、剧痛如刀割样或咬噬样，伴有发热、头痛、恶心、心悸、寒战，血液中血尿酸420 μmol/L，最可能是

A.类风湿关节炎

B.化脓性关节炎

C.创伤性关节炎

D.痛风

E.继发性高尿酸血症

【答案】D

（5~7题共用题干）

患者，男，70岁。平素体健，饮酒多年。1年前体检发现血尿酸升高，但无症状。1日前参加聚会吃较多海鲜和肉类，并饮白酒，夜间开始出现足趾疼痛剧烈，局部肿胀、发热，持续约24小时，兼口渴、心烦，汗出不解。舌红，苔黄腻，脉滑数。血生化检查：血尿酸520μmol/L。

5.首先考虑的诊断是

A.肾结石

B.风湿性关节炎

C.类风湿关节炎

D.痛风

E.胆囊炎

【答案】D

6.以下处理措施不恰当的是

A.多饮水,戒酒

B.服用秋水仙碱

C.避免高嘌呤饮食

D.立即使用糖皮质激素

E.检查是否存在糖尿病、高血压、血脂异常等疾病

【答案】D

7.治疗此证应首选的方剂是

A.白虎加桂枝汤加减

B.蠲痹汤加减

C.桃红饮加减

D.独活寄生汤加减

E.宣痹汤

【答案】A

第七章 风湿性疾病

第一节 类风湿关节炎

1.类风湿性关节炎的基本病理改变是

A.皮肌炎

B.滑膜炎

C.心包炎

D.血管炎

E.心脏炎

【答案】B

【解析】类风湿关节炎的基本病理改变就是滑膜炎。而血管炎可以发生在关节外的任何组织。

2.下列哪项不是类风湿关节炎的关节外表现

A.心包炎

B.类风湿结节

C.类风湿血管炎

D.小细胞低色素性贫血

E.面部对称性水肿性红斑

【答案】E

3.类风湿关节炎的关节特点不包括

A.关节痛是最早的关节症状

B.以大关节受累为主

C.关节强直

D.关节畸形

E.关节活动障碍

【答案】B

4.类风湿关节炎的发病基础是

A.寒冷

B.潮湿

C.遗传

D.免疫反应

E.神经内分泌

【答案】D

5.类风湿关节炎之寒热错杂证的代表方剂是

A.四妙丸

B.丁氏清络饮

C.桂枝芍药知母汤

D.身痛逐瘀汤

E.指迷茯苓丸

【答案】C

6."晨僵"是下列哪个病证的特征性表现

A.风寒湿痹证

B.风湿热痹证

C.类风湿关节炎

D.中风后遗症

E.蝶疮流注证

【答案】C

【解析】类风湿关节炎临床特点，关节表现为“晨僵”，经夜间休息后，晨起时受累关节出现较长时间的僵硬、胶黏着样感觉，一般持续1小时以上，其持续时间长短反映滑膜炎症的严重程度。

7.类风湿关节炎的关节表现不包括

A.晨僵

B.关节痛

C.关节肿

D.类风湿结节

E.关节功能障碍

【答案】D

8.依据诊断标准，下列哪项不是诊断类风湿关节炎的必备关节表现

A.关节肿痛≥6周

B.对称性关节肿

C.腕、掌指、指间关节肿

D.关节畸形

E.晨僵

【答案】D

9.患者，女，30岁。发热，口苦，饮食无味，纳呆或有恶心，泛泛欲吐，关节肿痛以下肢为重，全身困乏无力，下肢沉重酸胀，浮肿或有关节积液，舌苔黄腻，脉滑数。诊断为类风湿关节炎，治疗应首选的方剂是

A.四妙丸加减

B.丁氏清络饮

C.桂枝芍药知母汤

D.三痹汤

E.白虎加桂枝汤

【答案】A

10.患者，女，48岁。发热2天，体温37.5℃，关节灼热疼痛，红肿，形寒肢凉，阴雨天疼痛加重，得温则舒，舌质红，苔白，脉弦细。治疗应首选的方剂是

A.四妙丸

B.丁氏清络饮

C.身痛逐瘀汤

D.独活寄生汤

E.桂枝芍药知母汤

【答案】E

11.患者，女，39岁。不明原因的手足发麻，关节肿痛1年余。开始为手指小关节疼痛，后出现其他关节疼痛，呈对称性，遇寒或晨起时关节发硬，活动后减轻，舌苔薄白，脉浮紧。其最有意义的检查是

A.血沉

B.抗核抗体

C.双手X线平片

D.抗链球菌溶血素“O”试验

E.肾功能检查

【答案】C

12.患者，女，24岁。患类风湿关节炎2年。现关节肿痛且变形，屈伸受限，痛处不移，肌肤紫暗，面色黧黑，肢体顽麻，舌质暗红有瘀斑，苔薄白，脉弦涩。其治疗应

A.清热利湿，祛风通络

B.清热养阴，祛风通络

C.活血化瘀，祛痰通络

D.补益肝肾，祛风通络

E.祛风散寒，清热化湿

【答案】C

13.患者，男，36岁。患类风湿关节炎1年多。现午后发热，盗汗，口干咽燥，手足心热，关节肿胀疼痛，小便赤涩，大便秘结，舌红少苔，脉细数。其中医治法是

A.清热利湿，祛风通络

B.养阴清热，祛风通络

C.祛风散寒，清热化湿

D.活血化瘀，祛痰通络

E.益肝肾，补气血，祛风湿，通经络

【答案】B

（14~15题共用备选答案）

A.抑制环氧化酶活性，减少前列腺素合成，能有效缓解症状，但不能控制病情进展

B.一般起效慢，对疼痛的缓解作用较差，但能延缓组织关节侵蚀及破坏

C.能迅速改善关节肿痛和全身症状

D.有利于减轻关节炎症状，可能增加感染风险

E.起效慢，症状改善不明显

14.非甾体抗炎药治疗类风湿关节炎的特点为

【答案】A

15.糖皮质激素治疗类风湿关节炎的特点为

【答案】C

第二节　系统性红斑狼疮

1.系统性红斑狼疮脏器损害最常见于

A.肝

B.心

C.脾

D.肺

E.肾

【答案】E

2.下列各项中，不属于系统性红斑狼疮诊断依据的是

A.颧部红斑

B.非侵蚀性关节炎

C.蛋白尿或细胞管型

D.溶血性贫血或白细胞减少

E.血沉加快

【答案】E

3.患者女性，发热5天，现体温39℃，肢厥，神志昏迷，谵语，舌謇，舌色鲜绛，脉细数。治疗应首选清宫汤送服

A.安宫牛黄丸

B.苏合香丸

C.神犀丹

D.玉枢丹

E.通关散

【答案】A

4.朱某，女，高热5天，不恶寒，满面红赤，皮肤红斑鲜红，咽干，口渴，喜冷饮，尿赤而少，关节疼痛，舌红绛，苔黄，脉滑数。其中医证型是

A.气营热盛证

B.阴虚内热证

C.热郁积饮证

D.瘀热痹阻证

E.气分热盛证

【答案】A

第八章　神经系统疾病

第一节　癫痫

1.诊断癫痫的首选辅助检查是

A.MRI

B.诱发电位

C.脑电图检查

D.CT扫描

E.脑脊液检查

【答案】C

【解析】脑电图检查对癫痫诊断有很大帮

助，并有助于分型，若结合各种诱发方法则更有诊断价值，如过度换气、闪光刺激及特殊电极如蝶骨电极等，约在80%的患者中发现异常。其他选项对癫痫的诊断价值不大，有的可能对寻求病因有帮助。

2.全面性强直-阵挛发作的特征性表现是

A.发作性头痛，眩晕

B.发作性四肢抽搐，口中怪叫

C.神志清楚，一侧肢体抽搐发作

D.短暂意识不清

E.意识丧失，全身对称性抽搐

【答案】E

3.癫痫持续状态是指下列哪一项

A.连续单纯部分发作

B.复杂部分性发作持续数天

C.两侧肢体间断抽搐

D.长期用药抽搐仍经常发作

E.全面性强直-阵挛发作频繁出现，间歇期仍意识不清

【答案】E

4.患者，男，39岁。癫痫病史多年，今因癫痫持续状态被送入医院。应采取的治疗措施是

A.口服苯巴比妥

B.口服苯妥英钠

C.口服丙戊酸钠

D.静脉注射安定

E.肌肉注射氯丙嗪

【答案】D

5.患者痫证发作时猝然仆倒抽搐，口中有声，吐涎，平时急躁易怒，心烦失眠，咳痰不爽，口苦咽干，便秘溲黄，病发后，彻夜难眠，目赤，舌红，苔黄腻，脉弦滑而数。治宜选用的方剂是

A.定痫丸

B.龙胆泻肝汤合涤痰汤

C.牛黄清心丸

D.醒脾汤

E.黄连温胆汤

【答案】B

6.患者，女，27岁。进餐时突然倒地，意识丧失，四肢抽搐，双目上翻，牙关紧闭，口吐白沫，小便失禁，约20分钟后抽搐停止，神识清醒，自觉肢体酸痛。头颅CT、血液生化检查均正常。自幼有类似发病。其诊断是

A.癔症性抽搐

B.低血钙性抽搐

C.脑寄生虫病

D.癫痫大发作

E.昏厥性抽搐

【答案】D

7.患者，男，30岁。平素头晕头痛，痛有定处，常伴单侧肢体抽搐，或一侧面部抽动，颜面口唇青紫，舌质暗红，有瘀斑，舌苔薄白，脉弦涩。其中医诊断为

A.痫证之风痰闭阻证

B.痫证之痰火扰神证

C.痫证之瘀阻清窍证

D.痫证之心脾两虚证

E.痫证之心肾亏虚证

【答案】C

8.患者，女，29岁。癫痫病史10年，平素性情急躁，心烦失眠，口苦咽干，时吐痰涎，大便秘结，发作则昏仆抽搐，口吐涎沫，彻夜难眠，目赤，舌红，苔黄腻，脉弦滑数。其中医治法是

A.疏肝理气，活血化瘀

B.清热泻火，解郁和胃

C.清热泻火，化痰息风

D.活血化瘀，通络息风

E.清热化痰，息风定痫

【答案】C

【解析】辨证为癫痫之痰火扰神证。治宜清热泻火，化痰开窍。

第二节 脑血管疾病

1.出血性与缺血性脑血管疾病的鉴别,除临床表现外,最有诊断意义的辅助检查是

A.血常规

B.头颅 CT

C.腰穿

D.经颅多普勒超声

E.脑电图

【答案】B

2.脑出血和脑梗死最重要的危险因素是

A.高血压

B.心脏病

C.糖尿病

D.吸烟

E.肥胖

【答案】A

【解析】高血压是脑出血和脑梗死最重要的危险因素。

第三节 短暂性脑缺血发作

1.短暂性脑缺血发作的临床表现是

A.血压突然升高,短暂意识不清,抽搐

B.眩晕、呕吐、耳鸣持续一至数日

C.发作性神经系统功能障碍,24 小时内完全恢复

D.昏迷、清醒、再昏迷

E.一侧轻偏瘫,历时数日渐恢复

【答案】C

【解析】TIA 好发于 50~70 岁,男性多于女性。发病突然,迅速出现局限性神经功能或视网膜功能障碍,多于 5 分钟左右达到高峰,症状和体征应在 24 小时内完全消失,可反复发作。

2.治疗中风中经络之肝肾阴虚,风阳上扰证,应首选的方剂是

A.镇肝息风汤

B.天麻钩藤饮

C.星蒌承气汤

D.二陈汤合桃红四物汤

E.补阳还五汤

【答案】A

3.治疗短暂性脑缺血发作之气虚血瘀,脉络瘀阻证,应首选的方剂是

A.镇肝息风汤

B.补阳还五汤

C.黄连温胆汤合桃红四物汤

D.羚角钩藤汤

E.半夏白术天麻汤

【答案】B

4.患者,女,58 岁。脑动脉硬化 6 年。突然发生口眼㖞斜,半身不遂,半小时后,自行恢复;平日头晕头痛,耳鸣,腰膝酸软,舌红,苔薄黄,脉弦细。应首先考虑的方剂是

A.镇肝息风汤

B.参附汤合生脉散

C.涤痰汤

D.补阳还五汤

E.血府逐瘀汤

【答案】A

第四节 动脉硬化性脑梗死

1.下列选项中,哪个选项是血栓性梗死的主要血管,且脑血栓的发病率最高

A.颈内动脉闭塞

B.大脑中动脉闭塞

C.大脑前动脉闭塞

D.大脑后动脉闭塞

E.椎-基底动脉闭塞

【答案】B

【解析】大脑中动脉闭塞是血栓性梗死的主要血管,发病率最高。

2.动脉硬化性脑梗死形成的治疗为

A.溶栓治疗

B.抗凝治疗

C.脑保护治疗

D.降纤治疗

E.以上均正确

【答案】E

3.治疗脑血栓形成之风痰瘀血,痹阻脉络证,应首选的方剂是

A.天麻钩藤饮

B.真方白丸子

C.补阳还五汤

D.镇肝息风汤

E.星蒌承气汤

【答案】B

4.治疗脑血栓形成之肝阳暴亢,风火上扰证,应首选的方剂是

A.镇肝息风汤

B.天麻钩藤饮

C.星蒌承气汤

D.二陈汤合桃红四物汤

E.补阳还五汤

【答案】B

5.患者,女,63 岁。高血压病史 4 年,晨起突然口齿不清,口角㖞斜,左侧肢体活动障碍。应首选的检查项目是

A.腰穿脑脊液

B.脑血管造影

C.脑电图

D.头部 CT

E.脑超声波

【答案】D

6.患者,女,64 岁。患高血压病多年,突然昏仆,口噤目张,气粗息高,口眼㖞斜,半身不遂,昏不知人,颜面潮红,大便干结,舌红,苔黄腻,脉弦滑数。治疗应首选的方剂是

A.天麻钩藤饮加减

B.镇肝息风汤加减

C.急用苏合香丸灌服,继用涤痰汤加减

D.立即用大剂参附汤合生脉散加减

E.首先灌服(或鼻饲)至宝丹或安宫牛黄丸以辛凉开窍,继用羚羊角汤加减

【答案】E

第五节　脑栓塞

1.大脑中动脉脑梗塞的主要表现是

A.“三偏”征

B.共济失调

C.吞咽困难

D.球麻痹

E.眩晕

【答案】A

2.关于脑栓塞的描述,下列哪项不正确

A.多为青壮年

B.可有 TIA 史

C.少有昏迷

D.脑脊液呈血性

E.CT 脑检查呈低密度影

【答案】D

3.脑栓塞多发生在下列哪个部位

A.大脑皮质

B.内囊及基底节附近

C.丘脑

D.大脑中动脉

E.大脑后动脉

【答案】D

【解析】局限性神经缺失症状与栓塞动脉供血区的功能相对应，约4/5脑栓塞累及大脑中动脉主干及其分支，出现失语、偏瘫、单瘫、偏身感觉障碍和局限性癫痫发作等。

4.脑梗塞之痰湿蒙闭心神证的治法是

A.清热化痰，醒神开窍

B.辛温开窍，豁痰息风

C.益气回阳，救阴固脱

D.平肝潜阳，活血通络

E.祛风化瘀通络

【答案】B

5.患者，男，54岁。既往有高血压病史，晨起时突然出现口眼㖞斜，语言謇涩，右侧半身不遂，痰多，腹胀便秘，头晕目眩，舌质红，苔黄腻，脉弦滑，即来医院就诊，测血压180/100 mmHg，头颅CT未见异常。其诊断是

A.高血压病，肝阳暴亢，风火上扰证

B.高血压病，脑梗塞，风痰瘀血痹阻脉络证

C.高血压病，脑出血，气虚血瘀证

D.高血压病，脑梗塞，痰热腑实，风痰上扰证

E.高血压病，阴虚风动证

【答案】D

第六节　腔隙性梗死

1.腔隙性梗死的梗死灶大小为

A.2～15 mm

B.5～15 mm

C.10～15 mm

D.15～20 mm

E.15～25 mm

【答案】A

【解析】CT见深穿支供血区单个或多个直径2～15 mm病灶，呈圆形、卵圆形、长方形或楔形腔隙性阴影，边界清晰，无占位效应，增强时可见轻度斑片状强化，阳性率为60%～96%。

2.下列有关腔隙性梗死叙述中，哪一项不正确

A.属于中医学的“中风”范畴

B.多发生于40～60岁及以上中老年人

C.临床表现多样，其特点是症状较重，预后较差

D.控制高血压病及防治各种类型脑动脉硬化是预防本病的关键

E.急性期可适当应用扩血管药物

【答案】C

3.临床中最典型、最常见的腔隙综合征是下列哪一项

A.纯运动性轻偏瘫

B.纯感觉性卒中

C.共济失调性轻偏瘫

D.感觉运动性卒中

E.构音障碍-手笨拙综合征

【答案】A

第七节　脑出血

1.脑出血最常见的病因是

A.高血压合并小动脉硬化

B.脑动脉粥样硬化

C.继发于脑梗死的出血

D.先天性脑血管畸形

E.血液病

【答案】A

2.高血压脑出血的好发部位是

A.大脑皮质

B.内囊及基底节附近

C.丘脑

D.大脑中动脉

E.大脑后动脉

【答案】B

3.脑出血最确切的诊断依据是

A.60 岁以上发病

B.均有偏瘫

C.脑脊液血性

D.突然偏瘫,头部 CT 见基底节区附近高密度影

E.均有脑膜刺激征

【答案】D

4.急性脑出血脑疝形成时,不可以

A.静脉注射甘露醇

B.腰椎穿刺

C.给氧

D.吸痰

E.翻身

【答案】B

5.急性脑出血有脑疝形成征象,最急需的措施是

A.脑 CT 检查

B.脑 MRI 检查

C.腰椎穿刺

D.可快速静脉推注利尿剂

E.脑血管造影

【答案】D

第八节　蛛网膜下腔出血

1.蛛网膜下腔出血的最常见病因是

A.高血压

B.肿瘤破坏血管

C.先天性颅内动脉瘤

D.动脉炎

E.转移癌

【答案】C

2.蛛网膜下腔出血最可靠的诊断依据是

A.突然剧烈头痛、呕吐

B.脑膜刺激征阳性

C.偏瘫

D.CT 脑检查呈低密度影

E.脑脊液检查呈均匀血性,压力增高

【答案】E

3.患者,男,34 岁。突然出现烈剧头痛来急诊。查体:神清,颈强直,四肢肌力 5 级,肌张力正常,布鲁津斯基征(+)。最可能的诊断是

A.腰椎间盘突出症

B.高血压脑病

C.脑出血

D.蛛网膜下腔出血

E.脑栓塞

【答案】D

【解析】蛛网膜下腔出血的诊断依据:突然剧烈头痛、呕吐、脑膜刺激征阳性即高度提示本病,如眼底检查发现玻璃体膜下出血,脑脊液检查呈均匀血性,压力增高,则可临床确诊。

第九节　帕金森病

1.晚期帕金森病的典型步态是

A.小步态

B.慌张步态

C.蹒跚步态

D.间歇肢行

E.拖曳步态

【答案】B

2.帕金森病最多见的初发症状是

A.肌强直
B.运动迟缓
C.姿势步态异常
D.眼睑阵挛
E.震颤
【答案】E

3.帕金森病最基本、最有效的治疗药物是
A.苯海索
B.金刚烷胺
C.罗匹尼罗
D.左旋多巴
E.溴隐亭
【答案】D

4.帕金森病中医治疗要点是
A.活血通络
B.镇肝息风
C.通络止痛
D.滋补肝肾
E.息风通络
【答案】E

(5~6题共用备选答案)
A.导痰汤
B.补阳还五汤
C.大定风珠
D.地黄饮子
E.八珍汤合天麻钩藤饮

5.治疗帕金森病痰热风动证首选的方剂是
【答案】A

6.治疗帕金森病气血亏虚证首选的方剂是
【答案】B

第九章　理化因素所致疾病

第一节　急性中毒总论

1.急性中毒的临床表现有
A.皮肤、黏膜症状
B.眼症状
C.神经系统症状
D.泌尿系统症状
E.以上都是
【答案】E

2.急性中毒者,呼吸带有蒜臭味,可见于下列哪种药物中毒
A.急性乙醇中毒
B.安眠药中毒
C.糖尿病酮症酸中毒
D.氯气中毒
E.有机磷杀虫药中毒
【答案】E

3.急性中毒者,呼吸带有苦杏仁味,可见于下列哪种药物中毒
A.有机磷杀虫药中毒
B.乙醇中毒
C.氰化物中毒
D.一氧化碳中毒
E.氯丙嗪中毒
【答案】C

4.对危重急性中毒者,治疗上应立即采取的措施是
A.吸氧
B.导泻
C.维持生命体征并终止毒物接触
D.洗胃
E.使用特效解毒药
【答案】C

第二节　急性一氧化碳中毒

1.下列哪项不是一氧化碳中毒的临床表现

A.呼吸困难

B.昏迷

C.心律失常

D.皮肤、黏膜呈樱桃红色

E.呼出气有大蒜样臭味

【答案】E

2.下列哪种中毒可使口唇黏膜呈樱桃红色

A.蛇毒

B.农药

C.二氧化碳

D.一氧化碳

E.来苏水

【答案】D

【解析】血 COHb 浓度高于 30%~40%，表现为昏睡或浅昏迷状态，面色潮红，口唇可呈樱桃红色，呼吸、血压和脉搏可有改变。

3.对重症煤气中毒的昏迷患者，最有效的抢救措施是

A.鼻导管吸氧

B.20%甘露醇快速静脉推入

C.冬眠疗法

D.血液透析

E.送入高压氧舱治疗

【答案】E

4.尽快纠正急性 CO 中毒组织缺氧的首选方法是

A.采用高浓度氧气面罩

B.注射呼吸兴奋剂

C.撤离中毒现场

D.人工呼吸

E.高压氧舱

【答案】E

【解析】高压氧下，可加速 COHb 解离，促进 CO 清除，既可迅速纠正组织缺氧，又可加速 CO 的清除，高压氧治疗 CO 中毒可缩短病程，降低病死率，且可减少迟发性脑病的发生

5.现场抢救 CO 中毒时，以下哪项最重要

A.迅速离开中毒现场

B.人工呼吸

C.按压合谷

D.甘露醇快速静脉滴注

E.立即给氧

【答案】A

6.通过使组织缺氧产生中毒的是

A.镇静剂

B.有机磷杀虫药

C.一氧化碳

D.氰化物

E.乙醇

【答案】C

7.一氧化碳中毒的特征性表现是

A.头痛，头晕

B.血液 COHb 测定阳性

C.昏迷

D.抽搐

E.四肢无力

【答案】B

8.CO 中毒的主要机理是

A.与含二价铁的肌球蛋白结合，损害线粒体功能

B.与红细胞的 Hb 结合，引起组织缺氧

C.抑制细胞色素氧化酶的活性

D.产生高铁血红蛋白

E.影响呼吸链的电子传递

【答案】B

9.防止急性 CO 中毒后脑水肿首选的药物是

A.甘露醇

B.安体舒通

C.皮质激素

D.脑营养药

E.降血压药

【答案】A

【解析】严重中毒后 2~4 小时即可发生脑水肿,24~48 小时达高峰,因而脱水疗法非常重要。目前常采取:20%甘露醇 250 mL,快速静脉滴注,6~8 小时 1 次。

10.患者,女,29 岁。煤气中毒,经过积极抢救后苏醒,1 天后又出现神志不清,右侧肢体偏瘫,体温、血压正常,两肺呼吸音粗。治疗应首选的治疗措施是

A.高压氧舱

B.甘露醇输注

C.脑营养物质

D.维生素 C 输注

E.地塞米松输注

【答案】A

第三节 有机磷杀虫药中毒

1.急性有机磷杀虫药中毒时,全血胆碱酯酶活力测定,中度中毒为下列哪一项

A.全血胆碱酯酶活性 90%~70%

B.全血胆碱酯酶活性 70%~50%

C.全血胆碱酯酶活性 50%~30%

D.全血胆碱酯酶活性 30%~10%

E.以上均不确切

【答案】C

2.对口服有机磷农药中毒患者,清除其未被吸收毒物的首要方法是

A.催吐和洗胃

B.利尿和导泻

C.腹膜透析

D.血液净化

E.静注 50%葡萄糖溶液

【答案】A

3.急性有机磷杀虫药中毒,治疗时最理想的合用药是

A.呼吸兴奋剂合脱水剂

B.脱水剂合肾上腺皮质激素

C.肾上腺皮质激素合阿托品

D.阿托品合胆碱酯酶复活剂

E.胆碱酯酶复活剂合肾上腺皮质激素

【答案】D

4.患者,女,27 岁。因昏迷而送来急诊。查体:深昏迷状态,呼吸有轻度大蒜味,疑为有机磷中毒。下列哪项对诊断最有帮助

A.瞳孔缩小

B.呕吐物有大蒜臭味

C.大小便失禁

D.肌肉抽动

E.全血胆碱酯酶活力降低

【答案】E

5.患者,女,25 岁。被人发现时呈昏迷状态。查体:神志不清,两侧瞳孔呈针尖样大小,呼吸有大蒜臭味。应首先考虑的是下列哪种药物中毒

A.急性安眠药物中毒

B.急性毒蕈中毒

C.急性有机磷农药中毒

D.亚硝酸盐中毒

E.一氧化碳中毒

【答案】C

(6~7 题共用备选答案)

A.M 样症状

B.N 样症状

C.休克

D.心衰

E.呼吸衰竭

6.有机磷杀虫药中毒选用阿托品是缓解

上列哪种症状

【答案】A

7.有机磷杀虫药中毒选用胆碱酯酶复活剂是缓解上列哪种症状

【答案】B

第十章　内科常见危重症

休克

1.下列各项中，与休克定义不相符的是

A.多种强烈的致病因素作用于机体引起的急性循环功能衰竭

B.以生命器官缺血缺氧为主要特征

C.以导致微循环灌注不足和细胞功能代谢障碍为主要表现

D.非进行性发展

E.组织氧及营养物质利用障碍

【答案】D

2.休克的病理特点是

A.有效循环血量代偿性增加

B.组织器官有效灌流量锐减与有效循环血量不足

C.有效循环血量不足

D.组织器官灌流量减少

E.组织器官有效灌流量增加

【答案】B

3.心源性休克，治疗应首选的血管活性药物是

A.多巴胺

B.心得安

C.肾上腺素

D.去甲肾上腺素

E.地塞米松

【答案】A

4.过敏性休克，治疗应首选的药物是

A.地塞米松

B.肾上腺素

C.甲氰咪胍

D.低分子右旋糖酐

E.间羟胺

【答案】B

5.患者，男，58 岁，神志淡漠，面色苍白，冷汗淋漓，四肢厥冷，息促气微，体温不升，舌淡，脉微欲绝。治疗应首选的方剂是

A.大承气汤

B.生脉散

C.四逆汤

D.三甲复脉汤加减

E.炙甘草汤

【答案】C

第十一章　肺系病证

配套名师精讲课程

喘证

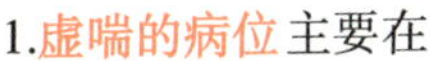

1.虚喘的病位主要在

A.肺、肾

B.肺、脾

C.肺、心

D.脾、肾

E.心、肾

【答案】A

【解析】喘证的发病机制主要在肺和肾，

涉及肝、脾。

2.虚喘的治疗尤当重视

A.治肺

B.治脾

C.治心

D.治肝

E.治肾

【答案】E

3.患者,男,50岁。喘咳气急,胸部胀闷,不得卧,痰稀白量多,恶寒发热,无汗,舌苔薄白,脉浮紧。治疗应首选的方剂是

A.麻黄汤合华盖散

B.木防己汤

C.苓桂术甘汤

D.越婢加半夏汤

E.葶苈大枣泻肺汤

【答案】A

4.喘证患者,女,45岁。与人吵架后突发上气而喘,咽中如窒,但喉中痰声不著,气憋,心悸,舌苔薄白,脉弦。其证候是

A.风寒束肺

B.风热袭肺

C.痰浊壅肺

D.肺气郁痹

E.肝火犯肺

【答案】D

5.患者,男,67岁。喘促气短,声低气怯,咳声低弱,咯痰稀白,自汗畏风,舌淡红,苔薄白,脉弱无力。治疗应首选的方剂是

A.三子养亲汤合二陈汤

B.生脉散合补肺汤

C.七味都气丸合生脉散

D.参蛤散合金匮肾气丸

E.苏子降气汤合二陈汤

【答案】B

(6~7题共用备选答案)

A.宣肺散寒

B.解表清里,化痰平喘

C.扶阳固脱,镇摄肾气

D.补肾纳气

E.补肺益气养阴

6.患者咳喘反复发作数年,喘促短气,气怯声低,喉有鼾声,咳声低弱,痰吐稀薄,自汗畏风,痰少质黏,烦热而渴,咽喉不利,面颧潮红,舌质淡红,苔剥,脉软弱或细数。治法为

【答案】E

7.喘促日久,动则喘甚,呼多吸少,气不得续,形瘦神惫,跗肿,汗出肢冷,口青唇紫,舌淡苔白,脉微细,面红烦躁,口咽干燥,足冷,汗出如油,舌红少津,脉细数。治法为

【答案】D

第十二章　心系病证

不寐

1.不寐的病位主要在哪个部位

A.心

B.脑

C.肝

D.脾

E.肾

【答案】A

【解析】不寐的病因虽多,但其病理变化总属阳盛阴衰,阴阳失交。一为阴虚不能纳阳,一为阳盛不得入于阴。其病位主要在心,与肝、脾、肾密切相关。

2.不寐之肝火扰心证治疗应首选的方

剂是

A.归脾汤
B.龙胆泻肝汤
C.黄连温胆汤
D.六味地黄丸合交泰丸
E.安神定志丸合酸枣仁汤

【答案】B

3.患者,女,53岁。心烦不寐,头重目眩,胸闷痰多,恶心口苦,嗳气吞酸,舌红苔黄腻,脉滑数。治疗应首选的方剂是

A.顺气导痰汤
B.半夏秫米汤
C.黄连温胆汤
D.丹栀逍遥散
E.朱砂安神丸

【答案】C

4.患者,女,43岁。平素不易入睡,多梦易醒,心悸健忘,神疲食少,伴头晕目眩,四肢倦怠,腹胀便溏,面色少华,舌淡苔薄,脉细无力。治疗应首选的方剂是

A.归脾汤
B.龙胆泻肝汤
C.黄连温胆汤
D.六味地黄丸合交泰丸
E.安神定志丸合酸枣仁汤

【答案】A

5.患者,女,55岁。心烦不寐,心悸不安,伴头晕耳鸣,健忘失眠,腰酸梦遗,潮热盗汗,五心烦热,口干津少,月经不调,舌红少苔,脉细数。其治法是

A.清心宁神,养明除烦
B.养阴生津,除烦宁神
C.滋阴降火,交通心肾
D.清火除烦,宁心安神
E.滋阴宁心,镇惊安神

【答案】C

第十三章　脾系病证

第一节　胃痞

1.痞满之饮食内停证治疗应首选的方剂是

A.保和丸
B.二陈平胃汤
C.补中益气汤
D.泻心汤合连朴饮
E.越鞠丸合枳术丸

【答案】A

2.患者,女,51岁。脘腹痞闷,胸胁胀满,心烦易怒,善太息,呕恶嗳气,或吐苦水,大便不爽,舌质淡红,苔薄白,脉弦。治疗应首选的方剂是

A.保和丸
B.补中益气汤
C.二陈平胃散
D.越鞠丸合枳术丸
E.泻心汤合连朴饮

【答案】D

3.患者脘腹痞闷,嘈杂,饥不欲食,恶心嗳气,口燥咽干,大便秘结,舌红少苔,脉细数。其治法是

A.补气健脾,升清降浊
B.养阴益胃,调中消痞
C.清热化湿,和胃消痞
D.疏肝解郁,和胃消痞
E.健脾祛湿,理气除胀

【答案】B

4.患者以胃脘痞塞、满闷不舒为主,按之柔软,压之不痛,望无胀形,发病缓慢,时轻时重,反复发作,病程漫长,多因饮食、情志、起

居、寒温等因素诱发。其诊断是

A.胃痛

B.鼓胀

C.胃痞

D.胸痹

E.结胸

【答案】C

(5~6 题共用备选答案)

A.消食和胃,行气消痞

B.除湿化痰,理气和中

C.清热化湿,和胃消痞

D.疏肝解郁,和胃消痞

E.补气健脾,升清降浊

5.实痞之湿热阻胃证的中医治法为

【答案】C

6.实痞之痰湿中阻证的中医治法为

【答案】B

第二节 腹痛

1.患者腹部刺痛较剧,痛处不移,触之痛甚,舌质紫暗,脉弦涩。其治法是

A.理气和胃

B.理气活血

C.活血化瘀

D.化瘀散结

E.化痰祛瘀

【答案】C

2.患者腹痛拘急,得温痛减,遇冷更甚,饮食减少,口不渴,小便清利,舌苔白腻,脉沉紧。其证候是

A.气滞

B.实寒

C.血瘀

D.实热

E.虚寒

【答案】B

(3~4 题共用备选答案)

A.温中补虚,缓急止痛

B.消食导滞,理气止痛

C.泄热通腑,行气导滞

D.疏肝解郁,和胃消痞

E.疏肝解郁,理气止痛

3.腹痛之湿热壅滞证的中医治法为

【答案】C

4.腹痛之饮食积滞证的中医治法为

【答案】B

(5~6 题共用备选答案)

A.大承气汤

B.枳实导滞丸

C.柴胡疏肝散

D.少腹逐瘀汤

E.小建中汤

5.腹痛之肝郁气滞证治疗应首选的方剂是

【答案】C

6.腹痛之中虚脏寒证治疗应首选的方剂是

【答案】E

第三节 泄泻

1.导致泄泻发生的重要因素在于

A.脾虚湿盛

B.脾胃虚弱

C.肾阳虚衰

D.感受外邪

E.食滞肠胃

【答案】A

2.治疗泄泻初起不宜

A.分利

B.消导

C.固涩

D.清化

E.疏解

【答案】C

3.治疗久泻不止,不宜过用的治法是

A.健脾

B.补肾

C.升提

D.固涩

E.分利

【答案】E

【解析】久泻不可分利太过,以防劫其阴液。

4.患者泄泻腹痛,泻下急迫,粪色黄褐而臭,肛门灼热,烦热口渴,小便短赤,舌苔黄腻,脉滑数。其治法是

A.芳香化湿,解表散寒

B.消食导滞,和中止泻

C.清热燥湿,分利止泻

D.健脾益气,化湿止泻

E.温肾健脾,固涩止泻

【答案】C

5.患者黎明前脐腹作痛,肠鸣即泻,完谷不化,形寒肢冷,腰膝酸软,舌淡,脉沉细,治疗应首选的方剂是

A.四神丸

B.藿香正气散

C.葛根芩连汤

D.参苓白术汤

E.龙胆泻肝汤

【答案】A

6.患者胸胁胀闷,嗳气食少,每因抑郁恼怒之时,发生腹痛泄泻,舌淡红,脉弦。其治法是

A.调理脾胃

B.疏肝理气

C.抑肝扶脾

D.泻肝和胃

E.疏肝和胃

【答案】C

第四节 便秘

1.热秘的中医治法是

A.清热泻火,润肠通便

B.泄热导滞,润肠通便

C.清热软坚,泻下通便

D.泻火散结,清热通便

E.清热解毒,润肠通便

【答案】B

2.治疗气秘的首选方剂是

A.柴胡疏肝散

B.五磨饮子

C.四磨汤

D.六磨汤

E.枳实导滞丸

【答案】D

3.气虚秘的主要表现是

A.大便干结,面色无华,头晕目眩

B.大便干结,或不甚干结,欲便不得出

C.大便艰涩,腹痛拘急,胀满拒按

D.大便并不干硬,虽有便意,但排便困难

E.大便干结,如羊屎状,形体消瘦

【答案】D

4.女性患者,20岁,大便干结,腹胀腹痛,口干口臭,面红心烦,有身热,小便短赤,舌红,苔黄燥,脉滑数。其治疗首选方剂为

A.黄连上清丸

B.麻子仁丸

C.大承气汤

D.导赤散

E.三黄泻心汤

【答案】B

第十四章　肝胆病证

第一节　胁痛

1.与胁痛发病关系最为密切的脏腑是

A.心、肺

B.脾、胃

C.肝、胆

D.肝、肾

E.脾、肾

【答案】C

【解析】胁痛的病位在肝胆。肝胆郁滞，疏泄失调，枢机不利，脉络痹阻或失养是胁痛病机的关键，任何原因引发的胁痛均难以逾越于此。

2.胁痛的基本治疗原则是

A.疏肝理气止痛

B.清热利湿止痛

C.祛瘀通络止痛

D.疏肝和络止痛

E.养阴柔肝止痛

【答案】D

3.患者，男，56 岁。久患胁痛，悠悠不休，遇劳加重，头晕目眩，口干咽燥，舌红少苔，脉弦细。治疗应首选的方剂是

A.柴胡疏肝散

B.逍遥散

C.杞菊地黄丸

D.一贯煎

E.二阴煎

【答案】D

4.患者，女，33 岁。胁肋胀痛 1 月余，现症见胁肋胀痛，口苦口黏，胸闷纳呆，恶心呕吐，小便黄赤，大便不爽，身目发黄，舌红苔黄腻，脉弦滑数。其中医辨证为

A.肝郁气滞证

B.肝胆湿热证

C.肝阴不足证

D.瘀血阻络证

E.肝络失养证

【答案】B

（5~6 题共用备选答案）

A.疏肝理气

B.清热利湿

C.祛瘀通络

D.养阴柔肝

E.清热解毒

5.胁痛之肝络失养证的治法为

【答案】D

6.胁痛之肝胆湿热证的治法为

【答案】B

第二节　黄疸

1.黄疸最重要的特征是

A.目黄

B.身黄

C.小便黄

D.大便黄

E.肢黄

【答案】A

2.黄疸阳黄热重于湿证治疗宜选

A.茵陈蒿汤

B.茵陈四苓散

C.大柴胡汤

D.甘露消毒丹合麻黄连翘赤小豆汤

E.茵陈术附汤

【答案】A

3.患者，男，23 岁。黄疸身目俱黄，身热不扬，头重身困，胸脘痞满，食欲减退，恶心呕

吐，厌食油腻，腹胀，便溏，小便短赤，舌苔厚腻微黄，脉濡缓，其证型是

A.湿热兼表证

B.热重于湿证

C.湿重于热证

D.胆腑郁热证

E.热毒炽盛证

【答案】C

4.患者，女，46岁。现身目俱黄，黄色晦暗，头重身困，恶心纳少，脘痞胀满，大便不实，神疲畏寒，舌质淡，苔白腻，脉濡缓，治疗应首选方剂

A.茵陈蒿汤

B.茵陈四苓散

C.大柴胡汤

D.黄芪建中汤

E.茵陈术附汤

【答案】E

第三节　积证

1.以下不属于积证的中医病名的是

A.癥积

B.瘿瘤

C.癖块

D.伏梁

E.肥气

【答案】B

2.积证正虚瘀结证治疗首选方剂是

A.大七气汤

B.膈下逐瘀汤合六君子汤

C.八珍汤合化积丸

D.逍遥散合木香顺气散

E.六磨汤

【答案】C

3.患者，女，53岁。腹中可扪及积块，软而不坚，固定不移，胀痛并见，舌苔薄，脉弦。其证候是

A.肝气郁滞

B.瘀血内结

C.气滞血阻

D.气滞痰阻

E.气虚血瘀

【答案】C

4.患者腹内积块明显，硬痛不移，面暗消瘦，纳食减少，时有寒热，舌紫暗苔薄，脉细涩。其证候是

A.肝气郁滞

B.食滞痰阻

C.气滞血阻

D.瘀血内结

E.正虚瘀结

【答案】D

第四节　聚证

1.聚证的病位主要在

A.肺肾

B.肝肾

C.肝脾

D.肝胆

E.脾肾

【答案】C

2.患者症见腹内结块，或左或右，走窜不定，胸脘满闷，嗳气频频。应诊断为

A.痞块

B.痞满

C.聚证

D.食积

E.鼓胀

【答案】C

第五节 鼓胀

1.鼓胀的发生与哪些脏腑有关

A.胃、肝、脾

B.胃、脾、肾

C.肝、脾、肾

D.胃、肝、肾

E.脾、胃、心

【答案】C

【解析】鼓胀形成,肝、脾、肾功能失调是关键。肝气郁结,气滞血瘀,是形成鼓胀的基本条件。

2.患者腹大胀满,按之如囊裹水,颜面微浮肿,胸脘胀闷,遇热则舒,精神困倦,怯寒懒动,小便少,大便溏,舌苔白腻,脉缓。治疗应首选的方剂是

A.柴胡疏肝散

B.济生肾气丸

C.实脾饮

D.调营饮

E.胃苓汤

【答案】C

3.患者腹大坚满,脘腹胀急,烦热口苦,渴不欲饮,小便短赤,便溏不爽,舌红苔黄腻,脉滑数。其证候是

A.气滞湿阻

B.寒湿困脾

C.水热蕴结

D.脾胃阳虚

E.肝脾血瘀

【答案】C

4.鼓胀患者腹胀以上腹为重,按之不坚,胁下胀满,食少嗳气,食后胀甚。尿少,舌苔白腻,脉沉弦。其证候是

A.气滞湿阻

B.脾肾阳虚

C.寒湿困脾

D.湿热蕴积

E.肝脾血瘀

【答案】A

5.患者腹大坚满,脉络怒张,胁腹刺痛,面色暗黑,面颈胸臂有血痣,手掌赤痕,大便色黑,舌质紫暗有紫斑,脉细涩。治疗应首选的方剂是

A.实脾饮

B.调营饮

C.膈下逐瘀汤

D.少腹逐瘀汤

E.血府逐瘀汤

【答案】B

6.患者,男,60岁。有长期饮酒史。现症:腹大胀满,青筋显露,牙龈出血,口干咽燥,心烦失眠,小便短少,舌红少津,脉细数。其证候是

A.湿热蕴结

B.寒湿困脾

C.脾肾阳虚

D.肝脾血瘀

E.阴虚水停

【答案】E

第十五章 肾系病证

水肿

1.水肿发病涉及的脏腑是

A.心、肝、脾

B.肝、脾、肾

C.肺、脾、肾

D.脾、肾、心

E.肾、心、肺

【答案】C

【解析】水肿发病的机理主要在于肺失通调，脾失转输，肾失开合，三焦气化不利。其病位在肺、脾、肾，而关键在肾。

2.治疗水肿之风水泛溢证，应首选的方剂是

A.真武汤

B.越婢加术汤

C.五皮饮

D.五苓散

E.实脾饮

【答案】B

3.下列哪项不属于阴水的特点

A.多由下而上，继及全身

B.肿处皮肤绷急光亮

C.按之凹陷不复原

D.多逐渐发病

E.大便溏泻

【答案】B

4.患者，女，27 岁。因水肿就诊，症见全身水肿，按之没指，小便短少，身体困重，胸闷，纳呆，泛恶，腹胀，苔白腻，脉沉缓，起病缓慢，病程较长。其中医治法是

A.散风清热，宣肺行水

B.宣肺解毒，利湿消肿

C.健脾化湿，通阳利水

D.温运脾阳，以利水湿

E.温肾助阳，化气行水

【答案】C

(5~6 题共用备选答案)

A.分利湿热

B.宣肺解毒，利湿消肿

C.健脾化湿，通阳利水

D.散风清热，宣肺行水

E.温运脾阳，以利水湿

5.水肿之水湿浸渍证的中医治法为

【答案】C

6.水肿之湿热壅盛证的中医治法为

【答案】A

第十六章　气血津液病证

第一节　郁证

1.郁证的主要治法是

A.调理阴阳

B.调畅气机

C.滋养气血

D.调和营卫

E.调理气血

【答案】B

2.患者咽中不适，如有物梗阻，胸中闷塞，精神抑郁则症状加重，舌苔白腻，脉沉弦而滑。其证候是

A.肝气郁结

B.气血郁滞

C.痰热内蕴

D.痰瘀互结

E.痰气郁结

【答案】E

3.患者精神恍惚，心神不宁，悲忧善哭，时时欠伸，舌淡苔薄白，脉弦细。其治法是

A.益气养血

B.补肾宁心

C.养心安神

D.解郁化痰

E.疏肝解郁

【答案】C

4.患者,男,51岁。多思善虑,心悸胆怯,少寐健忘,面色少华,头晕神疲,食欲不振,舌淡,脉细弱。其证候是

A.忧郁伤神

B.心脾两虚

C.阴虚火旺

D.气滞痰郁

E.气郁化火

【答案】B

(5~6题共用备选答案)

A.柴胡疏肝散

B.丹栀逍遥散

C.甘麦大枣汤

D.归脾汤

E.天王补心丹

5.郁证之气郁化火证治疗应首选的方剂是

【答案】B

6.郁证之心神失养证治疗应首选的方剂是

【答案】C

第二节 血证

1.鼻衄之热邪犯肺证应选用的方剂是

A.桑菊饮

B.加味清胃散

C.泻白散合黛蛤散

D.归脾汤

E.玉女煎

【答案】A

【解析】鼻衄之热邪犯肺证的证候鼻燥衄血,口干咽燥,身热,恶风,头痛,或兼有咳嗽,痰少等,舌质红,苔薄,脉数。清泄肺热,凉血止血。方用桑菊饮加减。

2.患者,女,41岁。咳嗽,痰稠带血,咯吐不爽,心烦易怒,胸胁刺痛,颊赤,便秘,舌红苔黄,脉弦数。治疗应首选的方剂是

A.十灰散

B.四生丸

C.泻白散合黛蛤散

D.百合固金汤

E.养阴清肺汤

【答案】C

3.患者吐血色紫暗,脘腹胀闷,甚则作痛,口臭,便秘,舌红苔黄腻,脉滑数。治疗应首选的方剂是

A.泻心汤合十灰散

B.白虎汤合四生丸

C.玉女煎合十灰散

D.失笑散合四生丸

E.丹参饮合十灰散

【答案】A

4.患者尿血日久,体倦乏力,气短声低,面色不华,舌质淡,脉弱。治疗应首选的方剂是

A.知柏地黄丸

B.无比山药丸

C.小蓟饮子

D.归脾汤

E.十灰散

【答案】D

(5~6题共用备选答案)

A.六味地黄丸合茜根散

B.玉女煎

C.归脾汤

D.加味清胃散合泻心汤

E.十灰散

5.齿衄之胃火炽盛证治疗应选用的方剂是

【答案】D

6.齿衄之阴虚火旺证治疗应选用的方剂是

【答案】A

第三节 痰饮

1.下列哪项不属于痰饮的分类

A.痰饮

B.悬饮

C.溢饮

D.支饮

E.水饮

【答案】E

【解析】痰饮包括痰饮、悬饮、溢饮、支饮四类。

2.痰饮病的形成与何脏关系最密切

A.肺

B.脾

C.肝

D.心

E.肾

【答案】B

3.痰饮的治疗原则是

A.宣肺

B.健脾

C.温化

D.补肾

E.发汗

【答案】C

4.患者胸胁疼痛，咳唾引痛，咳逆气喘，息促不能平卧，喜向右侧偏卧，右侧肋间胀满，舌苔白，脉沉弦。其治法是

A.攻下逐饮

B.和解宣利

C.理气和络

D.泻肺祛饮

E.发表化饮

【答案】D

第四节 汗证

1.下列关于自汗、盗汗的说法错误的是

A.病位在卫表肌腠

B.不受外界环境的影响

C.病理性质有虚、实两端

D.自汗多阳气虚，盗汗多阴血虚

E.可单独出现，不可并见

【答案】E

2.患者夜寐盗汗，五心烦热，两颧色红，口渴，舌红少苔，脉细数。治疗应首选的方剂是

A.黄连阿胶汤

B.黄连温胆汤

C.当归六黄汤

D.养阴清肺汤

E.甘麦大枣汤

【答案】C

（3~4题共用备选答案）

A.桂枝加黄芪汤

B.归脾汤

C.当归六黄汤

D.龙胆泻肝汤

E.黄连温胆汤

3.汗证之黄汗证选择的方剂为

【答案】D

4.汗证之阴虚火旺证选择的方剂为

【答案】C

第五节　内伤发热

1.下列哪项不属于内伤发热的诊断要点

A.起病缓慢,病程长

B.多为低热

C.多为高热

D.自觉发热,体温并不高

E.有反复发热史

【答案】C

【解析】内伤发热起病缓慢,病程较长,多为低热,或自觉发热,而体温并不升高,表现为高热者较少。

2.下列哪项不是内伤发热的病因

A.感受外邪

B.饮食劳倦

C.情志失调

D.久病体虚

E.外伤出血

【答案】A

3.患者经常发低热,头晕眼花,身倦乏力,心悸不宁,面白少华,唇甲色淡,舌质淡,脉细。其治法是

A.滋阴清热

B.益气养血

C.活血化瘀

D.温补肾阳

E.清肝泄热

【答案】B

4.患者发热,热势或低或高,常在劳累后发作,乏力气短,自汗,食少便溏,舌质淡,苔薄白,脉细弱。治疗应首选的方剂是

A.清骨散

B.归脾汤

C.金匮肾气丸

D.补中益气汤

E.中和汤

【答案】D

5.患者低热,热势常随情绪波动而变化,胸胁胀痛,烦躁易怒,口干而苦,舌苔黄,脉弦数。治疗应首选的方剂是

A.柴胡疏肝散

B.四逆散

C.丹栀逍遥散

D.木香顺气散

E.龙胆泻肝汤

【答案】C

第十七章　肢体经络病证

第一节　痿证

1.痿证患者,发热后出现肢体痿软不用,皮肤枯燥,心烦口渴,咳呛少痰,小便短赤,舌红苔黄,脉细数。其证候是

A.肺热津伤

B.脾胃虚弱

C.湿热浸淫

D.肝肾亏损

E.气血不足

【答案】A

2.患者,女,23岁。因前日淋雨觉身体不舒,现症见四肢痿软,身体困重,麻木、微肿,下肢重,发热,胸痞脘闷,小便短赤涩痛,苔黄腻,脉细数。其治法是

A.清热解毒,凉血活血

B.清热润燥,养肺生津

C.清热利湿,通利筋脉

D.补脾益气,健运升清

E.补益肝肾,滋阴清热

【答案】C

3.患者肢体痿软,麻木微肿,足胫热气上腾,身体困重,胸脘痞闷,小便短涩痛,舌苔黄腻,脉滑数。其证候是

A.肺热津伤

B.脾胃虚弱

C.肝肾亏损

D.湿热浸淫

E.阴损及阳

【答案】D

(4~5 题共用备选答案)

A.清瘟败毒饮

B.清燥救肺汤

C.加味二妙散

D.参苓白术散

E.大补阴煎

4.肝肾亏损,髓枯筋痿证治疗应选择的方剂是

【答案】E

【解析】肝肾亏损,髓枯筋痿证。治宜补益肝肾,滋阴清热,方用大补阴煎加减。

5.热毒炽盛,气血两燔证治疗应选择的方剂是

【答案】A

【解析】热毒炽盛,气血两燔证的证候:四肢痿软无力,伴颜面红斑赤肿,或者皮肤瘙痒,伴壮热,烦躁不宁,口渴,四肢痿软无力,咽痛,饮食呛咳,尿黄或赤,大便干,舌质红绛,苔黄燥,脉洪数。治宜清热解毒、凉血活血,方用清瘟败毒饮加减。

第二节　腰痛

1.瘀血腰痛证的中医治疗,应首选的方剂是

A.补阳还五汤

B.血府逐瘀汤

C.身痛逐瘀汤

D.少腹逐瘀汤

E.膈下逐瘀汤

【答案】C

2.下列哪项不是湿热腰痛的主要特点

A.痛处伴有热感

B.暑湿阴雨天加重

C.活动后或可减轻

D.卧则减轻

E.小便短赤

【答案】D

3.下列哪个选项不是腰痛的中医证型

A.寒湿腰痛证

B.湿热腰痛证

C.瘀血腰痛证

D.肾虚腰痛证

E.燥热腰痛证

【答案】E

4.患者腰部冷痛重着,转侧不利,逐渐加重,遇阴雨天加重,静卧痛不减,舌苔白腻,脉沉。其证候是

A.肾虚

B.气滞

C.寒湿

D.湿热

E.瘀血

【答案】C

第六篇

中西医结合外科学

第一章　中医外科证治概要

第一节　中医外科命名与专业术语

1.深部组织通向体表的病理性盲管，只有外口而无内口

A.瘘管

B.窦道

C.漏

D.结核

E.岩

【答案】B

2.发于皮里膜外、筋肉骨节之间的，或软或硬、按之有囊性感的包块称为

A.瘤

B.痰

C.瘿

D.疽

E.岩

【答案】B

3.疮疡溃破后过度生长、高突于疮面或暴翻于疮口之外的肉芽组织称为

A.瘿

B.瘤

C.结核

D.疽

E.胬肉

【答案】E

4.红丝疔是以下列哪项命名的

A.部位命名

B.穴位命名

C.形态命名

D.病因命名

E.颜色命名

【答案】C

（5~6题共用备选答案）

A.创面

B.疽

C.根盘

D.根脚

E.护场

5.肿疡基底部周围之坚硬区，边缘清楚，称为

【答案】C

6.肿疡之基底根部称为

【答案】D

第二节　病因病机

1.外科疾病的发病机理主要是

A.外感热毒,气血凝滞

B.气血凝滞,热毒壅盛

C.气血凝滞,经络阻塞

D.外感邪毒,气滞血瘀

E.气虚血滞,经络阻塞

【答案】C

【解析】局部的气血凝滞,营气不从,经络阻塞,以致脏腑功能失和等,是外科疾病总的发病机理。

2.下列哪项不是外科疾病的致病因素

A.外感六淫之邪

B.感受特殊之毒

C.气血壅滞,经络阻塞

D.饮食不节,情志内伤

E.房劳损伤,外来伤害

【答案】C

3.疮疡最常见的致病因素是

A.风温、风热

B.热毒、火毒

C.情志内伤

D.火郁、气郁

E.外来伤害

【答案】B

4.患部色紫青暗,不红不热,肿势散漫,痛有定处,得暖则减,化脓迟缓的邪气是

A.风

B.湿

C.火

D.寒

E.燥

【答案】D

【解析】寒为阴邪,常侵袭人体的筋骨关节。患部特点是:多为色紫青暗,不红不热,肿势散漫,痛有定处,得暖则减,化脓迟缓。

第三节　诊法与辨证

1.按外科辨证,下列哪项不属于阴证

A.脓质稀薄

B.肿块坚硬如石,或柔软如棉

C.病位在血脉筋骨

D.肿胀形势高起

E.疼痛如缓

【答案】D

2.外科辨证中,辨认成脓的方法不包括

A.按触法

B.透光法

C.点压法

D.穿刺法

E.挑刺法

【答案】E

【解析】辨认成脓的方法:按触法、透光法、点压法、穿刺法,B 超。切开法为治疗方法。

3.下列哪项不是"痒"的病因

A.气虚

B.热胜

C.湿胜

D.虫淫

E.风胜

【答案】A

【解析】痒的原因有风胜、湿胜、热胜、虫淫、血虚。

4.外科辨肿,"肿而皮肉重垂胀急,深则按之如烂棉不起,浅则光亮如水疱,破流黄水"。其成因属于哪种类型

A.风

B.虚

C.火

D.湿

E.痰

【答案】D

5.关于辨阴证阳证依据的叙述,错误的是

A.发病缓急

B.病程长短

C.病位深浅

D.脓液有无

E.肿块硬度

【答案】D

6.下列关于辨脓的叙述,错误的是

A.辨脓有无

B.辨脓深浅

C.脓的形质

D.脓的色泽和气味

E.辨脓汁多少

【答案】E

7.下列哪项是血虚作痒的临床特点

A.浸淫四窜,黄水淋漓

B.走窜四注,遍体作痒

C.皮肤干燥,脱屑作痒

D.焮红作痒,不会传染

E.瘙痒剧烈,最易传染

【答案】C

8.肿势软如棉,或硬如馒,大小不一,形态各异,无处不生,不红不热,皮色不变,属于哪种类型

A.痰肿

B.气肿

C.热肿

D.湿肿

E.寒肿

【答案】A

(9~10题共用备选答案)

A.寒痛

B.气痛

C.湿痛

D.痰痛

E.瘀血痛

9.皮色不红、不热,酸痛,多见于脱疽的是

【答案】A

10.疼痛轻微,或隐隐作痛,皮色不变,压之酸痛的是

【答案】D

(11~12题共用备选答案)

A.寒痛

B.风痛

C.气痛

D.瘀血痛

E.化脓痛

11.若见形势急胀,痛无止时,如有鸡啄,按之中软应指者,其痛属于哪种类型

【答案】E

12.若见初起隐痛,微胀微热,皮色暗褐,继而皮色青紫而胀痛者,其痛属于哪种类型

【答案】D

第四节　治法

1.外科内治三原则中的"补法"适用的类型是

A.一切肿疡初期

B.肿疡疮形已成者

C.溃疡中期,正虚毒盛者

D.溃疡后期,疮口难敛者

E.外科非化脓性肿块性疾病

【答案】D

2.疮形肿而不高,痛而不甚,微红微热,属半阴半阳证者,宜使用

A.冲和膏
B.金黄膏
C.白降丹
D.玉露油膏
E.回阳玉龙膏
【答案】A

3.下列哪项适宜采取"消法"
A.溃疡早期
B.初期肿疡
C.蜂窝织炎已成脓
D.溃疡后期,疮口难敛
E.蜂窝织炎中期,热毒炽盛
【答案】B

4.疮疡溃后脓水不净,经内服、外敷治疗无效而形成的瘘管和窦道,其治法是
A.挂线法
B.结扎法
C.砭镰法
D.挑治疗法
E.针灸法
【答案】A

5.溃疡疮口太小,脓腐难去。常用药物是
A.枯痔散
B.白降丹
C.青黛散
D.桃花散
E.黄芪六一散
【答案】B

第二章 无菌术

第一节 概述

灭菌是指
A.杀灭细菌
B.杀灭病原微生物
C.杀灭有害微生物
D.杀灭一切活的微生物
E.杀灭芽孢类微生物
【答案】D

第二节 手术器械和物品、敷料的消毒与灭菌

1.药物浸泡化学消毒法,为了防止金属生锈,加入
A.4%碳酸氢钠
B.3%碳酸钠
C.5%氢氧化钠
D.0.5%亚硝酸钠
E.0.5%硝酸钠
【答案】D
【解析】5%亚硝酸钠,因为亚硝酸钠是一种还原剂,化学式为 $NaNO_2$,被氧化后变为 $NaNO_3$,主要是为了除去水中的氧以及水中的其他少量氧化剂。

2.目前应用最普遍且效果可靠的灭菌方法是
A.煮沸灭菌法
B.干热灭菌法
C.低温灭菌法
D.高压蒸气灭菌法
E.高温灭菌法
【答案】D

3.关于煮沸灭菌,下列哪项说法不当
A.持续煮沸 20 分钟可杀灭一般细菌

B.要杀灭带芽孢的细菌需持续煮沸1小时

C.一般压力锅的最高温度可达124℃

D.水中加入碳酸氢钠是因为碱性化学作用有助于杀灭细菌

E.在2%碳酸氢钠溶液中煮沸灭菌有防止金属器械生锈的作用

【答案】D

【解析】在正常压力下，在水中煮沸至100℃，持续15~20分钟能杀灭一般细菌，持续煮沸1小时以上，可杀灭带芽孢细菌。碳酸氢钠有防止金属器械生锈的作用。

4.高压蒸汽灭菌温度能提高到

A.115℃~120℃

B.118℃~123℃

C.120℃~125℃

D.121℃~126℃

E.122℃~128℃

【答案】D

5.手术敷料最确切和最常用的消毒方法是

A.蒸汽灭菌法

B.煮沸灭菌法

C.甲醛蒸汽熏蒸法

D.高压蒸汽灭菌法

E.干热灭菌法

【答案】D

第三章 麻醉

第一节 概述

1.下列哪项属于全身麻醉

A.表面麻醉

B.局部浸润麻醉

C.局部区域阻滞

D.神经阻滞麻醉

E.肌肉注射

【答案】E

2.下列哪项不属于麻醉方法的分类

A.针刺镇痛与辅助麻醉

B.全身麻醉

C.椎管外麻醉

D.局部麻醉

E.复合麻醉

【答案】C

第二节 麻醉前准备与用药

1.下列哪项不属于麻醉前用药的目的

A.解除病人精神紧张

B.使麻醉过程平稳

C.增强麻醉效果

D.促进肌肉松弛

E.减轻病人疼痛感

【答案】D

2.麻醉前ASA病情分级标准中，属于Ⅱ级的是哪一项

A.体格健康，发育营养良好，各器官功能正常

B.并存轻度疾病，功能代偿健全

C.并存疾病较严重，体力活动受限，但尚能应付日常活动

D.并存病严重，丧失日常活动能力，经常面临生命威胁

E.确诊为脑死亡，其器官拟用于器官移植手术供体

【答案】B

3.麻醉前用药,错误的是

A.巴比妥类药具有镇静催眠、对抗局麻药毒性

B.麻醉性镇痛药选用吗啡、哌替啶、芬太尼

C.降低基础代谢选用地西泮

D.减少呼吸道腺体分泌选用阿托品

E.东莨菪碱可增强催眠药、麻醉药和镇痛药作用

【答案】E

第三节 局部麻醉

1.在局部麻醉药中加入少量肾上腺素的目的是

A.扩张血管

B.延缓药液吸收

C.缩短作用时间

D.增加毒副作用

E.降低不良反应

【答案】B

【解析】局麻药会使血管扩张,加速局麻药的吸收,减弱局麻作用,还会增加毒性反应。注射局麻药液时,除手指、足趾、鼻、耳郭、阴茎等部位的手术外,加入少量肾上腺素,可以收缩血管,延缓吸收,延长局麻时间和减少中毒。

2.应用局麻药诱发支气管哮喘,应用

A.沙丁胺醇

B.氨茶碱

C.糖皮质激素

D.肾上腺素

E.色甘酸钠

【答案】B

3.过敏反应的治疗不包括

A.用肾上腺皮质激素

B.氨茶碱静注

C.呼吸困难时做气管切开

D.心电监护

E.紧急行休克综合治疗

【答案】D

4.黏膜表面麻醉,应选的药物是

A.0.5%~2% 普鲁卡因

B.0.5%~2% 利多卡因

C.0.5%~2% 丁卡因

D.2%~4% 硫喷妥钠

E.0.5%~2% 布比卡因

【答案】C

5.适用于各种类型的小手术的局部止痛的麻醉属于的类型是

A.黏膜表面麻醉

B.局部浸润麻醉

C.区域阻滞麻醉

D.神经阻滞麻醉

E.硬膜外麻醉

【答案】B

第四节 椎管内麻醉

1.下列哪项不是腰麻(蛛网膜下腔阻滞)术后的并发症

A.尿潴留

B.呼吸抑制

C.术后头痛

D.腰背痛

E.下肢瘫痪

【答案】B

2.下列哪项不是硬膜外麻醉的禁忌证

A.血脂异常

B.严重休克

C.血液凝固障碍性疾病

D.低血压或严重高血压

E.慢性腰背痛或术前有头痛史

【答案】A

3.椎管内麻醉术中并发症是

A.神经损伤

B.硬膜外血肿

C.血压下降

D.全脊髓麻醉

E.脊髓前动脉综合征

【答案】C

4.硬膜外麻醉的手术适应症是

A.甲状腺手术

B.乳腺增生病

C.腰背部脂肪瘤切除

D.内镜检查术

E.胸穿

【答案】B

第五节 全身麻醉

1.下列不属全身麻醉的是

A.吸入麻醉

B.静脉麻醉

C.肌肉注射麻醉

D.直肠灌注麻醉

E.蛛网膜下腔麻醉

【答案】E

2.全身麻醉伴有血压下降,首选的升压药物是

A.肾上腺素

B.多巴胺

C.间羟胺

D.氨茶碱

E.去甲肾上腺素

【答案】D

第六节 气管内插管与拔管术

关于气管内插管的适应症,下列错误的是

A.颌面、颈部、五官等需全麻大手术

B.急性消化道梗阻或急症饱食病人的手术

C.术区位于或接近上呼吸道的全麻手术

D.低温或控制性低血压手术

E.腹腔急性大出血

【答案】E

第四章 体液与营养代谢

第一节 体液代谢的失调

1.关于中度等渗性缺水的描述,不正确的是

A.体液丧失达体重的4%~6%

B.眼窝下陷、浅表静脉瘪陷、皮肤干陷

C.血压降低或不稳

D.可出现休克

E.又称急性缺水或混合性缺水

【答案】D

2.血清钾浓度小于多少时为低血钾症

A.3.5 mmol/L

B.4 mmol/L

C.4.5 mmol/L

D.5 mmol/L

E.5.5 mmol/L

【答案】A

3.化验检查,血钾3 mmol/L,处理的方式是

A.立即补钾

B.不需补充

C.尿量>20 mL/h 时补钾

D.尿量>30 mL/h 时补钾

E.尿量>40 mL/h 时补钾

【答案】E

4.正常人的血清钠浓度约为

A.110~120 mmol/L

B.110~130 mmol/L

C.115~135 mmol/L

D.136~145 mmol/L

E.145~155 mmol/L

【答案】D

(5~6 题共用备选答案)

A.消化液的急性丢失,如大量呕吐、腹泻、肠瘘等

B.胃肠道消化液长期持续丧失,如反复呕吐、腹泻、胆胰瘘、胃肠道长期吸引或慢性肠梗阻,钠随消化液大量丧失,补液不足或仅补充水分

C.急、慢性肾衰竭伴少尿或无尿

D.维生素 D 缺乏、甲状旁腺机能减退、慢性肾衰竭、肠瘘、慢性腹泻和小肠吸收不良综合征

E.甲状旁腺机能亢进

5.导致等渗性缺水的病因是

【答案】A

6.属于高钾血症的病因是

【答案】C

7.患者,女,35 岁,高温环境大量出汗,表现极度口渴,乏力,眼窝明显凹陷,唇舌干燥,皮肤弹性差,心率加速,尿少,尿比重增高。诊断为

A.低钾血症

B.高钾血症

C.高渗性脱水

D.等渗性脱水

E.低渗性脱水

【答案】C

8.高血压患者,长期使用氢氯噻嗪降压药治疗,出现表情淡漠、倦怠嗜睡或烦躁不安;肌肉软弱无力,腱反射迟钝或消失,眼睑下垂,心电图显示 T 波低平、双相倒置。诊断为

A.低钾血症

B.高钾血症

C.高渗性脱水

D.等渗性脱水

E.低渗性脱水

【答案】A

第二节　酸碱平衡失调

1.血气分析:pH 7.38,$PaCO_2$ 50mmHg,HCO_3^- 32mmol/L,BE+5mmol/L,诊断为

A.代谢性酸中毒合并呼吸性酸中毒

B.代谢性碱中毒合并呼吸性酸中毒

C.呼吸性酸中毒合并呼吸性碱中毒

D.失代偿性呼吸性酸中毒

E.代偿性呼吸性碱中毒

【答案】B

2.下列哪项是代谢性酸中毒的诊断标准

A.血浆 pH 值大于 7.45

B.某些疾病,如甲状腺机能减退

C.呼吸变得又深又快

D.口周、手足麻木，面部及四肢肌肉小抽动

E.血气分析 pH 值及 HCO_3^- 明显增高；$PaCO_2$ 正常；SB、BB 增大，BE 值增大，CO_2CP 增高

【答案】C

3.代谢性碱中毒时，呼吸的典型变化是

A.深而慢

B.浅而快

C.深而快

D.浅而慢

E.不规则

【答案】D

4.患者，女，33 岁。哮喘持续 2 天，动脉血气分析 pH 7.35，$PaCO_2$ 9.3 kPa（70 mmHg），PaO_2 6.6 kPa（50 mmHg），BE+2 mmol/L，HCO_3^- 26 mmol/L。其酸碱代谢紊乱的类型是

A.呼吸性碱中毒

B.代谢性酸中毒

C.呼吸性碱中毒并代谢性酸中毒

D.代偿性呼吸性酸中毒

E.代谢性碱中毒

【答案】D

【解析】该患者处于哮喘持续状态，为重症哮喘，CO2 蓄积，为原发性呼吸性酸中毒。机体通过代偿机制使 pH 7.35 尚在正常范围之内，应为代偿性呼吸性酸中毒。

5.呼吸性酸中毒应最先解决的问题是

A.肺部感染，使用大量抗生素

B.进行人工呼吸

C.应用呼吸中枢兴奋剂

D.解除呼吸道梗阻，改善肺换气功能

E.给予碱性液体

【答案】D

【解析】急性呼吸性酸中毒应尽快去除病因，保持呼吸道通畅，改善通气功能，必要时行气管插管或气管切开，或使用呼吸机。慢性呼吸性酸中毒应积极治疗原发病，包括控制感染、扩张小支气管、促进咯痰等措施，改善肺泡的通气功能。

第五章　输血

第一节　输血的适应证和禁忌证

1.失血量达多少时称为急性出血

A.300 mL

B.300~500 mL

C.800 mL

D.500~800 mL

E.500~1 000 mL

【答案】E

2.下列哪项不属于输血适应证

A.凝血机制异常和出血性疾病

B.重症感染

C.胆红素 171μmol/L

D.出血量达总血容量的 10 %~20 %

E.低蛋白血症

【答案】C

3.不属于输血的禁忌证是

A.重症感染

B.脑溢血

C.恶性高血压

D.肺栓塞

E.黄疸

【答案】A

第二节 输血的不良反应及并发症

1.临床上最常见的输血反应是

A.发热反应

B.循环超负荷

C.过敏反应

D.溶血反应

E.细菌污染反应

【答案】A

2.输血过程中最严重的并发症

A.发热反应

B.过敏反应

C.溶血反应

D.细菌污染反应

E.贫血

【答案】C

3.患者,女,47 岁。行胃大部切除术,输血150 mL 后出现寒战,肌肉注射异丙嗪 25 mg 后继续输血,半小时后,体温 39.7 ℃,血压 70/60 mmHg,脉搏 161 次/分,发绀、意识不清、烦躁不安。可能的原因是

A.输血后出血倾向

B.发热反应

C.溶血反应

D.细菌污染反应

E.输血感染疟疾

【答案】D

【解析】主要和溶血反应相鉴别。溶血反应是在输入十几毫升血液后就会出现休克、寒战、高热、呼吸困难、腰背酸痛等典型症状。而该例患者在输入 150 mL 血液后才出现了寒战,而没有其他溶血后的表现,其后出现的休克、高热等应考虑是血液中细菌污染反应导致。

4.溶血反应的处理措施,不包括

A.抗休克

B.保护肾功能

C.血浆置换

D.四肢轮流上止血带

E.多巴胺升压

【答案】D

5.输血出现剧烈腰背疼痛的是

A.发热反应

B.过敏反应

C.溶血反应

D.细菌污染反应

E.循环负荷加重

【答案】C

(6~7 题共用备选答案)

A.停止输血,积极抗休克,维持循环功能,保护肾功能和防治弥散性血管内凝血

B.保证血源质量,防止血源污染,严格无菌操作

C.主要措施为抗休克、抗感染

D.立即停止输血,半坐位,吸氧和利尿

E.立即减慢输血速度,严重者停止输血

6.针对输血后的发热反应,应采取

【答案】E

7.针对输血的细菌污染反应,应采取

【答案】C

第三节 自体输血

1.下列有关自体输血的描述,不正确的是

A.不用做血型鉴定和交叉配血试验

B.有节约血源的优点

C.避免了输血反应

D.易导致传染性疾病

E.适用于血型特殊的患者

【答案】D

2.下列不是自体输血禁忌证的是
A.血液可能有癌细胞的污染
B.心、肺、肝、肾功能不全者
C.贫血或凝血因子缺乏者
D.血液内可能有感染者
E.胸腹开放性损伤超过2小时以上者
【答案】E

第四节 成分输血

下列不属于成分输血的是
A.浓缩红细胞
B.浓缩血小板
C.冷沉淀
D.新鲜冰冻血浆
E.库存血
【答案】E

第六章 围术期处理

第一节 术前准备

1.下列哪项不是术前一般准备
A.预防感染
B.皮肤准备
C.心理准备
D.生理准备
E.明确诊断
【答案】E

2.关于糖尿病患者的术前准备下列哪项正确
A.需要经过透析处理
B.输血补液,改善全身营养及体液状态
C.要求血糖稳定在5.6 ~11.2 mmol/L左右
D.血压维持在160/100 mmHg(21.3/13.3 kPa)以下
E.手术前2日开始给予适量的糖皮质激素
【答案】C

3.对于高血压病人,其术前血压应维持在
A.160/100以下
B.160/120以下
C.160/140以下
D.180/120以下
E.180/140以下
【答案】A

4.肾上腺皮质功能不全者,应从术前( )天开始给予适量的激素,以提高对手术的耐受力
A.1
B.2
C.3
D.4
E.5
【答案】B

第二节 术后处理

1.术后一般监测不包括
A.心电监测
B.肾功能监测
C.血容量监测

D.呼吸功能监测

E.体温监测

【答案】C

2.对于术后顽固性呃逆的处理，正确的是

A.压迫眶上缘

B.颈部膈神经封闭

C.持续性胃肠减压

D.高渗液低压灌肠

E.针刺内关、足三里

【答案】B

3.乳胶片引流一般术后( )日拔除。

A.1~2

B.2~3

C.3~4

D.4~5

E.5~6

【答案】A

【解析】引流需1周以上者，应使用乳胶管引流。置于皮下等较表浅部位的乳胶片，一般在术后1~2天拔出。胃肠减压管一般在胃肠道功能恢复、肛门排气后，即可拔除。

第三节　术后并发症的防治与切口处理

1.手术后常见并发症不包括

A.急性肾功能障碍

B.切口感染

C.急性肝功能障碍

D.应激性溃疡

E.术后脑血栓

【答案】E

【解析】术后常见并发症包括：术后出血；肺不张和肺部感染；切口感染；切口开裂；下肢深静脉血栓形成；急性肝功能不全；应激性溃疡；急性肾功能衰竭。

2.下列哪种情况属于Ⅱ类切口

A.甲状腺次全切除术

B.单纯性阑尾炎切除术

C.疝修补术

D.阑尾穿孔手术

E.胃溃疡穿孔

【答案】B

(3~4题共用备选答案)

A.4~5天

B.7天

C.7~9天

D.10~12天

E.14天

3.关节或有减张缝合的在术后拆线的时间是

【答案】E

4.胸部、上腹部手术在术后拆线的时间是

【答案】C

【解析】一般头、面、颈部4~5日拆线，下腹部、会阴部6~7日，胸部、上腹部、背部、臀部7~9日，四肢10~12日，减张缝线14日。

5.患者胃大切手术7天，拆线后剧烈咳嗽，突然切口疼痛，切口处流出100mL淡红色液体，应考虑的诊断是

A.切口裂开

B.手术后出血

C.盆腔脓肿

D.尿路感染

E.切口感染

【答案】A

第七章 疼痛与治疗

第一节 概述

1.患者，主诉疼痛不能耐受，需要用止痛剂，睡眠受干扰。判断为疼痛( )级

A.0 级

B.1 级

C.2 级

D.3 级

E.4 级

【答案】C

2.下列哪项属于慢性疼痛

A.脏器穿孔

B.创伤

C.手术

D.急性炎症

E.晚期癌症痛

【答案】E

3.下列哪项不属于深部疼痛

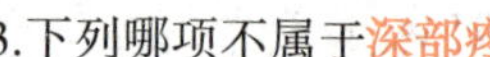

A.慢性腰腿痛

B.韧带疼痛

C.骨膜疼痛

D.关节疼痛

E.肌腱疼痛

【答案】A

【解析】深部痛：内脏、肌腱、关节、韧带、骨膜等部位的疼痛，性质一般为钝痛，不局限，患者常只能笼统地说明疼痛部位。

第二节 慢性疼痛的治疗

1.慢性疼痛治疗的常用方法不包括

A.放射治疗

B.药物治疗

C.神经阻滞

D.痛点注射

E.椎管内注药

【答案】A

2.下列属于催眠镇静药的是

A.双氯芬酸钠

B.阿米替林

C.吲哚美辛

D.丙米嗪

E.艾司唑仑

【答案】E

3.下列哪项不属于麻醉性镇痛药

A.可待因

B.二氢埃托啡

C.保泰松

D.哌替啶

E.吗啡

【答案】C

4.下列属于神经破坏性药物的是

A.阿米替林

B.哌替啶

C.芬必得

D.酚甘油

E.地西泮

【答案】D

第三节 手术后镇痛

1.下列不属于椎管内镇痛不良反应的是

A.心律不齐

B.尿潴留

C.皮肤瘙痒

D.呼吸抑制

E.恶心、呕吐

【答案】A

2.术后镇痛,最常用的镇痛药物是

A.阿司匹林

B.吲哚美辛

C.双氯芬酸钠

D.哌替啶

E.卡马西平

【答案】D

第四节 癌症疼痛与治疗

1.强阿片类药物用于哪种疼痛

A.急性疼痛

B.慢性疼痛

C.轻度疼痛

D.中度疼痛

E.重度疼痛

【答案】E

(2~3 题共用备选答案)

A.第三阶梯用药

B.第二阶梯用药

C.第四阶梯用药

D.第五阶梯用药

E.第一阶梯用药

2.阿司匹林是治疗癌症疼痛的

【答案】E

3.美沙酮是治疗癌症疼痛的

【答案】A

第八章 外科感染

第一节 浅部组织的化脓性感染

1.疖病皮肤感染多见于哪种患者

A.糖尿病患者

B.肝炎患者

C.血脂异常患者

D.胃溃疡患者

E.血管病患者

【答案】A

2.疖肿疮形肿势虽小,但根脚坚硬,未破如蟮拱头。应诊断的病证是

A.痈

B.疖病

C.痤疮

D.蝼蛄疖

E.热疮

【答案】D

3.治疗丹毒风热毒蕴证,应首选青霉素和哪种方剂

A.五神汤

B.化斑解毒汤

C.柴胡清肝汤

D.普济消毒饮

E.桃红四物汤

【答案】D

4.锁喉痈的临床治疗宜用

A.五神汤

B.仙方活命饮

C.普济消毒饮

D.清瘟败毒饮

E.萆薢渗湿汤

【答案】C

5.急性蜂窝组织炎的主要致病菌是

A.表皮葡萄球菌

B.金黄色葡萄球菌

C.溶血性链球菌

D.大肠杆菌

E.白色念珠菌

【答案】C

6.患者背部有一个 9 cm×11 cm 的肿块，其表面有多个粟粒状脓栓，伴发热，全身不适，食欲减退。其诊断的病证是

A.疖

B.痈

C.疔

D.附骨疽

E.蜂窝织炎

【答案】B

(7~8 题共用备选答案)

A.疖

B.痈

C.丹毒

D.急性蜂窝织炎

E.淋巴管炎

7.病变区和正常皮肤界限清楚的病证是

【答案】C

【解析】丹毒是皮肤及网状淋巴管的急性炎症，由 β-溶血性链球菌从皮肤、黏膜的细小伤口入侵所致，表现为局部片状红疹，颜色鲜红，中间较淡，边缘清楚。

8.皮肤可见"红线"的病证是

【答案】E

【解析】急性浅层淋巴管炎可以出现皮肤的"红线"，在皮肤伤口的近侧，硬而有压痛，是细菌侵入浅层淋巴管所致。

(9~10 题共用备选答案)

A.散风清热，化痰消肿

B.清肝解郁，消肿化毒

C.和营祛瘀，清热利湿

D.清热利湿解毒

E.凉血清热解毒

9.颈痈的中医治法是

【答案】A

10.委中毒的中医治法是

【答案】C

第二节　手部急性化脓性感染

(1~4 题共用题干)

患者，男，28 岁。2 天前被木刺刺伤手指，未进行消毒处理。现症见：指端剧烈跳痛，触之痛甚，畏寒、发热、头痛，体温 38.7℃，食欲不振，疼痛造成夜眠不安，舌红，苔黄，脉数。

1.其诊断是

A.手部淋巴结炎

B.脓性指头炎

C.化脓性腱鞘炎

D.化脓性滑囊炎

E.脓毒症

【答案】B

【解析】脓性指头炎是手指末节掌面皮下组织的化脓性感染。中医称为"蛇头疔"。化脓性腱鞘炎除手指末节外，患指呈明显均匀肿胀，皮肤高度紧张。化脓性滑囊炎在小鱼际或大鱼际处有剧烈肿胀、疼痛和压痛。根据题干"指端剧烈跳痛，触之痛甚"就可以诊断为脓性指头炎。

2.其证型是

A.风毒在表证

B.火毒结聚证

C.热盛肉腐证

D.风毒入里证

E.阴虚邪留证

【答案】C

【解析】脓性指头炎热盛肉腐证证候：指

端剧烈跳痛，触之痛甚，肿胀明显；可伴有畏寒，发热，头痛，全身不适，纳呆，失眠；舌质红，苔黄，脉数。治法：清热解毒，透脓止痛。方药：五味消毒饮、黄连解毒汤加白芷、皂角刺。

3.其治法是

A.祛风镇痉

B.祛风镇痉，清热解毒

C.益胃养阴，疏风通络

D.补养气血，托毒透邪

E.清热解毒，透脓止痛

【答案】E

4.治疗应首选

A.玉真散合五虎追风散加减

B.五味消毒饮加减

C.清营汤加减

D.托里消毒散加减

E.附子理中汤加减

【答案】B

5.掌中间隙感染，掌中凹陷消失，触之有波动感，切开位置

A.手指侧切，不过关节

B.大鱼际和小鱼际处

C.中指、无名指指蹼间行纵切口

D.大鱼际偏尺侧波动感最明显

E.拇指、食指指蹼虎口处行切口

【答案】C

第三节　全身性感染

1.全身性感染在中医学中的范畴是

A.疔

B.痈

C.疽

D.疮疡

E.走黄

【答案】E

2.全身性感染的火陷证，应首选的方剂是

A.五味消毒饮

B.黄连解毒汤

C.清营汤

D.托里消毒散

E.附子理中汤

【答案】C

3.关于全身性感染西医治疗方法错误的是

A.对症治疗

B.神经阻滞

C.原发感染灶的处理

D.联合使用抗生素和肾上腺皮质激素

E.真菌性脓毒症应尽量停用广谱抗生素

【答案】B

4.病人突然发生寒战、高热，出现神志淡漠、嗜睡、血压下降和休克。周围血象常可呈白血病样反应，白细胞计数可达 $25\times10^9/L$ 。诊断为

A.革兰阳性细菌脓毒症

B.革兰阴性杆菌脓毒症

C.真菌性脓毒症

D.结核菌感染

E.破伤风

【答案】C

第四节　特异性感染

1.气性坏疽治疗应首先的抗生素是

A.青霉素

B.阿奇霉素

C.庆大霉素

D.氧氟沙星

E.阿莫西林

【答案】A

2.气性坏疽治疗应首先采取的治疗方法是

A.中医治疗

B.抗生素治疗

C.急症清创

D.全身支持治疗

E.截除患肢

【答案】C

3.破伤风主要的死亡原因是

A.肺部感染

B.代谢性酸中毒

C.呼吸困难、窒息

D.肌肉撕裂

E.骨折

【答案】C

4.破伤风全身肌肉持续性强烈收缩的顺序依次是

A.咀嚼肌→面肌、颈肌、背腹肌→膈肌和肋间肌

B.面肌→咀嚼肌→颈肌、背腹肌→→膈肌和肋间肌

C.膈肌和肋间肌→面肌、颈肌、背腹肌→咀嚼肌

D.咀嚼肌→膈肌和肋间肌→面肌、颈肌、背腹肌

E.颈肌、背腹肌→咀嚼肌、面肌→膈肌和肋间肌

【答案】A

第九章 损伤

第一节 颅脑损伤

1.下列哪项不属于脑震荡的诊断要点

A.神经系统检查无阳性体征

B.有一过性昏迷,不超过半小时

C.肢体活动障碍

D.有头部外伤史

E.近事遗忘

【答案】C

2.关于脑挫裂伤的临床表现,下列哪项是错误的

A.意识障碍可有中间清醒期

B.昏迷时间多在半小时以上

C.有局灶性症状、体征

D.脑脊液检查有红细胞

E.头痛、恶心、呕吐

【答案】A

3.患者头部外伤后当即昏迷,半小时后方苏醒,发现右侧肢体轻瘫,腰穿呈血性脑脊液,以后逐渐好转。最可能诊断的疾病是

A.脑震荡

B.脑挫裂伤

C.急性硬脑膜外血肿

D.急性硬脑膜下血肿

E.脑内血肿

【答案】B

【解析】脑挫裂伤的临床表现:昏迷,局灶症状和体征,随脑受损的部位、范围和程度不同而异,对诊断和判定脑伤的部位很有意义,若大脑功能区受损可立即呈现相应的神经功能障碍或体征,如运动区损伤出现锥体束征、肢体抽搐或偏瘫,语言中枢损伤出现失语等;颅内压增高与脑疝;其他表现:常合并蛛网膜下腔出血,因而出现脑膜刺激征,若合并颅底骨折则引起脑脊液漏。

第二节　胸部损伤

1.关于多根肋骨骨折与反常呼吸的关系,以下哪项正确

A.只要有多根肋骨骨折就会引起反常呼吸

B.多根多处肋骨骨折才会出现反常呼吸

C.吸气时软化胸壁向外抬起

D.反常呼吸对呼吸有影响,对循环无影响

E.反常呼吸可以引起循环衰竭,但对呼吸无明显影响

【答案】B

2.张力性气胸的急救处理原则是

A.吸氧

B.输血、输液

C.气管插管

D.立即排气

E.予呼吸兴奋剂

【答案】D

3.闭合性气胸肺压迫在多少以下可无需治疗

A.10 %

B.20 %

C.30 %

D.40 %

E.50 %

【答案】C

4.大量血胸的出血量是

A.<0.5 L

B.0.5~1.0 L

C.<1.0 L

D.>1.0 L

E.>1.5 L

【答案】D

5.气胸做胸腔穿刺排气,其穿刺点应在伤侧何处

A.锁骨中线第 2 肋间

B.锁骨中线第 4 肋间

C.腋中线第 7 肋间

D.腋后线第 7 肋间

E.腋后线第 8 肋间

【答案】A

6.肋骨骨折气滞血瘀证,首选方剂是

A.复元活血汤

B.十灰散合止嗽散

C.接骨紫金丹

D.六味地黄丸

E.八珍汤

【答案】A

7.患者胸部受伤,急诊入院,经吸氧,呼吸困难无好转,有发绀。查体:左胸饱满,气管向右移位,左侧可触及骨擦音,叩之鼓音,听诊呼吸音消失,皮下气肿明显。诊断首先考虑的疾病是

A.肋骨骨折

B.张力性气胸

C.肋骨骨折并张力性气胸

D.心包积血

E.闭合性气胸

【答案】C

【解析】本例特点为胸部闭合性外伤,出现呼吸困难,吸氧无好转,发绀;左胸饱满叩之鼓音,听诊听不到呼吸音;气管右移;有皮下气肿;左胸有骨擦音。应诊断为张力性气胸、肋骨骨折。

第三节　腹部损伤

1.腹部脏器中最容易受损伤的器官是

A.肝

B.脾

C.胰

D.肾

E.膀胱

【答案】B

2.腹部空腔脏器破裂最主要的临床表现是

A.胃肠道症状

B.腹膜刺激征

C.全身感染症状

D.气腹征

E.肠麻痹

【答案】B

【解析】腹部空腔脏器破裂,其内容物如胃酸、胆汁、胰液等外溢,导致弥漫性腹膜炎,除胃肠道症状(恶心、呕吐、便血、呕血等)及稍后出现的全身性感染表现外,最为突出的临床表现是腹膜刺激征。空腔脏器破裂处也可有出血,但出血量一般不大。

3.患者,男,43 岁。由 4 米高处跌下 2 小时,腹痛,腹肌紧张,有压痛和反跳痛,肠鸣音弱,血压 104/70 mmHg,脉率 122 次/分,血红蛋白 80 g/L。X 线检查:右侧第 9、10 肋骨骨折,右侧膈肌升高。最可能诊断的疾病是

A.肝破裂

B.胃破裂

C.脾破裂

D.横结肠破裂

E.胰腺断裂

【答案】A

【解析】该患者有外伤史,腹痛,腹膜刺激征阳性,并有失血表现,考虑存在腹腔脏器损伤。进一步检查右侧肋骨骨折和右膈肌升高,最可能的诊断为肝破裂。

4.患者,男,30 岁。腹部砸伤 4 小时,查体见四肢湿冷,腹肌紧张,全腹压痛、反跳痛,有移动性浊音,肠鸣音消失。该患者目前应进行的处理不包括哪种治疗

A.诊断性腹腔穿刺

B.密切监测基本生命体征

C.补充血容量,抗休克治疗

D.给予止痛和镇静剂

E.抗感染治疗

【答案】D

【解析】腹部闭合性损伤在诊断未明确前不应该应用止痛剂和镇静剂,以免掩盖病情,延误诊治。

第四节 泌尿系损伤

1.肾损伤多表现为

A.伤后出现休克、血尿、疼痛

B.右上腹部疼痛、X 光检查显示右膈肌升高

C.有钝性或锐性暴力损伤史,损伤后即有腹痛,早期即出现腹膜炎体征

D.有上腹部穿透伤或严重挤压伤史,血清淀粉酶增高,肠鸣音减弱或消失

E.左上腹及左季肋区有外伤病史,X 线腹部平片可见腰大肌阴影不清楚及左膈肌抬高

【答案】A

2.对于输尿管结石引起梗阻而致的肾功能明显受损,应采取的措施是

A.肾盂造瘘

B.膀胱造瘘

C.立刻使用利尿剂

D.立刻中药排石

E.输尿管切开取石

【答案】E

3.下列哪项不是肾损伤的主要临床表现

A.休克

B.血尿

C.疼痛

D.腰部肿块

E.排尿困难

【答案】E

第五节　烧伤

1.烧伤现场急救时，下列哪种做法不正确

A.迅速脱离热源，用凉水浸泡或冲淋局部

B.剪去伤处衣、袜，用清洁被单覆盖

C.酌情使用安定、杜冷丁等药镇静止痛

D.呼吸道灼伤者，应在严重呼吸困难时方行切开气管、吸氧

E.有严重复合伤时，应先施行相应的急救处理

【答案】D

【解析】烧伤现场急救时，首先应迅速脱离热源，如附近有凉水，可以冲淋或浸泡局部降低温度。剪去伤处衣、袜，盖上清洁被单，不要强力剥脱，避免再损伤局部。为使伤员情绪稳定，减轻疼痛，可酌情使用镇静止痛药物。如发现有大出血、气胸、骨折等复合伤时，应先施行相应的急救处理。有呼吸道灼伤的伤者，要注意保持呼吸道的畅通，及时行气管切开，不应等呼吸严重困难时才施行。

2.伤及表皮的生发层的分级是

A.Ⅰ度烧伤

B.浅Ⅱ度烧伤

C.深Ⅱ度烧伤

D.Ⅲ度烧伤

E.轻度烧伤

【答案】B

3.患者烧伤后7天，高热不退，入夜尤甚，神昏谵语，舌红绛而干，脉弦数。应选用的方剂为

A.银花甘草汤

B.黄连解毒汤

C.托里消毒散

D.清营汤

E.益胃汤

【答案】D

4.患者，女，44岁。因火灾中被烧伤左头面颈部，局部红肿疼痛，可见大水疱。其烧伤程度的分级和百分比是

A.浅Ⅱ度99%

B.浅Ⅱ度18%

C.浅Ⅱ度4.5%

D.Ⅰ度27%

E.深Ⅱ度10%

【答案】C

第六节　冷伤

1.局部冻结伤的治疗，说法错误的是

A.Ⅰ°冻伤创面一般不需特殊处理，保持创面干燥和清洁即可

B.Ⅱ°应注意保护水疱，用软干纱布包扎，让其痂下愈合

C.Ⅲ°局部冻伤，常需全身治疗

D.Ⅳ°冻伤采用暴露疗法，保持创面清洁干燥

E.Ⅰ°、Ⅱ°冻伤病人需要高价营养，包括高热量、高蛋白和多种维生素

【答案】E

2.患者，外出冻伤，出现局部红肿较明显且有水疱形成，疱内为血清状液或稍带血栓，自觉疼痛，知觉迟钝。诊断为

A.0°冻伤

B.Ⅰ°冻伤

C.Ⅱ°冻伤

D.Ⅲ°冻伤

E.Ⅳ°冻伤

【答案】C

第七节　咬螫伤

1.毒蛇咬伤后，如为神经毒，其中医名称是

A.火毒

B.风毒

C.风火毒

D.热毒

E.湿毒

【答案】B

2.下列关于毒蛇咬伤的临床表现正确的是

A.神经毒潜伏期短，吸收速度慢

B.神经毒局部症状重，易被发现

C.血液毒潜伏期长，吸收速度快

D.血液毒局部症状轻，全身症状出现晚

E.混合毒造成的死亡原因为神经毒

【答案】E

3.毒蛇咬伤后局部症状不显著，疼痛较轻或没有疼痛，仅感局部麻木或蚁行感，伤口出血很少或不出血，周围不红肿，属

A.神经毒

B.风毒

C.血循毒

D.混合毒

E.火毒

【答案】A

第十章　常见体表肿物

脂肪瘤

1.神经纤维瘤的特点不包括

A.数目不定，几个甚至上千个不等

B.大者可达十数千克

C.肿瘤沿神经干走向生长

D.呈圆形、扁圆形或分叶状

E.皮肤出现咖啡斑，大小不定

【答案】D

【解析】神经纤维瘤的特点：①呈多发性，数目不定，几个甚至上千个不等。肿物大小不一，米粒至拳头大小，多凸出于皮肤表面，质地或软或硬，有的可下垂或有蒂，大者可达十数千克。②肿瘤沿神经干走向生长，多呈念珠状，或呈蚯蚓结节状。③皮肤出现咖啡斑，大小不定，可为雀斑小点状，或为大片状，其分布与神经瘤分布无关，是诊断本病的重要依据。

2.患者，男，5岁，右臂沿神经干走向出现多个肿块，质软，同时皮肤出现大小不等的咖啡色斑块。应首先考虑的诊断是

A.皮脂腺囊肿

B.神经纤维瘤病

C.皮样囊肿

D.脂肪瘤

E.淋巴管瘤

【答案】B

3.患者，男，6岁，头皮可见蚯蚓状迂曲血管，紫红色，有波动及震颤，局部皮温稍高。应首先考虑的诊断是

A.皮脂腺囊肿

B.神经纤维瘤病

C.血管瘤

D.脂肪瘤

E.淋巴管瘤

【答案】C

4.血管瘤的治疗方法错误的是

A.穿刺

B.手术

C.放射

D.硬化剂注射

E.冷冻

【答案】A

【解析】血管瘤的治疗方法有：手术治疗、放射疗法、硬化剂注射、冷冻、激光、电烙等。

5.患者，女，28岁。右前臂圆形肿物如指头大小，质硬，表面光滑，边缘清楚，无粘连，活动度大。应首先考虑的是

A.粉瘤

B.脂肪瘤

C.神经纤维瘤

D.纤维瘤

E.血管瘤

【答案】D

【解析】纤维瘤可分为软、硬两种。软者又称皮赘，有蒂，大小不等，柔软无弹性，多见于面、颈及胸背部。硬者具有包膜，切除后不易复发，不发生转移。其生长缓慢，大小不定，实性，圆形，质硬，光滑，界清，无粘连，活动度大，无压痛，很少引起压迫和功能障碍。

6.与皮肤粘连的肿物是

A.脂肪瘤

B.纤维瘤

C.皮脂腺囊肿

D.神经纤维瘤

E.蔓状血管瘤

【答案】C

第十一章　甲状腺疾病

第一节　单纯性甲状腺肿

1.下列哪项不属于结节性甲状腺肿的手术适应证

A.甲状腺肿大明显，影响外观

B.继发甲亢

C.可疑癌变

D.有压迫症状

E.甲状腺炎

【答案】E

2.患者，女，31岁。发现颈部弥漫性肿大3个月，诊断为“单纯性甲状腺肿”，伴四肢困乏，善太息，气短，纳呆体瘦，苔薄，脉弱无力。治法宜选用

A.疏肝补肾，调摄冲任

B.疏肝解郁，健脾益气

C.疏肝解郁，调摄冲任

D.疏肝理脾，益气补肾

E.疏肝理脾，调补冲任

【答案】B

3.治疗单纯性甲状腺肿肝郁脾虚证应首选

A.四海舒郁丸

B.丹栀逍遥散合普济消毒饮

C.柴胡疏肝散合海藻玉壶汤

D.龙胆泻肝汤合藻药散

E.四海舒郁丸合右归丸

【答案】A

第二节　慢性淋巴细胞性甲状腺炎

1.甲状腺肿合并甲状腺功能减退最常见的原因是

A.急性甲状腺炎

B.亚急性甲状腺炎

C.慢性淋巴细胞性甲状腺炎

D.单纯性甲状腺肿

E.慢性侵袭性甲状腺炎

【答案】C

2.治疗慢性淋巴细胞甲状腺炎肝郁胃热证,应首选的方剂是

A.海藻玉壶汤

B.普济消毒饮合丹栀逍遥散

C.透脓散合仙方活命饮

D.龙胆泻肝汤合芍药散

E.知柏地黄汤合当归六黄汤

【答案】B

3.患者,女,40岁,颈部肿大,两侧对称,肿块质硬,表面光滑,甲状腺功能减退,抗甲状腺抗体阳性,病初有甲亢表现。应首先考虑的诊断是

A.甲状腺功能亢进

B.慢性侵袭性甲状腺炎

C.慢性淋巴细胞性甲状腺炎

D.甲状腺腺瘤

E.甲状腺癌

【答案】C

第三节 甲状腺功能亢进的外科治疗

1.下列哪项不是甲亢的手术并发症

A.呼吸困难和窒息

B.手足抽搐

C.呛咳

D.甲状腺危象

E.吞咽困难

【答案】E

2.下列哪项不是甲亢的诊断要点

A.甲状腺抗体阳性

B.性情急躁,易激动

C.有眼突征

D.两手颤动

E.甲状腺肿大,常可扪及震颤或听到血管杂音

【答案】A

3.治疗甲状腺功能亢进症阴虚火旺证,应首选的方剂是

A.海藻玉壶汤

B.普济消毒饮合丹栀逍遥散

C.透脓散合仙方活命饮

D.龙胆泻肝汤合藻药散

E.知柏地黄汤合当归六黄汤

【答案】E

4.关于甲亢手术治疗的适应证,不正确的是

A.高功能腺瘤

B.中度以上原发性甲亢

C.甲状腺肿大有压迫状态

D.抗甲状腺药物或放射性治疗无效者

E.青少年患者

【答案】E

5.患者,男,33岁。甲状腺手术后出现声带松弛,音调降低,说话费力。属于的疾病是

A.术后呼吸困难

B.喉返神经损伤

C.喉上神经损伤

D.甲状腺危象

E.手足抽搐

【答案】C

6.甲亢术后呼吸困难和窒息的并发症,多发生在术后多少小时内

A.6小时

B.12小时

C.12~24小时

D.18~36小时

E.48小时

【答案】E

第四节　甲状腺肿瘤

1.患者，女，20岁。偶然发现颈前有肿块，触之不痛，椭圆形，质韧有弹性，表面光滑，边界清楚，无压痛，多为单发，随吞咽上下移动。考虑的疾病多为

A.单纯性甲状腺肿

B.慢性淋巴性甲状腺炎

C.甲状腺功能亢进症

D.甲状腺腺瘤

E.甲状腺癌

【答案】D

2.患者，男，31岁。发现颈前肿块2个月，诊断为甲状腺腺瘤，颈部肿物疼痛，坚硬，气急气短，吞咽不利，舌质暗红有瘀斑，脉细涩。治疗应首选的方剂是

A.八珍汤

B.神效瓜蒌散

C.逍遥散

D.柴胡疏肝散

E.二陈汤

【答案】B

第十二章　胸部疾病

第一节　原发性支气管肺癌

1.肺癌常见的临床症状不包括

A.胸痛

B.咳嗽

C.血痰

D.声音嘶哑

E.胸闷

【答案】D

【解析】肺癌的临床表现为咳嗽，早期多为刺激性干咳、血痰、胸痛、发热、气短及胸闷。

2.对于原发性周围型肺癌，首选的治疗方法是

A.中医中药治疗

B.免疫治疗

C.放射治疗

D.化学治疗

E.手术治疗

【答案】E

（3~6题共用题干）

患者，男，70岁。吸烟史40年，咳痰带血1个月，伴消瘦。心烦失眠，发热；舌红，苔花剥或光剥无苔，脉细数。

3.应首先考虑的诊断是

A.肺癌

B.肺炎

C.支气管扩张症

D.肺结核

E.肺纤维瘤

【答案】A

4.中医证型是

A.气滞血瘀

B.脾虚痰湿

C.热毒炽盛

D.阴虚内热

E.气阴两虚

【答案】D

5.中医治法是

A.行气化瘀，软坚散结

B.养阴清热，软坚散结

C.益气养阴，清肺解毒

D.清热泻火,解毒散肿

E.健脾除湿,化痰散结

【答案】B

6.中医选方是

A.血府逐瘀汤

B.六君子汤合海藻玉壶汤

C.白虎承气汤

D.百合固金汤

E.沙参麦冬汤

【答案】D

第二节　食管癌

1.食管癌的早期症状是

A.食物吞咽缓慢并有滞留感

B.梗阻症状

C.疼痛

D.出血

E.声音嘶哑

【答案】A

【解析】食管癌的早期症状:吞咽食物梗噎感;胸骨后疼痛;食管内异物感;咽喉部干燥与紧缩感;食物吞咽缓慢并有滞留感。

2.食管癌痰气交阻的选方是

A.启膈散合逍遥散

B.二陈汤合旋覆代赭汤

C.桃仁四物汤合犀角地黄汤

D.五汁安中饮

E.大补元煎

【答案】A

3.患者,女,75岁。长期饮食困难,近于梗阻,呕恶气逆,形体枯羸,目不识人,气短乏力,语声低微,面色苍白,大便难下,舌质暗绛,舌体瘦小,无苔,脉沉细无力。应首先考虑的诊断是

A.肺癌

B.肝癌

C.胃癌

D.肺结核

E.食管癌

【答案】E

第十三章　乳房疾病

第一节　急性乳腺炎

1.急性乳腺炎致病菌多为哪种致病菌

A.支原体

B.链球菌

C.金黄色葡萄球菌

D.衣原体

E.放线菌

【答案】C

2.下列哪项不是急性乳腺炎的早期临床表现

A.体温升高

B.表面红热

C.局肿胀痛

D.明显压痛

E.波动性疼痛

【答案】E

3.急性乳腺炎乳房后深部脓肿一般切口应为

A.以乳头为中心循管方向作放射状切口

B.应沿乳晕边缘作弧形切口

C.应沿乳房下缘作弧形切口

D.以乳头为中心循管方向作弧形切口

E.应沿乳房上缘作放射状切口

【答案】C

4.患者，女性，26岁。产后1个月双乳出现红肿热痛，可触及包块，应首先考虑的诊断是

A.积乳囊肿

B.乳腺癌

C.乳腺纤维腺瘤

D.乳腺增生症

E.急性乳腺炎

【答案】E

第二节　乳腺增生病

1.乳腺增生病用逍遥散加减治疗，其证型是

A.肝郁气滞证

B.痰瘀凝结证

C.气滞血瘀证

D.冲任失调证

E.肝脾不和证

【答案】A

2.首选用于治疗乳腺增生病痰瘀凝结证的方剂是

A.逍遥散加减

B.柴胡疏肝散

C.血府逐瘀汤

D.失笑散合开郁散

E.桃红四物汤合失笑散

【答案】D

3.患者乳房肿块表现突出，结节感明显，经期前稍有增大变硬，经后可稍有缩小变软，乳房胀痛较轻微，或有乳头溢液，常可伴有月经紊乱，量少色淡，腰酸乏力等症。舌质淡红，苔薄白，脉弦细或沉细。其治法是

A.调理冲任，温阳化痰

B.疏肝解郁，化痰散结

C.行气活血，散瘀止痛

D.疏肝清胃，通乳散结

E.清热解毒，通乳透脓

【答案】A

4.患者，女，30岁。乳房内多发性肿块，伴疼痛，月经后有所缩小、变软，应首先考虑的诊断是

A.乳腺增生病

B.乳腺癌

C.乳腺纤维腺瘤

D.积乳囊肿

E.急性乳腺炎

【答案】A

5.患者，女，30岁。双乳内多发肿块，为确定肿块为实性或囊性，最好的检查方法是

A.钼靶X线摄片

B.CT

C.B超

D.近红外线透照检查

E.热图像检查

【答案】C

第三节　乳房纤维腺瘤

1.治疗乳腺纤维瘤血瘀痰凝证的首选方剂是

A.柴胡疏肝散

B.越鞠丸

C.二陈汤加减

D.逍遥散加减

E.逍遥散合桃红四物汤

【答案】E

【解析】乳腺纤维瘤相当于中医的乳核。中医治疗乳核血瘀痰凝证方选逍遥散合桃红四物汤加山慈菇、海藻。月经不调兼以调摄冲任。

2.患者,女,23岁。左乳外上方有一圆形肿块,质地坚韧,表面光滑,活动度较好,边界清,无压痛。应首先考虑的疾病诊断是

A.乳发

B.乳痈

C.乳癌

D.乳癖

E.乳核

【答案】E

第四节　乳腺癌

1.下列不属于乳腺癌的典型表现的是

A.乳内无疼痛、单发包块、质地硬

B.皮肤表面有典型的酒窝征

C.局部皮肤橘皮样改变

D.表面不光滑,与周围组织粘连,不易推动

E.周期性乳房疼痛

【答案】E

2.用于治疗乳癌之气血两虚证的方剂是

A.四逆散合开郁散

B.人参养荣汤加减

C.逍遥散合香贝养荣汤

D.二仙汤加味

E.瓜蒌牛蒡汤合开郁散

【答案】B

【解析】乳癌中医学称为乳岩。乳癌气血两虚证应调理肝脾,益气养血。方药首选人参养荣汤加减。

3.患者,女,47岁。右乳房发现肿块1个月。查体:右乳头抬高,右乳外上象限可扪及一个2 cm×2.5 cm大小肿块,质硬,表面不平,边界不清。应首先考虑的疾病是

A.乳腺纤维瘤

B.乳腺增生病

C.乳腺癌

D.乳房结核

E.乳管扩张症

【答案】C

第十四章　胃与十二指肠疾病

第一节　胃及十二指肠溃疡急性穿孔

1.胃及十二指肠溃疡病,下列哪种情况暂不需要手术治疗

A.胃及十二指肠瘢痕性幽门梗阻

B.溃疡恶变

C.因十二指肠溃疡饥饿时引起剧烈腹痛

D.胃及十二指肠溃疡急性穿孔腹膜炎表现严重

E.复合溃疡经系统内科治疗无效

【答案】C

2.溃疡病急性穿孔的诊断依据中,下列哪项是错误的

A.一定有溃疡病史

B.可发现肝浊音界缩小或消失

C.X线检查可见膈下有游离气体

D.腹肌紧张或板状腹表现

E.腹腔穿刺液淀粉酶升高

【答案】E

(3~4题共用备选答案)

A.上腹部突发剧痛,迅速波及全腹

B.呕血、黑便

C.寒战、高热

D.腹肌强直呈板状

E.肠鸣音减弱或消失

3.胃、十二指肠溃疡穿孔最典型的症状是

【答案】A

4.胃、十二指肠溃疡穿孔的典型体征是

【答案】D

第二节　胃及十二指肠溃疡大出血

1.胃、十二指肠溃疡大出血，最常见的表现是

A.上腹部压痛

B.肠鸣音活跃

C.腹肌紧张

D.血压下降

E.呕血、黑便

【答案】E

2.下列哪项是胃小弯溃疡合并出血的最佳手术方案

A.胃大部切除术

B.迷走神经干切断术

C.选择性胃迷走神经切断术

D.高选择性迷走神经切断术

E.迷走神经干切断术加胃幽门成形术

【答案】A

第三节　胃及十二指肠溃疡瘢痕性幽门梗阻

1.瘢痕性幽门梗阻的治疗中，下列哪项是错误的

A.持续性胃肠减压

B.纠正血容量

C.纠正水、电解质紊乱、酸碱失衡

D.年老情况差者不宜做手术

E.可采用胃迷走神经干切断术

【答案】D

2.瘢痕性幽门梗阻的治疗，应首选的手术方式是

A.胃大部切除术

B.全胃切除术

C.胃空肠吻合术

D.胃大部切除术加淋巴结清扫术

E.高选择性迷走神经切断术

【答案】A

3.患者，男，56岁。曾做胃大部切除术，现症见：上腹饱胀、进食后更明显，朝食暮吐，暮食朝吐，吐出物为宿食残渣及清稀黏液，喜热畏寒，大便溏少，舌质淡红，脉沉弱。所属证型是

A.痰湿阻胃证

B.胃中积热证

C.脾胃虚寒证

D.气阴两虚证

E.肝胃不和证

【答案】C

（4~5题共用备选答案）

A.大黄黄连泻心汤加减

B.麦门冬汤加减

C.化肝煎加减

D.导痰汤加减

E.丁香透膈散加减

4.对于瘢痕性幽门梗阻脾胃虚寒证者，宜用

【答案】E

5.对于瘢痕性幽门梗阻痰湿阻胃证者，宜用

【答案】D

第四节 胃癌

1.胃癌肝胃不和证,首选方剂是
A.逍遥散合旋覆代赭汤
B.柴胡疏肝散
C.开郁二陈汤
D.附子理中汤
E.理中汤合四君子汤
【答案】A

2.胃癌最常见也是最容易忽视的症状是
A.消瘦
B.食欲减退
C.胃部痛
D.恶心、呕吐
E.呕血、黑便
【答案】C

3.患者,男,60岁。胃部疼痛史半年,近来出现进行性贫血消瘦等。首先应考虑的病证是
A.十二指肠溃疡出血
B.胃溃疡出血
C.肝癌
D.应激性溃疡
E.胃癌
【答案】E

4.患者,男,53岁。患胃癌,胃脘胀满疼痛,痛引两胁,情志不舒,善怒,喜太息,嗳腐吞酸,呃逆呕吐,吞咽不畅,脉弦。其证型是
A.肝胃不和
B.脾胃虚寒
C.胃热伤阴
D.气血双亏
E.脾虚痰湿
【答案】A
【解析】患者出现胃脘胀满疼痛,痛引两胁提示病位在胃脾;伴情志不舒,善怒,喜太息,嗳腐吞酸,呃逆呕吐,吞咽不畅提示肝气不畅,肝胃不和。

第十五章 原发性肝癌

1.以下血清学肿瘤标志物中,对诊断肝癌有意义的是
A.CEA
B.CA199
C.PSA
D.AFP
E.CA125
【答案】D
【解析】甲胎蛋白(AFP)检测,对原发性肝癌的诊断价值很大,特异性较高。血清AFP检测是当前诊断原发性肝癌常用而又重要的指标,对原发性肝细胞癌有相对的专一性,诊断正确率可达90%以上。PSA是前列腺特异性抗原,是前列腺癌的特异性血清学肿瘤标志物。CEA、CA199、CA125相对多见于胃肠道癌、胰腺癌及卵巢癌。

2.肝癌的首选治疗方法是
A.肿瘤局部放射治疗
B.生物治疗
C.中医中药治疗
D.手术治疗
E.全身化疗
【答案】D

(3~4题共用备选答案)
A.茵陈蒿汤合鳖甲煎丸
B.失笑散合膈下逐瘀汤

C.四君子汤合逍遥散

D.竹叶石膏汤合玉女煎

E.青蒿鳖甲汤合一贯煎

3.原发性肝癌肝胆湿热证治疗首选

【答案】A

4.原发性肝癌肝肾阴虚证治疗首选

【答案】E

配套名师精讲课程

第十六章　门静脉高压症

1.门静脉与腔静脉之间的交通支不包括

A.前腹壁交通支

B.直肠上端交通支

C.腹膜后交通支

D.直肠下端肛管交通支

E.胃底、食管下段交通支

【答案】B

2.门静脉高压症的三大临床表现是

A.脾大、上消化道出血、腹水

B.肝大、上消化道出血、腹水

C.肝大、脾功能亢进、腹水

D.肝大、脾大、腹水

E.脾大、腹水、黄疸

【答案】A

【解析】门静脉高压症的主要表现为脾大、脾功能亢进、呕血或柏油样黑便、腹水及非特异性全身症状(如乏力、嗜睡、厌食、腹胀等)。

(3~6题共用题干)

患者,男,55岁。肝炎病史15年,腹大胀满,按之如囊裹水,脘腹痞满,得热稍舒,怯寒懒动,小便少,大便溏,或身目发黄,面色晦暗;舌苔白腻,脉缓。

3.应首先考虑诊断的疾病是

A.肝硬化

B.门静脉高压症

C.右心衰竭

D.慢性肝炎急性发作

E.肝性脑病

【答案】B

4.中医证型是

A.瘀血内结证

B.寒湿困脾证

C.气随血脱证

D.脾虚湿困证

E.湿热蕴脾证

【答案】B

5.中医治法是

A.祛瘀软坚,兼调脾胃

B.益气健脾,化湿祛痰

C.清利湿热,活血化瘀

D.益气固脱

E.温中健脾,行气利水

【答案】E

6.中医选方是

A.胃苓汤

B.实脾饮

C.中满分消丸

D.茵陈蒿汤

E.膈下逐瘀汤

【答案】B

第十七章　急腹症

第一节　急性阑尾炎

1.对急性阑尾炎的诊断无意义的是

A.结肠充气试验阳性

B.腰大肌试验阳性

C.右下腹部腹膜刺激征阳性

D.Murphy 征阳性

E.闭孔内肌试验阳性

【答案】D

2.患者转移性右下腹痛 2 天，全腹痛 1 天。检查：腹膜刺激征阳性，以右下腹为著，肠鸣音减弱，血白细胞计数 $19\times10^{9}/L$。应首先考虑的病证是

A.急性胃肠炎

B.卵巢囊肿破裂

C.急性胰腺炎

D.宫外孕破裂

E.阑尾炎穿孔并发腹膜炎

【答案】E

3.急性阑尾炎热毒证者宜用

A.复方大柴胡汤

B.大黄牡丹皮汤合红藤煎剂

C.大黄牡丹皮汤合透脓散

D.大陷胸汤

E.龙胆泻肝汤

【答案】C

4.患者，男，34 岁。昨夜进食后 6 小时出现转移性右下腹痛，呈持续性、进行性加剧，右下腹局限性压痛或拒按；伴恶心纳差，可有轻度发热；苔白腻，脉弦滑。中医证型是

A.瘀滞证

B.实热证

C.湿热证

D.热毒证

E.气滞证

【答案】A

第二节　肠梗阻

1.下列哪项不是肠梗阻常见的临床表现

A.腹痛

B.呕吐

C.便秘

D.腹胀

E.停止自肛门排气排便

【答案】C

2.下列哪项肠梗阻需要手术治疗

A.单纯性粘连性肠梗阻

B.动力性肠梗阻

C.蛔虫团、粪便或食物团堵塞引起的肠梗阻

D.肠结核等炎症引起的不完全性肠梗阻

E.绞窄性肠梗阻

【答案】E

3.肠梗阻的局部病理改变不包括

A.肠壁坏死穿孔

B.肠壁充血水肿

C.肠腔膨胀、积气积液

D.肠蠕动变化

E.体液丧失

【答案】E

【解析】局部病理生理改变：机械性肠梗阻肠蠕动变化表现为梗阻上段肠管的蠕动增强；麻痹性肠梗阻则肠蠕动减弱或消失；肠腔膨胀，积气积液；肠壁充血水肿，通透性增加；

肠壁坏死穿孔。

4.下列哪项不是绞窄性肠梗阻的临床表现

A.大便隐血阳性

B.腹痛剧烈而持续

C.腹部有固定压痛和腹膜刺激征

D.移动性浊音阳性或腹穿有血性液体

E.呕吐呈反射性,吐出物为食物或胃液

【答案】E

5.下列哪种梗阻多见于2岁以下小儿

A.肠道闭锁

B.肠道肿瘤

C.肠道狭窄

D.肠扭转

E.肠套叠

【答案】E

6.在鉴别单纯性肠梗阻与绞窄性肠梗阻时,最有意义的化验检查项目是

A.血气分析

B.血红蛋白测定

C.血白细胞计数

D.尿常规检查

E.呕吐物隐血试验

【答案】E

7.患者,阵发性腹痛,腹胀3天,伴恶心呕吐,无排便排气,腹痛阵阵加剧,肠鸣辘辘有声,腹胀拒按,恶心呕吐;舌质淡红,苔白腻,脉弦缓。查体:腹软,轻压痛,偶见肠型。中医选方是

A.桃核承气汤

B.温脾汤

C.甘遂通结汤

D.复方大承气汤

E.驱蛔承气汤

【答案】C

第三节 胆道感染及胆石病

1.Charcot三联征包括的症状是

A.腹痛、寒战高热、胆囊肿大

B.上腹剧痛、板状腹、黄疸

C.束腰带状腹痛、淀粉酶升高、腹水

D.腹痛、寒战高热、黄疸

E.寒热、黄疸、肝大

【答案】D

2.关于胆囊结石,下列哪项是错误的

A.阵发性右上腹绞痛可向右肩胛放射

B.高脂肪饮食、暴饮暴食、疲劳等可诱发胆绞痛

C.如同时合并急性胆囊炎,腹痛为持续性胀痛,阵发性加剧

D.伴有胆囊炎时常有发热

E.不出现黄疸

【答案】E

3.患者,女,32岁。反复右上腹阵发性绞痛,痛连右肩背1个月,B超示胆囊大小正常,胆汁回声正常,胆总管轻度扩张,下端见直径0.5 cm结石1枚,胰腺未见异常。此时应首选下列哪种治疗

A.排石疗法

B.溶石疗法

C.碎石疗法

D.取石疗法

E.外科手术

【答案】A

4.患者,女,25岁。右上腹痛反复发作1周,伴恶心、发热,墨菲氏征阳性,B超胆囊增大,可见双边征,血白细胞升高。应诊断的疾病是

A.急性单纯性胆囊炎

B.急性化脓性胆囊炎

C.慢性胆囊炎

D.胆囊结石

E.急性胰腺炎

【答案】B

5.患者,男,38岁。右上腹持续胀痛半月余,伴恶寒发热,恶心呕吐,便秘尿赤。检查:巩膜轻度黄染,右上腹压痛、轻度反跳痛,右上腹可触及边缘不清的压痛包块,舌红,苔黄腻,脉弦数。应选用的方剂是

A.金铃子散合黄连解毒汤

B.茵陈蒿汤

C.黄连解毒汤

D.金铃子散合大柴胡汤

E.茵陈蒿汤合大柴胡汤

【答案】E

(6~7题共用备选答案)

A.一贯煎

B.茵陈蒿汤合大柴胡汤

C.黄连解毒汤合茵陈蒿汤

D.金铃子散合大柴胡汤

E.犀角地黄汤

6.胆石症肝阴不足证,选用方剂

【答案】A

7.胆石症肝郁气滞证,选用方剂

【答案】D

第四节 急性胰腺炎

1.急性胰腺炎发病12小时以内,下列哪项实验室检查诊断比较准确

A.血钙

B.血糖

C.血清淀粉酶

D.血脂肪酶

E.尿淀粉酶

【答案】C

【解析】胰酶的增高是诊断急性胰腺炎的重要依据之一。在发病3~4小时后血清淀粉酶即可高于正常。尿淀粉酶增高出现较迟,一般在第二天开始增高且持续时间较长。血脂肪酶的升高也在发病24小时以后,但临床上很少用,因不如尿淀粉酶检查更简便易行。一般非出血坏死型重症胰腺炎血钙、血糖的改变不明显。

2.患者,男,30岁。饮酒后出现上腹疼痛,伴恶心、腹胀,血、尿淀粉酶大于1 000 IU/L,疼痛向腰背部放射。应诊断的疾病是

A.慢性阑尾炎

B.急性阑尾炎

C.慢性胰腺炎

D.急性胰腺炎

E.急性肠梗阻

【答案】D

【解析】腹痛剧烈,起始于中上腹,也可偏重于右上腹或左上腹,放射至背部累及全胰则呈腰带状向腰背部放射痛;恶心、呕吐;腹胀。血尿淀粉酶增高,可以确诊为急性胰腺炎。

3.针对胰腺炎脾胃实热证者,应选用

A.柴胡清肝饮

B.大陷胸汤

C.龙胆泻肝汤

D.小柴胡汤

E.乌梅汤

【答案】B

4.针对胰腺炎脾胃湿热证者,应选用

A.清热泻火,通里逐积

B.清热通里,疏肝理气

C.清热燥湿,理气通积

D.清热泻火,健脾祛湿

E.清热利湿,行气通下

【答案】E

第十八章 腹外疝

第一节 概述

1.下列关于腹外疝发生的主要因素,正确的是

A.妊娠和劳累

B.腹水和排尿困难

C.久站和负重

D.慢性咳嗽和便秘

E.腹壁强度降低和腹内压增高

【答案】E

2.腹外疝最多见的疝内容物是

A.大肠

B.小肠

C.阑尾

D.直肠

E.大网膜

【答案】B

3.嵌顿性疝与绞窄性疝的主要区别是

A.疝内容物能否回纳

B.有无肠梗阻表现

C.疝囊部位是否发硬

D.有无休克表现

E.疝内容物有无血循环障碍

【答案】E

(4~5 题共用备选答案)

A.疝内容物易回纳入腹腔

B.疝内容物不能完全回纳入腹腔

C.疝内容物有动脉性血循环障碍

D.疝内容物被病灶卡住不能还纳,但无动脉性血循环障碍

E.疝内容物为部分肠壁

4.绞窄性疝为

【答案】C

5.易复性疝为

【答案】A

第二节 腹股沟斜疝

1.腹股沟斜疝时,精索在疝囊的

A.左方

B.右方

C.前方

D.后方

E.内部

【答案】D

2.嵌顿疝超过 24~48 小时,出现毒血症及严重水、电解质紊乱与酸碱失衡表现,有包块皮肤水肿、发红等症状者,应考虑为

A.滑动性斜疝

B.绞窄性疝

C.股疝

D.脐疝

E.易复性斜疝

【答案】B

3.患者,男性,60 岁。腹股沟部出现可复性肿物 1 个月,可降入阴囊,应首先考虑的诊断是

A.腹股沟直疝

B.腹股沟斜疝

C.股疝

D.难复性疝

E.嵌顿疝

【答案】B

4.患者,男,3 岁。啼哭时可见腹股沟上段

内侧由外上向内下前斜行凸现一圆形囊性包块,平卧时可自行回纳。应首先考虑的诊断是

A.腹股沟直疝

B.腹股沟斜疝

C.股疝

D.脐疝

E.切口疝

【答案】B

第三节 腹股沟直疝

1.腹股沟斜疝与直疝的鉴别中,下列哪项是错误的

A.直疝不进入阴囊

B.压迫内环,斜疝不再突出

C.直疝,精索在疝囊的后方

D.斜疝嵌顿多见

E.直疝老年人多见

【答案】C

【解析】直疝,精索在疝囊的前方。

2.患者,男,72岁。双侧腹股沟区出现圆形肿物,未进入阴囊,平卧后自行消失。该患者最可能的疾病诊断是

A.腹股沟直疝

B.股疝

C.交通性鞘膜积液

D.腹股沟斜疝

E.隐睾

【答案】A

第四节 股疝

1.最容易发生嵌顿的疾病是

A.腹股沟直疝

B.腹股沟斜疝

C.股疝

D.切口疝

E.脐疝

【答案】C

【解析】股疝由于股环狭小,同时疝内容物进入股管呈垂直而下,突出卵圆窝后向前转折,构成锐角,因此极容易发生嵌顿和绞窄。

2.股疝的临床表现中,下列哪项是正确的

A.站久局部胀痛,有可复性肿块

B.卵圆窝处出现完整球形突出物

C.疝内容物不可还纳,但包块可以完全消失

D.咳嗽时疝囊冲击感明显

E.不容易嵌顿

【答案】A

第十九章 肛肠疾病

第一节 概述

1.齿状线下区包括

A.肛瓣

B.肛隐窝

C.肛腺

D.肛垫

E.肛乳头

【答案】E

【解析】齿线下区包括肛乳头、栉膜、括约肌间沟。

2.齿状线上区不包括

A.肛瓣

B.肛腺

C.肛隐窝

D.括约肌间沟

E.肛垫

【答案】D

3.齿状线以上下解剖差异,错误的是

A.齿状线以上神经支配为植物神经系统,痛感敏锐

B.齿状线以下神经支配为躯体神经支配,痛感敏锐

C.齿状线以上组织结构为黏膜

D.齿状线上直肠上静脉丛回流入门静脉

E.齿状线以下组织结构为皮肤

【答案】A

第二节　痔

1.下列哪项是Ⅲ期内痔的特点

A.平时或腹压稍大时,痔核即脱出肛外,手托亦常不能复位

B.痔核大,呈灰白色,便时痔核经常脱出肛外,甚至行走、咳嗽、喷嚏、站立时也会脱出肛门

C.痔核不能自行还纳,须用手托、平卧休息或热敷后方能复位

D.痔核较大,便时痔核能脱出肛外,便后能自行还纳

E.无明显自觉症状,便时粪便带血,量少,无痔核脱出

【答案】C

2.由于内痔的动脉供应,其好发部位多在截石位的哪点

A.3、5、10 点

B.1、5、9 点

C.3、7、9 点

D.1、6、11 点

E.3、7、11 点

【答案】E

3.血栓性痔最主要的症状是

A.出血

B.脱出

C.疼痛

D.瘙痒

E.便秘

【答案】C

4.周期性、无痛性便血,呈滴血或射血状,量较多,痔核较大,便时痔核能脱出肛外,便后能自行还纳,属于哪期内容

A.Ⅰ期内痔

B.Ⅱ期内痔

C.Ⅲ期内痔

D.Ⅳ期内痔

E.Ⅴ期内痔

【答案】B

5.检查内痔脱出、脱肛和息肉脱出的常用体位是

A.左侧卧位

B.膝胸位

C.截石位

D.右侧卧位

E.蹲位

【答案】E

6.患者,女,33 岁。有内痔史,近日大便带血,血色鲜红,间或有便后滴血,舌淡红,苔薄黄,脉浮数。其治法是

A.清热利湿

B.补气升提

C.清热凉血祛风

D.通腑泄热

E.润肠通便

【答案】C

第三节　肛周围脓肿

1.最常见的直肠肛管周围脓肿是
A.坐骨直肠窝脓肿
B.骨盆直肠间隙脓肿
C.肛门周围皮下脓肿
D.直肠后间隙脓肿
E.直肠黏膜下脓肿
【答案】C

2.下列各项,不适于切开挂线疗法的是
A.坐骨直肠窝脓肿
B.骨盆直肠间隙脓肿
C.脓腔通过肛管直肠环
D.肛管后脓肿
E.肌间脓肿
【答案】D

3.肛周脓肿热毒蕴结证选用的方剂是
A.仙方活命饮
B.透脓散
C.青蒿鳖甲汤合三妙丸
D.萆薢渗湿汤
E.槐角丸
【答案】A

第四节　大肠癌

1.直肠癌最初的症状是
A.便血
B.腹痛
C.腹泻
D.排便次数增多及排便不尽感
E.粪便变形变细
【答案】D

2.患者,男,80岁。出现便血,伴贫血、腹痛、右下腹肿块1个月,无发热,伴明显消瘦、腹胀,应首先考虑的诊断是
A.慢性阑尾炎
B.阑尾类癌
C.结肠癌
D.溃疡性结肠炎
E.肠结核
【答案】C

3.患者,男,54岁。黏液血便1年,形体消瘦,面色　白,腹泻,泻后痛减,腹痛喜热,形寒肢冷,肠鸣音活跃,舌淡,苔白,脉细。其治法是
A.通腑化瘀,攻积祛湿
B.清热解毒,通腑化瘀
C.祛寒胜湿,健肺温肾
D.益肺补肾,祛湿化痰
E.清热利湿,理气健脾
【答案】C
【解析】根据以上临床表现可以诊断为直肠癌脾肾寒湿证。证候:黏液血便,形体消瘦,面色白,肠鸣腹泻,泻后痛减,腹痛喜热,形寒肢冷,舌淡,苔白,脉细。治法:祛寒胜湿,健肺温肾

4.结肠癌气滞血瘀证,治疗应选用的方剂是
A.桃红四物汤
B.槐角地榆汤
C.四妙散合白头翁汤
D.益气固本解毒汤
E.八珍汤合麻仁滋脾丸
【答案】A

5.患者,男,49岁。右下腹及脐周持续隐痛近5个月,近1个月以来常有低热。体格检查:右下腹可触及包块,不除外升结肠癌。患者最可能伴随的症状是
A.便秘

B.尿频,尿急
C.肠梗阻
D.粪便变细
E.贫血
【答案】E
(6~7 题共用备选答案)
A.直肠息肉
B.肛裂
C.直肠癌
D.直肠周围脓肿
E.直肠炎
6.直肠触诊触及柔软光滑而有弹性的包块,应考虑的病证是
【答案】A
7.直肠触诊触及质地坚硬、表面凸凹不平的包块,应考虑的病证是
【答案】C

第二十章 泌尿与男性生殖系统疾病

第一节 泌尿系结石

1.膀胱结石常见的首发症状是
A.尿频
B.尿急
C.尿痛
D.排尿中断
E.排尿困难
【答案】D
2.对平片不能显示的小结石和透 X 线的结石的诊断,应首先考虑的检查是
A.B 超
B.腹部 CT
C.尿常规
D.排泄性尿路造影
E.24 小时尿定量分析
【答案】A
【解析】B 超有助于阴性结石的诊断,同时可了解结石个数、大小及有无尿路积水。
3.患者,男,31 岁。左腰部胀痛反复发作 3 年,舌有瘀点,脉沉涩,经 B 型超声波及 X 线检查发现左肾盂结石 2.5 cm×2 cm,左肾大量积液,左肾功能差。治疗应首选的方法是
A.针灸治疗
B.总攻疗法
C.口服尿石通合剂
D.手术取石
E.体外冲击波碎石
【答案】D
(4~5 题共用备选答案)
A.清热利湿,通淋排石
B.行气活血,通淋排石
C.补肾益气,通淋排石
D.清热泻火,通淋排石
E.理气祛湿,通淋排石
4.治疗泌尿系结石之湿热蕴结证,治法宜
【答案】A
5.治疗泌尿系结石之肾气不足证,治法宜
【答案】C

第二节 睾丸炎与附睾炎

1.急性睾丸炎的临床特点为
A.尿频、尿痛、尿急,会阴部胀痛,疼痛向腰骶及大腿根部放射
B.排尿困难,夜尿增多

C.无痛性血尿，排尿困难

D.阴囊红肿、疼痛，向腹股沟放射，附睾增大变硬，触痛明显

E.尿道口滴白，性功能障碍

【答案】D

（2~4题共用题干）

患者，男，35岁。睾丸肿痛剧烈，阴囊红肿灼热，若脓成则按之应指，高热，口渴，小便黄赤短少，舌红，苔黄腻，脉洪数。

2.其中医证型是

A.湿热下注

B.火毒炽盛

C.脓出毒泄

D.寒湿凝滞

E.气滞血瘀

【答案】B

3.其中医治法是

A.清热利湿，解毒消肿

B.益气养阴，清热除湿

C.温经散寒止痛

D.活血化瘀，行气止痛

E.清火解毒，活血透脓

【答案】E

4.治疗方药应首选

A.二妙散加减

B.龙胆泻肝汤加减

C.仙方活命饮加减

D.滋阴除湿汤加减

E.暖肝煎加减

【答案】C

第三节 前列腺炎

1.急性细菌性前列腺炎，治疗应首选抗生素是

A.喹诺酮类抗生素

B.复方新诺明

C.青霉素

D.红霉素

E.头孢类抗生素

【答案】B

2.患者，男，35岁。有慢性前列腺炎史，现感少腹、睾丸、会阴胀痛不适，舌有瘀点，脉弦滑。治疗应首选的方剂是

A.八正散

B.大分清饮

C.抵当汤

D.前列腺汤

E.右归饮

【答案】D

【解析】据患者舌象、脉象，可诊断为内有气滞血瘀为患。故治疗应选用具有理气活血化瘀功效的汤剂。八正散清热利湿通淋，适用于湿热为患的淋证。大分清饮主治积热闭结，小便不利，或致腰腹下部极痛；或湿热下痢，黄疸溺血，邪热蓄血，腹痛淋闭。抵当汤为理血之剂，主治下焦蓄血证。前列腺汤活血化瘀，行气止痛，主治气滞血瘀证。右归饮温补肾阳，主治肾阳不足，阳衰阴胜者。

（3~4题共用备选答案）

A.沉香散

B.前列腺汤

C.知柏地黄汤

D.补中益气丸

E.济生肾气丸

3.治疗前列腺炎之气滞血瘀证，应首选的方剂是

【答案】B

4.治疗前列腺炎之阴虚火旺证，应首选的方剂是

【答案】C

第四节　前列腺增生症

1.前列腺增生症最重要的临床症状是

A.尿频

B.排尿困难

C.血尿

D.尿急

E.尿痛

【答案】B

2.患者,男,55岁。进行性尿频、排尿困难1年。应首先考虑的诊断是

A.慢性前列腺炎

B.膀胱结石

C.前列腺增生症

D.肾结石

E.尿道结石

【答案】C

3.前列腺增生症最早出现的症状是

A.尿潴留

B.排尿费力

C.夜间尿频

D.尿失禁

E.血尿

【答案】C

【解析】患者早期表现为尿频,尤其夜尿次数明显增多(每夜2次以上)。

4.患者,男,63岁。排尿困难2年,尿线细,射程短,排尿时间延长。1天前因感冒后突发不能自行排尿,下腹区胀痛难忍。应先行下列哪种治疗

A.输液抗感染

B.导尿

C.前列腺切除术

D.激光治疗

E.前列腺尿道支架置入术

【答案】B

5.患者,男,57岁。小便不畅,尿液点滴而下,小腹拘急胀痛,舌质紫暗有瘀斑,脉涩。治疗应首选的方剂是

A.少腹逐瘀汤

B.石韦散

C.八正散

D.沉香散

E.天台乌药散

【答案】D

第二十一章　周围血管疾病

第一节　血栓闭塞性脉管炎

1.血栓闭塞性脉管炎患者最突出的症状是

A.疼痛

B.发凉

C.感觉异常

D.皮肤颜色改变

E.游走性血栓性浅静脉炎

【答案】A

【解析】疼痛是血栓闭塞性脉管炎患者最突出的症状,早期患肢伴随发凉、麻木和足底弓疼痛,患者出现所谓"间歇性跛行"。

2.血栓闭塞性脉管炎血瘀证的治法是

A.清热解毒,活血化瘀

B.活血通络,散寒止痛

C.清热活血,疏通经络

D.活血化瘀,通络止痛

E.清热解毒,化痰通络

【答案】D

3.患者,男,34岁。右下肢疼痛1年,逐渐加重,疼痛剧烈,伴有局部感觉异常,右足背动脉搏动消失,足尖发凉。诊断应考虑的疾病是

A.浅静脉炎

B.动脉硬化性闭塞症

C.血栓闭塞性脉管炎

D.下肢深静脉血栓形成

E.下肢静脉曲张

【答案】C

(4~5题共用备选答案)

A.六味地黄丸

B.阳和汤

C.桃红四物汤

D.四妙勇安汤

E.十全大补丸

4.血栓闭塞性脉管炎之肾阴虚证,治疗宜首选的方剂是

【答案】A

5.血栓闭塞性脉管炎之气血两虚证,治疗宜首选的方剂是

【答案】E

第二节 动脉硬化性闭塞症

1.寒凝血脉型动脉硬化性闭塞症的中医治法是

A.温经散寒,活血化瘀

B.活血化瘀,通络止痛

C.清热解毒,利湿通络

D.补肾健脾,益气活血

E.清热解毒,化瘀止痛

【答案】A

【解析】寒凝血脉证的中医治法为温经散寒,活血化瘀。方药选阳和汤加减。

2.患者,男,62岁。患动脉粥样硬化症10余年,现出现跛行,左下肢第一足趾变黑、变干、疼痛。此足趾病变可能的疾病是

A.出血性梗死

B.干性坏疽

C.液化性坏死

D.黑色素瘤

E.湿性坏疽

【答案】B

3.患者,女,58岁。肢体坏疽,局部红肿疼痛,有瘀点、瘀斑,舌质红绛,舌苔黄燥,脉滑数。治疗应选用的方剂是

A.济生肾气丸

B.大分清饮

C.人参养荣汤

D.附桂八味丸

E.四妙勇安汤

【答案】E

第三节 下肢深静脉血栓形成

1.下列关于静脉血栓形成的三大因素,叙述正确的是

A.静脉损伤、血流缓慢和血液高凝状态

B.血流迅速、血液高凝状

C.静脉损伤、血小板数量降低

D.血流过缓、血液中纤维蛋白原溶解酶降低

E.血液高凝状、血流迅速

【答案】A

2.深静脉血栓形成最常见于

A.上肢深静脉

B.上腔静脉

C.下腔静脉

D.门静脉

E.下肢深静脉

【答案】E

3.下肢深静脉血栓形成进行溶栓治疗的时限为

A.发病后1个月以内

B.发病后1周以内

C.发病后24小时以内

D.发病后1小时以内

E.发病后72小时以内

【答案】E

【解析】溶栓疗法,病程不超过72小时的患者,可给予尿激酶静脉滴注。

第四节 单纯性下肢静脉曲张

1.诊断下肢静脉曲张应首选

A.B超

B.CT

C.多普勒

D.静脉造影

E.核磁共振

【答案】D

2.确诊为单纯性下肢静脉曲张,症状明显和无禁忌证者,最佳的治疗方法是

A.曲张静脉高位结扎、主干剥脱

B.外敷中草药治疗

C.穿弹力袜

D.抗凝、祛聚、扩血管和溶栓治疗

E.单纯高位结扎

【答案】A

3.单纯性下肢静脉曲张气血瘀滞证,首选方剂

A.桃红四物汤

B.柴胡疏肝散

C.补阳还五汤

D.萆薢渗湿汤

E.阳和汤

【答案】B

第二十二章 皮肤及性传播疾病

第一节 带状疱疹

1.下列哪项是蛇串疮最主要的症状

A.瘙痒

B.神经痛

C.双侧对称皮疹

D.烧灼感,剧痛

E.皮肤黏膜交界处簇状疱疹

【答案】B

2.下列不属于带状疱疹局部治疗的药物的是

A.龙胆紫溶液

B.阿昔洛韦

C.无环鸟苷

D.阿糖胞苷

E.益康唑

【答案】E

3.带状疱疹的皮损特点是

A.皮损为多形态,全身分布

B.皮疹为对称性分布

C.水疱散在性分布

D.水疱簇集呈带状分布

E.疱壁较薄易破

【答案】D

4.带状疱疹的好发季节是

A.春夏

B.秋冬

C.冬季

D.春秋

E.冬夏

【答案】D

(5~6题共用备选答案)

A.大柴胡汤

B.丹栀逍遥散

C.龙胆泻肝汤

D.除湿胃苓汤

E.桃红四物汤

5.带状疱疹脾虚湿蕴证的治疗应首选的方剂是

【答案】D

6.带状疱疹肝经郁热证的治疗应首选的方剂是

【答案】C

第二节 癣

1.白癣的好发部位是

A.面部

B.背部

C.手背部

D.大腿根部

E.头部

【答案】E

2.关于黄癣,下列说法不正确的是

A.好发于儿童

B.初起毛发根部出现红色丘疹或脓疱

C.可伴发热,局部淋巴结肿大

D.不会遗留永久性脱发

E.偶见侵犯内脏器官

【答案】D

【解析】黄癣皮损是以毛发为中心的黄癣痂,伴鼠尿臭味,发展缓慢,毛发脱落,形成永久性脱发。

3.患者,男,42岁。双足底皮肤皲裂1月,伴疼痛。查体可见左足底皮肤增厚、粗糙、脱屑、干燥,有皲裂,舌质淡红,苔薄白,脉细。其中医证型是

A.肝经郁热证

B.脾虚湿蕴证

C.气滞血瘀证

D.湿热蕴结证

E.血虚风燥证

【答案】E

第三节 湿疹

1.下列哪项不是急性湿疹的特征

A.发病急易转成慢性

B.多形性损害

C.片状或弥慢性

D.边界清楚

E.剧烈瘙痒

【答案】D

2.以下可出现苔藓样变的疾病是

A.急性湿疹

B.亚急性湿疹

C.慢性湿疹

D.带状疱疹

E.银屑病

【答案】C

(3~4题共用备选答案)

A.泻火解毒

B.清热泻火,祛湿除烦

C.清热利湿

D.健脾利湿

E.养血润肤,祛风止痒

3.治疗湿疹之湿热浸淫证,治法宜

【答案】C

4.治疗湿疹之血虚风燥证,治法宜

【答案】E

第四节　荨麻疹

1.下列哪项不是荨麻疹的证型

A.风寒束表证

B.风热犯表证

C.胃肠湿热证

D.寒邪蕴表证

E.血虚风燥证

【答案】D

2.患者男,24岁皮肤上出现风团2天,皮疹色红片大,瘙痒剧烈;伴腹痛,恶心呕吐,神疲纳呆,大便秘结或泄泻;舌质红,苔黄腻,脉弦滑数。治疗应首选

A.麻黄桂枝各半汤加减

B.防风通圣散加减

C.当归饮子加减

D.消风散加减

E.桂枝汤加减

【答案】B

第五节　淋病

1.下列哪项不是淋病的特点

A.尿频尿急

B.尿道刺痛

C.尿道溢脓

D.排尿困难

E.腹股沟淋巴结肿大

【答案】D

2.确诊淋病的主要依据是

A.有不洁性交史

B.有较短的潜伏期

C.有急性尿道炎表现

D.尿道口有分泌物

E.分泌物涂片或培养发现有革兰氏阴性淋病双球菌

【答案】E

【解析】以尿道、阴道等处分泌物及局部刮片、挤压液和抽取液涂片或培养,淋球菌呈阳性,血清学检查可做诊断参考。

3.患者,女,24岁。2天来尿道口红肿,尿急、尿频、尿痛,淋沥不止,尿液混浊如脂,尿道口溢脓。舌红,苔黄腻,脉滑数。应考虑诊断为

A.慢性淋病

B.急性淋病

C.急性前列腺炎

D.慢性前列腺炎

E.前列腺增生症

【答案】B

(4~5题共用备选答案)

A.知柏地黄丸

B.龙胆泻肝汤

C.六味地黄丸

D.地黄饮子

E.金匮肾气丸

4.治疗急性淋病应首选的方剂是

【答案】B

5.治疗淋病阴虚毒恋证应首选的方剂是

【答案】A

第六节　梅毒

1.一期梅毒的主要症状,多于不洁性交后出现。其时间是

A.1 周左右

B.3 周左右

C.5 周左右

D.9 周左右

E.15 周左右

【答案】B

2.下列哪项是梅毒之血热蕴毒证的中医治法

A.清热利湿,解毒驱梅

B.凉血解毒,泄热散瘀

C.养心补肾,祛瘀通阳

D.活血解毒,通络止痛

E.滋补肝肾,填髓息风

【答案】B

3.一期梅毒的临床症状为

A.硬下疳

B.梅毒疹

C.树胶肿

D.苔藓样变

E.疱疹

【答案】A

【解析】一期梅毒主要表现为疳疮(硬下疳),发生于不洁性交后 2~4 周,常发生在外生殖器部位,少数发生在唇、咽、宫颈等处,男性多发生在阴茎的包皮冠状沟、系带或龟头上。

4.二期梅毒的主要表现是

A.梅毒疹

B.硬下疳

C.杨梅疮

D.无症状

E.常侵犯多个脏器

【答案】C

【解析】二期梅毒主要表现为杨梅疮。一般发生在感染后 7~10 周或硬下疳出现后 6~8 周。

5.治疗梅毒首选抗生素为

A.青霉素类

B.万古霉素

C.红霉素

D.喹诺酮类

E.氨基糖苷类

【答案】A

(6~7 题共用备选答案)

A.龙胆泻肝汤

B.五虎汤

C.地黄饮子

D.清营汤合桃红四物汤

E.苓桂术甘汤

6.梅毒之肝经湿热证的治疗宜首选的方剂是

【答案】A

7.梅毒之毒结筋骨证的治疗宜首选的方剂是

【答案】B

(8~9 题共用备选答案)

A.心血管梅毒患者

B.三期梅毒脊髓痨患者

C.二期梅毒患者

D.杨梅结毒患者

E.一期梅毒患者

8.梅毒的中医证型中,心肾亏虚证多见于哪种患者

【答案】A

9.梅毒的中医证型中,肝经湿热证多见于哪种患者

【答案】E

第七节　尖锐湿疣

1.下列哪项不是尖锐湿疣的特点

A.又称性病疣

B.多发于外阴及肛周

C.乳头状或菜花状赘生物

D.易继发感染

E.梅毒血清试验阳性

【答案】E

2.尖锐湿疣潜伏期的时间为

A.1～10个月

B.1～12个月

C.1～14个月

D.2～10天

E.2～12天

【答案】B

【解析】尖锐湿疣患者潜伏期为1～12个月,平均3个月。

3.患者,女,26岁。患尖锐湿疣,外生殖器及肛门出现疣状赘生物,色灰,质柔软,表面秽浊潮湿,触之易出血,恶臭,小便色黄,不畅,舌苔黄腻,脉弦数。应首选的方剂是

A.黄连解毒汤

B.萆薢化毒汤

C.龙胆泻肝汤

D.知柏地黄丸

E.土茯苓合剂

【答案】B

(4～5题共用备选答案)

A.滋阴清热解毒

B.活血通络解毒

C.凉血解毒,泄热散瘀

D.清热解毒,化浊利湿

E.利湿化浊,清热解毒

4.尖锐湿疣之湿毒下注证的中医治法是

【答案】E

5.尖锐湿疣之湿热毒蕴证的中医治法是

【答案】D

第七篇

中西医结合妇产科学

第一章 女性生殖系统解剖

配套名师精讲课程

第一节 骨盆

1.我国妇女以哪种骨盆最常见

A.妇型

B.男型

C.扁平型

D.混合型

E.类人猿型

【答案】A

【解析】骨盆的类型:①女型:骨盆入口呈横椭圆形,最多见。②男型:亦称为漏斗型骨盆。最少见。③类人猿型:骨盆前部较窄而后部较宽。④扁平型:骨盆浅。

2.下列关于骨盆骨骼组成的叙述,正确的是

A.骶骨、尾骨、左右两块髋骨

B.骶骨、尾骨、髋骨各一块

C.一块骶骨、两块髋骨

D.腰椎骨、骶骨、髋骨、尾骨各一块

E.尾骨、两块髋骨

【答案】A

3.骨盆以哪条线为主,分为真假骨盆

A.骶髂线

B.髂耻线

C.髂前上棘联线

D.髂后上棘联线

E.耻骨联合水平

【答案】B

【解析】以髂耻线为界,将骨盆分为假骨盆(又称大骨盆)和真骨盆(又称小骨盆、骨产道)。

第二节 内、外生殖器

1.下列关于女性外生殖器解剖的叙述,正确的是

A.女性外生殖器即会阴

B.阴阜即耻骨联合前面隆起的脂肪垫

C.小阴唇为一对黏膜皱襞

D.前庭大腺称斯氏腺

E.阴道前庭为双侧大阴唇之间的菱形区

【答案】B

2.阴道前庭不包括以下哪项

A.阴蒂

B.尿道外口

C.阴道口

D.前庭大腺

E.前庭球

【答案】A

3.关于子宫的解剖,下列叙述错误的是

A.长约7~8 cm,宽4~5 cm,厚2~3 cm

B.子宫峡部下界为解剖学内口,上界为组织学内口

C.子宫内膜分为下1/3基底层和表面2/3功能层

D.子宫前面腹膜覆盖膀胱形成膀胱子宫陷凹返折

E.子宫后面腹膜向下再折向直肠形成道格拉斯陷凹

【答案】B

【解析】子宫峡部的上端因在解剖上较狭窄,又称为解剖学内口;峡部的下端,因黏膜组织在此处由子宫腔内膜转变成子宫颈黏膜,又称组织学内口。其表面2/3发生周期性变化,称为功能层,余下1/3即靠近肌层的内膜无变化称为基底层

4.宫颈癌的好发部位是

A.宫颈鳞状上皮

B.宫颈柱状上皮

C.子宫体

D.子宫颈外口柱状上皮与鳞状上皮交界处

E.宫体浆膜层

【答案】D

【解析】宫颈阴道部为鳞状上皮覆盖,表面光滑,子宫颈外,柱状上皮与鳞状上皮交界处是子宫颈癌的好发部位。

5.关于子宫峡部,下列错误的是

A.指宫体与宫颈间最狭窄的部分

B.非孕时峡部为2 cm

C.峡部上界为解剖学内口

D.峡部下界为组织学内口

E.妊娠末期形成子宫下段

【答案】B

【解析】宫体与宫颈之间形成最狭窄的部分,称为子宫峡部,在非孕期长约1 cm,其上端因解剖上狭窄,称为解剖学内口;其下端因在此处子宫内膜转变为宫颈黏膜,称为组织学内口。妊娠期子宫峡部逐渐伸展变长,于妊娠末期可达7~10 cm,形成子宫下段,成为软产道的一部分。

6.下列关于输卵管解剖生理的叙述,正确的是

A.纤毛自子宫向外端方向摆动

B.伞端有腹膜遮盖

C.平滑肌收缩时输卵管由近端向远端蠕动

D.内壁为复层柱状上皮

E.管壁由浆膜、肌层和黏膜组成

【答案】E

【解析】A纤毛自外端向子宫方向摆动。B卵巢表面无腹膜覆盖。C平滑肌收缩时输卵管由近端向远端蠕动,有利于卵子的运送。D输卵管粘膜层的上皮为单层高柱状细胞所构成。

7.下列关于卵巢特征的叙述,正确的是

A.成年妇女卵巢重5~6g

B.卵巢表面有腹膜覆盖

C.卵巢白膜是一层平滑肌组织

D.髓质内含数以万计的原始卵泡

E.卵巢内侧以骨盆漏斗韧带与子宫相连

【答案】A

【解析】B.卵巢表面无腹膜覆盖。C.卵巢表面由单层立方上皮覆盖称生发上皮,其内有一层纤维组织,称卵巢白膜。D.卵巢皮质内含数以万计的原始卵泡。E.卵巢外侧以骨盆漏斗韧带与骨盆壁相连。

8.维持子宫在正常位置,主要依靠

A.子宫韧带及直肠支托

B.盆底组织支托

C.子宫韧带、骨盆底肌及筋膜

D.腹肌收缩力及膈肌收缩力

E.膀胱及直肠支托

【答案】C

（9~10 题共用备选答案）

A.小阴唇

B.阴道前庭

C.大阴唇

D.尿道外口

E.前庭大腺

9.当外阴部受到损伤时，最易形成血肿的部位是

【答案】C

10.当外阴部发生炎症时，最易形成脓肿的部位是

【答案】E

第三节　邻近器官

下列各项，不属于女性生殖器邻近器官的是

A.膀胱

B.输尿管

C.阑尾

D.乙状结肠

E.直肠

【答案】D

第二章　女性生殖系统生理

第一节　月经及月经期的临床表现

1.关于正常女子月经的描述，错误的是

A.月经周期一般为 21~35 日

B.初潮年龄为 11~18 岁

C.每次行经时间为 2~8 日

D.每次月经量约为 90 mL

E.月经血一般为暗红色，不凝固

【答案】D

【解析】正常月经的临床表现：典型特征是周期性。出血的第 1 日为月经周期的开始，相邻两次月经第 1 日的间隔时间为一个月经周期，一般是 21~35 日，平均 28 日。每次月经持续天数称经期，一般为 2~8 日，多为 4~6 日。经量是指一次月经的总失血量，正常为 20~60 mL。

2.下列有关月经血的特征，叙述错误的是

A.经血为鲜红色

B.有宫颈黏液

C.有子宫内膜碎片

D.含有脱落的阴道上皮细胞

E.可伴头痛和神经系统症状

【答案】A

【解析】经血为暗红色，其成分除血液外，还有子宫内膜碎片、宫颈黏液及脱落的阴道上皮细胞且呈不凝状态。

第二节　卵巢功能及其周期性变化

1.卵巢的主要功能是

A.产生卵子

B.分泌雌性激素

C.产生卵子和分泌女性激素

D.输送卵细胞

E.排卵

【答案】C

2.关于卵巢周期性变化描述，错误的是

A.成熟卵泡直径可达18~23mm

B.卵巢的基本生殖单位是始基卵泡

C.妇女一生中一般只有400~500个卵泡发育成熟并排卵

D.排卵时随卵细胞同时排出的有透明带、放射冠及卵泡内膜

E.排卵多发生在下次月经来潮前14日左右

【答案】D

【解析】卵细胞被排出的过程称排卵。排卵时随卵细胞同时排出的有透明带、放射冠及少量卵丘内的颗粒细胞。

3.关于雌激素的生理作用，说法错误的是

A.促进子宫肌细胞增生和肥大

B.使子宫内膜腺体及间质增生、修复

C.使宫颈口松弛、扩张，宫颈黏液分泌增加，易拉成丝状

D.促进水钠排泄

E.促进肝脏高密度脂蛋白合成，抑制低密度脂蛋白合成

【答案】D

4.卵泡早期分泌量少，其后逐渐增高，排卵前达高峰，以后降低，黄体期再度增高。出现上述变化的是

A.促卵泡素

B.促黄体素

C.雌激素

D.孕激素

E.泌乳素

【答案】C

【解析】雌激素：卵泡开始发育时，雌激素分泌量很少，月经第7日卵泡分泌雌激素量迅速增加，排卵前达高峰。排卵后1~2日，黄体开始分泌雌激素使循环中的雌激素又逐渐上升。

5.雌激素分泌达高峰的时间是

A.排卵期和黄体中期

B.排卵期前24~48小时和黄体中期

C.排卵后24小时和黄体中期

D.排卵期和黄体末期

E.排卵前24小时和黄体末期

【答案】B

6.属于雌、孕激素协同作用的是

A.宫颈黏液的变化

B.输卵管蠕动强度

C.阴道上皮细胞角化现象的变化

D.乳腺的发育

E.子宫平滑肌对缩宫素的敏感性

【答案】D

【解析】孕激素在雌激素作用的基础上，进一步促使女性生殖器和乳房的发育，为妊娠准备条件，二者有协同作用。

第三节　子宫内膜及其他生殖器的周期性变化

1.下列哪项属于子宫内膜的周期性变化

A.增生期

B.泌乳期

C.性成熟期

D.排卵期

E.黄体期

【答案】A

【解析】子宫内膜分为基底层和功能层，其组织形态的周期性改变可分为3期：增生期、分泌期和月经期。

2.子宫内膜从增生期变成分泌期，其最直接原因是

A.促性腺激素释放激素的作用

B.促性腺激素的作用

C.雌激素的作用

D.孕激素的作用

E.hCG 的作用

【答案】D

第四节 月经周期的调节

正常月经周期的调节轴是

A.环境和工作控制

B.下丘脑控制

C.大脑皮质控制

D.精神情绪控制

E.下丘脑-垂体-卵巢轴相互调节控制

【答案】E

第五节 中医对月经、带下及其产生机理的认识

1.下列关于生理性带下的描述,错误的是

A.色白或无色透明

B.质地黏稠

C.无特殊气味

D.对阴道和阴户起濡润和充养的作用

E.月经前、经间期和妊娠期其量稍有增加

【答案】B

【解析】生理性带下是润泽于阴户和阴道的无色透明、黏而不稠、无特殊气味的液体。有时略呈白色,也称白带。健康女子在月经初潮后开始有较明显的带下分泌,其量不多,不致外渗,每逢月经前、经间期和妊娠期其量稍有增加,绝经后明显减少。生理性带下对阴道和阴户起濡润和充养的作用,并能抵御病邪的入侵。

(2~3 题共用备选答案)

A.居经

B.暗经

C.闭经

D.盛胎

E.并月

2.身无病,2 个月来潮一次者称为

【答案】E

3.妊娠早期按月行经无损于胎儿者,称为

【答案】D

第三章 妊娠生理

第一节 妊娠

(略)

第二节 受精与受精卵发育、输送及着床

1.精卵受精的部位是

A.输卵管峡部

B.输卵管壶腹与峡部连接处

C.输卵管伞部

D.输卵管间质部

E.子宫腔

【答案】B

2.着床发生在受精后

A.第 3~4 日

B.第 4~5 日

C.第 5~6 日

D.第 6~7 日

E.第 7~8 日

【答案】D

3.下列关于受精卵的发育、运行及着床的叙述,正确的是

A.精子获能发生在宫腔及输卵管腔

B.卵子受精发生在输卵管的峡部

C.受精后第 4 日受精卵分裂为桑椹胚

D.受精卵着床时透明带尚未消失

E.受精卵第 8 日进入宫腔,第 10 日开始植入

【答案】A

【解析】卵子受精发生在输卵管壶腹部与峡部连接处。约在受精后 72 小时形成桑椹胚,随后早期胚泡形成,约在受精后第 4 日,早期胚泡进入宫腔,在子宫腔内继续分裂发育成晚期胚泡。约在受精后第 6~7 日受精卵着床。着床必须具备:①透明带消失。②胚泡细胞滋养细胞分化出合体滋养细胞。③胚泡和子宫内膜同步发育且功能协调。④孕妇体内有足够数量的孕酮,子宫有一极短的敏感期允许受精卵着床。

第三节 胎儿附属物的形成及其功能

1.下列关于胎盘组成的叙述,正确的是

A.平滑绒毛膜+羊膜+底蜕膜

B.平滑绒毛膜+真蜕膜+底蜕膜

C.叶状绒毛膜+包蜕膜+真蜕膜

D.叶状绒毛膜+羊膜+底蜕膜

E.叶状绒毛膜+真蜕膜+底蜕膜

【答案】D

【解析】胎盘是胎儿与母体间进行物质交换的器官,由羊膜、叶状绒毛膜和底蜕膜组成。

2.下列哪项不是胎盘分泌的激素

A.hCG

B.HPL

C.雌三醇

D.HMG

E.孕激素

【答案】D

3.关于羊水的叙述,错误的是

A.妊娠早期的羊水主要是母体血清

B.妊娠 38 周约为 1 000 mL

C.足月妊娠时羊水量约为 800mL

D.妊娠中期的羊水主要来自胎儿胎肺

E.妊娠足月时羊水略混浊,不透明,可见悬浮的小片状物

【答案】D

【解析】妊娠早期的羊水主要是母体血清经胎膜进入羊膜腔的透析液。妊娠中期的羊水主要来自胎儿尿液。妊娠晚期胎肺参与羊水的生成。

第四节 中医对妊娠生理的认识

关于妊娠,下列哪项叙述是错误的

A.月经停止来潮

B.常有恶心呕吐、不能进食等早孕反应

C.妊娠 2~3 个月后,脉象滑疾流利,按之不绝

D.孕 4~5 个月后,孕妇可自觉胎动

E.妊娠末期,可见小便频数、大便秘结等现象

【答案】C

【解析】妊娠 2~3 个月后,六脉平和滑利,按之不绝,尺脉尤甚。妊娠末期,由于胎儿先露部压迫膀胱与直肠,可见小便频数、大便秘结等现象

第五节 妊娠诊断

1.运用四步触诊法可以区分胎头、胎臀、胎背及胎儿四肢,查清胎儿在子宫内的位置,时间是

A.孕 20 周

B.孕 12 周末

C.孕 16 周末

D.孕 18~20 周

E.孕 24 周后

【答案】E

2.下列关于中期妊娠的诊断与监护的叙述,错误的是

A.从妊娠早期至妊娠中期,胎动随妊娠周数逐渐减少

B.妊娠 20 周起孕妇自觉胎动

C.妊娠 18~20 周经孕妇腹部可听到胎心音

D.妊娠 20 周可经腹壁触及宫内胎体

E.妊娠 16 周子宫底达脐耻之间

【答案】A

【解析】胎儿在子宫内冲击子宫壁的活动称胎动。妊娠 20 周开始自觉有胎动,胎动每小时 3~5 次。妊娠周数越多,胎动越活跃,但至妊娠末期胎动逐渐减少。

3.确诊早孕,最可靠的辅助方法是

A.妇科内诊,基础体温测定

B.阴道后穹窿穿刺,基础体温测定

C.基础体温测定,hCG 测定

D.尿妊娠试验,基础体温测定

E.B 超检查,尿妊娠试验

【答案】E

【解析】临床上 B 超检查是检查早期妊娠最快速而准确的方法,其次是尿妊娠试验。

4.胎产式是指

A.胎儿在子宫内的姿势

B.胎儿位置与母体骨盆的关系

C.最先进入骨盆入口的胎儿部分

D.胎儿先露部的指示点与母体骨盆的关系

E.胎体纵轴与母体纵轴的关系

【答案】E

第四章 产前保健

第一节 孕妇监护

1.孕妇末次月经为 2019 年 1 月 26 日,其预产期是

A.2019 年 11 月 3 日

B.2019 年 10 月 7 日

C.2019 年 11 月 2 日

D.2020 年 1 月 3 日

E.2019 年 12 月 15 日

【答案】C

【解析】预产期推算:从末次月经第一日算起,月份减 3 或加 9,日数加 7(农历日数加 14)。

2.枕先露时,听胎心音最清楚的位置

A.脐右(左)下方

B.脐右(左)上方

C.脐部下方

D.脐与髂前上棘连线中点

E.耻骨联合与肚脐中点

【答案】A

【解析】听诊:在靠近胎背上方的腹壁听胎心音最清楚。枕先露时,胎心音在脐右

(左)下方;臀先露时,胎心音在脐右(左)上方;肩先露时,胎心音在靠近脐部下方听得最清楚。

3.关于孕期保健,以下哪项叙述是正确的

A.第一次产前检查时间应在妊娠12~16周之间

B.初诊应行全身检查、产科检查和必要的辅助检查

C.应每个月进行一次产前检查

D.产前检查应包括绒毛活检、B超、羊水穿刺等

E.B超是了解胎儿宫内安危的主要方法

【答案】B

第二节　孕期用药

妊娠期用药原则,错误的是

A.用药必须有明确指证,避免不必要的用药

B.有效且对胎儿相对安全的药物。

C.单一用药,避免联合用药。

D.严格掌握剂量和用药持续时间,及早停药。

E.避免使用较新且未肯定对胎儿是否有不良影响的药物

【答案】D

第五章　正常分娩

第一节　决定分娩的四因素

1.正常分娩时最主要的产力是

A.膈肌收缩力

B.肛提肌收缩力

C.腹肌收缩力

D.子宫收缩力

E.骨骼肌收缩力

【答案】D

【解析】产力是指将胎儿及其附属物从子宫内逼出的力量。子宫收缩力,简称宫缩,是分娩的主要动力,贯穿于分娩的全过程。

2.下列关于正常产道的叙述,正确的是

A.中骨盆平面的横径长而前后径短

B.入口平面是前后径长而横径短

C.出口平面是前后径短而横径长

D.骨盆轴的上段向下向后,中段向下,下段向下向前

E.骨盆倾斜度正常值为70°

【答案】D

【解析】中骨盆平面的横径短而前后径长,呈纵椭圆形。入口平面是前后径短而横径矩,呈横椭圆。出口平面包括两个平面。骨盆出口平面由两个不同平面的三角形组成,其共同的底边是坐骨结节间径。骨盆倾斜度正常值为60°,骨盆倾斜度指妇女站立时骨盆入口平面与地平面所形成的角度,一般为60°。如骨盆倾斜度过大,影响胎头衔接和娩出。

3.下列各项,不属软产道范围的是

A.子宫体部

B.子宫下段

C.宫颈

D.外阴

E.阴道

【答案】A

【解析】软产道是由子宫下段、子宫颈、阴道及骨盆底软组织构成的弯曲通道。

4. 双顶径为胎头最大横径，足月胎儿的平均值为

A.11.3cm

B.9.3cm

C.9.5cm

D.11.5cm

E.13.3cm

【答案】B

【解析】胎头径线①双顶径（BPD）：两顶骨隆突间的距离，为胎头最大横径，足月胎儿的平均值为9.3cm。②枕额径：由鼻根上方至枕骨隆突间的距离，足月胎儿平均值约11.3cm，胎头以此径衔接。③枕下前囟径：又称小斜径，前囟门中央至枕骨隆突下方的距离，是胎头的最小径线，足月胎儿平均值约9.5cm，胎头俯屈后以此径线通过产道。④枕颏径：又称大斜径，颏骨下方中央至后囟顶部之间的距离，是胎头最大径线，足月胎儿平均值约13.3cm。

第二节 枕先露的分娩机制

1.关于正常枕先露分娩机制的叙述，正确的是

A.下降—衔接—内旋转—俯屈—仰伸复位—外旋转

B.衔接—俯屈—内旋转—下降—仰伸复位—外旋转

C.衔接—下降—俯屈—内旋转—仰伸复位—外旋转

D.下降—俯屈—衔接—内旋转—仰伸复位—外旋转

E.衔接—下降—内旋转—俯屈—仰伸复位—外旋转

【答案】C

【解析】分娩机制是指胎儿先露部为适应骨盆各平面的不同形态，被动地进行一系列的适应性转动，以其最小径线通过产道的过程。正常分娩以枕先露为多。整个过程是一个连续的过程，被分解为衔接、下降、俯屈、内旋转、复位及外旋转、胎肩及胎儿娩出等动作。

2.临产后，衡量胎头下降程度的标志是

A.坐骨结节

B.坐骨切迹

C.坐骨棘

D.骶骨

E.耻骨

【答案】C

3.在分娩过程中，贯穿于全过程的动作是

A.下降

B.衔接

C.俯屈

D.仰伸复位

E.内旋转

【答案】A

【解析】胎头沿骨盆轴前进的动作称下降。下降动作贯穿于分娩全过程。临床上以胎头下降的程度作为判断产程进展的重要标志

第三节 先兆临产及临产的诊断

1.临产的重要标志是

A.见红、破膜、规律宫缩

B.见红、规律宫缩、宫口开张明显

C.见红、先露下降、伴尿频

D.规律宫缩、见红、伴尿频

E.规律宫缩、进行性宫口扩张和胎先露

下降

【答案】E

【解析】临产开始的标志为有规律而且逐渐增强的子宫收缩,持续30秒或以上,间歇5~6分钟,同时伴有进行性宫颈管消失,宫口扩张和胎先露部下降。

(2~3题共用备选答案)

A.衔接

B.下降

C.俯屈

D.内旋转

E.仰伸

2.胎头双顶径进入骨盆入口平面,胎头颅骨最低点接近或达到坐骨棘水平称为

【答案】A

3.胎头沿骨盆轴前进的动作称为

【答案】B

第四节　分娩的临床经过及处理

1.下列各项,不属于第一产程临床表现的是

A.规律宫缩

B.宫口扩张

C.胎膜破裂

D.胎头娩出

E.胎头下降

【答案】D

【解析】第一产程的临床表现:①规律宫缩。②宫口扩张。③胎头下降,是决定能否经阴道分娩的重要观察指标。④胎膜破裂。

2.初产妇,孕38周临产,规则宫缩12小时,破膜1小时,肛查:宫口开大7cm,先露+0.5。首先应考虑的诊断是

A.胎膜早破

B.正常潜伏期

C.正常活跃期

D.潜伏期延长

E.第一产程延长

【答案】C

【解析】第一产程分潜伏期和活跃期,从临产规律宫缩开始至宫口扩张6cm称潜伏期,初产妇超过20小时,经产妇超过14小时称潜伏期延长。活跃期是指从宫口扩张4~6cm至宫口开全,活跃期宫颈口扩张速度小于0.5cm/h,称活跃期延长。

第六章　正常产褥

第一节　产褥期

产褥期的时间一般为

A.4周

B.5周

C.6周

D.7周

E.8周

【答案】C

第二节　产褥期母体的变化

1.下列关于产褥期母体的叙述,错误的是

A.分娩时子宫颈外口易在6、12点形成一字型裂痕

B.循环血容量在产后2~3周恢复至未孕状态

C.产褥早期血液处于高凝状态

D.血沉于产后3~4周降至正常

E.产后72小时体循环血容量增加

【答案】A

【解析】易在3、9点形成一字型裂痕。

2.产后会阴部伤口自行愈合的时间是

A.产后3~5天

B.产后7天

C.产后10天

D.产后15天

E.产后21天

【答案】A

3.产后脉搏恢复正常的时间是

A.产后3~4天

B.产后7天

C.产后10天

D.产后21天

E.产后42天

【答案】B

第三节　产褥期临床表现

1.关于正常产褥期,描述正确的是

A.产后24小时内,体温可超过38 ℃

B.产后第1日宫底平脐,以后每日下降1~2 cm

C.产后脉搏一般偏快

D.产后24小时后,白细胞恢复至正常范围

E.产后2周血性恶露开始转为浆液恶露

【答案】B

【解析】胎盘娩出后,子宫底在脐下一指,产后第1日宫底稍上升至脐平,以后每日下降1~2 cm,在产后10日子宫下降入骨盆腔内。

2.下列关于产褥期母体的叙述,错误的是

A.分娩时子宫颈外口易在3、9点形成一字型裂痕

B.子宫重量分娩后约为5000g

C.产褥早期血液处于高凝状态

D.产后第1日宫底稍上升至脐平

E.恶露持续4~6周,总量250~500mL

【答案】B

【解析】子宫重量分娩后约为1000g。

第七章　妇产科疾病的病因与发病机制

第一节　病因

1.导致妇科疾病之淫邪因素中以何项为多发

A.风、寒、湿

B.寒、湿、热

C.风、湿、热

D.燥、湿、火

E.暑、湿、热

【答案】B

2.惊恐伤肾,恐则气下,导致的妇科疾病是

A.月经先期

B.月经后期

C.月经过多

D.月经过少

E.闭经

【答案】C

【解析】恐则气下，肾气不固，出现月经过多。

第二节　发病机制

1.妇科的发病机理，可概括为

A.脏腑功能失常，气血失调，冲任督带损伤，胞宫、胞脉、胞络受损四个方面

B.先天肾气不足，后天房劳多产损伤肾精，肾为冲任之本，肾虚，冲任不固

C.忧愁思虑，心阴暗耗，营血不足，冲任虚损

D.忧思劳倦，饮食不节，损伤脾气，脾失统摄，气随血陷，冲任不固

E.情志内伤，肝气郁结，血为气滞，冲任失调

【答案】A

2.肝经郁火所致妇科病不常见的是

A.产后乳汁自出

B.经期延长

C.经行头痛

D.经行吐衄

E.月经后期

【答案】E

【解析】月经后期多因肾虚，血寒，痰湿阻滞，气滞，血虚等导致，与热无关。

3.下列各项，与寒邪致病无关的疾病是

A.闭经

B.崩漏

C.痛经

D.子肿

E.不孕症

【答案】B

【解析】崩漏主要由于肾虚，血热，脾虚，血瘀导致。

第八章　妇产科疾病的中医诊断与辨证要点

1."产后三冲"是指

A.冲心、冲肺、冲肾

B.冲心、冲胃、冲脾

C.冲肝、冲肺、冲肾

D.冲肝、冲肺、冲脾

E.冲心、冲肺、冲胃

【答案】E

2.月经量或多或少者，主要病机

A.血热、气虚和血瘀

B.血虚、肾虚血寒、血瘀

C.肝郁、肾虚

D.肾虚、脾虚

E.血瘀、寒邪

【答案】C

【解析】月经量多者，以血热、气虚和血瘀为常见；量少者，以血虚、肾虚血寒、血瘀为常见；量或多或少者，以肝郁、肾虚为多见。

（3～4题共用备选答案）

A.呕吐、泄泻、盗汗

B.尿失禁、缺乳、大便难

C.血晕、发热、痛证

D.病痉、病郁冒、大便难

E.腹痛、恶露不下、发热

3.产后"三急"是指

【答案】A

4"新产三病"是指

【答案】D

第九章　治法概要

第一节　内治法

1.由血瘀而导致的妇产科疾病较为常见,因此活血化瘀为治疗妇产科疾病的主要方法之一。以下哪一常用方剂不属于此类方法

A.失笑散

B.血府逐瘀汤

C.生化汤

D.清经汤

E.四物汤

【答案】D

【解析】因血瘀者,治宜活血化瘀,代表方如桃红四物汤、生化汤、少腹逐瘀汤、血府逐瘀汤、宫外孕Ⅰ号方、宫外孕Ⅱ号方。

(2~3题共用备选答案)

A.内补丸

B.理中丸

C.丹栀逍遥散

D.天仙藤散

E.举元煎

2.治疗肾阳不足,命门火衰致妇产科病证的代表方剂是

【答案】A

3.治疗肝郁化火,热扰冲任致妇产科病证的代表方剂是

【答案】C

(4~5题共用备选答案)

A.寿胎丸

B.举元煎

C.养精种玉汤

D.六味地黄丸

E.内补丸

4.温肾助阳的妇产科病证代表方剂是

【答案】E

5.补肾益气的妇产科病证代表方剂是

【答案】A

第二节　外治法

1.下列哪项不属于妇科疾病物理疗法

A.电疗法

B.坐浴法

C.光线疗法

D.热疗法

E.激光疗法

【答案】B

【解析】物理疗法是一种利用自然界以及人工的物理能作用于机体以防治疾病的方法。常用的物理疗法有:电疗法、光线疗法、热疗法、冷冻疗法、激光疗法。

2.妇科外治法不常用于治疗

A.阴疮

B.阴痒

C.带下病

D.阴挺

E.月经病

【答案】E

第十章 妊娠病

第一节 中医对妊娠病的认识

1.妊娠病常见的发病机理不包括
A.阴血亏虚
B.脾肾虚损
C.气机阻滞
D.阳气不足
E.冲气上逆
【答案】D
【解析】妊娠病常见的发病机理包括:阴血亏虚,气机阻滞,脾肾虚损,冲气上逆。

2.下列有关妊娠病的治疗原则,不正确的是
A.胎元正常者,治病与安胎并举
B.以胎元正常与否为前提
C.母病而致胎不安者,当重在安胎
D.胎死不下,或孕妇有病不宜继续妊娠者,宜从速下胎以益母
E.胎元不正,胎堕难留,宜从速下胎以益母
【答案】C

第二节 妊娠剧吐

1.妊娠剧吐的治疗大法是
A.调气和中,降逆止呕
B.益气养阴,和胃止呕
C.化痰除湿,降逆止呕
D.疏肝健脾,降逆止呕
E.健脾和胃,降逆止呕
【答案】A

2.妊娠剧吐常发生于停经
A.6 天左右
B.10 天左右
C.4 周左右
D.6 周左右
E.10 周左右
【答案】D
【解析】妊娠剧吐多见于年轻初孕妇,于停经 6 周左右出现恶心呕吐频繁,食入即吐,呕吐物中可有胆汁或咖啡样物,晨起较重,或伴头晕、倦怠乏力等症状。

3.下列哪项不是妊娠剧吐终止妊娠的指征
A.持续黄疸
B.持续蛋白尿
C.体温持续在 38 ℃以上
D.呕吐物有酮味
E.精神障碍、眼肌麻痹和共济失调性步态
【答案】D

4.某女,23 岁。停经 7 周,尿妊娠试验阳性,恶心呕吐,甚则食入即吐,口淡,吐出物为清水或食物,头晕,神疲倦怠,嗜睡;舌淡,苔白,脉缓滑无力。其治法应是
A.清肝和胃,降逆止呕
B.益气养阴,和胃止呕
C.柔肝养阴,和胃止呕
D.疏肝健脾,降逆止呕
E.健脾和胃,降逆止呕
【答案】E

(5~7 题共用题干)
某女,停经 55 天,尿妊娠试验阳性,恶心呕吐 3 天,食入即吐,呕吐物为食物及酸苦水,烦渴口苦,舌尖红,苔薄黄,脉弦滑数。

5.其证型是

A.脾胃虚弱
B.肝胃不和
C.痰滞证
D.气阴两亏
E.肝火犯胃
【答案】B
6.其治法应是
A.清肝和胃,降逆止呕
B.益气健脾,和胃止呕
C.柔肝养阴,和胃止呕
D.疏肝健脾,降逆止呕
E.健脾和胃,降逆止呕
【答案】A
7.其正确选方是
A.橘皮竹茹汤
B.厚朴温胆汤
C.青竹茹汤
D.生脉散合益胃汤
E.香砂六君子汤加生姜
【答案】A

第三节　流产

1.不全流产相当于西医下列哪种疾病
A.堕胎
B.胎动欲堕
C.滑胎
D.胎漏
E.暗产
【答案】A
2.下列哪一项最有助于判断完全流产
A.阴道内见大量血块
B.下腹疼痛减轻
C.尿 HCG 弱阳性
D.子宫较停经周数小
E.B 超未见宫腔有胚胎组织残留
【答案】E
3.患者,女,28 岁。停经65 天,腹痛伴阴道出血 2 天。B 超示:未见胎心芽,妇科检查:宫口见有胚胎样组织物堵塞,子宫孕6 周大小。首先应考虑的诊断为
A.不全流产
B.过期流产
C.流产感染
D.先兆流产
E.难免流产
【答案】A
4.患者,26 岁。G2P0,现停经 50 天,阴道少量出血 3 天、色淡红,伴腰酸,头晕耳鸣,曾屡孕屡堕。查尿 HCG(+)。B 超提示宫内早孕。治疗应首选的方剂是
A.补肾固冲丸
B.泰山磐石散
C.寿胎丸
D.人参黄芪汤
E.保阴煎
【答案】C
(5~6 题共用备选答案)
A.12~14 周
B.28 周
C.30 周
D.34 周
E.12 周
5.宫颈机能不全应在行宫颈环扎术时间是
【答案】A
6.黄体功能不全者,应给予黄体酮制剂,停药时间是
【答案】E
【解析】宫颈机能不全应在孕 12~14 周行宫颈环扎术,术后定期随诊,提前住院,待分娩发动前拆除缝线,以免造成宫颈撕裂。子宫畸形应在孕前行矫治术。黄体功能不全

者,应给予黄体酮制剂,用药到孕 12 周时即可停药。

(7~9 题共用题干)

患者,37 岁。G1P0,现停经 56 天,阴道少量出血3 天,色淡红,质稀薄,或腰腹胀痛,小腹下坠,神疲肢倦,头晕眼花,心悸气短;舌质淡,苔薄白,脉细滑。查尿 HCG(+)。

7.中医疾病诊断为

A.胎动不安

B.堕胎

C.小产

D.胎漏

E.激经

【答案】A

8.中医治法是

A.补肾益气,固冲安胎

B.补气养血,固肾安胎

C.清热凉血,固冲安胎

D.活血消癥,补肾安胎

E.益气养血,调固冲任

【答案】B

9.治疗应首选的方剂是

A.补肾固冲丸

B.泰山磐石散

C.寿胎丸

D.人参黄芪汤

E.胎元饮

【答案】E

第四节　异位妊娠

1.异位妊娠最常发生的部位是

A.子宫颈

B.卵巢

C.阔韧带

D.输卵管

E.腹腔

【答案】D

2.腹腔内大出血者禁止进行哪项检查

A.血 β-hCG 测定

B.B 型超声检查

C.阴道后穹窿穿刺

D.诊断性刮宫

E.腹腔镜检查

【答案】E

3.异位妊娠的基本病机是

A.少腹血瘀实证

B.气机阻滞,津液不布

C.冲任不固,气血运行失常

D.瘀血阻滞冲任胞宫

E.气血失调,痰、郁、瘀等聚结胞宫

【答案】A

4.下列各项,属异位妊娠破裂时最主要的症状是

A.停经史和早孕反应

B.不规则阴道出血

C.突感一侧下腹撕裂样剧痛

D.晕厥与休克

E.急性贫血

【答案】C

【解析】输卵管妊娠未破裂时,患者下腹一侧隐痛或胀痛。输卵管妊娠破裂时,患者突感下腹一侧有撕裂样剧痛,常伴恶心呕吐。

5.输卵管间质部妊娠的结局多为

A.输卵管妊娠流产

B.输卵管妊娠破裂

C.胚胎自宫口排出

D.转变为宫角妊娠

E.可维持至足月

【答案】B

6.下列哪项不属于异位妊娠药物治疗的范围

A.输卵管妊娠未发生破裂或流产

B.输卵管妊娠包块直径<4cm

C.血 β-HCG<3000U/L

D.肝肾功能及血常规检查正常

E.无明显内出血

【答案】C

【解析】①输卵管妊娠未发生破裂或流产。②输卵管妊娠包块直径<4cm。③血 β-HCG<2000U/L。④无明显内出血。⑤肝肾功能及血常规检查正常。若用药后 14 日血 β-HCG 下降并连续 3 次阴性,腹痛缓解或消失,阴道流血减少或停止为显效。

7.患者,女,26 岁。孕 48 天,阴道不规则出血 5 天,突感一侧下腹撕裂样剧痛,拒按。该患者首先应考虑的诊断是

A.胎动不安

B.胞阻

C.异位妊娠

D.堕胎

E.小产

【答案】C

8.患者,女,26 岁。停经后下腹一侧腹痛拒按,阴道不规则少量流血,头晕神疲,血 β-HCG 动态监测呈升高趋势;舌淡暗,苔薄白,脉细滑。选方为

A.少腹逐瘀汤

B.理冲汤

C.宫外孕Ⅰ号

D.宫外孕Ⅱ号

E.桂枝茯苓丸

【答案】C

9.患者,28 岁。停经 49 天,β-HCG 阳性,后期有不规则腹痛,B 超显示盆腔有局限性包块;血 β-HCG 阴性;舌质暗,苔薄白,脉弦细。中医治法为

A.活血祛瘀,杀胚消癥

B.益气化瘀,消癥杀胚

C.回阳救逆,益气固脱

D.活血化瘀,消癥散结

E.活血祛瘀,杀胚消癥

【答案】D

第五节 妊娠期高血压疾病

1 下列各项,属于子肿临床表现的是

A.腹大异常,遍身浮肿,小便短少

B.头痛,视物不清

C.头面遍身浮肿,皮薄而光亮,小便短少

D.脚部轻度浮肿,无其他不适

E.自膝至脚肿,皮色不变,小便如常

【答案】C

2.妊娠期高血压疾病的基本病理改变是

A.肾素-血管紧张素-醛固酮系统平衡失调

B.慢性弥散性血管内凝血

C.血液高度浓缩

D.水、钠严重潴留

E.全身小动脉痉挛

【答案】E

3.治疗阴虚肝旺型子晕,应首选的方剂是

A.一贯煎

B.六味地黄丸

C.知柏地黄丸

D.杞菊地黄丸

E.麦味地黄丸

【答案】D

4.女,23 岁。妊娠6 个月,面浮肢肿逐渐加重,头昏头重如眩冒状,胸胁胀满,伴神疲肢软,纳少便溏。治疗宜选的方剂是

A.杞菊地黄丸

B.半夏白术天麻汤

C.白术散

D.正气天香散

E.真武汤

【答案】B

5.患者，女，32岁。G_1P_0。孕38周，目前已临产10小时，主诉头痛、胸闷，血压160/105mmHg，宫缩持续35秒，间歇2~3分钟，强度中等，胎心率140次/分，肛门检查：宫口已开全，胎膜破裂，羊水清，胎头高位于坐骨棘水平下2cm。应首选的治疗措施是

A.继续观察1小时

B.立即行剖宫产术

C.缩宫素静脉滴注

D.行产钳术

E.迅速降压

【答案】B

6.患者，女，28岁。孕36周，面浮肢肿，皮薄光亮，按之凹陷，脘腹胀满，气短懒言，食欲不振，小便短少，舌淡胖，边有齿痕，苔薄白，脉缓滑无力。治疗应首选的方剂是

A.千金鲤鱼汤

B.白术散

C.五苓散

D.真武汤

E.天仙藤散

【答案】B

7.患者，女，30岁。孕30周。现症见面浮肢肿，头昏头重，胸胁胀满，神疲肢软，舌胖大，有齿痕，苔腻，脉弦滑。治疗宜用的方剂是

A.脾肾两虚证

B.肾虚血瘀证

C.气滞湿阻证

D.寒湿内盛证

E.脾虚肝旺证

【答案】E

（8~9题共用备选答案）

A.白术散

B.天仙藤散

C.长胎白术散

D.真武汤

E.茯苓导水汤

8.治疗脾肾两虚型子肿，应首选的方剂是

【答案】A

9.治疗气滞湿阻型子肿，应首选的方剂是

【答案】B

第六节　前置胎盘

1.有关前置胎盘的叙述，错误的是

A.孕28周后胎盘附着于子宫下段

B.胎盘下缘达到宫颈内口

C.其位置高于胎先露部

D.是妊娠晚期阴道流血的主要原因

E.胎盘下缘覆盖宫颈内口

【答案】C

【解析】前置胎盘是指妊娠28周后，胎盘附着于子宫下段，甚至胎盘下缘达到或覆盖宫颈内口，其位置低于胎先露部。是妊娠期严重的并发症，是妊娠晚期阴道流血的主要原因。

2.前置胎盘西医治疗的具体措施不包括

A.止血

B.卧床休息

C.持续吸氧

D.抑制宫缩

E.纠正贫血

【答案】C

【解析】前置胎盘西医治疗的具体措施有：卧床休息、抑制宫缩、止血、间断吸氧、纠正贫血和预防感染，适时终止妊娠。

3.患者，妊娠24周，出现反复阴道出血，腹部检查：子宫软，无压痛，子宫大小与停经

月份相符,胎先露高浮。诊断为

A.前置胎盘

B.胎盘早剥

C.先兆流产

D.异位妊娠

E.先兆子宫破裂

【答案】A

4.前置胎盘对母儿的影响不常见的是

A.产后出血

B.植入性胎盘

C.产褥感染

D.围生儿预后不良

E.羊水栓塞

【答案】E

第七节　胎盘早剥

1.胎盘早剥的主要病理变化是

A.底蜕膜出血

B.真蜕膜出血

C.包蜕膜出血

D.胎盘边缘血窦破裂出血

E.以上都不是

【答案】A

2.严重的胎盘早剥引发的病理生理改变不包括

A.凝血功能障碍

B.继发性纤溶亢进

C.弥漫性血管内凝血

D.脏器缺血和功能障碍

E.胎盘后水肿

【答案】E

【解析】严重的胎盘早剥可引发弥漫性血管内凝血(DIC)、脏器缺血和功能障碍、继发性纤溶亢进、凝血功能障碍等一系列病理生理改变。

3.患者,孕34周,B超显示胎盘早剥。产妇出现休克症状,但不伴弥散性血管内凝血。首先考虑处理措施为

A.宫口已扩张,估计短时间内可结束分娩,可经阴道分娩

B.应用糖皮质激素促进胎肺成熟,注意密切监测胎盘早剥情况

C.应立即终止妊娠

D.尽可能保守治疗延长孕周

E.应积极补充血容量、纠正休克、迅速终止妊娠

【答案】E

4.患者,孕34周,妊高症,血压180/120mmHg。现症见:阴道流血、腹痛,子宫疼痛拒按,胎位不清,胎心不规律。首先考虑诊断为

A.前置胎盘

B.胎盘早剥

C.先兆流产

D.异位妊娠

E.先兆子宫破裂

【答案】B

第十一章　胎儿窘迫与胎膜早破

胎膜早破

1.关于胎膜早破患者阴道流液的pH值说法正确的是

A.pH值≤4.5

B.pH值为4.5~5.5

C.pH值为5.5~6.0

D.pH值为6.0~6.5

E.pH 值≥6.5

【答案】E

【解析】阴道酸碱度检查 pH≥6.5，提示胎膜早破。

2.初产妇，23 岁。32 周妊娠，阴道流水 1 小时入院，检查：无宫缩，胎心率 130 次/分，胎头先露，未入盆，阴道液 pH 值呈碱性，考虑胎膜早破。错误的处理措施是

A.卧床，抬高床尾

B.注意胎心率变化

C.OCT 试验

D.注意观察体温，测血常规

E.注意保持会阴部清洁

【答案】C

第十二章 分娩期并发症

第一节 产后出血

1.产后出血指胎儿娩出后24 小时内失血量超过

A.200 mL 以上

B.300 mL 以上

C.400 mL 以上

D.500 mL 以上

E.600 mL 以上

【答案】D

2.患者，女，22 岁。新产后，突然阴道大量出血，色暗红，夹有血块，小腹疼痛拒按，血块下后腹痛减轻，舌紫暗，脉沉涩。治法是

A.活血化瘀，调冲止血

B.活血化瘀，理血归经

C.补气固冲，摄血止崩

D.补脾益气，固冲摄血

E.养阴清热，安冲止血

【答案】B

（3~5 题共用题干）

患者，女，26 岁。新产后，突然阴道大量出血，血色鲜红，头晕目花，心悸怔忡，气短懒言，肢冷汗出，面色苍白，舌淡，脉虚细。

3.中医证型是

A.气虚证

B.血瘀证

C.血虚证

D.血热证

E.虚热证

【答案】A

4.选用的治法为

A.活血化瘀，调冲止血

B.活血化瘀，理血归经

C.补气固冲，摄血止崩

D.补脾益气，固冲摄血

E.养阴清热，安冲止血

【答案】C

5.中医选方是

A.保阴煎

B.化瘀止崩汤

C.补中益气汤

D.升举大补汤

E.生化汤合失笑散

【答案】D

第二节 子宫破裂

1.分娩并发子宫破裂的病因不包括

A.瘢痕子宫

B.梗阻性难产

C.产科手术损伤

D.宫缩剂使用不当

E.多胎妊娠

【答案】E

2.缩宫素引产中,患者突然烦躁不安,脉快,子宫缩复环平脐。应首先考虑的诊断是

A.胎盘早剥

B.先兆子宫破裂

C.先兆早产

D.过期妊娠

E.双胎

【答案】B

3.初产妇,足月妊娠,胎膜已破24小时,忽略性横位,胎心率140次/分,宫口开全,下腹脐耻之间出现一凹陷。应首选的治疗措施是

A.立即剖宫产

B.立即肌注哌替啶

C.立即进行内倒转术

D.再观察1小时

E.可静脉滴注小剂量缩宫素

【答案】B

第十三章 产后病

第一节 中医对产后病的认识

1.产后病主要病理特点

A.气机郁滞

B.阴虚血热

C.寒热并见

D.气血虚弱

E.多虚多瘀

【答案】E

2.下列哪项是产后用药“三禁”

A.禁大补、禁峻下、禁通利小便

B.禁大汗、禁大补、禁通利大便

C.禁大汗、禁催吐、禁通利小便

D.禁大补、禁峻下、禁通利大便

E.禁大汗、禁峻下、禁通利小便

【答案】E

3.“产后三审”是指

A.小腹痛与不痛、大便通与不通、乳汁的行与不行和饮食多少

B.阴部痛与不痛、大便通与不通、乳汁的行与不行和饮食多少

C.小腹痛与不痛、小便通与不通、乳汁的行与不行和饮食多少

D.小腹痛与不痛、大便通与不通、乳汁的行与不行和乳汁多少

E.上腹痛与不痛、大便通与不通、乳汁的行与不行和饮食多少

【答案】A

第二节 晚期产后出血

1.患者,女,28岁。产后恶露23天不止,色深红,质稠黏,有臭气,口燥咽干,舌红,脉虚细而数。治疗应首选的方剂是

A.补脾益气,固冲摄血

B.清热凉血,安冲止血

C.活血化瘀,调冲止血

D.清热解毒,凉血化瘀

E.清营解毒,散瘀泄热

【答案】B

2.患者产后血性恶露持续10日不止,量时多时少,色紫暗,有血块,小腹疼痛拒按,舌紫暗,脉沉涩。治疗应首选的方剂是

A.少腹逐瘀汤
B.生化汤合失笑散
C.清热调血汤
D.五味消毒饮合失笑散
E.逐瘀止血汤
【答案】B
(3~4 题共用备选答案)
A.少腹逐瘀汤
B.生化汤合失笑散
C.清热调血汤
D.化瘀止崩汤
E.逐瘀止血汤
3.晚期产后出血血瘀证,首选方剂是
【答案】B
4.产后出血血瘀证,首选方剂是
【答案】D

第三节　产褥感染

1.产褥感染所属的中医学范畴为
A.产后出血
B.产后发热
C.产后血晕
D.产后身痛
E.产后眩晕
【答案】B
2.下列各项,属产褥感染的是
A.产褥期所发生的感染
B.分娩后生殖道的感染
C.分娩及产褥期生殖道感染
D.分娩后体温升高,达到或超过 38℃
E.产后所发生的一切感染
【答案】C
【解析】产褥感染是指分娩及产褥期生殖道受病原体侵袭而引起局部或全身的感染。
3.下列哪项不是感染邪毒型产褥感染的临床表现
A.高热寒战
B.皮肤斑疹隐隐
C.小腹疼痛拒按
D.口渴引饮,尿少色黄
E.恶露色紫暗如败酱
【答案】B
4.下列各项,不属于导致孕产妇死亡的四大原因的是
A.产褥感染
B.产科出血
C.妊娠合并心脏病
D.子痫
E.功能失调性子宫出血
【答案】E
5.患者,女,34 岁。产后 5 天,高热不退,烦渴引饮,大便燥结,恶露不畅,臭秽如脓,小腹疼痛拒按,舌紫暗,苔黄而燥,脉滑数。治疗应首选的方剂是
A.解毒活血汤
B.大黄牡丹皮汤
C.清营汤
D.安宫牛黄丸
E.五味消毒饮
【答案】E
【解析】产褥感染感染邪毒证,证候:产后高热寒战,小腹疼痛拒按,恶露量多或少,色紫暗如败酱,气臭秽,烦躁,口渴引饮,尿少色黄,大便燥结;舌红,苔黄而干,脉数有力。治法:清热解毒,凉血化瘀。方药:五味消毒饮合失笑散。
(6~7 题共用备选答案)
A.解毒活血汤
B.荆防败毒饮
C.五味消毒饮合失笑散
D.清营汤
E.清瘟败毒饮

6.产后高热，恶露不畅，有臭气，小腹痛，大便秘，舌红，苔黄，脉数。治疗应首选的方剂是

【答案】C

7.产后高热，汗出，烦躁，斑疹隐隐，舌红绛，苔黄燥，脉弦细而数。治疗应首选的方剂是

【答案】D

第四节　产后缺乳

1.产后缺乳痰浊阻滞证，治法是

A.健脾化痰通乳

B.补气养血，佐以通乳

C.疏肝解郁，通络下乳

D.健脾宁神，佐以通乳

E.健脾益气，通络下乳

【答案】A

2.患者，女，30 岁。产后 15 天，乳汁骤减，浓稠，甚至乳汁不下，乳房胀硬疼痛，苔薄黄，脉弦细。治疗宜选用的方剂是

A.通乳丹

B.丹栀逍遥散

C.逍遥散

D.下乳涌泉散

E.柴胡疏肝散

【答案】D

3.患者，女，30 岁。育有一子。因小事与家人发生争吵后，情志抑郁，食欲不振，2 天后乳汁减少，乳房胀硬，低热，舌质正常，脉弦。其证型是

A.心脾两虚证

B.气血虚弱证

C.肝胃不和证

D.肝经郁热证

E.肝郁气滞证

【答案】E

（4~6 题共用题干）

患者，女，30 岁。产后 20 天，乳汁甚少而清稀，乳房小而柔软。分娩时曾出血过多，面色少华，食欲不振，神疲乏力，头晕心悸，舌淡白，脉虚细。

4.中医证型是

A.心脾两虚证

B.气血虚弱证

C.肝胃不和证

D.肝经郁热证

E.肝郁气滞证

【答案】B

5.中医治法是

A.健脾化痰通乳

B.补气养血，佐以通乳

C.疏肝解郁，通络下乳

D.健脾宁神，佐以通乳

E.养血活络，通络下乳

【答案】B

6.其首选方剂是

A.通乳丹

B.生化汤

C.独活寄生汤

D.下乳涌泉散

E.黄芪桂枝五物汤

【答案】A

【解析】此患者为产后缺乳的气血虚弱证。证候：产后乳少或全无，乳汁清稀，乳房柔软，无胀感，面色少华，神疲乏力，食欲不振，或心悸头晕，舌淡白，脉虚细。治法：补气养血，佐以通乳。方药：通乳丹去木通，加通草。

第五节　产后关节痛

1.独活寄生汤适用于产后关节痛的哪种证型

A.血虚证

B.气虚证

C.血瘀证

D.风寒证

E.气滞证

【答案】D

2.患者，女，28岁。产后1周，肢体、关节疼痛，屈伸不利或痛处游走不定或冷痛剧烈，怕冷恶风，或关节肿胀，麻木重着，初起可有恶寒发热，头痛，舌淡，苔薄白，脉浮紧。治疗宜选用的方剂是

A.独活寄生汤

B.生化汤加桂枝

C.黄芪桂枝五物汤加当归、鸡血藤

D.养荣壮肾汤加秦艽

E.人参再造丸

【答案】A

（3~4题共用备选答案）

A.养血益气，温经通络

B.养血活络，行瘀止痛

C.养血祛风，散寒除湿

D.补肾、强腰、壮筋骨

E.调理气血，通络止痛

3.产后遍身疼痛，肢体麻木，关节酸楚，面色萎黄，头晕心悸，舌淡红，少苔，脉细弱。其中医治法是

【答案】A

4.产后遍身疼痛，或关节刺痛，按之痛甚，恶露量少、色暗，小腹疼痛拒按，舌紫暗，苔薄白脉弦涩。其中医治法是

【答案】B

第六节　产后排尿异常

1.下列哪项是产后尿潴留之血瘀证的选方

A.济生肾气丸

B.木通散

C.补气通脬饮

D.黄芪当归散

E.加味四物汤

【答案】E

2.下列哪项不是产后尿潴留之中医病机

A.肺脾气虚

B.肾阳亏虚

C.血瘀

D.气滞

E.肾阴不足

【答案】E

3.患者，女，28岁。产后小便不通，小腹胀急疼痛，腰膝酸软，面色晦暗，舌淡，脉沉细迟弱。选用的治法是

A.益气生津，宣肺利水

B.补肾温阳，化气利水

C.养血活血，祛瘀利尿

D.理气行滞，行水利尿

E.温阳化气，补肾固脬

【答案】B

【解析】该患者为产后尿潴留中医证型之肾阳亏虚证。证候：产后小便不通，小腹胀急疼痛，腰膝酸软，面色晦暗，舌淡，脉沉细迟弱。治法：补肾温阳，化气利水。方药：济生肾气丸。

4.初产妇，34岁。产后8小时，小便不通，小腹胀急疼痛，坐卧不宁，腰膝酸软，面色晦暗，舌淡，苔薄润，脉沉细无力，尺脉弱。治疗宜选用的方剂是

A.济生肾气丸
B.木通散
C.五苓散
D.黄芪当归散
E.肾气丸
【解析】A
【解析】产后尿潴留肾阳亏虚证，证候：产后小便不通，小腹胀急疼痛，腰膝酸软，面色晦暗；舌淡，脉沉细迟弱。治法：补肾温阳，化气利水。方药：济生肾气丸。

第十四章　外阴色素减退性疾病

第一节　外阴慢性单纯性苔藓

1.外阴慢性单纯性苔藓的常见中医病因病机是
A.气虚、肾虚
B.肾虚、血瘀
C.血瘀、气滞
D.肝郁气滞、湿热下注
E.气虚、肾虚、血瘀、气滞
【答案】D
2.外阴慢性单纯性苔藓皮肤损害特点除外下列哪项
A.皮肤颜色暗红或粉红
B.皮肤色白
C.皮肤增厚似皮革
D.皮肤表面光滑润泽
E.皮损常呈对称性
【答案】D
3.患者，女，28岁。近两个月外阴瘙痒、灼热疼痛，现症见：局部皮肤粗糙、增厚、脱屑，或色素减退，性情抑郁，经前乳房胀痛，两胁胀痛；舌质暗，苔薄，脉细弦。治疗应首选的方剂是
A.龙胆泻肝汤
B.五味消毒饮
C.柴胡疏肝散
D.萆薢胜湿汤
E.黑逍遥散
【答案】E

第二节　外阴硬化性苔藓

1.患者，女，48岁。外阴瘙痒逐渐加重3年，抓破后伴有局部疼痛。查见大阴唇、阴唇间沟等处皮肤有抓痕，黏膜变白，皮肤变薄、干燥、失去弹性。首先应考虑的诊断是
A.外阴单纯性苔藓
B.外阴硬化性苔藓
C.外阴白癜风
D.外阴银屑病
E.外阴湿疹
【答案】B
2.患者，女，45岁。外阴干燥瘙痒3年，夜间尤甚，伴腰酸乏力，双目干涩。检查：双侧大阴唇及阴唇后联合处色素减退，局部皮肤薄膜粗糙。舌红，苔少，脉细。治疗应首选的方剂是
A.归肾丸合二至丸
B.归脾汤
C.黑逍遥散
D.右归丸
E.人参养荣汤
【答案】A
【解析】根据给出的题干信息，患者是外

阴硬化性苔藓的肝肾阴虚证的表现。证候：外阴干燥瘙痒，夜间尤甚，局部皮肤萎缩，色素减退或消失，变白或粉红，干燥薄脆，阴道口缩小，伴头晕目眩，双目干涩，腰膝酸软；舌红，苔少，脉细或细数。治法：补益肝肾，养荣润燥。方药：归肾丸合二至丸。

（3~4 题共用备选答案）

A.归肾丸合二至丸

B.归脾汤

C.黑逍遥散

D.右归丸

E.人参养荣汤

3.治疗外阴硬化性苔藓之脾肾阳虚证，首选的方剂是

【答案】D

4.治疗外阴硬化性苔藓之血虚化燥证，首选的方剂是

【答案】E

第十五章　女性生殖系统炎症

第一节　女性生殖道的自然防御功能

不属于女性生殖器自然防御功能的有

A.阴道维持酸性环境

B.阴道黏膜由复层鳞状上皮覆盖

C.子宫颈内口紧闭

D.宫颈管分泌物形成黏液栓

E.子宫内膜周期性剥脱

【答案】B

第二节　外阴炎

1.治疗外阴炎之湿毒浸渍证，应首选的方剂是

A.五味消毒饮

B.少腹逐瘀汤

C.苓桂术甘汤

D.知柏地黄丸

E.龙胆泻肝汤

【答案】A

2.患者，女，42 岁。外阴干涩、瘙痒，五心烦热，头晕目眩，舌红少苔，脉细数。治疗宜用的方剂是

A.萆薢渗湿汤

B.知柏地黄汤

C.当归饮子

D.当归赤小豆汤

E.玉屏风散

【答案】B

3.患者，女，42 岁。外阴灼痛，阴部干涩、瘙痒，五心烦热，头晕目眩，烘热汗出，腰酸耳鸣；舌红少苔，脉细数。中医治法是

A.清热利湿，杀虫止痒

B.清热解毒，除湿止痒

C.滋阴降火，调补肝肾

D.清热利湿，化瘀止痛

E.清热解毒，凉血化瘀

【答案】C

第三节　阴道炎症

1.滋生湿虫型阴道炎的治法是

A.健脾补肾，祛湿止痒

B.滋阴养血，清热除烦

C.清热利湿，解毒杀虫

D.清热利湿，杀虫止痒

E.清热利湿，除湿止痒

【答案】C

2.下列各项，不属于滴虫性阴道炎主要症状的是

A.带下色黄呈泡沫状或稀薄脓性

B.带下色黄呈脓性或浆液性

C.外阴瘙痒

D.白带增多

E.性交痛

【答案】B

3.治疗外阴阴道假丝酵母菌病，局部用药应首选

A.制霉菌素

B.克林霉素

C.甲硝唑

D.氟哌酸

E.氯霉素

【答案】A

4.患者，女，41岁。3天来带下量多，呈灰黄色泡沫状，伴外阴及阴道口瘙痒，尿频、尿痛。应首先考虑的是

A.霉菌性阴道炎

B.滴虫性阴道炎

C.老年性阴道炎

D.非特异性阴道炎

E.细菌性阴道炎

【答案】B

（5~6题共用备选答案）

A.制霉菌素或克霉唑局部外用

B.0.5%醋酸液冲洗阴道

C.甲硝唑栓或2%克林霉毒软膏

D.己烯雌酚片放入阴道

E.局部外用咪康唑栓

5.治疗萎缩性阴道炎，局部用药应首选

【答案】D

6.治疗外阴阴道假丝酵母菌病，局部用药应首选

【答案】A

（7~9题共用题干）

患者，29岁。近2周出现阴部瘙痒，呈泡沫状或黄绿如脓，甚或杂有赤带，有臭味，头晕目胀，心烦口苦，胸胁、少腹胀痛，尿黄便结；舌质红，苔黄，脉弦数。

7.中医证型为

A.肝经湿热证

B.湿毒浸渍证

C.肝肾阴虚证

D.寒凝痰瘀证

E.湿热瘀结证

【答案】A

8.中医治法是

A.健脾补肾，祛湿止痒

B.滋阴养血，清热除烦

C.清热利湿，解毒杀虫

D.清热利湿，杀虫止痒

E.清热利湿，除湿止痒

【答案】D

9.治疗主方应选用

A.龙胆泻肝汤

B.五味消毒饮

C.革薢渗湿汤

D.易黄汤

E.二妙散

【答案】A

第四节　子宫颈炎症

1.治疗脾虚湿盛型宫颈炎症，应首选的方剂是

A.止带方合五味消毒饮

B.血府逐瘀汤

C.内补丸
D.完带汤
E.龙胆泻肝汤
【答案】D

2.患者,女,34 岁。患宫颈炎,带下量多,绵绵不断,色白质稀,无臭味,神疲倦怠,舌淡苔白,脉缓弱。治疗宜用的方剂是
A.龙胆泻肝汤
B.止带方合五味消毒饮
C.完带汤
D.内补丸
E.易黄汤
【答案】C

(3~4 题共用备选答案)
A.止带方合五味消毒饮
B.血府逐瘀汤
C.内补丸
D.右归丸
E.龙胆泻肝汤

3.治疗湿热下注型宫颈炎症,应首选的方剂是
【答案】E

4.治疗肾阳虚损型宫颈炎症,应首选的方剂是
【答案】C

(5~6 题共用备选答案)
A.清热解毒,燥湿止带
B.疏肝清热,利湿止带
C.清热利湿,解毒杀虫
D.清热利湿,杀虫止痒
E.健脾益气,升阳除湿

5.治疗脾虚湿盛型宫颈炎症,治法是
【答案】E

6.治疗湿热下注型宫颈炎症,治法是
【答案】B

第五节　盆腔炎性疾病

1.下列哪项不是盆腔炎性疾病后遗症的临床表现
A.少腹一侧或双侧隐痛,反复发作
B.突然少腹剧痛,伴有停经史
C.带下增多,色黄质稠
D.经量增多,经期延长或婚久不孕
E.妇科检查附件增厚,有压痛
【答案】B

2.患者,女,30 岁。阴道炎数月,近期淋雨,现症见:小腹冷痛,经行加重,喜热恶寒,经血量少,色暗,神疲乏力,腰骶冷痛,婚久不孕;舌暗红,苔白腻,脉沉迟。中医选方是
A.仙方活命饮
B.理冲汤
C.银甲丸
D.少腹逐瘀汤
E.五味消毒饮合大黄牡丹汤
【答案】D

(3~4 题共用备选答案)
A.五味消毒饮合大黄牡丹皮汤
B.理冲汤
C.仙方活命饮
D.少腹逐瘀汤
E.膈下逐瘀汤

3.治疗湿热瘀结型盆腔炎性疾病,应首选的方剂是
【答案】C

4.治疗热毒炽盛型盆腔炎性疾病,应首选的方剂是
【答案】A

(5~6 题共用备选答案)
A.清热解毒,凉血化瘀
B.清热利湿,化瘀止痛
C.祛寒除湿,活血化瘀

D.活血化瘀，理气止痛

E.益气健脾，化瘀散结

5.治疗湿热瘀结型盆腔炎性疾病后遗症，应首选的方剂是

【答案】B

6.治疗气虚血瘀型盆腔炎性疾病后遗症，应首选的方剂是

【答案】E

第十六章　月经病

第一节　中医对月经病的认识

（略）

第二节　排卵障碍性异常子宫出血

1.排卵障碍性异常子宫出血常见的中医病因病机不包括

A.肾虚

B.脾虚

C.气滞

D.血热

E.血瘀

【答案】C

【解析】功能失调性子宫出血常见的病因病机有肾虚、脾虚、血热、血瘀、血虚、血寒、痰湿和湿热。

2.生育期无排卵型异常子宫出血的治疗原则是

A.减少月经量，纠正贫血

B.调整周期，减少月经量

C.调整垂体与性腺功能

D.止血，调整周期，促排卵

E.促进子宫发育，调整垂体功能

【答案】D

3.崩漏的发生机制是

A.冲任损伤，不能制约经血

B.任带损伤，不能制约经血

C.任督损伤，不能制约经血

D.肾虚不固，不能封藏经血

E.瘀阻冲任胞宫，血不归经

【答案】A

【解析】崩漏的主要病机是冲任损伤，不能制约经血，胞宫蓄溢失常，而引起月经先期、经期延长、月经过多、崩漏等。

4.治疗脾虚型崩漏，应首选的方剂是

A.右归丸

B.六味地黄丸

C.固本止崩汤

D.归肾丸

E.健固汤

【答案】C

5.患者，女，22岁。近半年来出现月经提前，甚则半月一行，经量时多时少，色紫红，夹有瘀块，伴胸闷胁胀，烦躁易怒，口苦咽干，舌红，苔薄，脉弦数。其中医证型是

A.阳盛血热证

B.气虚证

C.虚热证

D.血瘀证

E.肝郁血热证

【答案】E

6.症见行经时间延长，量少，色深红，混杂黏液，质稠，平时带下量多、色黄臭秽，腰腹胀痛，小便短赤，大便黏滞，舌质红，苔黄腻，脉滑数。治疗应首选的方剂是

A.大补元煎
B.补中益气汤
C.举元煎
D.两地汤
E.固经丸
【答案】E
7.固阴煎汤适用于
A.月经后期,血寒证
B.月经先期,肾气虚证
C.月经先后无定期,肾虚证
D.月经过多,虚热证
E.月经过多,气虚证
【答案】B
8.治疗肾阳虚型崩漏,应首选的方剂是
A.右归丸
B.六味地黄丸
C.固本止崩汤
D.归肾丸
E.健固汤
【答案】A
9.可疑子宫内膜不规则脱落,应选择诊刮的时间是
A.经前期或月经来潮 6 小时内
B.月经来潮后 12 小时
C.月经来潮后 24 小时
D.行经第 2 天
E.行经第 5 天
【答案】E
【解析】为确定排卵和黄体功能,应在经前期或月经来潮 6 小时内诊刮,若怀疑子宫内膜不规则脱落,应在月经第 5 天诊刮,不规则阴道流血或大出血者可随时诊刮。
10.患者,女,26 岁。结婚 3 年一直同居而未孕,月经 10/20~50 天,量时多时少,妇科检查无异常,基础体温为单相。首先应考虑的诊断是
A.黄体功能不全
B.子宫内膜不规则脱落
C.无排卵型异常子宫出血
D.有排卵型异常子宫出血
E.排卵期出血
【答案】C
11.患者,女,45 岁。月经紊乱 1 年,15~20/40~60 天,量时多时少,此次闭经 50 天后阴道持续出血半月。妇科检查:阴道有多量血液,子宫正常大小,附件(-),血红蛋白 80 g/L。应首选的治疗措施是
A.雌激素
B.孕激素
C.雄激素
D.子宫切除术
E.诊刮术
【答案】E
(12~13 题共用备选答案)
A.四物汤
B.举元煎
C.补中益气汤
D.固本止崩汤
E.保阴煎
12.治疗脾气虚弱型黄体功能不足,应首选的方剂是
【答案】C
13.治疗血热型排卵性月经过多,应首选的方剂是
【答案】E
(14~15 题共用备选答案)
A.崩漏
B.月经过多
C.经期延长
D.月经先期
E.经间期出血
14.黄体功能不全指的是
【答案】D
15.排卵期出血指的是

【答案】E

（16~18 题共用题干）

患者，女，32 岁。月经周期 20 天，量偏多。双合诊检查：子宫前屈前倾。体温呈双相，高温相9~11 天。经色淡暗，质稀薄，腰膝酸软，头晕耳鸣，夜尿频多；舌淡暗，苔薄白，脉沉细。

16.首先应考虑的诊断是

A.经间期出血

B.黄体功能不全

C.无排卵型异常子宫出血

D.子宫内膜不规则脱落

E.痛经

【答案】B

17.中医证型是

A.脾气虚证

B.肾阴虚证

C.肝郁血热证

D.肾气虚证

E.虚热证

【答案】D

18.中医选方是

A.清热固经汤

B.保阴煎

C.清经散

D.固阴煎

E.丹栀逍遥散

【答案】D

第三节　闭经

1.临床上最常见的闭经是

A.子宫性闭经

B.垂体性闭经

C.下丘脑性闭经

D.卵巢性闭经

E.性腺发育不全性闭经

【答案】C

2.治疗阴虚血燥型闭经，应首选的方剂是

A.两地汤

B.知柏地黄丸

C.左归丸

D.加减一阴煎

E.保阴煎

【答案】D

3.原发性闭经指的是

A.年逾 16 岁，第二性征未发育，无月经来潮

B.年逾 15 岁，第二性征已发育，无月经来潮

C.年逾 14 岁，第二性征已发育，无月经来潮

D.年逾 16 岁，第二性征已发育，无月经来潮

E.年逾 15 岁，第二性征未发育，无月经来潮

【答案】D

【解析】闭经有原发性闭经和继发性闭经两类，前者系指年逾 16 岁第二性征已发育、月经尚未来潮，或年龄超过 14 岁，第二性征未发育者。后者则指已建立月经周期后，停经时间超过 6 个月，或按自身原有月经周期计算停止 3 个周期以上者。

4.闭经的治疗原则是

A.健脾除湿，调理冲任

B.滋肾益精，调理冲任

C.虚则补而通之，实则泻而通之

D.活血祛瘀，调理冲任

E.补肾养肝，调理冲任

【答案】C

5.下列各项，不属下丘脑功能失调而引起闭经的是

A.多囊卵巢综合征

B.闭经溢乳综合征

C.神经性厌食

D.甲状腺功能亢进

E.席汉综合征

【答案】E

【解析】垂体性闭经包括垂体肿瘤、空蝶鞍综合征、希恩综合征(席汉综合征)等,垂体促性腺激素分泌减少或垂体功能低下。

6.患者,女,31 岁。1 年前人工流产后,至今月经未来潮。测基础体温为双相型,诊刮宫内无组织刮出。首先应考虑的诊断是

A.下丘脑性闭经

B.垂体性闭经

C.卵巢性闭经

D.子宫性闭经

E.原发性闭经

【答案】D

7.患者,女,27 岁。月经未潮 8 个月,工作压力大,形体肥胖,胸闷呕恶,倦怠嗜睡,面浮肢肿,带下量多,色白质稠。舌苔白腻,脉沉缓或滑。治疗应首选的方剂是

A.启宫丸

B.丹溪治湿痰方

C.人参养荣汤

D.育阴汤

E.温经汤

【答案】B

(8~9 题共用备选答案)

A.温经汤

B.人参养荣汤

C.少腹逐瘀汤

D.血府逐瘀汤

E.丹溪治湿痰方

8.治疗闭经之气滞血瘀证,应首选的方剂是

【答案】D

9.治疗闭经之痰湿阻滞证,应首选的方剂是

【答案】E

第四节　痛经

1.痛经的主要病机是

A.血海空虚,冲任失养

B.阳虚内寒,冲任不足

C.湿热内阻,冲任阻滞

D.寒凝血瘀,冲任受阻

E.冲任胞宫阻滞或失养

【答案】E

【解析】痛经的主要病机在于邪气内伏或精血素虚,更值经行前后冲任气血变化急骤,导致冲任气血运行不畅,胞宫经血运行受阻,以致“不通则痛”;或冲任胞宫失于濡养,以致“不荣则痛”,从而引起痛经。

2.治疗气血虚弱型痛经,应首选的方剂是

A.膈下逐瘀汤

B.少腹逐瘀汤

C.清热调血汤

D.黄芪建中汤

E.调肝汤

【答案】D

3.患者,女,22 岁。患痛经,经前小腹冷痛,得热痛减,量少,色暗,有血块,畏寒肢冷,舌淡暗,苔白腻,脉沉紧。治疗宜用的方剂是

A.膈下逐瘀汤

B.少腹逐瘀汤

C.清热调血汤

D.八珍益母汤

E.调肝汤

【答案】B

(4~6 题共用题干)

患者,女,28 岁。经期或经后小腹冷痛,喜按,得热则舒,经量少,经色暗淡,腰腿酸软,小便清长,舌淡胖,苔白润,脉沉。

4.最佳诊断为

A.痛经,气滞血瘀证

B.痛经,阳虚内寒证

C.痛经,湿热瘀阻证

D.痛经,气血虚弱证

E.痛经,肝肾亏损证

【答案】B

5.中医治法是

A.理气活血,逐瘀止痛

B.温经散寒,化瘀止痛

C.补气养血,调经止痛

D.滋肾养肝,调经止痛

E.温经扶阳,暖宫止痛

【答案】E

6.中医选方是

A.黄芪建中汤

B.温经汤《金匮》

C.清热调血汤

D.少腹逐瘀汤

E.调肝汤

【答案】B

第五节　多囊卵巢综合征

1.下列各项,不属于多囊卵巢综合征临床表现的是

A.黑棘皮症

B.肥胖

C.月经失调

D.不孕

E.卵巢增大,排卵增多

【答案】E

2.多囊卵巢综合征患者,高雄激素血症的治疗除了激素,选用

A.复方醋酸环丙孕酮

B.黄体酮

C.螺内酯

D.氯米芬

E.二甲双胍

【答案】C

3.治疗多囊卵巢综合征之肾阳虚证的应首选的方剂是

A.左归丸

B.右归丸

C.金匮肾气丸

D.温肾丸

E.膈下逐瘀汤

【答案】C

4.治疗多囊卵巢综合征之气滞血瘀证的应首选的方剂是

A.仙方活命饮

B.少腹逐瘀汤

C.金匮肾气丸

D.血府逐瘀汤

E.膈下逐瘀汤

【答案】E

5.患者,女,32 岁。已婚 3 年,平素月经量少,35~40 天一行,至今未孕。带下量多色黄,毛发浓密,面部痤疮,经前胸胁乳房胀痛,或有溢乳,大便秘结;苔黄腻,脉弦数。中医治法是

A.滋阴补肾,调补冲任

B.温肾助阳,调补冲任

C.燥湿除痰,活血调经

D.清肝解郁,除湿调经

E.行气活血,祛瘀通经

【答案】D

第六节 经前期综合征

1.治疗肝肾阴虚型经前期综合征,应首选的方剂是

A.一贯煎

B.知柏地黄丸

C.加味逍遥散

D.加减一阴煎

E.二至丸

【答案】A

2.下列各项,不属于经前期综合征范畴的病证是

A.经行乳胀

B.经行泄泻

C.经行浮肿

D.经行头痛

E.经行腹痛

【答案】E

3.患者,女,24岁。近半年经前乳房、乳头胀痛,胸闷胁胀,头晕目眩,烦躁易怒,或少腹胀痛;舌质红或紫暗,脉弦。其中医治法是

A.疏肝解郁,养血调经

B.滋肾养肝,育阴调经

C.温肾健脾,化湿调经

D.疏肝解郁,清热调经

E.清热化痰,宁心安神

【答案】A

(4~6题共用题干)

患者,女,销售员,25岁。近半年经前或经期狂躁易怒,头痛头晕,口苦咽干,面红目赤,口舌生疮,经行吐衄;舌质红,苔薄黄,脉弦滑数。

4.其中医证型是

A.肝郁气滞证

B.肝肾阴虚证

C.心肝火旺证

D.痰火上扰证

E.气滞血瘀证

【答案】C

5.中医治法是

A.疏肝解郁,养血调经

B.滋肾养肝,育阴调经

C.温肾健脾,化湿调经

D.疏肝解郁,清热调经

E.清热化痰,宁心安神

【答案】D

6.中医选方是

A.柴胡疏肝散

B.一贯煎

C.右归丸合苓桂术甘汤

D.丹栀逍遥散

E.生铁落饮

【答案】D

第七节 绝经综合征

1.围绝经期及卵巢早衰的妇女,激素补充疗法治疗首选

A.单一雌激素

B.单一孕激素

C.周期序贯法

D.连续序贯法

E.连续联合

【答案】C

2.绝经过渡期或绝经后症状严重且有雌激素禁忌证的妇女,激素补充疗法治疗首选

A.单一雌激素

B.单一孕激素

C.周期序贯法

D.连续序贯法

E.连续联合

【答案】B

3.治疗肾虚肝郁型绝经综合征,应首选的方剂是

A.六味地黄丸

B.知柏地黄丸

C.加减一阴煎

D.二至丸

E.一贯煎

【答案】E

4.患者,女,54岁。月经不规则,阵发性烘热汗出,头晕目眩,腰膝酸软,口燥咽干,色鲜红,质稠,失眠健忘,阴部干涩,溲黄便秘;舌红,少苔,脉细数。治疗应首选的方剂是

A.左归丸

B.六味地黄丸

C.天王补心丹

D.知柏地黄丸

E.杞菊地黄丸

【答案】E

(5~7题共用题干)

患者,女,54岁。经断前后,阵发性烘热汗出,腰膝酸软,烦躁易怒,头晕耳鸣,乳房胀痛,或胸闷善叹息;舌淡红或偏暗,苔薄白,脉弦细。

5.中医证型是

A.肝肾阴虚

B.脾肾阳虚

C.肾虚肝郁

D.心肾不交

E.肾阴阳两虚

【答案】C

6.中医治法是

A.滋养肝肾,育阴潜阳

B.温肾扶阳

C.滋肾养阴,疏肝解郁

D.滋阴降火,交通心肾

E.滋阴补肾,调补冲任

【答案】A

7.治疗应首选的方剂是

A.左归丸

B.六味地黄丸

C.天王补心丹

D.知柏地黄丸

E.一贯煎

【答案】E

第十七章　女性生殖器官肿瘤

第一节　宫颈癌

1.鳞状细胞浸润癌占宫颈癌的比例为

A.3%~5%

B.15%~20%

C.30%~35%

D.55%~80%

E.75%~80%

【答案】E

2.患者,女,42岁。月经规律,性生活后阴道有少量流血3个月,无腹痛等其他不适症状。首先应考虑的诊断是

A.子宫内膜癌

B.宫颈癌

C.卵巢肿瘤

D.输卵管癌

E.子宫肌瘤

【答案】B

3.患者,女,45岁。接触性阴道流血2个月,宫颈重度糜烂伴颗粒样增生,宫颈脱落细

胞检查巴氏Ⅲ级。为了明确诊断，提高活检的准确性，应做的检查是

A.宫颈活组织检查

B.阴道镜与宫颈检查

C.外阴活组织检查

D.阴道活组织检查

E.子宫内膜活组织检查

【答案】A

4.下列关于宫颈癌转移途径的叙述，错误的是

A.主要为直接蔓延及淋巴转移

B.直接蔓延最常见

C.血行转移最少见

D.淋巴转移最常见

E.包括直接蔓延、淋巴转移和血行转移

【答案】D

第二节　子宫肌瘤

1.可脱出于宫颈口或阴道内的是

A.肌壁间肌瘤

B.黏膜下肌瘤

C.浆膜下肌瘤

D.游离性肌瘤

E.阔韧带肌瘤

【答案】B

2.子宫肌瘤变性中最常见的是

A.玻璃样变

B.红色样变

C.肉瘤样变

D.囊性变

E.钙化

【答案】A

【解析】子宫肌瘤变性是指肌瘤失去原有的典型结构。常见变性有：玻璃样变（最常见）、囊性变、红色样变（多见于妊娠期或产褥期）、肉瘤样变（仅0.4%～0.8%）、钙化。

3.治疗湿热瘀阻子宫肌瘤的代表方剂是

A.桂枝茯苓丸

B.理冲汤

C.开郁二陈汤

D.桃红四物汤

E.大黄牡丹汤

【答案】E

4.子宫肌瘤主要生长的部位是

A.子宫黏膜下

B.子宫肌壁间

C.子宫阔韧带

D.子宫浆膜下

E.子宫颈部

【答案】B

5.下列各项，不属于子宫肌瘤变性的是

A.玻璃样变

B.囊性变

C.红色样变

D.肉瘤样变

E.白色样变

【答案】E

【解析】变性是指肌瘤失去原有的典型结构。常见变性有：玻璃样变（最常见）、囊性变、红色样变（多见于妊娠期或产褥期）、肉瘤样变、钙化。

6.下列各项，属于女性生殖器最常见的良性肿瘤是

A.子宫肌瘤

B.阴道腺病

C.输卵管内膜异位病灶

D.卵巢皮样囊肿

E.卵巢浆液性囊腺瘤

【答案】A

7.子宫肌瘤临床分类的依据是

A.按妇肌瘤大小

B.按症状严重程度

C.按子宫大小

D.按子宫肌瘤与子宫内膜的关系

E.按子宫肌瘤与子宫肌层的关系

【答案】E

8.患者,女,42岁,已婚。月经后期,经行量多有块、色暗,平素白带量多黏稠,下腹胀痛,体胖多痰,舌质胖紫,苔白腻,脉沉滑。B超示:单发性子宫肌瘤(2 cm×2 cm×3 cm)。治疗应首选的方剂是

A.苍附导痰丸

B.桂枝茯苓丸

C.少腹逐瘀汤

D.开郁二陈汤

E.小半夏加茯苓汤

【答案】D

【解析】结合患者信息考虑为子宫肌瘤之痰湿瘀阻证,治法以化痰理气,活血消癥,方用开郁二陈汤。苍附导痰丸适用于痰湿证,清宫消癥汤适用于湿热加瘀证,少腹逐瘀汤适用于寒湿凝滞证,小半夏加茯苓汤适用于痰饮证。

9.患者,女,48岁。月经量多1年,妇检子宫增大如孕6周大小,质较硬,表面凹凸不平。应首选的治疗措施是

A.雄激素治疗

B.米非司酮

C.雌激素治疗

D.中药治疗

E.手术治疗剔除肌瘤

【答案】D

【解析】肌瘤无症状尤其是近绝经期患者,可随访观察,同时肌瘤小于妊娠10周子宫,无手术指征。选项中中药治疗最接近正确选项。

(10~11题共用备选答案)

A.金匮肾气丸

B.理冲汤

C.桃红四物汤

D.膈下逐瘀汤

E.血府逐瘀汤

10.治疗气虚血瘀型子宫肌瘤的代表方剂是

【答案】B

11.治疗气滞血瘀型子宫肌瘤的代表方剂是

【答案】D

第三节 子宫内膜癌

1.子宫内膜癌诊断主要的临床表现是

A.下腹痛

B.绝境后阴道出血

C.阴道脓性分泌物

D.宫颈糜烂

E.下腹包块

【答案】B

2.治疗痰湿结聚型子宫内膜癌的代表方剂是

A.半夏白术天麻汤

B.二陈汤

C.平胃散

D.苍附导痰丸

E.黄连解毒汤

【答案】D

3.治疗湿热瘀毒型子宫内膜癌的代表方剂是

A.知柏地黄丸

B.大黄牡丹汤

C.五味消毒饮

D.固冲汤合肾气丸

E.黄连解毒汤

【答案】E

(4~5题共用备选答案)

A.宫颈黏液结晶
B.阴道脱落细胞检查
C.分段诊刮
D.宫颈刮片
E.阴道镜检查+活检

4.绝经期妇女阴道不规则流血,应首选的检查方法是
【答案】C
5.确诊宫颈癌,应首选的检查方法是
【答案】E

第十八章　妊娠滋养细胞疾病

葡萄胎

1.葡萄胎最重要的组织学特征为
A.绒毛间质水肿
B.黄素化囊肿
C.绒毛结构消失
D.间质内胚源性血管消失
E.滋养细胞不同程度增生
【答案】E
2.关于部分性葡萄胎的叙述,错误的是
A.停经后阴道流血
B.子宫大小与停经月份相符或小
C.常出现黄素化囊肿
D.多无子痫前期征象
E.较完全性葡萄胎症状轻
【答案】C
【解析】部分性葡萄胎可有完全性葡萄胎的大多数症状,但程度较轻,子宫大小与停经月份多数相符或小于停经月份,一般无腹痛,呕吐较轻,多无子痫前期征象,通常不发生卵巢黄素化囊肿。
3.对诊断葡萄胎最有意义的是
A.子宫妊娠5个月大小,摸不到胎体
B.盆腔B超示“落雪状”影像
C.伴有子痫前期征象
D.停经后阴道流血
E.下腹疼痛
【答案】B
【解析】超声检查为诊断葡萄胎最常用而又比较准确的方法。B超检查:子宫腔内呈“落雪状”或“蜂窝状”影像,是完全性葡萄胎的典型表现。部分性葡萄胎在上述影像中还可见胎囊或胎儿。
4.下列关于葡萄胎确诊后治疗措施的叙述,错误的是
A.尽快采用吸宫术,迅速排空宫腔
B.术前不应用缩宫素,以防肺栓塞或转移
C.术中静脉滴注缩宫素,但需在宫口扩大后
D.为减少出血及子宫穿孔,术前静脉滴注缩宫素
E.第1次吸刮后仍有妊娠残留物,可行第2次刮宫
【答案】D
5.葡萄胎随访期间最好的避孕方法是
A.安全期避孕
B.避孕套
C.宫内节育器
D.避孕药
E.绝育术
【答案】B
6.葡萄胎的随访时间是
A.3个月
B.6个月
C.1年

D.2 年

E.3 年

【答案】C

【解析】葡萄胎清宫后从第一次 HCG 阴性后随访共计一年。

第十九章　子宫内膜异位症及子宫腺肌病

第一节　子宫内膜异位症

1.目前诊断子宫内膜异位症的最佳方法是

A.B 超

B.病理检查

C.妇科检查

D.腹腔镜检查

E.盆腔 CT 检查

【答案】D

【解析】腹腔镜检查:是目前诊断内膜异位症的最佳方法,在腹腔镜下活检即可确诊,并确定临床分期。

2.关于子宫内膜异位症的叙述,错误的是

A.常发生于育龄期妇女

B.以手术治疗为主

C.腹腔镜是最佳辅助检查方法

D.最常发生的部位是卵巢

E.可合并子宫肌瘤

【答案】B

3.治疗气滞血瘀型子宫内膜异位症,应首选的方剂是

A.少腹逐瘀汤

B.膈下逐瘀汤

C.血府逐瘀汤

D.桃红四物汤

E.理冲汤

【答案】B

4.患者,女,34 岁。婚后 4 年不孕,近 5 年开始痛经,进行性加重,曾做子宫输卵管碘油造影提示双侧输卵管通而不畅。妇科检查:阴道后穹窿扪及触痛结节,子宫大小正常,右附件区扪及 4 cm×4 cm×3 cm 大小不活动的囊性包块。为明确诊断,应首选的检查是

A.腹腔镜检查

B.宫腔镜检查

C.盆腔 B 超检查

D.剖腹探查

E.盆腔 CT 检查

【答案】A

5.患者,女,31 岁。原发不孕,痛经 4 年逐渐加重,经前 1~2 天开始下腹、腰部疼痛,经后渐消失。检查:子宫大小正常,后倾不活动,双侧附件均可触及直径 5~6 cm 之囊实性包块,欠活动,双骶韧带串珠状痛性结节。应考虑下述何种诊断

A.慢性盆腔炎

B.结核性盆腔炎

C.子宫内膜异位症

D.双侧输卵管卵巢囊肿

E.卵巢癌

【答案】C

6.患者,女,38 岁。痛经 6 年,每于经前小腹冷痛,经血色暗、有块,形寒肢冷,面色苍白,舌紫暗,苔薄白,脉沉紧。治疗应首选的方剂是

A.少腹逐瘀汤

B.膈下逐瘀汤

C.血府逐瘀汤

D.桃红四物汤

E.艾附暖宫丸

【答案】A

(7~8题共用备选答案)

A.根治性手术

B.半根治性手术

C.切除病灶,保留生育功能

D.中药治疗

E.假孕疗法

7.子宫内膜异位症,要求生育者,应首选的治疗是

【答案】C

8.子宫内膜异位症,症状轻微者,应首选的治疗是

【答案】D

(9~10共用备选答案)

A.开郁二陈汤

B.桂枝茯苓丸

C.苍附导痰丸合佛手散

D.理冲汤合佛手散

E.苍附导痰汤合桃红四物汤

9.治疗痰瘀互结型子宫内膜异位症,应首选的方剂是

【答案】E

10.治疗痰湿凝滞型多囊卵巢综合征,应首选的方剂是

【答案】C

第二节　子宫腺肌病

1.关于子宫腺肌病的治疗,下列错误的是

A.已近绝经期的患者可保守治疗

B.长期剧烈痛经且无生育要求者应行子宫全切术

C.年轻患者可用高效孕激素治疗

D.近绝经患者可用孕三烯酮治疗

E.服用布洛芬仅为对症治疗

【答案】C

2.患者,女,33岁。痛经5年,且进行性加重,服止痛药无缓解,查子宫如孕8周,均匀增大,质地硬,可活动,无压痛,骶韧带无增粗,双附件正常,CA125为45U/ mL。最可能的诊断是

A.子宫肌瘤

B.子宫腺肌病

C.盆腔子宫内膜异位症

D.原发痛经

E.子宫肌炎

【答案】B

第二十章　子宫脱垂

1.子宫脱垂最主要的病因是

A.慢性咳嗽

B.大量腹水

C.分娩损伤

D.经常超重负荷

E.盆底组织发育不良

【答案】C

【解析】子宫脱垂的西医病因中,分娩损伤为最主要的病因。

2.Ⅱ度子宫脱垂轻型是指

A.宫颈外口距处女膜缘<4 cm

B.宫颈已脱出阴道口,宫体仍在阴道内

C.宫颈外口达处女膜缘

D.宫颈及宫体全部脱出至阴道口外

E.宫颈外口距处女膜缘<2 cm

【答案】B

3.患者,女,69岁。阴中有块状物脱出10年余,劳则加剧,平卧则回纳,小腹下坠,四肢乏力,少气懒言,面色无华,舌淡,苔薄,脉虚细。妇科检查诊断为子宫脱垂。其中医治法是

A.补益中气,升阳举陷

B.健脾和胃,升阳举陷

C.清热利湿,升阳固脱

D.益气养血,温阳固脱

E.补肾健脾,升阳固脱

【答案】A

4.患者,女,62岁。近1年劳动、行走或咳嗽时阴道内有物脱出,表面红肿疼痛,甚或溃烂流液,色黄气秽;舌质红,苔黄腻,脉弦数。诊断为轻度子宫脱垂,治疗应首选的方剂是

A.归脾汤

B.补中益气汤

C.大补元煎

D.八珍汤

E.龙胆泻肝汤和五味消毒饮

【答案】E

5.患者,女,62岁。外阴脱出肿物1年。妇科检查:部分宫体脱出阴道。首先应考虑的诊断和治疗是

A.子宫Ⅱ度脱垂轻—手术

B.子宫Ⅱ度脱垂重—手术

C.子宫Ⅲ度脱垂—手术

D.子宫Ⅰ度脱垂轻—子宫托

E.子宫Ⅰ度脱垂重—子宫托

【答案】B

(6~7题共用备选答案)

A.龙胆泻肝汤

B.补中益气汤

C.大补元煎

D.归脾汤

E.八珍汤

6.治疗湿热下注型子宫脱垂,应首选的方剂是

【答案】A

7.治疗肾气亏虚型子宫脱垂,应首选的方剂是

【答案】C

(8~9题共用备选答案)

A.中药治疗

B.子宫托

C.阴道纵隔形成术

D.经阴道子宫全切术

E.一般支持疗法

8.患者,50岁。用力后子宫颈及部分宫体脱出阴道口外。应首选的治疗措施是

【答案】D

9.患者,70岁。有高血压病,用力后子宫颈及部分宫体脱出阴道口外。应首选的治疗措施是

【答案】C

第二十一章 不孕症

1.不孕症常见的病因病机不包括

A.肾虚

B.脾虚

C.肝气郁结

D.痰湿内阻

E.瘀滞胞宫

【答案】B

【解析】不孕症常见的病因病机有肾虚(肾气虚、肾阳虚、肾阴虚)、肝气郁结、痰湿内阻、瘀滞胞宫、湿热内蕴。

2.曾有过妊娠,而后来未避孕连续1年未孕者称为

A.原发性不孕

B.暂时性不孕

C.继发性不孕

D.相对性不孕

E.绝对性不孕

【答案】C

3.治疗内分泌性不孕最常用的方法是

A.体外受精

B.输卵管通液

C.治疗宫颈炎

D.促排卵治疗

E.改善阴道局部环境

【答案】D

4.治疗不孕症之湿热内蕴证,应首选的方剂是

A.仙方活命饮

B.龙胆泻肝汤

C.归肾丸

D.毓麟珠

E.温肾丸

【答案】A

5.患者,女,32岁。结婚4年未孕,月经周期不规律,经来腹痛,月经量少,色暗有小血块,经前乳胀,烦躁易怒,舌质暗红,苔薄白,脉弦。治宜

A.滋阴养血,调冲益精

B.温肾养血,调补冲任

C.疏肝解郁,养血理脾

D.燥湿化痰,理气调经

E.活血化瘀,理气调经

【答案】C

6.患者,女,33岁。结婚5年未孕,月经周期不规律,经来腹痛,月经量少,色暗有小血块,经前乳胀,烦躁易怒,舌红,苔白,脉弦。治疗应首选的方剂是

A.柴胡疏肝散

B.逍遥散

C.启宫丸

D.养精种玉汤

E.开郁种玉汤

【答案】E

7.患者,女,25岁。结婚3年未孕,月经2~3个月一行,量或多或少,头晕耳鸣,腰酸腿软,舌淡,苔薄,脉沉细。治疗应首选的方剂是

A.开郁种玉汤

B.养精种玉汤

C.归肾丸

D.毓麟珠

E.温肾丸

【答案】D

8.下列各项,不属不孕症的必查项目的是

A.体格检查

B.妇科检查

C.卵巢功能测定

D.盆腔CT检查

E.精液常规检查

【答案】D

【解析】盆腔CT主要用于明确生殖器官的占位性病变,不属于常规检查,用于B超不能明确诊断时的辅助检查。

9.患者,女,26岁。3年前行人工流产,术后夫妇同居,未避孕,至今未再受孕。首先应考虑的诊断是

A.断绪

B.无子

C.五不女

D.全不产

E.全无子

【答案】A

【解析】女性不孕症是指夫妇同居,配偶生殖功能正常,未避孕1年而未妊娠者。婚后未避孕而未妊娠者称为原发性不孕;曾有妊娠而后同居未避孕1年未妊娠者称为继发

性不孕,继发性不孕又称“断绪”。原发性不孕相当于“全不产”“绝产”“绝子”“绝嗣”。

10.下列各项,属于不孕症伴有痛经患者常见的疾病是

A.子宫内膜异位症

B.多囊卵巢综合征

C.子宫肌瘤

D.皮样囊肿

E.生殖器结核

【答案】A

11.患者,女,29岁。结婚4年未孕,月经周期不规律,带下量多质稠,形体肥胖,头晕,心悸,胸闷呕恶;苔白腻,脉滑。治疗应首选的方剂是

A.启宫丸

B.养精种玉汤

C.开郁种玉汤

D.柴胡疏肝散

E.逍遥散

【答案】A

(12~13题共用备选答案)

A.启宫丸

B.少腹逐瘀汤

C.仙方活命饮

D.加减苏蓉菟丝子丸

E.养精种玉汤

12.不孕症痰湿壅阻证选方是

【答案】A

13.不孕症瘀滞胞宫证选方是

【答案】B

第二十二章 计划生育

第一节 避孕

1.产后首选的避孕措施是

A.口服避孕药物

B.避孕套避孕

C.节育环避孕

D.皮下埋植药物避孕

E.输卵管结扎避孕

【答案】B

2.下列哪项不属于宫内节育器的禁忌证

A.月经过多过频

B.生殖道急性炎症

C.顺产后6个月

D.子宫畸形

E.重度宫颈糜烂

【答案】C

3.下列关于放置宫内节育器的叙述,错误的是

A.自愿要求以IUD避孕者均可放置

B.禁忌证为生殖器官急性炎症

C.禁忌证为有重度贫血不能怀孕者

D.禁忌证为宫颈过松者

E.禁忌证为有生殖器官肿瘤者

【答案】A

第二节 人工流产

1.人工流产负压吸引术适用于

A.孕7周以内

B.孕10周以内

C.孕11~12周

D.孕12~14周

E.孕10~14周

【答案】B

【解析】负压吸引术的适应证:①妊娠10

周内要求终止妊娠而无禁忌证者。②妊娠10周内因某种疾病而不宜继续妊娠者。

2.患者正常宫内妊娠45天，曾多次人工流产，瘢痕子宫，要求终止妊娠，对手术流产恐惧，应采取的措施是

A.负压吸引术

B.药物流产

C.钳刮术

D.手术流产

E.输卵管绝育术

【答案】B

第三节 节育措施常见不良反应的中医药治疗

1.患者，女，46岁。宫内置环后出现经量多于既往月经量，经色暗红，有血块，胸胁、乳房胀痛，舌暗红，苔薄，脉弦涩。治疗首选的方剂是

A.四草止血方

B.举元煎

C.止血方

D.失笑散

E.二至丸

【答案】A

2.流产术后出血瘀阻胞宫型，其中医治法是

A.清热利湿，化瘀止血

B.益气滋阴，清热解毒

C.活血化瘀，益气养血

D.清热解毒，凉血化瘀

E.活血化瘀，固冲止血

【答案】E

第四节 计划生育措施的选择

1.口服短效避孕药适用于下列哪项

A.新婚期

B.哺乳期

C.经期

D.生育后期

E.绝经过渡期

【答案】A

【解析】新婚期多采用口服短效避孕药、避孕套或女性外用避孕药，一般不选用宫内节育器。

2.患者，女，27岁。人工流产术后出血7天，出血量时多时少，或淋漓不净，色紫黯，有血块，小腹阵发性疼痛，腰骶酸胀；舌紫黯，脉细涩。治疗应首选的方剂是

A.五味消毒饮合失笑散

B.生化汤

C.清经散

D.清热调血汤

E.仙方活命饮

【答案】B

【解析】为流产术后出血瘀阻子宫证，治宜活血化瘀，固冲止血。

3.患者，女，30岁。人工流产术后出血，出血量时多时少，色紫黯如败酱，质黏腻，有臭气，小腹作痛，腰酸下坠，纳呆口腻，小便黄；舌红或有紫点，苔黄腻，脉细数。首先应考虑的诊断是

A.瘀阻子宫

B.气血两虚

C.湿热壅滞

D.寒凝血瘀

E.湿热淤结

【答案】C

第八篇

中西医结合儿科学

第一章 儿科学基础

配套名师精讲课程

第一节 小儿年龄分期与生长发育

1.易患肾炎、风湿热的年龄期是

A.学龄期

B.学龄前期

C.幼儿期

D.新生儿期

E.婴儿期

【答案】B

【解析】学龄前期应注重道德品质、生活习惯培养,易患肾炎、风湿热。

2.正常小儿前囟闭合的年龄是

A.6~8 个月

B.12~18 个月

C.10~12 个月

D.8~10 个月

E.16~24 个月

【答案】B

【解析】前囟为顶骨和额骨边缘形成的菱形间隙,其大小以对边中点连线长度进行衡量,出生时为 1.0~2.0cm,约在 1~1.5 岁闭合。

3.幼儿期是指

A.脐带结扎~生后 28 天

B.出生~1 岁

C.1~3 岁幼儿期

D.3 周岁~入小学前

E.入小学-青春期前

【答案】C

【解析】1-3 岁称为幼儿期。

4.小儿,4 岁。站位测身高 98cm,体重 14kg,评价其生长发育状况为

A.正常范围

B.身长、体重低于正常

C.身长正常,体重低于标准

D.体重正常,身长低于标准

E.身长、体重超过正常

【答案】B

5.出生时新生儿的身长、体重平均是

A.身长 46cm,体重 3kg

B.身长 50cm,体重 3kg

C.身长 40cm,体重 4kg

D.身长 42cm,体重 4kg

E.身长 50cm,体重 4kg

【答案】B

5.小儿生长发育规律,下列错误的是

A.头尾生长规律

B.由远及近规律

C.由初级到高级规律

D.由简单到复杂规律

E.由粗到细规律

【答案】B

(6~7 题共用备选答案)

A.42cm

B.46cm

C.48cm

D.34cm

E.54cm

6.2 岁小儿的头围大约是

【答案】C

7.出生时小儿的头围大约是

【答案】D

【解析】新生儿头围平均 34cm,在第一年的前 3 个月和后 9 个月头围都约增长 6cm,故 1 岁时头围为 46cm;生后第 2 年头围增长减慢,2 岁时头围 48cm,5 岁时为 50cm,15 岁时接近成人约为 54~58cm。

第二节 小儿生理特点、病理特点

1.下列哪项不属于"三不足、两有余"小儿生理病理学说

A.肺常不足

B.脾常不足

C.心常不足

D.肝常有余

E.肾常不足

【答案】C

(2~3 题共用备选答案)

A.肺常不足

B.脾常不足

C.心常有余

D.肾常虚

E.肝常不足

2.小儿易患泄泻、疳证,主要是

【答案】B

3.小儿易患解颅、五迟五软,主要是

【答案】D

(4~5 题共用备选答案)

A.肺常不足

B.脾常不足

C.肝气未盛

D.肾常虚

E.肺脏娇嫩

4.小儿上呼吸道感染常见夹惊的原因是

【答案】C

5.小儿上呼吸道感染常见夹滞的原因是

【答案】B

第三节 小儿喂养与保健

1.母乳喂养时,最适宜的断奶时间是

A.10 个月

B.7~8 个月

C.12 个月左右

D.15 个月

E.半岁后

【答案】C

2.添加辅食原则,错误的是

A.从少到多

B.由稀到稠

C.由粗到细

D.由一种到多种

E.天气炎热和婴儿患病时,应暂缓添加新品种。

【答案】C

第四节　小儿诊法概要

1.3 岁以下小儿正常指纹是
A.淡紫隐隐显于风关之下
B.色泽鲜红显于风关
C.淡紫隐隐显于风关
D.淡紫隐隐显于气关
E.色泽青紫显于风关
【答案】A

2.患儿,1 岁。轻咳流涕,伴有喷嚏,心肺正常,指纹淡紫于风关。其病情判断是
A.邪浅病轻
B.病情较重
C.邪入气营
D.病情凶险
E.病邪入里
【答案】A
【解析】根据指纹所显现的部位判别疾病的轻重,达风关者病轻,达气关者稍重,达命关者病重。

(3~4 题共用备选答案)
A.内伤乳食
B.胆道阻滞
C.肠套叠
D.湿热积滞
E.阴虚内热
3.大便色泽灰白不黄提示
【答案】B
4.大便果酱色提示
【答案】C

第五节　儿科辨证的意义

(略)

第六节　儿科治疗概要

1.下列哪项不属于儿科治疗原则
A.中西医有机结合,取长补短
B.治疗要及时,方药要精简
C.注意调理和顾护肺胃
D.注重整体治疗
E.合理调护
【答案】C

2.治疗小儿疳积、婴儿泄泻、脾胃虚弱常用的方法是
A.推拿疗法
B.捏脊疗法
C.针灸与打刺疗法
D.刺四缝
E.拔罐疗法
【答案】B

(3~4 题共用备选答案)
A.成人量的 1/6
B.成人量的 1/3
C.成人量的 1/2
D.成人量的 2/3
E.接近成人量
3.幼儿应用中药的比例是
【答案】C
4.学龄儿童应用中药的比例是
【答案】D
【解析】新生儿用成人量的 1/6,乳婴儿为成人量的 1/3,幼儿为成人量的 1/2,学龄儿童为成人量的 2/3 或成人量。

第七节　小儿体液平衡的特点和液体疗法

1.除去下列哪一项其他均为中度脱水的临床表现

A.烦躁不安或精神萎靡

B.眼窝及前囟明显凹陷

C.皮肤弹性差

D.四肢厥冷

E.尿量明显减少

【答案】D

【解析】中度脱水，患儿精神萎靡或烦躁不安，皮肤干燥、弹力差；眼窝、前囟明显凹陷；哭时泪少；口唇黏膜干燥；四肢稍凉，尿量明显减少，脉搏增快，血压稍降或正常。四肢厥冷为重度脱水表现。

2.患儿，6岁。腹泻5天，症见精神烦躁，皮肤干燥、弹性差，哭时泪少，口唇干燥，尿量明显减少，体重18kg。治疗应予补充累积补液的总量是

A.500mL

B.600mL

C.700mL

D.800mL

E.1200mL

【答案】E

【解析】患儿症见精神烦躁，皮肤干燥、弹性差，哭时泪少，口唇干燥，尿量明显减少，诊断为中度脱水，补液量为50~100mL/kg。

（3~4题共用选项）

A.5%以下

B.5%

C.5%~10%

D.10%

E.10%以上

3.中度脱水时患儿失水量约为体重的

【答案】C

4.轻度脱水时患儿失水量约为体重的

【答案】A

第二章　新生儿疾病

第一节　新生儿黄疸

1.下列各项，不属于胎黄的病位是

A.脾

B.胃

C.肝

D.胆

E.肾

【答案】E

2.下列哪项不属于寒湿阻滞型新生儿黄疸的特征

A.黄色鲜明

B.目黄身黄

C.神疲倦怠

D.四肢欠温

E.舌淡苔白腻

【答案】A

【解析】寒湿阻滞证的主要表现为目黄、身黄，其色晦暗，黄疸持续不退，精神差，吮乳少，易呕吐，小便黄，四肢欠温，腹胀便溏，或大便灰白，舌质淡，苔白腻，指纹色淡。

3.关于病理性黄疸叙述，错误的是

A.出生24小时内出现

B.黄疸持续时间较短

C.治疗原则首先病因治疗

D.3周不退，或退后复现

E.足月儿间接胆红素超过307.8μmol/L可引起胆红素脑病

【答案】B

【解析】出生后24小时内即出现黄疸，3周后仍不消退，甚或持续加深，或消退后复现，均为病理性黄疸。

4.下列各项不属于新生儿黄疸寒湿阻滞证特征的是

A.黄色鲜明

B.大便溏薄

C.神疲倦怠

D.四肢欠温

E.舌淡苔白腻

【答案】A

5.足月男婴，出生后3天皮肤发黄，吮乳及大便正常，应首先考虑

A.病理性黄疸

B.生理性黄疸

C.新生儿败血症

D.新生儿溶血症

E.阻塞性黄疸

【答案】B

6.足月男婴，出生后24小时出现黄疸，肤黄色晦，面色少华，神疲易吐，青筋怒张，胁肋下有痞块，舌质暗红伴少许瘀斑，苔黄，指纹紫滞。其首选方剂是

A.茵陈理中汤

B.茵陈蒿汤

C.血府逐瘀汤

D.羚角钩藤汤

E.黄连解毒汤

【答案】C

7.足月女婴。出生后36小时目黄身黄，逐日加重，腹部胀满，右胁下痞块，神疲纳呆，小便短黄，大便不调或灰白，舌紫暗有瘀斑、瘀点，舌苔黄。治宜选用的药物是

A.茵陈蒿汤

B.茵陈理中汤

C.血府逐瘀汤

D.羚角钩藤汤

E.茵陈四苓散

【答案】C

（8~9题共用备选答案）

A.234.7μmol/L

B.221μmol/L

C.256.5μmol/L

D.307.8μmol/L

E.342μmol/L

8.足月儿高胆红素血症，血清总胆红素超过

【答案】B

9.早产儿高胆红素血症，血清总胆红素超过

【答案】C

第三章　呼吸系统疾病

第一节　急性上呼吸道感染

1.小儿感冒主要的病原体是

A.病毒

B.肺炎支原体

C.衣原体

D.葡萄球菌

E.立克次体

【答案】A

【解析】以病毒为主，占原发上呼吸道感染的90%以上。

2.小儿感冒容易出现兼证，多见

A.夹火、夹痰、夹湿

B.夹火、夹痰、夹滞

C.夹风、夹痰、夹滞

D.夹惊、夹痰、夹滞

E.夹湿、夹惊、夹滞

【答案】D

3.治疗小儿暑邪感冒,应首选的方剂是

A.新加香薷饮

B.荆防败毒散

C.三拗汤

D.银翘散

E.桑菊饮

【答案】A

【解析】暑邪感冒证:发热,无汗或汗出热不解,头晕、头痛,鼻塞,身重困倦,胸闷,泛恶,口渴心烦,食欲不振,或有呕吐、泄泻,小便短黄,舌质红,苔黄腻,脉数或指纹紫滞。治法:清暑解表。方药:新加香薷饮。

4.时邪感冒的首选方剂是

A.桂枝汤

B.葱豉汤

C.三拗汤

D.银翘散

E.银翘散合普济消毒饮

【答案】E

5.小儿感冒夹痰的原因是

A.肺脏娇嫩

B.脾常不足

C.肝常有余

D.肾常亏虚

E.肺常不足

【答案】E

6.患儿,男,3 岁。发热恶寒,鼻塞流涕,微咳,脘腹胀满,不思乳食,呕吐酸腐,大便臭秽,舌苔厚腻。其诊断是

A.风热感冒

B.时行感冒

C.感冒夹痰

D.感冒夹惊

E.感冒夹滞

(7~9 题共用题干)

患儿男,2 岁。突然发热,体温达 39.8℃,恶风,浊涕,痰稠,咽红肿痛,口干渴,舌质红,苔薄黄,脉浮数,指纹浮紫

7.其诊断是

A.感冒夹痰

B.感冒夹惊

C.感冒夹滞

D.暑邪感冒

E.风热感冒

【答案】E

8.其具体治法是

A.辛温解表

B.辛凉解表

C.辛温解表、宣肺化痰

D.辛凉解表、清肺化痰

E.清暑解表

【答案】B

9.其首选的方剂是

A.银翘散

B.新加香薷饮

C.桑菊饮

D.黄连解毒汤

E.安宫牛黄丸

【答案】A

(10~11 题共用备选答案)

A.荆防败毒散

B.三拗汤

C.新加香薷饮

D.麻杏石甘汤

E.银翘散

10.暑邪感冒的首选方剂是

【答案】C

11.风寒感冒的首选方剂是

【答案】A

【答案】E

第二节　肺炎

1.小儿肺炎按病因分类,下列错误的是

A.大叶性肺炎

B.支原体肺炎

C.病毒性肺炎

D.真菌性肺炎

E.细菌性肺炎

【答案】A

【解析】小儿肺炎按病因可分为感染因素引起的肺炎,如细菌性肺炎、病毒性肺炎、支原体肺炎、衣原体肺炎、真菌性肺炎;非感染因素引起的肺炎,如吸入性肺炎、坠积性肺炎、嗜酸细胞性肺炎等。

2.下列哪项不是肺炎合并心力衰竭的诊断要点

A.心率突然超过 180 次/分

B.呼吸突然加快,超过 60 次/分

C.突然极度烦躁不安,发绀

D.左肋缘下可扪及脾脏

E.心音低钝,颈静脉怒张

【答案】D

【解析】肺炎心衰的诊断标准:①呼吸突然加快,>60 次/分。②心率突然加快,婴儿>180 次/分,幼儿>160 次/分。③骤然极度烦躁不安,明显发绀,皮肤苍白发灰,指(趾)甲微血管充盈时间延长。④心音低钝,奔马律,颈静脉怒张。⑤肝脏迅速增大。⑥尿少或无尿,颜面、眼睑或双下肢水肿。具有前 5 项者即可诊断为心力衰竭。

3.肺炎喘嗽毒热闭肺证首选方剂是

A.银翘散

B.黄连解毒汤合麻杏石甘汤

C.麻杏石甘汤

D.羚角钩藤汤

E.葶苈大枣泻肺汤

【答案】B

4.小儿肺炎喘嗽的中医病机是

A.肺气失宣

B.肺失肃降

C.肺气闭郁

D.邪客肺卫

E.外邪触动伏痰

【答案】C

5.治疗肺炎喘嗽阴虚肺热证应首选方剂是

A.沙参麦冬汤

B.人参五味子汤

C.六君子汤

D.七味白术散

E.八珍汤

【答案】A

6.患儿,2 岁。患肺炎喘嗽反复不愈 2 周余,低热起伏,咳嗽无力,多汗、四肢欠温,面色白,纳呆便溏,舌质偏淡,舌苔薄白,脉细无力,治疗应首选的方剂是

A.桂枝汤

B.人参五味子汤

C.四君子汤

D.补中益气汤

E.泻白散

【答案】B

【解析】肺脾气虚证:低热起伏不定,面白少华,动则汗出,咳嗽无力,纳差便溏,神疲乏力,舌质偏淡,舌苔薄白,脉细无力。治法:补肺健脾,益气化痰。方药:人参五味子汤。

7.患儿,1 岁。高热 1 天,骤然面色苍白,口唇紫绀,呼吸困难,额汗不温,四肢厥冷,右胁下出现痞块并渐增大,查心电图示 T 波低平。舌质略紫,苔薄白,脉细弱而数,指纹青紫,可达命关。其诊断是

A.支气管肺炎,痰热闭肺证

B.支气管肺炎,风热闭肺证

C.支气管肺炎,心阳虚衰证

D.大叶性肺炎,风热闭肺证

E.支气管肺炎,阴虚肺热证

【答案】C

【解析】根据患儿临床表现可诊断为支气管肺炎。心阳虚衰证,临床表现为发热,咳嗽,咳痰,骤然面色苍白,口唇紫绀,呼吸困难或呼吸浅促,额汗不温,四肢厥冷,虚烦不安或神萎淡漠,右胁下出现痞块并渐增大,舌质略紫,苔薄白,脉细弱而数,指纹青紫,可达命关。

8.患儿,女,8个月。发热2天,咳嗽气急,双肺下部固定啰音,突然壮热烦躁,神昏谵语,四肢抽搐,口噤项强,双目上视,舌质红绛,指纹青紫。其诊断是

A.支气管肺炎,心阳虚衰

B.支气管肺炎,邪陷厥阴

C.支气管肺炎,风寒闭肺

D.支气管肺炎,风热闭肺

E.大叶性肺炎,风热闭肺

【答案】B

(9~11题共用题干)

患儿,1岁。发热4天,咳嗽气急,心率增快,双肺底部湿啰音固定。症见高热持续、喘憋,涕泪俱无,鼻孔干燥如烟煤、溲赤便秘、舌红而干、苔黄腻,脉滑数。

9.其诊断是支气管肺炎,证型为

A.痰热闭肺证

B.毒热闭肺证

C.心阳虚衰证

D.风热闭肺证

E.阴虚肺热证

【答案】B

10.其具体治法是

A.辛凉宣肺、清热化痰

B.清热涤痰、开肺定喘

C.清热解毒、泻肺开闭

D.养阴清肺、润肺止咳

E.平肝息风、清心开窍

【答案】C

11.治疗应首选的方剂是

A.银翘散合麻杏石甘汤

B.五虎汤合葶苈大枣泻肺汤

C.沙参麦冬汤

D.人参五味子汤

E.黄连解毒汤合麻杏石甘汤

【答案】B

(12~13题共用备选答案)

A.五虎汤合葶苈大枣泻肺汤

B.沙参麦冬汤

C.小青龙汤

D.麻杏石甘汤

E.银翘散合麻杏石甘汤

12.支气管肺炎,痰热闭肺的首选方剂是

【答案】A

13.支气管肺炎,阴虚肺热的首选方剂是

【答案】B

第三节 支气管哮喘

1.可作为咳嗽变异性哮喘诊断依据的是

A.咳嗽持续>3个月

B.抗生素治疗有效

C.支气管舒张剂诊断性治疗可环节

D.过敏原检测阴性

E.不排除其他原因引起的咳嗽

【答案】C

2.下列关于抗生素使用原则哪项是错误的

A.根据病原菌选择敏感药物

B.早期治疗

C.选用渗入下呼吸道浓度高的药物

D.从小剂量开始

E.重症宜联合用药，经静脉给药

【答案】D

3.小儿哮喘的治疗原则是

A.长期、持续、规范、个体化

B.长期、间断、规范、个体化

C.短期、持续、按需、个体化

D.长期、间断、按需、个体化

E.短期、间断、按需、个体化

【答案】A

4.哮喘发作期外寒内热证的首选方剂是

A.定喘汤

B.六味地黄汤

C.百合固金汤

D.射干麻黄汤合都气丸

E.四君子汤

【答案】D

5.哮喘患者常在以下哪个时间段发作或者加剧

A.中午

B.上午

C.白天

D.下午

E.夜间和/或清晨

【答案】E

6.治疗哮喘缓解期肺气虚弱证的首选方剂是

A.定喘汤

B.六味地黄汤

C.百合固金汤

D.玉屏风散

E.四君子汤

【答案】D

7.对诊断小儿支气管哮喘最有价值的肺部体征是

A.双肺呼吸音增粗

B.双下肺中细湿啰音

C.两肺满布哮鸣音，呼气延长

D.双肺呼吸音减弱

E.右肺中湿啰音，随体位改变

【答案】C

8.患儿，5岁。咳喘反复发作2年余。昨日跑步时，突发咳喘，喉间痰鸣，声高息涌，张口抬肩，呼气延长。临床诊断最可能的是

A.咳嗽

B.肺炎喘嗽

C.哮喘

D.感冒夹痰

E.顿咳

【答案】C

【解析】儿童哮喘诊断标准：①反复发作的喘息、气促、胸闷或咳嗽，多与接触变应原、冷空气、物理或化学性刺激、病毒性上下呼吸道感染、运动等有关。②发作时双肺可闻及散在或弥漫性以呼气相为主的哮鸣音，呼气相延长。③支气管舒张剂有显著疗效。④除外其他疾病引起的喘息、气促、胸闷或咳嗽。⑤对于症状不典型的患儿，同时在肺部闻及哮鸣音者，可酌情采用支气管舒张试验协助诊断，若阳性可诊断为哮喘。

9.患儿，男，9岁。哮喘病史三年余，现症见咳嗽痰多，食少脘痞，面色欠华，大便不实，肌肉痿弱，倦怠乏力，舌淡苔白，脉缓无力。治疗首选方剂是

A.补中益气汤

B.六君子汤

C.健脾丸

D.理中汤

E.参苓白术散

【答案】B

10.患儿，女，3岁。喘息发作4次。现喘息症状突然发作，肺部出现哮鸣音，素有哮喘病史。症见身热面赤，声高息涌，吐痰黄稠，口渴喜饮，尿少便秘，舌红苔黄。其诊断是

A.寒性哮喘

B.肺炎喘嗽

C.风寒咳嗽

D.热性哮喘

E.风热咳嗽

【答案】D

11.患儿,女,4岁。喘息发作4次。现喘息症状暴作,肺部哮鸣音,身热面赤,声高息涌,吐痰黄稠,口渴喜饮,**尿少便秘,舌红苔黄**,母亲有哮喘病史。其诊断是

A.寒性哮喘

B.肺炎喘嗽

C.风寒咳嗽

D.热性哮喘

E.风热咳嗽

【答案】D

12.患儿,男,6岁。患支气管哮喘,咳喘哮鸣,声高气粗,痰稠色黄,胸膈满闷,渴喜冷饮,小便黄赤,大便干燥,**舌红,苔黄腻,脉滑数**。治疗宜用

A.小青龙汤合三子养亲汤

B.麻杏石甘汤或定喘汤

C.射干麻黄汤合都气丸

D.玉屏风散

E.六君子汤

【答案】B

【解析】热性哮喘主症:咳喘哮鸣,声高息涌,痰稠色黄,发热面红,胸闷膈满,渴喜冷饮,小便黄赤,大便干燥或秘结,舌红,舌苔黄腻,脉象滑数。治法:清热化痰,止咳定喘。代表方剂:麻杏石甘汤或定喘汤。

(13~14题共用备选答案)

A.三拗汤

B.二陈汤

C.小青龙汤合三子养亲汤

D.麻杏石甘汤

E.荆防败毒散

13.**寒性哮喘**的首选方剂是

【答案】C

14.**热性哮喘**的首选方剂是

【答案】D

第四节　反复呼吸道感染

1.患儿屡受外邪,咳喘迁延不已,**面黄少华,厌食,大便溏薄**,咳嗽多汗,唇口色淡,舌质淡红,**脉数无力**。代表方剂为

A.补肾地黄丸

B.六味地黄丸

C.参苓白术散

D.玉屏风散

E.黄芪桂枝五物汤

【答案】D

(2~3题共用备选答案)

A.上呼吸道感染每年8次,或下呼吸道感染每年3次

B.上呼吸道感染每年7次,或下呼吸道感染每年3次

C.上呼吸道感染每年6次,或下呼吸道感染每年3次

D.上呼吸道感染每年6次,或下呼吸道感染每年2次

E.上呼吸道感染每年5次,或下呼吸道感染每年2次

2.**0~2岁**小儿反复呼吸道感染的诊断标准是

【答案】B

3.**3~5岁**小儿反复呼吸道感染的诊断标准是

【答案】D

【解析】反复呼吸道感染的诊断标准:①年龄0~2岁,上呼吸道感染每年7次,下呼吸

道感染每年3次。②年龄3~5岁,上呼吸道感染每年6次,下呼吸道感染每年2次。③年龄6~12岁,上呼吸道感染每年5次,下呼吸道感染每年2次以上。④上呼吸道感染第2次距第1次至少要间隔7天以上。⑤若上呼吸道感染次数不足,可加上、下呼吸道感染次数,不足者需观察1年。

第四章　循环系统疾病

病毒性心肌炎

1.治疗湿热侵心型病毒性心肌炎的首选方剂是

A.生脉散

B.银翘散

C.甘麦大枣汤

D.复脉汤

E.葛根黄芩黄连汤

【答案】E

【解析】湿热侵心证的证候:寒热起伏,全身肌肉酸痛,恶心呕吐,腹痛泄泻,心悸胸闷,肢体乏力,舌质红,苔黄腻,脉濡数或结代。治法:清热化湿,宁心复脉。方药:葛根黄芩黄连汤。

2.小儿病毒性心肌炎痰瘀阻络证的治法是

A.清热化湿,宁心安神

B.豁痰化瘀,活血通络

C.清热化湿,解毒达邪

D.温振心阳,豁痰活血

E.益气养阴,化瘀通络

【答案】B

【解析】痰瘀阻络证:心悸不宁,胸闷憋气,心前区痛如针刺,脘闷呕恶,面色晦暗,唇甲青紫,舌体胖,舌质紫暗,或舌边尖见有瘀点,舌苔腻,脉滑或结代。治法:豁痰化瘀,活血通络。方药:瓜蒌薤白半夏汤合失笑散。

(3~5题共用题干)

患儿,8岁。头晕、乏力、心悸、胸闷、食欲不振一周。患儿2周前曾患上呼吸道感染。全身肌肉酸痛,恶心呕吐,泄泻,胸闷,肢体乏力。体检:面色苍白,心脏听诊心尖区第一心音明显低钝,舌质红,苔黄腻,脉濡数。心电图示心律失常和明显ST-T改变。血清肌酸激酶同工酶、心肌肌钙蛋白增高。余未见异常。

3.哪项诊断正确

A.风湿性心脏病

B.先天性心脏病

C.病毒性心肌炎

D.室间隔缺损

E.房间隔缺损

【答案】C

4.其中医证型为

A.心阳虚弱

B.气阴亏虚

C.风热犯心

D.湿热侵心

E.痰瘀阻络

【答案】D

5.首选方剂是

A.葛根黄芩黄连汤

B.生脉散

C.银翘散

D.复脉汤

E.甘麦大枣汤

【答案】A

（6~7题共用备选答案）

A.桂枝甘草龙骨牡蛎汤

B.炙甘草汤合生脉散

C.黄芪桂枝五物汤

D.炙甘草汤

E.参附汤

6.治疗气阴亏虚型病毒性心肌炎的首选方剂是

【答案】B

7.治疗心阳虚弱型病毒性心肌炎的首选方剂是

【答案】A

（8~9题共用备选答案）

A.心悸不宁，憋气乏力，少气懒言，烦热口渴，舌红少苔，脉细数

B.心悸不宁，胸闷憋气，心前区痛如针刺，舌质紫暗，脉结代

C.心悸怔忡，神疲乏力，畏寒肢冷，舌质淡胖，脉缓无力

D.寒热起伏，心悸胸闷，肌肉酸痛，腹痛泄泻，舌质红，苔黄腻，脉濡数

E.心悸气短，胸闷胸痛，发热咳嗽，咽红肿痛，舌红脉数

8.病毒性心肌炎湿热侵心证的证候是

【答案】D

9.病毒性心肌炎痰瘀阻络证的证候是

【答案】B

第五章　消化系统疾病

第一节　鹅口疮

1.下列各项，不属于鹅口疮常见病因的是

A.营养不良

B.慢性腹泻

C.恣食肥甘

D.长期使用抗生素

E.乳具污染

【答案】C

【解析】鹅口疮的发病，可由胎热内蕴、口腔不洁、感受秽毒之邪所致。西医为白色念珠菌感染所致，多见于营养不良、慢性腹泻、长期使用广谱抗生素或激素的患儿。新生儿可因奶头、乳具污染而传播，也可在出生时经产道感染。

2.小儿鹅口疮口腔局部的临床特征是

A.口腔黏膜出现单个或成簇的小疱疹

B.口腔黏膜充血，水肿，可有疱疹

C.口腔创面有纤维素渗出物形成或灰白色假膜，易擦去

D.口腔黏膜表面覆盖白色乳凝块样白膜，不易拭去

E.口腔黏膜出现大小不等的糜烂或溃疡

【答案】D

【解析】鹅口疮主要为口腔黏膜上出现白色或灰白色乳凝块样白膜。初起时，呈点状和小片状，微凸起，可逐渐融合成大片，白膜界线清楚，不易拭去。

3.小儿口腔舌面满布白屑，面赤唇红，烦躁不宁，吮乳啼哭，大便干结，小便短黄。诊断为鹅口疮。其中医证型是

A.心脾积热

B.虚火上炎

C.脾虚湿泛

D.心火炽盛

E.心脾湿热

【答案】A

4.患儿,女,3个月。腹泻时曾长期使用抗生素,现症见满口白屑,状如雪花。应首先考虑的诊断是

A.乳垢

B.鹅口疮

C.正常

D.幼儿急疹

E.麻疹

【答案】B

(5~7题共用题干)

5.患儿口腔舌面散在白屑,周围红晕不著,颧红,手足心热,口干不渴,舌红,少苔,脉细,指纹紫。诊断为鹅口疮。其中医证型为

A.心脾积热证

B.虚火上炎证

C.脾虚湿泛证

D.心火炽盛证

E.心脾湿热证

【答案】B

6.首选的治法是

A.滋阴降火

B.清心泻脾

C.清心泻火、凉血解毒

D.疏风清热、泻火解毒

E.清胃泻肠

【答案】A

7.中医治疗用

A.导赤散

B.清胃散

C.知柏地黄丸

D.清热泻脾散

E.六味地黄丸

【答案】C

第二节 疱疹性口炎

1.心火上炎型疱疹性口炎的中医治法是

A.疏风清热

B.清热解毒

C.清心泻火

D.滋阴降火

E.引火归元

【答案】C

2.治疗虚火上炎型疱疹性口炎,应首选的方剂是

A.六味地黄丸加肉桂

B.知柏地黄丸

C.大补元煎

D.葛根芩连汤

E.小柴胡汤

【答案】A

(3~5题共用题干)

患儿1岁。高热起病,体温达39℃。检查:口颊、上颚和牙龈有2mm~4mm大小的溃烂,周围有红晕,疼痛拒食,口臭,大便干结,小便短赤,舌红,苔薄黄,脉数,指纹浮紫。

3.应首先考虑的是

A.鹅口疮

B.疱疹性口炎

C.咽结合膜热

D.疱疹性咽峡炎

E.化脓性扁桃体炎

【答案】B

4.治法应首选考虑

A.清心泻脾

B.滋阴降火

C.疏风清热、泻火解毒

D.清心泻火、凉血解毒

E.滋阴降火、引火归原

【答案】C

5.选方宜

A.银翘散

B.六味地黄丸

C.泻心导赤散

D.清热泻脾散

E.知柏地黄丸

【答案】A

第三节 胃炎

1.下列除哪项外均是应与胃炎相鉴别的疾病

A.消化性溃疡

B.急性胰腺炎

C.肠蛔虫症

D.肠痉挛

E.肠套叠

【答案】E

【解析】由于引起小儿腹痛的病因很多,急性发作的腹痛必须注意与外科急腹症和肝、胆、胰、肠等腹内脏器的器质性疾病,以及腹型过敏性紫癜相鉴别。慢性反复发作性腹痛应与消化性溃疡、肠道寄生虫、肠痉挛等疾病鉴别。

2.患儿,男,3 岁。胃脘冷痛,喜温喜按,纳少便溏,口淡流涎。舌质淡,苔白,脉沉紧。其最可能的诊断是

A.胃炎

B.腹泻

C.消化性溃疡

D.急性胰腺炎

E.肠蛔虫症

【答案】A

第四节 小儿腹泻病

1.下列关于小儿外感泄泻描述正确的是

A.以春夏季节多见

B.以春秋季节多见

C.以夏秋季节多见

D.以秋冬季节多见

E.以冬春季节多见

【答案】C

【解析】小儿泄泻病因有感受外邪、伤于饮食、脾胃虚弱、脾肾阳虚。其中外感泄泻以夏秋季节多见,因长夏多湿。外感泄泻以湿热泻多见,风寒致泻四季均有。

2.小儿腹泻之湿热泻的治疗方剂是

A.葛根黄芩黄连汤

B.藿香正气散

C.保和丸

D.人参乌梅汤

E.生脉散

【答案】A

3.患儿,男,2 岁。腹泻 3 天,每日十余次,目眶及囟门凹陷,皮肤干燥或枯瘪,啼哭无泪,口渴引饮,小便短少,唇红而干,舌红少津,苔少或无苔,脉细数,其首选方剂是

A.藿香正气散

B.葛根芩连汤

C.芍药汤

D.人参乌梅汤

E.保和丸

【答案】D

4.患儿,1 岁半。发热腹泻半天就诊。泻下稀薄,水分较多,粪色深黄而臭,微见黏液,腹部时觉疼痛,食欲不振,伴泛恶,口渴,小便短黄,肛门灼热发红,舌苔黄腻。首选的治法是

A.消食导泻,和中止泻

B.疏风散寒,理气化湿

C.温补脾肾,固涩止泻

D.清肠解热,化湿止泻

E.健脾益气,助运止泻

【答案】D

【解析】患儿辨证为实证,有湿有热,为湿热泻,应清肠解热,化湿止泻。

5.患儿,男,3岁。腹痛、腹泻3天。2天前因过食瓜果,出现腹痛欲泻,泻后痛减,腹胀,嗳腐,呕吐,吐泻物酸臭,舌苔黄腻,滑实。诊断为婴幼儿腹泻。其证型是

A.风寒泻

B.湿热泻

C.伤食泻

D.脾虚泻

E.脾肾阳虚泻

【答案】C

6.患儿,男,17个月。腹泻时轻时重,已经2个月,大便清稀无臭,完谷不化,有时便后脱肛,形寒肢冷,面色白,精神萎靡,睡时露睛,舌淡苔白,脉细弱,指纹色淡。治疗应首选的方剂是

A.异功散合平胃散

B.附子理中汤合四神丸

C.保和丸

D.金匮肾气丸合人参乌梅汤

E.参苓白术散合理中丸

【答案】B

(7~9题共用题干)

患儿,女,3岁。腹痛、腹泻2天。大便夹有食物残渣,气味酸臭,嗳气酸馊、不思乳食、舌苔厚腻、脉滑实,指纹滞。诊断为婴幼儿腹泻。

7.其中医证型为

A.风寒泻

B.气阴两伤

C.伤食泻

D.脾虚泻

E.脾肾阳虚泻

【答案】C

8.首选的治法是

A.消食导泻,和中止泻

B.疏风散寒,理气化湿

C.运脾和胃,消食化滞

D.清肠解热,化湿止泻

E.健脾益气,助运止泻

【答案】C

9.治疗应首选

A.枳实导滞丸

B.保和丸

C.小建中汤

D.实脾饮

E.参苓白术散

【答案】B

第六章　泌尿系统疾病

第一节　急性肾小球肾炎

1.急性肾小球肾炎水肿最先出现的部位是

A.眼睑

B.面部

C.腰部

D.胫骨前

E.踝部

【答案】A

2.下述病史与急性肾小球肾炎关系最为密切的是

A.发病前1~3周有上呼吸道感染

B.3前天腹泻

C.2 周前腰部外伤史

D.3 个月前有猩红热史

E.2 个月前有水痘病史

【答案】A

【解析】急性肾小球肾炎发病前 1～3 周有上呼吸道或皮肤等前驱感染。

3.小儿急性肾小球肾炎急性期出现惊厥,首先考虑

A.低血糖

B.低血钙

C.高血压脑病

D.癫痫

E.电解质紊乱

【答案】C

【解析】由于血压骤升,脑血管痉挛,导致脑组织缺血、缺氧、血管渗透性增高而发生脑水肿,常见于病程早期,血压在 150～160/100～110mmHg 以上,并有剧烈头痛、恶心呕吐、视力障碍、惊厥、昏迷等临床表现。

4.下列哪项属于急性肾小球肾炎的严重临床表现

A.高血压

B.肉眼可见血尿

C.高血压脑病

D.上呼吸道前驱感染

E.浮肿

【答案】C

【解析】急性肾小球肾炎的严重临床表现:严重的循环充血、高血压脑病和急性肾功能衰竭。

5.小儿肺、脾、肾三脏功能失调可引起的常见疾病是

A.感冒

B.哮喘

C.水肿

D.厌食

E.积滞

【答案】C

6.治疗小儿急性肾小球肾炎风水相搏证,应首选的方剂是

A.五味消毒饮

B.八正散

C.银翘散

D.麻黄连翘赤小豆汤

E.实脾饮

【答案】D

7.小儿急性肾小球肾炎变证之邪陷心肝证的治法是

A.疏风利水,清热解毒

B.平肝泻火,清心利水

C.清热解毒,活血化瘀

D.泻肺逐水,疏风利水

E.疏风利水

【答案】B

8.下列各证,属急性肾小球肾炎急性期常证的是

A.水凌心肺

B.肺脾气虚

C.水毒内闭

D.湿热内侵

E.气虚邪恋

【答案】D

9.对急性肾小球肾炎诊断和鉴别诊断最有价值的血液化验是

A.血沉增快

B.白细胞总数增高

C.4～8 周内总补体及 C_3 下降

D.轻度贫血

E.抗链球菌溶血素“O”增高(ASO)

【答案】C

10.下述哪项不是急性肾小球肾炎的临床典型表现

A.多数患者都有血尿

B.全身性凹陷性浮肿

C.病程早期常有高血压

D.血压急剧升高时可出现高血压脑病

E.部分病例可出现急性肾功能不全

【答案】B

11.小儿急性肾小球肾炎阴虚邪恋证应首选的方剂是

A.五味消毒饮

B.八正散

C.银翘散

D.麻黄连翘赤小豆汤合五苓散

E.知柏地黄丸合二至丸

【答案】E

12.患儿,女,7岁。西医确诊为急性肾小球肾炎。病程第10日,症见全身浮肿,尿闭,头晕头痛,恶心呕吐,口中气秽,苔垢腻,脉滑数。其证型是

A.风水相搏证

B.湿热内侵证

C.水凌心肺证

D.水毒内闭证

E.邪陷厥阴证

【答案】D

13.患儿,6岁。浮肿4天,小便量少色赤,烦热口渴,头身困重,尿蛋白(+),红细胞20个/HP,舌质红,苔黄腻,脉滑数。其首选方剂是

A.小青龙汤

B.己椒苈黄丸合参附汤

C.参苓白术散合三仁汤

D.五味消毒饮合小蓟饮子

E.麻黄连翘赤小豆汤合五苓散

【答案】D

【解析】辨证应为湿热内侵证,证候:浮肿或轻或重,小便黄赤而少,甚者尿血,烦热口渴,头身困重,常有近期疮毒史,舌质红,苔黄腻,脉滑数。治法:清热利湿,凉血止血。方药:五味消毒饮合小蓟饮子。

(14~15题共用备选答案)

A.温胆汤合附子泻心汤

B.龙胆泻肝汤合羚角钩藤汤

C.参苓白术散合玉屏风散

D.五味消毒饮合五皮饮

E.麻黄连翘赤小豆汤

14.治疗急性肾炎变证之水毒内闭证,应首选的方剂是

【答案】A

15.治疗急性肾炎变证之邪陷心肝证,应首选的方剂是

【答案】B

(16~17题共用备选答案)

A.水凌心肺

B.湿热内侵

C.邪陷厥阴

D.水毒内闭

E.风水相搏

16.患儿,男,6岁。西医确诊为急性肾小球肾炎。病程第9日,症见肢体浮肿,尿少,咳嗽气急,喘息不得平卧,心悸,胸闷,口唇青紫,脉细无力。其证型是

【答案】A

17.患儿,男,8岁。西医确诊为急性肾小球肾炎,病程第10日,症见全身浮肿,尿闭,头晕头痛,恶心呕吐,口中气秽,苔腻脉弦。其证型是

【答案】D

第二节 肾病综合征

1.诊断肾病综合征必备的条件是

A.大量蛋白尿、低白蛋白血症

B.不同程度的水肿

C.血沉明显增快

D.血胆固醇增高

E.血清补体正常

【答案】A

【解析】诊断单纯性肾病综合征:大量蛋白尿;血浆白蛋白低于30g/L;血浆胆固醇高于5.7mmol/L;不同程度的水肿。以上四项中以大量蛋白尿和低白蛋白血症为必要条件。

2.治疗肾病综合征的首选药物是

A.速尿

B.白蛋白

C.青霉素

D.肾上腺皮质激素

E.细胞毒药物

【答案】D

【解析】肾上腺皮质激素目前为肾病综合征治疗的首选药。

3.小儿肾病综合征脾肾阳虚证的治则是

A.益气健脾,宣肺利水

B.温肾健脾,化气行水

C.清热利湿,利水消肿

D.清热解毒,利湿消肿

E.健脾化湿,通阳利水

【答案】B

4.小儿肾病综合征大量蛋白尿的定量标准是

A.≥50mg/kg/24小时

B.≥25mg/kg/24小时

C.≥30mg/kg/24小时

D.≥45mg/kg/24小时

E.≥60mg/kg/24小时

【答案】A

【解析】肾病综合征诊断要点:大量蛋白尿(尿蛋白+++~++++),1周内3次测定24小时尿蛋白≥50mg/kg;血浆白蛋白低于30g/L;血浆胆固醇高于5.7mmol/L;不同程度的水肿。以上四项中以大量蛋白尿和低白蛋白血症为必要条件。

5.脾肾阳虚肾病综合征的症状,下列错误的是

A.肢体浮肿,按之凹陷

B.面色无华,神疲乏力

C.恶心呕吐,纳少便溏

D.面色潮红,口干唇赤

E.小便短少,四肢欠温

【答案】D

6.患儿,男,5岁。症见全身浮肿,面目为著,尿量减少,气短乏力,纳呆便溏,自汗出,易感冒,舌淡胖,脉虚弱,诊断为原发性肾病综合征,首选方剂是

A.黄芪桂枝五物汤

B.五皮饮

C.真武汤

D.杞菊地黄丸

E.防己黄芪汤合五苓散

【答案】E

【解析】肾病综合征肺脾气虚证候:全身浮肿,面目为著,尿量减少,面白身重,气短乏力,纳呆便溏,自汗出,易感冒,或有上气喘息,咳嗽,舌淡胖,脉虚弱。治法:益气健脾,宣肺利水。方药:防己黄芪汤合五苓散。

(7~8题共用备选答案)

A.防己黄芪汤

B.参苓白术散

C.温胆汤

D.五皮饮

E.八正散

7.小儿肾病综合征水湿证治疗应选用的方剂是

【答案】A

8.小儿肾病综合征湿浊证治疗应选用的方剂是

【答案】C

第七章　神经系统疾病

第一节　癫痫

1.癫痫持续状态的特点是

A.癫痫持续发作10分钟以上

B.癫痫持续发作15分钟以上

C.癫痫持续发作20分钟以上

D.癫痫持续发作25分钟以上

E.癫痫持续发作30分钟以上

【答案】E

【解析】癫痫持续状态是指癫痫发作持续30分钟以上，或反复发作达30分钟以上，其间意识不能恢复者。

2.小儿癫痫与晕厥共有的表现是

A.体位性低血压

B.惊惕不安

C.呼吸暂停

D.意识丧失

E.二便失禁

【答案】D

【解析】癫痫临床表现为意识、运动、感觉、精神或自主神经功能障碍。晕厥是各种原因引起的一过性脑供血不足导致突然发生的意识丧失状态，发作时先有出汗，面色苍白，视物模糊，继之意识障碍，全身肌张力丧失，严重者可见惊厥发作，一般无二便失禁。

第二节　病毒性脑炎

1.中医认为病毒性脑炎的病情演变总不离热、痰、风的相互转化，其始动因素是

A.风

B.痰

C.热

D.瘀

E.寒

【答案】C

【解析】病毒性脑炎，感邪轻重不一，但总不离热、痰、风的相互转化。“热盛生风，风盛生痰，痰盛生惊”，热为生风生痰的始动因素。

2.下列有关西医治疗病毒性脑炎的叙述，错误的是

A.注意营养供给，维持水和电解质平衡

B.重症患儿应注意呼吸道和心血管功能的监护与支持

C.积极控制脑水肿和颅内高压

D.控制惊厥发作

E.使用广谱抗生素

【答案】E

3.中医治疗病毒性脑炎之痰蒙清窍证的治法是

A.涤痰通络，活血化瘀

B.涤痰开窍

C.益气养血，化瘀通络

D.泻火涤痰

E.养阴清热

【答案】B

4.中医治疗病毒性脑炎，痰瘀阻络证的首选方剂是

A.指迷茯苓丸合桃红四物汤

B.清营汤

C.清瘟败毒饮

D.涤痰汤

E.犀角地黄汤

【答案】A

第八章　小儿常见心理障碍

注意力缺陷多动障碍

1.下列不属于小儿注意力缺陷多动障碍涉及的病位是

A.心

B.肝

C.脾

D.肺

E.肾

【答案】D

【解析】注意力缺陷多动障碍的主要发病机制为阴阳平衡失调，即阳动有余，阴静不足。其病位常涉及心、肝、脾、肾四脏。

2.注意力缺陷多动障碍的治疗原则是

A.调和阴阳

B.补益心脾

C.滋肾平肝

D.补益心肾

E.清心化痰

【答案】A

【解析】注意力缺陷多动障碍的主要发病机制为阴阳平衡失调，即阳动有余，阴静不足。治疗原则当以调和阴阳为主。

3.治疗注意力缺陷多动障碍之肝肾阴虚证，应首选的方剂是

A.六味地黄丸

B.黄连温胆汤

C.杞菊地黄丸

D.知柏地黄汤

E.人参归脾汤

【答案】C

4.患儿，男，7岁。诊断为注意力缺陷多动障碍。症见懊恼不眠，口苦食少，舌质红，苔黄腻，脉滑数。辨证为痰火内扰其治疗应首选的方剂是

A.黄连温胆汤

B.人参归脾汤

C.知柏地黄汤

D.归脾汤

E.参苓白术散

【答案】A

第九章　造血系统疾病

第一节　营养性缺铁性贫血

1.小儿营养性缺铁性贫血的最主要病位是

A.肺、脾

B.心、肺

C.心、肝

D.心、脾

E.脾、胃

【答案】E

【解析】血液的化生与心、肝、脾、肾的功能密切相关，而小儿营养性缺铁性贫血尤与脾胃的功能最为密切。

2.铁剂治疗营养性缺铁性贫血时，最早显示疗效的是

A.血红蛋白及红细胞增多

B.网织红细胞增多

C.血清铁增多

D.口唇色泽开始变红

E.血小板增多

【答案】B

3.营养性缺铁性贫血，铁剂治疗后停药的指征是

A.血清铁恢复正常

B.血红蛋白及红细胞恢复正常

C.面色转红，精神及食欲好转

D.网织红细胞升高后再用1~2个月

E.血红蛋白恢复正常后再用6~8周

【答案】E

【解析】铁剂治疗有效者于2~3天后网织红细胞即见升高，5~7天达高峰，2~3周后下降至正常；治疗约2周后，血红蛋白相应增加，临床症状亦随之好转。血红蛋白达正常水平后应继续服用铁剂6~8周左右再停药，以补足铁的贮存量。如3周内血红蛋白上升不足20g/L，应注意寻找原因。

4.营养性缺铁性贫血之肝肾阴虚证的治疗，应首选的方剂是

A.参苓白术散或异功散

B.归脾汤

C.左归丸

D.右归丸

E.四物汤

【答案】C

5.患儿，男，6岁。面色不华已逾3个月，指甲苍白，纳食不佳，四肢乏力，大便溏泻，舌淡苔薄白，脉细无力。血常规示小细胞低色素性贫血。治疗应首选的方剂是

A.八珍汤

B.归脾汤

C.六君子汤

D.保和丸

E.补中益气汤

【答案】C

【解析】脾胃虚弱证的证候：面色萎黄无华，唇淡不泽，指甲苍白，长期食欲不振，神疲乏力，形体消瘦，大便不调，舌淡苔白，脉细无力，指纹淡红。治法：健运脾胃，益气养血。方药：六君子汤。

6.患儿，男，3岁。诊断为营养性缺铁性贫血，症见面色萎黄，唇甲淡白，发黄枯燥，容易脱落，心悸气短，头晕目眩，夜寐欠安，语声低微，精神萎靡，食欲不振，舌淡红，苔薄白，脉细弱，指纹淡红。治疗首选方剂是

A.归脾汤

B.左归丸

C.参苓白术散

D.异功散

E.右归丸

【答案】A

（7~9题共用题干）

患儿，3岁。营养性缺铁性贫血，症见面色萎黄，唇甲淡白，发黄枯燥，容易脱落，心悸气短，头晕目眩，夜寐欠安，语声低微，精神萎靡，食欲不振，舌淡红，苔薄白，脉细弱，指纹淡红。

7.其证属

A 脾胃虚弱

B 心脾两虚

C 肝肾阴虚

D 脾肾阳虚

E 心肾阴虚

【答案】B

8.恰当的治法是

A.健运脾胃，益气养血

B.补脾养心，益气生血

C.扶正固本，温补脾胃

D.温补脾肾，益精生血

E.滋养肝肾，益精生血

【答案】B

9.其首选方剂是

A.左归丸

B.右归丸

C.参苓白术散

D.归脾汤

E.异功散

【答案】D

（10~11 题共用备选答案）

A.健运脾胃，益气养血

B.补脾养心，益气养血

C.滋养肝肾，益精生血

D.温补脾肾，益精生血

E.扶正固本，温补脾胃

10.营养性缺铁性贫血脾胃虚弱证的治法是

【答案】A

11.营养性缺铁性贫血肝肾阴虚证的治法是

【答案】C

第二节 免疫性血小板减少症

1.免疫性血小板减少症慢性型的病程是

A.病程>1 个月

B.病程>2 个月

C.病程>3 个月

D.病程>5 个月

E.病程>6 个月

【答案】E

【解析】病程超过 6 个月者为慢性型，多见于学龄前及学龄期儿童，约 10%的患者由急性型转化而来。

2.中医治疗免疫性血小板减少症之气不摄血证的首选方剂是

A.归脾汤

B.四物汤

C.八珍汤

D.桃仁汤

E.生脉散

【答案】A

3.患儿，男，2 岁。起病急骤，皮肤出现瘀斑、瘀点，色红鲜明，伴有齿衄鼻衄，偶见尿血，面红目赤，心烦口渴，便秘尿少，舌红，苔黄，脉数。其首选的方剂是

A.清营汤

B.归脾汤

C.导赤散

D.犀角地黄汤

E.小蓟饮子

【答案】D

（4~6 题共用题干）

患者，女，26 岁。患原发免疫性血小板减少性紫癜，临床症见紫斑较多，颜色紫红，下肢尤甚，时发时止，头晕目眩，耳鸣，低热颧红，心烦盗汗，齿衄鼻衄，月经量多，舌红少津，脉细数。

4.其证属

A.血热伤络

B.气不摄血

C.阴虚火旺

D.气滞血瘀

E.肝肾阴虚

【答案】C

5.其治法是

A.清热解毒，凉血止血

B.滋阴清热，凉血宁络

C.清热解毒，凉血宁络

D.益气健脾，摄血养血

E.活血化瘀，理气止血

【答案】B

6.治疗宜选用方剂为

A.大补阴丸合茜根散

B.归脾汤

C.八珍汤

D.犀角地黄汤

E.桃红四物汤

【答案】A

第十章　内分泌疾病

性早熟

1.中医认为小儿性早熟病变之本为

A.脾虚肝旺

B.脾胃虚寒

C.阴虚火旺

D.脾肾阳虚

E.寒湿困脾

【答案】C

【解析】本病辨证主要以“肝”为主，阴虚火旺为本，部分伴有肝经郁热证候，治疗以疏肝泻火为主。

（2~3 题共用备选答案）

A.二至丸

B.丹栀逍遥散

C.一贯煎

D.知柏地黄丸

E.补肾地黄丸

2.阴虚火旺型性早熟首选方剂是

【答案】D

3.肝经郁热型性早熟首选方剂是

【答案】B

第十一章　免疫系统疾病

配套名师精讲课程

第一节　过敏性紫癜

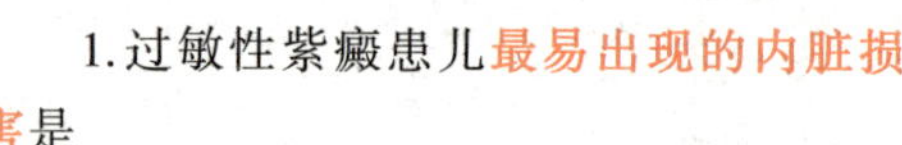

1.过敏性紫癜患儿最易出现的内脏损害是

A.心脏

B.肝脏

C.肺脏

D.脾脏

E.肾

【答案】E

2.患儿，5 岁。诊断为过敏性紫癜。证见腰背酸软，五心烦热，潮热盗汗，尿血便血，舌质红，少苔，脉细数。治疗应首选的方剂是

A.知柏地黄丸

B.生脉饮

C.泻心汤

D.沙参麦冬汤

E.麻杏石甘汤

【答案】A

（3~5 题共用题干）

患儿，6 岁。下肢伸侧及臀部皮疹 3 天，皮疹表现为瘀点、瘀斑高出皮肤，色泽鲜红，大小不一，压之不退色，呈对称性，伴有阵发性腹痛。紫癜以膝踝关节为主，关节肿胀灼痛，舌质红，苔黄腻，脉滑数。实验室检查：血小板，出血、凝血时间均正常。便常规、尿常规无异常。

3.应首先考虑的诊断是

A.猩红热

B.手足口病

C.过敏性紫癜

D.免疫性血小板减少症

E.皮肤黏膜淋巴结综合征

【答案】C

【解析】过敏性紫癜临床表现为皮肤紫癜,多见于四肢及臀部,部分累及上肢及躯干,典型皮疹初为小型荨麻疹或紫红色斑丘疹,高出皮肤,压之不退色,皮疹无压痛,分批出现,新旧并存,呈对称性分布。消化道症状以脐周或下腹部绞痛伴呕吐为主。

4.最恰当的治法是

A.祛风清热、凉血安络

B.清热解毒、凉血止血

C.清热利湿、通络止痛

D.泻火解毒、清胃化斑

E.滋阴降火、凉血止血

【答案】C

5.选方宜

A.四妙散

B.犀角地黄汤

C.银翘散

D.葛根黄芩黄连汤合小承气汤

E.知柏地黄丸

【答案】A

(6~7题共用备选答案)

A.银翘散

B.犀角地黄汤

C.四妙散

D.葛根黄芩黄连汤

E.茜根散

6.中医治疗过敏性紫癜风热伤络型的首选方剂是

【答案】A

7.中医治疗过敏性紫癜湿热痹阻型的首选方剂是

【答案】C

第二节　皮肤黏膜淋巴结综合征

(1~3题共用题干)

患儿,女,2岁。发热7天,现身热已退,疲乏少力,自汗盗汗,手足硬肿,红斑消退,指趾末端脱皮,口渴喜饮,舌红少津,苔少,脉细数。

1.诊断为

A.麻疹

B.幼儿急疹

C.皮肤黏膜淋巴结综合征

D.风疹

E.猩红热

【答案】C

2.其病机是

A.邪在肺胃

B.卫气同病

C.邪在少阴

D.气营两燔

E.气阴两伤

【答案】E

3.选方宜

A.银翘散合白虎汤

B.清营汤

C.沙参麦冬汤

D.生脉散

E.葛根黄芩黄连汤

【答案】C

(4~5题共用备选答案)

A.辛温辟秽,清热解毒

B.清热解毒,辛凉透表

C.养阴润燥,清肺凉营

D.益气养阴,清解余邪

E.清热解毒,凉营化瘀

4.气营两燔型皮肤黏膜淋巴结综合征的治法是

【答案】E

5.卫气同病型皮肤黏膜淋巴结综合征的治法是

【答案】B

第十二章 营养性疾病

第一节 蛋白质-能量营养不良

1.消瘦型小儿营养不良最早出现的症状是

A.肌肉减少

B.身长不增

C.智力落后

D.体重不增

E.体重下降

【答案】D

【解析】消瘦型营养不良,最早出现的症状是体重不增,继则体重下降,皮下脂肪和肌肉逐渐减少或消失,久之可引起身长不增,智力发育。

(2~4题共用题干)

患儿,2岁。明显消瘦,肚腹胀大,青筋暴露、面色萎黄,毛发稀疏结穗,烦躁,夜卧不宁,动作异常,揉鼻挖眉,吮齿磨牙。查体:体重10kg,舌淡,苔腻,脉沉细而滑。

2.应首先考虑的诊断是

A.营养不良疳气

B.积滞脾运失健证

C.营养不良疳积

D.厌食脾胃气虚证

E.营养不良干疳

【答案】C

3.治法宜

A.和脾健运

B.消积理脾

C.补益气血

D.清心泻火、滋阴生津

E.健脾温阳、利水消肿

【答案】B

4.最适宜的选方是

A.资生健脾丸

B.四君子汤

C.八珍汤

D.石斛夜光丸

E.肥儿丸

【答案】E

(5~6题共用选项)

A.略见消瘦,毛发稀疏,食欲不振,性急易怒,大便干稀不调

B.明显消瘦,肚腹胀大,青筋暴露、面色萎黄,毛发稀疏结穗

C.极度消瘦,皮肤干瘪起皱,呈老人貌,毛发干枯,啼哭无泪,肢体浮肿

D.兼见口舌生疮,甚者糜烂,秽臭难闻,五心烦热

E.兼见足踝浮肿,甚则四肢、全身浮肿,神疲乏力,四肢欠温

5.疳气主要表现为

【答案】A

6.疳肿胀主要表现为

【答案】E

第二节 维生素D缺乏性佝偻病

1.佝偻病的中医病机为

A.脾肾两虚

B.肝肾两虚

C.心肾两虚

D.先天不足

E.后天不足

【答案】A

2.下列关于佝偻病的诊断和治疗，描述不正确的是

A.多见于婴幼儿

B.好发于冬春季节

C.可出现骨质疏松、皮质变薄

D.患儿智力低下

E.不能坚持每日服药的患儿，一次肌内注射维生素D320万-30万U，2-3个月后改为口服预防量

【答案】D

3.婴儿维生素D缺乏性佝偻病初期的主要表现为

A.嗜睡、疲乏无力

B.方颅、鸡胸

C.生长发育迟缓

D."O"形腿

E.多汗、睡眠不安、易惊

【答案】E

【解析】维生素D缺乏佝偻初期多见于6个月以内婴儿，尤其3个月以内的小婴儿。主要表现为神经兴奋性增高，如激惹、烦躁、睡眠不安、易惊、夜啼、多汗等症，并可致枕部脱发而见枕秃。

4.患儿，男，1岁。患维生素D缺乏性佝偻病，夜啼不宁，多汗，惊惕不安，纳呆食少，行走不稳，出牙延迟，舌淡，苔薄，指纹淡紫。治疗应首选的方剂是

A.四君子汤

B.补肾地黄丸

C.六味地黄丸

D.益脾镇惊散

E.资生健脾丸

【答案】D

（5~6题共用备选答案）

A.健脾益肺，调和营卫

B.健脾助运，平肝息风

C.补肾壮骨

D.平肝潜阳

E.温脾助运

5.肺脾气虚型佝偻病的治法是

【答案】A

6.脾虚肝旺型佝偻病的治法是

【答案】B

第十三章　感染性疾病

第一节　麻疹

1.对麻疹早期诊断最有价值的特征性依据是

A.眼泪汪汪，畏光红赤

B.麻疹黏膜斑

C.咳嗽频繁

D.玫瑰色斑丘疹

E.高热起伏

【答案】B

【解析】发热后2~3天，于口腔两颊黏膜近臼齿处出现直径为0.5~1mm的灰白色斑点，周围有红晕，称为"麻疹黏膜斑"，是早期诊断麻疹的重要依据。

2.麻疹发病年龄多见于

A.1~5岁

B.5~10岁

C.6个月~5岁

D.3~5岁

E.10~18岁

【答案】C

3.麻疹最常见的并发症是

A.肺炎

B.心肌炎

C.关节炎

D.急性肾炎

E.脑膜脑炎

【答案】A

4.下列关于麻疹皮疹的特点，错误的是

A.疹间有正常皮肤

B.发热3~4天出疹

C.发疹有一定顺序

D.暗红色斑丘疹

E.疹退后四肢有大片状脱皮，有色素沉着

【答案】E

【解析】麻疹皮疹消退后皮肤可见糠麸样状脱屑，并留有浅褐色色素沉着，7~10天痊愈。大片脱皮为猩红热。

5.麻疹发热与出疹的关系是

A.发热数小时~1天出疹

B.发热1~2天出疹

C.发热3~4天出疹，热退疹出

D.发热3~4天出疹，出疹时发热更高

E.发热与出疹无明显关系

【答案】D

【解析】A为猩红热，B为风疹，C为幼儿急疹。

6.治疗麻疹，中医历代医家最推崇的治法是

A.透

B.散

C.升

D.清

E.和

【答案】A

【解析】麻疹以外透为顺，内传为逆，治法以透为主。

7.麻疹的传播途径是

A.性传播

B.接触传播

C.母婴传播

D.空气飞沫传播

E.血液传播

【答案】D

8.关于麻疹的治疗，错误的是

A.初热期，辛凉透表、清宣肺卫

B.见形期，清热解毒、佐以透发

C.收没期，养阴生津、清解余邪

D.初热期，清热解毒、清解余邪

E.收没期，清解余邪、清宣肺卫

【答案】D

9.麻疹的主要病变部位是

A.心、肝

B.心、肾

C.心、脾

D.肺、脾

E.脾、肾

【答案】D

10.患儿，男，3岁8个月。麻疹已5日，现高热不退，咳嗽气急，鼻翼扇动，口渴烦躁，疹点密集色暗，舌红苔黄，脉数。其证型是

A.麻疹顺证，初热期

B.麻疹顺证，见形期

C.麻疹逆证，邪毒闭肺

D.麻疹逆证，麻毒攻喉

E.麻疹逆证，邪陷心肝

【答案】C

11.患儿，男，4岁。发热持续、疹随外出，依序而见，由疏转密，触之碍手，伴烦渴嗜睡，目赤眵多，咳嗽加剧，大便秘结，小便短少，舌红苔黄、脉洪数。治疗应首选的方剂是

A.清解透表汤

B.宣毒发表汤

C.银翘散

D.桑菊饮

E.透疹发表汤

【答案】A

（12~14题共用题干）

患儿，女，2岁。一周前发热，流涕，咳嗽，随后发现前额及耳后部有淡红色斑丘疹，现症疹点依次渐回，皮肤呈糠麸状脱屑，留有色素沉着，舌红少津、脉细数，体温37.0℃。

12.应首先考虑的疾病是

A.风疹

B.猩红热

C.幼儿急疹

D.皮肤黏膜淋巴结综合征

E.麻疹

【答案】E

13.证型为

A.邪犯肺卫

B.邪入肺胃

C.阴津耗伤

D.邪毒闭肺

E.麻毒攻喉

【答案】C

14.选方宜

A.清解透表汤

B.宣毒发表汤

C.银翘散

D.沙参麦冬汤

E.透疹发表汤

【答案】D

第二节 风疹

1.风疹的皮疹特点正确的是

A.发热3~4天后出疹

B.红色丘疹，疹后脱皮

C.淡红色斑丘疹，先见于面部，24小时内波及全身

D.疹退后有色素沉着

E.全身皮肤充血潮红

【答案】C

【解析】多数患者发热1~2天后出疹，皮疹多为散在淡红色斑丘疹，也可呈大片皮肤发红或针尖状猩红热样皮疹，先见于面部，一天内波及全身，1~2天后，发热渐退，皮疹逐渐隐没，皮疹消退后，有皮肤脱屑，但无色素沉着。

2.治疗风疹邪入气营型，应首选的方剂是

A.银翘散

B.清解透表汤

C.透疹凉解汤

D.宣毒发表汤

E.升麻葛根汤

【答案】C

3.风疹的证候特点是

A.初起类似伤风感冒

B.发热，咳嗽

C.淡红色斑丘疹

D.耳后、枕部淋巴结肿大

E.以上都是

【答案】E

4.患儿，女，6岁。发热2天后出疹。查体：T38.5℃，精神尚可，咽充血，耳后及枕部淋巴结肿大，颜面、躯干散在淡红色丘疹。现症见发热恶风，流涕喷嚏，胃纳欠佳，舌质偏红，苔薄白，脉浮数。应首先考虑的诊断是

A.风疹，邪郁肺卫

B.麻疹，初热期

C.麻疹，见形期

D.风疹，邪热炽盛

E.幼儿急疹，肺胃蕴热

【答案】A

第三节　幼儿急疹

1.幼儿急疹最多见的发病年龄是

A.小于6个月

B.2岁以下

C.1~3岁

D.3~5岁

E.5~7岁

【答案】B

2.治疗幼儿急疹之邪蕴肌腠证,应首选的方剂是

A.银翘散

B.宣毒发表汤

C.清解透表汤

D.透疹凉解汤

E.化斑解毒汤

【答案】E

3.幼儿急疹最重要的临床特点是

A.发热3~4天高热出疹,疹退后有麦麸样脱屑及色素沉着

B.发热1~2天后出疹,伴枕后淋巴结肿大

C.发热3~4天,热退疹出

D.发热2~3天后出疹,伴疱疹性咽峡炎,肌痛

E.发热1~2天后出疹,疹间无正常皮肤,疹退后有片状脱皮

【答案】C

【解析】发热持续3~5天,体温高达39℃或更高,但全身症状较轻,高热3~4日后骤然热退,热退后出疹(其他都是热高,疹密),皮疹为红色斑丘疹,迅速遍布躯干及面部,2~3天皮疹消失,无色素沉着及脱屑。

4.患儿,男,7个月。突发高热,体温39.5℃~40℃,已持续3天,一般情况良好。现热退身凉,全身出现粟粒样玫瑰色丘疹,舌红,苔黄,脉细数。其病证诊断是

A.麻疹,初热期

B.幼儿急疹,邪郁肺卫

C.幼儿急疹,邪蕴肌腠

D.风疹,邪郁肺卫

E.猩红热,毒在气营

【答案】C

(5~6题共用备选答案)

A.银翘散

B.清解透表汤

C.透疹凉解汤

D.宣毒发表汤

E.清解透表汤

5.治疗幼儿急疹邪郁肺卫首选的方剂是

【答案】A

6.治疗麻疹邪入肺胃(见形期)首选的方剂是

【答案】B

第四节　猩红热

1.猩红热的致病菌是

A.风疹病毒

B.溶血性链球菌

C.大肠杆菌

D.麻疹病毒

E.柯萨奇病毒

【答案】B

2.有关猩红热患儿的皮疹特点,下列叙述不正确的是

A.皮疹粗糙,鸡皮样疹

B.常有散在糠屑样脱皮

C.在腋窝、腹股沟等皮肤皱褶处形成深红色横纹线,称“帕氏线”

D.常在发热三天后热退,皮疹于一日内

迅速蔓延至全身

E.舌乳头红肿突起，称红草莓舌

【答案】D

【解析】皮疹于发热第二天迅速出现，一日内迅速蔓延至全身。猩红热患者全身皮肤充血潮红，出现均匀、密集针尖大小的猩红色小丘疹，呈鸡皮样，触之似粗砂纸样。面颊部潮红无皮疹，而口鼻周围皮肤苍白，形成口周苍白圈，皮肤皱褶处，如腋窝、肘窝、腹股沟等处，皮疹密集，色深红，其间有针尖大小出血点，形成深红色横纹线，称“帕氏线”。

3.猩红热的临床表现有

A.病初舌苔白，舌尖和边缘红肿，突出的舌乳头也呈白色

B.出疹期，面颊部潮红、无皮疹

C.可有“帕氏线”

D.起病4~5天时，可有“红草莓舌”

E.以上都正确

【答案】E

4.治疗猩红热毒在气营证应首选的方剂是

A.解肌透痧汤

B.凉营清气汤

C.白虎汤

D.竹叶石膏汤

E.透疹凉解汤

【答案】B

5.猩红热的舌象特点是

A.地图舌

B.霉酱舌

C.镜面舌

D.杨梅舌

E.红绛舌

【答案】D

6.猩红热的主要病机是

A.痧毒疫病蕴于肺胃

B.麻疹热毒犯于肺

C.麻疹热毒蕴于脾胃

D.痧毒疫疠侵犯肝胆

E.以上都不是

【答案】A

7.猩红热的病原是

A.乙型溶血性链球菌

B.金黄色葡萄球菌

C.柯萨奇病毒

D.轮状病毒

E.疱疹病毒

【答案】A

(8~10题共用题干)

患儿，10岁。发热39℃-40℃，第二天出皮疹，伴咽痛。查体：面颊潮红，咽部充血明显，草莓舌，口唇周围苍白，皮疹呈针尖大小，由上而下遍及全身，疹间一片红晕，压之褪色，即刻又复原，皮肤皱处皮疹。面赤，口渴，咽喉肿痛，伴糜烂，舌红起刺，苔黄燥，脉数有力。

8.应首先考虑的诊断是

A.麻疹

B.风疹

C.幼儿急疹

D.猩红热

E.水痘

【答案】D

9.最适宜的治法是

A.辛凉宣透、清热利咽

B.清气凉营、泻火解毒

C.养阴生津、清热润喉

D.辛凉解表、清宣肺卫

E.疏风透疹、清热解毒

【答案】B

10.选方宜

A.银翘散

B.化斑解毒汤

C.解肌透痧汤

D.凉营清气汤

E.沙参麦冬汤

【答案】D

第五节 水痘

1.以下属于水痘皮损表现的是

A.红色丘疹,大小形态不一

B.红色斑疹或斑丘疹,迅速发展为清亮、卵圆形、泪滴状小水疱

C.化脓性疱疹

D.周围红晕,有脐眼

E.在一个患者身上只能看到斑疹、丘疹

【答案】B

2.患儿,3岁。低热恶寒,鼻塞流涕,全身皮肤成批出疹,疹色红润,疱浆清亮,根盘红晕,皮疹瘙痒,分布稀疏,头面、躯干多见,舌红,苔薄白,脉浮数。其诊断是

A.猩红热,邪侵肺胃证

B.麻疹,见形期

C.水痘,邪郁肺卫证

D.风疹,风热轻证

E.幼儿急疹,肺卫蕴热证

【答案】C

(3~5题共用题干)

患儿,3岁。高热,体温在39℃-40℃,烦躁,口渴,面赤唇红,口舌生疮,痘疹密布,呈向心性分布,疹色紫暗,疱浆混浊,大便干结,小便黄赤,舌红绛,舌苔黄糙,脉洪数。其3.其诊断是

A.湿疹

B.麻疹

C.水痘

D.风疹

E.幼儿急疹

【答案】C

4.证型属于

A.初热期

B.疹后伤阴

C.肺卫蕴热

D.毒炽气营

E.邪郁肺卫

【答案】D

5.选方为

A.清胃解毒汤

B.宣毒发表汤

C.银翘散

D.桑菊饮

E.透疹发表汤

【答案】A

第六节 手足口病

1.手足口病的病原体是

A.衣原体

B.呼吸道合胞病毒

C.流感病毒

D.腺病毒

E.柯萨奇A组病毒

【答案】E

(2~4题共用题干)

患儿,8岁。发热,体温在38.5℃作右,咳嗽流涕,1-2天后出现口腔内疱疹,破溃后疼痛、流涎。随后手掌和足部出现丘疹和疱疹,分布稀疏,根盘红晕不著,疱液清亮,舌质红,苔薄黄腻,脉浮数。

2.应首先考虑的诊断是

A.口腔溃疡

B.风疹

C.水痘

D.疱疹性口炎

E.手足口病

【答案】E

3.治法应

A.宣肺解表、清热化湿

B.清气凉营、化湿解毒

C.宣肺开闭、清热解毒

D.清热解毒、利咽消肿

E.平肝息风、清心开窍

【答案】A

4.治疗应首选的方剂是

A.参附龙牡救逆汤

B.独参汤

C.黄连解毒汤

D.清瘟败毒饮

E.甘露消毒丹

【答案】E

(5~6题共用备选答案)

A.甘露消毒丹

B.紫雪丹

C.导赤丹

D.清瘟败毒饮

E.清解透表汤

5.手足口病邪犯肺脾证的首选方剂是

【答案】A

6.手足口病湿热蒸盛证的首选方剂是

【答案】D

第七节 流行性腮腺炎

1.流行性腮腺炎的中医病因是

A.风温时邪

B.暑温邪毒

C.麻毒时邪

D.风寒之邪

E.风热之邪

【答案】A

2.流行性腮腺炎中医辨证之邪陷心肝证,选择的方剂是

A.龙胆泻肝汤

B.败毒散

C.柴胡葛根汤

D.清瘟败毒饮

E.普济消毒饮

【答案】D

【解析】邪陷心肝证的证候:在腮部尚未肿大或腮肿后5~7天,壮热不退,头痛项强,嗜睡,严重者昏迷,惊厥,抽搐,舌质绛,舌苔黄,脉数。治法:清热解毒,息风开窍。方药:清瘟败毒饮。

3.流行性腮腺炎的肿大部位是

A.两侧颈部

B.两侧耳后

C.两侧颌下

D.两侧面部

E.耳垂为中心

【答案】E

4.患儿,男,3岁。因右侧腮部肿胀2天就诊。诊断为流行性腮腺炎,辨证为邪犯少阳,其首选方剂是

A.柴胡葛根汤

B.普济消毒饮

C.仙方活命饮

D.五味消毒饮

E.荆防败毒散

【答案】A

(5~6题共用备选答案)

A.脑膜脑炎

B.睾丸炎

C.胰腺炎

D.心肌炎

E.关节炎

【答案】E

5.流行性腮腺炎患者出现发热、头痛、呕

吐、嗜睡或谵语等症时,应考虑的并发症是

【答案】A

6.流行性腮腺炎患者出现发热、中上腹疼痛和压痛,恶心、呕吐等症时,应考虑的并发症是

【答案】C

(7~8题共用备选答案)

A.柴胡葛根汤

B.龙胆泻肝汤

C.五味消毒饮

D.甘露消毒丹

E.普济消毒饮

7.流行性腮腺炎毒窜睾腹证的首选方剂是

【答案】B

8.流行性腮腺炎热毒蕴结证的首选方剂是

【答案】E

(9~10题共用备选答案)

A.肺胃

B.肺卫

C.肺脾

D.少阳

E.心肝

9.水痘的病变部位在

【答案】C

10.麻疹的病变部位在

【答案】C

第八节 中毒型细菌性痢疾

1.下列关于中毒型细菌性痢疾的治疗方法,描述不正确的是

A.降温止惊

B.防治脑水肿和呼吸衰竭

C.选用强有力的广谱抗生素

D.早期、大量应用激素抗炎、抗休克

E.早期应用柳氮磺胺嘧啶

【答案】E

2.患儿,6岁。突然高热,恶心呕吐,精神萎靡,面色苍白,肢端发凉,血压80/60mmHg,口唇紫绀。肛门拭子查到脓血,舌质红,苔黄,脉数。

应首先考虑的诊断是

A.高热惊厥

B.坏死性肠炎

C.中毒型细菌性痢疾

D.乙型脑炎

E.急性胃炎

【答案】C

(3~5题共用题干)

患儿,男,6岁。突然高热,烦躁萎靡,反复惊厥,神志昏迷,节律不整,可有下痢脓血,舌质红,苔黄厚,脉数。诊断为细菌性痢疾。

3.其中医分型属于

A.内闭外脱

B.胃火炽盛

C.热毒炽盛

D.毒邪内闭

E.湿毒犯胃

【答案】D

4.宜选用的治法是

A.回阳救逆、益气固脱

B.清肠解毒、泄热开窍

C.清肠解热、化湿止泻

D.回阳固脱

E.益气养阴

【答案】B

5.最适宜的选方是

A.黄连解毒汤

B.参附龙牡救逆汤

C.葛根黄芩黄连汤

D.藿香正气散

E.附子理中汤合四神丸

【答案】A

第十四章　寄生虫病

第一节　蛔虫病

1.下列关于蛔虫成虫引起的症状,描述错误的是

A.脐周腹痛

B.疼痛大多不剧烈

C.不喜按揉

D.部分病人烦躁易惊、磨牙

E.症状轻重和蛔虫数目的多少和所在部位有关

【答案】C

2.蛔虫病以腹痛为主要症状,其疼痛部位主要在

A.胃脘部

B.左下腹

C.脐周部

D.右下腹

E.痛无定处

【答案】C

(3~5题共用题干)

患儿,男,7岁。腹痛剧烈,以右上腹为主,疼痛时全身冷汗,恶心呕吐,并吐出蛔虫1条。3.其诊断为

A.呕吐

B.蛔厥证

C.腹痛

D.虫瘕证

E.肠虫证

【答案】B

4.适宜的治法是

A.驱蛔杀虫、调理脾胃

B.温中理脾、驱虫止痛

C.通腑泄热、行气止痛

D.安蛔定痛、继以驱虫

E.疏肝理气、驱虫通便

【答案】D

5.首选方剂是

A.化虫丸

B.使君子散

C.乌梅丸

D.驱虫粉

E.驱蛔承气汤

【答案】C

第二节　蛲虫病

1.下列选项中不属于蛲虫病临床表现的是

A.瘙痒症在夜间为甚

B.嗜睡

C.会阴皮肤剧烈瘙痒

D.夜惊

E.肛周皮肤瘙痒

【答案】B

2.蛲虫最主要的感染途径是

A.通过呼吸道感染

B.通过玩具、食物等间接感染

C.血液接触

D.虫卵从肛门至手经口感染

E.逆行感染

【答案】D

第十五章　小儿危重症的处理

心搏呼吸骤停与心肺复苏术

1.心肺复苏过程中首先要

A.建立有效的血液循环

B.通畅气道

C.建立呼吸

D.恢复意识

E.纠正酸碱失衡

【答案】A

【解析】强调现场及时抢救，分秒必争。总的原则是尽快恢复心跳，以迅速建立有效的血液循环和呼吸，以保证全身，尤其是心、脑、肾等重要器官的血流灌注及氧供应。

2.心肺复苏的步骤正确的是

A.通畅气道、胸部按压、建立呼吸、药物治疗

B.胸部按压、通畅气道、药物治疗、建立呼吸

C.药物治疗、通畅气道、胸部按压、药物治疗

D.建立呼吸、通畅气道、胸部按压、药物治疗、

E.胸部按压、通畅气道、建立呼吸、药物治疗

【答案】E

3.心搏呼吸骤停临床表现错误的是

A.突然昏迷，一过性抽搐

B.大动脉搏动消失

C.心动过速

D.心音消失

E.瞳孔扩大，对光反射消失

【答案】C

第十六章　中医相关病证

第一节　慢性咳嗽

（1~3 题共用题干）

患者久咳，咳声无力，痰白清稀，面白神疲，气短懒言，自汗恶风，反复感冒，纳少便溏，舌质淡，苔白，脉沉细。

1.其证属

A.痰湿蕴肺

B.痰热郁肺

C.肝火犯肺

D.肺脾气虚

E.阴虚肺燥

【答案】D

2.治法宜

A.健脾补肺、培土生金

B.清肺化痰、肃肺止咳

C.清肝泻肺、化痰止咳

D.燥湿化痰、肃肺止咳

E.养阴清热、润肺止咳

【答案】A

3.适宜的选方是

A.二陈汤

B.三子养亲汤

C.异功散合玉屏风散

D.黛蛤散

E.泻白散

【答案】C

（4~5 题共用备选答案）

A.三子养亲汤合二陈汤
B.三拗汤合苍耳子散
C.导痰汤
D.桑菊饮
E.黛蛤散合泻白散

4.肝火犯肺咳嗽的首选方剂是
【答案】E
5.风伏肺络咳嗽的首选方剂是
【答案】B

第二节 腹痛

1.治疗小儿腹痛乳食积滞证的选方是
A.香砂平胃散
B.保和丸
C.枳实导滞丸
D.消乳丸
E.异功散
【答案】A

2.患儿,男,4岁。腹部疼痛,阵阵发作,得温则舒,遇寒痛甚,肠鸣辘辘,面色苍白,痛甚者,额冷汗出,唇色紫暗,肢冷,或兼有小便清长,舌质红,苔白滑,脉沉弦紧,或指纹红。其证型是
A.脾胃虚寒
B.气滞血瘀
C.乳食积滞
D.腹部中寒
E.胃肠积热
【答案】D

(3~4题共用备选答案)
A.养脏散
B.香砂平胃散
C.大承气汤
D.小建中汤合理中丸
E.少腹逐瘀汤
3.治疗腹部中寒型小儿腹痛,首选的方剂是
【答案】A
4.治疗脾胃虚寒型小儿腹痛,首选的方剂是
【答案】D

第三节 厌食

1.厌食的病位是
A.肝胆
B.肺与大肠
C.心与小脑
D.肾与膀胱
E.脾胃
【答案】E
【解析】本病多由喂养不当、他病伤脾、先天不足、情志失调引起,其病变脏腑主要在脾胃。

2.阴虚型厌食的证候表现是
A.食少饮多,便干尿黄,苔花剥
B.食少形瘦,嗜睡懒言,苔黄厚
C.食欲不振,泻下酸臭,苔黄腻
D.食少汗多,大便偏稀夹不消化食物,脉无力
E.食少便秘,烦躁低热,脉洪数
【答案】A
【解析】脾胃阴虚型的证候:不思饮食,食少饮多,皮肤失润,大便干结,小便短黄,甚或烦躁少寐,手足心热,舌红少津,苔少或花剥,脉细数。

(3~5题共用题干)
患儿,女,3岁。不思进食,食而不化,大便偏稀,夹不消化食物,面色少华,形体偏瘦,肢倦乏力,舌淡,苔薄白,脉缓无力。

3.诊断为
A.伤食泻
B.积滞
C.便秘
D.腹痛
E.厌食
【答案】E
4.适宜的治法是
A.健脾益气、佐以助运
B.消乳化食、和中导滞
C.消积导滞、清热和中
D.消食导滞、行气止痛
E.运脾和胃、消食化滞
【答案】A
5.应选用的方剂是
A.保和丸
B.异功散
C.枳实导滞丸
D.香砂平胃散
E.消乳丸
【答案】E
(6~7 题共用备选答案)
A.十全大补丸
B.参苓白术散
C.补中益气汤
D.养胃增液汤
E.不换金正气散
6.治疗脾失健运型厌食的代表方剂是
【答案】E
7.治疗脾胃阴虚型厌食的代表方剂是
【答案】D

第四节 积滞

1.积滞的主要临床表现是
A.腹胀
B.便秘
C.腹痛
D.消瘦
E.腹泻
【答案】A
【解析】积滞是因乳食不节,伤及脾胃,致脾胃运化功能失调,或脾胃虚弱,腐熟运化不及,乳食停滞不化。腹胀是积滞的主要临床表现。
2.患儿,3 岁。素喜肉食,2 天前过食海鲜后出现腹胀、嗳气,食欲减退,口中秽气重,大便 4 天未行,舌质红,苔黄腻。其治法是
A.消乳化食、和中导滞
B.健脾助运、消食化滞
C.消积导滞、清热和中
D.清热导滞、润肠通便
E.疏肝理气、导滞通便
【答案】A
【解析】积滞乳食内积证的治法:消乳化食,和中导滞。便秘乳食积滞的治法:消积导滞,清热和中。
(3~5 题共用备选答案)
患儿男,4 岁。面色萎黄,形体消瘦,神疲肢倦,不思乳食,腹满喜按,大便稀溏酸腥,舌质淡,苔白腻,脉细滑,指纹淡滞。
3.诊断为
A.伤食泻
B.积滞
C.便秘
D.腹痛
E.厌食
【答案】B
4.其治法是
A.消乳化食、和中导滞
B.健脾助运、消食化滞
C.消积导滞、清热和中

D.清热导滞、润肠通便

E.疏肝理气、导滞通便

【答案】B

5.选方为

A.保和丸

B.健脾丸

C.枳实导滞丸

D.健脾丸

E.异功散

【答案】D

第五节　便秘

1.下列除哪项外均是便秘的病因病机

A.乳食积滞

B.燥热内结

C.肠道蛔虫

D.气机郁滞

E.气血不足

【答案】C

【解析】便秘的基本病因为乳食积滞、燥热内结、气机郁滞、气血亏虚。病机关键是大肠传导失常。

2.治疗便秘的基本法则是

A.消积导滞

B.清热和中

C.清腑泄热

D.疏肝理气

E.润肠通便

【答案】E

3.便秘的辨证中不属于实证的证候表现是

A.粪质干燥坚硬

B.伴口苦口臭

C.伴腹胀拒按

D.但欲便不出或便出不畅

E.伴睡眠不安

【答案】D

（4~6题共用备选答案）

患儿，男，4岁。大便秘结，脘腹胀痛，不思饮食，手足心热，小便黄，恶心呕吐，舌质红，苔黄厚，脉沉有力。

4.其诊断是

A.伤食泻

B.积滞

C.便秘

D.腹痛

E.厌食

【答案】C

5.治法是

A.清热导滞、润肠通便

B.消积导滞、清热和中

C.疏肝理气、导滞通便

D.补气养血、润肠通便

E.消乳化食、和中导滞

【答案】B

6.适宜的选方为

A.枳实导滞丸

B.麻子仁丸

C.六磨汤

D.香砂平胃散

E.保和丸

【答案】A

第六节　尿血

1.尿血的中医辨证分型不包括

A.风热伤络证

B.下焦湿热证

C.脾肾两虚证

D.肝脾不和证

E.阴虚火旺证

【答案】D

2.小儿尿血的病因不包括

A.感受外邪

B.饮食所伤

C.禀赋不足

D.脏腑虚损

E.燥热内结

【答案】E

【解析】小儿尿血的病因包括感受外邪、饮食所伤、禀赋不足、脏腑虚损。燥热内结为小儿便秘的病因病机，故选E。

(3~5题共用题干)

患儿男，12岁。症见小便淡红而频数，纳食减少，精神疲惫，面色苍黄，气短声低，头晕耳鸣，腰膝酸软，形寒肢冷。舌质淡，苔白，脉沉弱，诊断为尿血。

3.其证属

A.风热伤络

B.下焦湿热

C.脾不摄血

D.阴虚火旺

E.脾肾两虚

【答案】E

4.治法宜

A.疏风散邪、清热凉血

B.清热利湿、凉血止血

C.补中健脾、益气摄血

D.健脾固肾

E.滋阴清热、凉血止血

【答案】D

5.适宜的选方是

A.连翘败毒散

B.济生肾气丸

C.知柏地黄丸

D.归脾汤

E.小蓟饮子

【答案】B

第七节 急惊风

1.小儿急惊风，邪陷心肝证的治则是

A.清气凉营，息风开窍

B.疏风清热，息风定惊

C.镇惊安神，平肝息风

D.平肝息风，清心开窍

E.清热化湿，解毒息风

【答案】D

2.急惊风的主要病因是

A.外感时邪

B.内蕴痰热

C.暴受惊恐

D.乳食内积

E.热病伤阴

【答案】A

【解析】急惊风的产生主要是由于小儿感受时邪，化热化火，内陷心包，引动肝风，则惊风发作。其病变部位，主要在心、肝二经，疾病性质以实为主。

3.急惊风的病位主要在

A.心肺

B.心肝

C.脾胃

D.肝胆

E.肺脾

【答案】B

4.下列各项，不属惊风四证的是

A.痰

B.热

C.滞

D.惊

E.风

【答案】C

5.患儿暴受惊恐后突然抽痉，惊惕不安，惊叫急啼，甚则神志不清，四肢厥冷，大便色青，苔薄白，脉乱不齐。治疗宜选用的方剂是

A.琥珀抱龙丸

B.黄连解毒汤

C.清瘟败毒饮

D.羚角钩藤汤

E.以上均非

【答案】A

6.患儿，男，3岁。高热持续3天，神昏谵语，突然颈项强直，两目上视，口吐白沫，手足抽动，四肢厥冷。治疗宜选用的方剂是

A.镇惊丸

B.清营汤

C.清瘟败毒饮

D.羚角钩藤汤

E.犀角地黄汤

【答案】D

(7~9题共用题干)

患儿男，3岁。肺炎喘嗽数日后，突然高热，头痛、神昏、抽搐、颈项强直，口渴，舌红绛，苔黄燥，脉数。

7.其诊断为

A.咳嗽

B.癫痫

C.急惊风

D.肺炎

E.脑炎

【答案】C

8.证型为

A.邪陷心肝

B.气营两燔

C.感受风邪

D.湿热疫毒

E.暴受惊恐

【答案】B

9.适宜的治法是

A.疏风清热、息风定惊

B.平肝息风、清心开窍

C.镇惊安神、平肝息风

D.清热化湿、解毒息风

E.清气凉营、息风开窍

【答案】E

第八节 遗尿

1.造成膀胱失约遗尿的原因不包括

A.下元虚寒

B.肺脾气虚

C.肝经湿热

D.心肾失交

E.肝经湿热

【答案】C

(2~4题共用题干)

患儿男，4岁。近一个月来频频梦中尿出，寐不安宁，易哭易惊、记忆力差，形体较瘦，舌红苔少，脉沉细而数。

2.病机为

A.下元虚寒

B.肺脾气虚

C.肝经湿热

D.心肾失交

E.肝经湿热

【答案】D

3.治法为

A.温补肾阳、固涩止遗

B.补肺健脾、固涩止遗

C.清心滋肾、安神固脬

D.清热利湿、缓急止遗

E.清热利湿、固精缩尿

【答案】C

4.适宜的选方是

A.交泰丸合合导赤散
B.补中益气汤合缩泉丸
C.菟丝子散
D.龙胆泻肝汤
E.归脾汤
【答案】A

第九节 汗证

1.下列不属于汗证的中医病因的是
A.肺卫不固
B.营卫失调
C.肝经湿热
D.气阴亏虚
E.湿热迫蒸
【答案】C

2.肺卫不固型小儿汗证的中医治法是
A.固表止汗
B.调和营卫
C.益气固表
D.清热泻脾
E.益气养阴
【答案】C

(3~5题共用题干)

患儿,男,4岁。近日汗出较多,神萎不振,心烦少寐,寐后汗多,伴低热、口干、手足心灼热,口唇淡红,舌质淡,苔少,脉细弱。

3.其病机为
A.肺卫不固
B.气阴亏虚
C.营卫失调
D.湿热迫蒸
E.肝经湿热
【答案】B

4.适宜的治法是
A.益气固表
B.调和营卫
C.清热燥湿
D.清热泻脾
E.益气养阴
【答案】E

5.选方为
A.玉屏风散合牡蛎散
B.黄芪桂枝五物汤
C.泻黄散
D.生脉散
E.当归六黄汤
【答案】D

(6~8题共用题干)

患儿,男,6岁。近日自汗盗汗常常发作,汗出遍身而抚之不温,畏寒恶风,舌质淡红,苔薄白,脉缓。

6.病机为
A.肺卫不固
B.气阴亏虚
C.营卫失调
D.湿热迫蒸
E.肝经湿热
【答案】C

7.适宜的治法是
A.益气固表
B.益气养阴
C.清热燥湿
D.清热泻脾
E.调和营卫
【答案】E

8.选方为
A.黄芪桂枝五物汤
B.玉屏风散合牡蛎散
C.泻黄散
D.生脉散
E.当归六黄汤
【答案】A

第九篇

针灸学

第一章　经络系统

第一节　经络系统的组成

（略）

第二节　十二经脉

1.足三阴经在内踝上8寸以上肢体部的分布规律是

A.厥阴在前、少阴在中、太阴在后

B.少阴在前、厥阴在中、太阴在后

C.厥阴在前、太阴在中、少阴在后

D.太阴在前、厥阴在中、少阴在后

E.太阴在前、少阴在中、厥阴在后

【答案】D

【解析】足三阴经在足内踝上8寸以下为厥阴在前、太阴在中、少阴在后，至内踝上8寸以上，太阴交出于厥阴之前。所以，足三阴经在内踝上8寸以上肢体部的分布规律是：太阴在前、厥阴在中、少阴在后。

2.分布于胸腹第二侧线的经脉是

A.足少阴肾经

B.足太阴脾经

C.足阳明胃经

D.足厥阴肝经

E.足少阳胆经

【答案】C

【解析】十二经脉在躯干的分布规律：胸部正中线上是任脉，旁开2寸是足少阴肾经，旁开4寸是足阳明胃经，旁开6寸是足太阴脾经。腹部正中线上是任脉，旁开0.5寸是足少阴肾经，旁开2寸是足阳明胃经，旁开4寸是足太阴脾经。

3.相互衔接的阴经与阴经的循行交接部位是

A.头面部

B.肘膝部

C.胸部

D.腹部

E.手足末端

【答案】C

【解析】相互衔接的阴经与阴经在胸中交接，如足太阴经与手少阴经交接于心中，足少阴经与手厥阴经交接于胸中，足厥阴经与手太阴经交接于肺中。

4.六阳经中，除哪项外，均与目内眦或目外眦发生联系

A.手少阳
B.手太阳
C.手阳明
D.足阳明
E.足少阳
【答案】C

5.足少阴肾经与手厥阴心包经的循行交接部位是
A.肺内
B.腹中
C.胸中
D.心中
E.目旁
【答案】C

6.足三阳经的循行走向规律是
A.从胸走手
B.从足走头
C.从头走足
D.从足走胸
E.从胸走足
【答案】C

【解析】十二经脉的循行走向规律是:手三阴经从胸走手,手三阳经从手走头,足三阳经从头走足,足三阴经从足走腹胸。

(7~8题共用备选答案)
A.0.5寸
B.2.5寸
C.2寸
D.4寸
E.6寸

7.足太阴脾经在腹部的循行旁开正中线
【答案】D

8.足少阴肾经在胸部的循行旁开正中线
【答案】C

9.下列各组经脉中,不属于表里关系的是
A.手大肠肺经、手阳明大肠经
B.足少阴肾经、足太阳膀胱经
C.手少阴心经、手少阳三焦经
D.足太阴脾经、足阳明胃经
E.足厥阴肝经、足少阳胆经
【答案】C

第三节　奇经八脉

1.下列各项中,被称为"一源三歧"的是
A.任脉、督脉、带脉
B.任脉、督脉、冲脉
C.任脉、冲脉、带脉
D.任脉、督脉、阴跷脉
E.任脉、督脉、阴维脉
【答案】B

2.被称为"血海"的是
A.任脉
B.督脉
C.带脉
D.冲脉
E.阴维脉
【答案】D

3.奇经八脉中,与脑、髓、肾关系密切的经脉是
A.任脉
B.带脉
C.冲脉
D.督脉
E.维脉
【答案】D

【解析】督脉行于脊里,上行入络于脑,与脑和脊髓密切联系,能反映脑、髓、肾的功能。

4.下列关于奇经八脉的叙述,错误的是
A.任脉总任六阴经
B.阳跷脉调节肢体运动
C.冲脉涵蓄十二经气血

D.阳维脉总督六阳

E.阴跷脉司眼睑开合

【答案】D

（5~6 题共用备选答案）

A.任脉

B.带脉

C.冲脉

D.督脉

E.阳维脉

5. 主一身之表的的经脉是

【答案】E

6. 约束纵行诸脉的经脉是

【答案】B

第四节　十五络脉

下列关于络脉的叙述，错误的是

A.任脉别络散布于腹部

B.督脉别络散布于头部

C.脾之大络散布于全身

D.大肠经之络脉走向肺经

E.心经络脉走向小肠经

【答案】C

第二章　经络的作用和经络学说的临床应用

1.以下哪项不属于《四总穴歌》的内容

A.腰背委中求

B.肚腹三里留

C.胸胁内关谋

D.面口合谷收

E.头项寻列缺

【答案】C

【解析】《四总穴歌》所载“肚腹三里留，腰背委中求，头项寻列缺，面口合谷收”。

2. 前额痛治疗应选取的

A.阳明经

B.太阳经

C.少阳经

D.厥阴经

E.太阴经

【答案】A

3.不属于经络学说临床应用的是

A.通过经络望诊帮助诊断疾病

B.依据经络学说指导针灸临床选穴

C.依据经络学说指导刺灸方法的选用

D.经络可以运行气血，濡养周身

E.指导药物归经

【答案】D

第三章　腧穴的分类

1.最新国家标准规定的经穴数是

A.354 个

B.365 个

C.361 个

D.362 个

E.359 个

【答案】D

【解析】原十四经穴共 361 个，最新国标将“印堂穴”划归督脉所属，共 362 个。

2.下列关于奇穴的描述，错误的是

A.有固定名称和位置

B.对某些病证有特殊疗效

C.分布都不在十四经循行路线上
D.某些奇穴是多个穴点的组合
E.不归属于十四经
【答案】C
3.有关阿是穴,叙述不正确的是
A.又称为天应穴
B.无固定名称
C.无固定位置
D.可治疗局部病痛
E.只有一个穴位
【答案】E
【解析】阿是穴:又称天应穴、不定穴等,是以压痛或其他反应点作为刺灸的部位,既不是经穴,又不是奇穴,而是按压痛点取穴。这类穴既无具体名称,又无固定位置,多位于病变附近,也可在与病变距离较远处。阿是穴无一定数目。

第四章 腧穴的主治特点和规律

第一节 主治特点

1.下列各项,属于腧穴远治作用的是
A.睛明治疗眼病
B.下脘治疗胃痛
C.定喘治疗咳喘
D.合谷治疗五官病
E.听宫治疗耳鸣
【答案】D
2.下列各项,属于腧穴特殊作用的是
A.睛明治疗眼病
B.下脘治疗胃痛
C.大椎退热
D.合谷治疗五官病
E.听宫治疗耳鸣
【答案】C

第五章 特定穴

1.治疗五脏病常选用
A.原穴
B.络穴
C.郄穴
D.下合穴
E.背俞穴
【答案】E
2.既是络穴又是八脉交会穴的是
A.悬钟
B.太渊
C.太白
D.公孙
E.足临泣
【答案】D
3.脏腑之气汇聚于胸腹部的腧穴称为
A.原穴
B.络穴
C.募穴
D.五输穴
E.八会穴
【答案】C
4.下列腧穴中,心包的募穴是
A.天池
B.膻中
C.京门
D.鸠尾

E.极泉

【答案】B

5.治疗耳聋,应首选的背俞穴是

A.肺俞

B.肝俞

C.脾俞

D.肾俞

E.三焦俞

【答案】D

【解析】背俞穴除治疗本脏腑疾病外,还可用于治疗与对应脏腑经络相联属的组织器官疾患。肾开窍于耳,故耳聋首选背俞穴肾俞。

6.下列腧穴中,小肠的募穴是

A.下脘

B.中脘

C.关元

D.水道

E.天枢

【答案】C

【解析】背俞穴是脏腑之气输注于背腰部的腧穴。募穴是脏腑之气结聚于胸腹部的腧穴。

7.中极属于募穴,与其相应的脏腑是

A.大肠

B.小肠

C.膀胱

D.肾

E.肝

【答案】C

【解析】中极是膀胱的募穴。

8.心的募穴是

A.极泉

B.膻中

C.巨阙

D.鸠尾

E.天池

【答案】C

9.以下腧穴中,胆的募穴是

A.胆俞

B.阳陵泉

C.章门

D.期门

E.日月

【答案】E

10.募穴指的是

A.脏腑之气输注于背腰部的腧穴

B.脏腑之气汇聚于胸腹部的腧穴

C.十二经脉与奇经八脉相通的 8 个输穴

D 六腑之气下合于足三阳经的腧穴

E.两经或数经相交会的腧穴

【答案】B

【解析】募穴是指脏腑之气汇聚于胸腹部的腧穴。A 是背俞穴;C 是八脉交会穴;D 是下合穴;E 是交会穴。

11.下列各组中,不属于同一脏腑俞穴、募穴的是

A.肺俞、中府

B.胃俞、中脘

C.肝俞、章门

D.膀胱俞、中极

E.大肠俞、天枢

【答案】C

【解析】肝俞是肝的背俞穴,章门是脾的募穴。

12.根据俞募配穴法,治疗胃痛应选用

A.中脘、足三里

B.太冲、三阴交

C.中脘、胃俞

D.章门、胃俞

E.中脘、脾俞

【答案】C

【解析】根据俞募配穴法,治疗胃痛应选胃经的背俞穴胃俞,胃经的募穴中脘,故选 C 答案。

13.八脉交会穴中，主治目内眦、项、耳、肩疾病的腧穴是

A.照海、阳陵泉

B.后溪、申脉

C.列缺、照海

D.外关、足临泣

E.内关、公孙

【答案】B

14.既为脾经络穴又属于八脉交会穴的是

A.公孙

B.丰隆

C.后溪

D.列缺

E.阴陵泉

【答案】A

15.八脉交会穴中通于阴维脉的是

A.列缺

B.内关

C.照海

D.公孙

E.大陵

【答案】B

16.八脉交会穴中通于阳跷脉的是

A.昆仑

B.申脉

C.后溪

D.外关

E.足临泣

【答案】B

17.八脉交会穴中通于冲脉的是

A.内关

B.太白

C.公孙

D.照海

E.列缺

【答案】C

18.下列八脉交会穴所通奇经，错误的是

A.后溪——督脉

B.外关——阳维脉

C.足临泣——阳跷脉

D.内关——阴维脉

E.照海——阴跷脉

【答案】C

19.治疗肺系、咽喉、胸膈疾病，宜选用的腧穴是

A.鱼际、曲池

B.外关、足临泣

C.照海、列缺

D.后溪、申脉

E.内关、公孙

【答案】C

20.心包募穴是

A.关元

B.中脘

C.膻中

D.气海

E.太渊

【答案】C

第六章　腧穴的定位方法

1.眉间至后发际正中的骨度分寸是

A.12 寸

B.13 寸

C.14 寸

D.15 寸

E.16 寸

【答案】D

【解析】前发际到后发际正中的骨度分寸

是12寸，眉间到前发际的骨度分寸是3寸。

2.肘横纹（平肘尖）至腕掌（背）侧横纹的骨度分寸是

A.6寸

B.8寸

C.9寸

D.12寸

E.13寸

【答案】D

3.肩胛骨内缘（近脊柱侧）至后正中线的骨度分寸是

A.3寸

B.4寸

C.5寸

D.6寸

E.8寸

【答案】A

4.髀枢至膝中的骨度分寸是

A.13寸

B.14寸

C.16寸

D.18寸

E.19寸

【答案】E

5.胫骨内侧髁下方至内踝尖的骨度分寸是

A.13寸

B.14寸

C.16寸

D.18寸

E.19寸

【答案】A

【解析】胫骨内侧髁下方至内踝尖的骨度分寸是13寸。

6.属于中指同身寸法量取规定的是

A.中指中节内侧两端横纹头之间的距离

B.食指中节横纹

C.无名指中节横纹

D.小指中节横纹

E.小指末节横纹

【答案】A

7.下列各项中，叙述错误的是

A.股骨大转子至腘横纹19寸

B.耻骨联合上缘至股骨内上髁上缘18寸

C.腘横纹至外踝尖16寸

D.两肩胛骨喙突内侧缘之间12寸

E.胫骨内侧髁下方至内踝尖12寸

【答案】E

第七章　手太阴肺经、腧穴

1.在腕前区，桡骨茎突与舟状骨之间，拇长展肌腱尺侧凹陷中的穴位是

A.大陵

B.太渊

C.阳溪

D.鱼际

E.阳池

【答案】B

2.手太阴肺经的起止穴是

A.少商、中府

B.中府、少商

C.商阳、中府

D.中府、商阳

E.商阳、迎香

【答案】B

3.善于治疗无脉症的腧穴是

A.孔最

B.尺泽

C.列缺

D.太渊

E.少商

【答案】D

【解析】太渊，主治：①咳嗽、气喘、咽痛、胸痛等肺系疾患；②无脉症；③腕臂痛。

4.既治疗咳喘等肺系疾病，又治疗高热、昏迷首选的腧穴是

A.孔最

B.太渊

C.列缺

D.尺泽

E.少商

【答案】E

【解析】列缺为四总穴之一，头项寻列缺，头项部疾患常用。

5.在肘横纹中，肱二头肌腱桡侧凹陷处的腧穴是

A.小海

B.少海

C.曲泽

D.尺泽

E.曲池

【答案】D

6.既治疗咳嗽、气喘，又治疗头项疾患的是

A.中府

B.尺泽

C.列缺

D.太渊

E.少商

【答案】C

【解析】列缺穴是手太阴肺经的络穴，可治疗肺系疾病，又是四总穴之一，“头项寻列缺”。故选 C 答案。A 中府是肺经的募穴；B 尺泽是肺经的合穴，可治肺系实热性疾病；D 太渊是肺经的输穴，又是原穴，还是八会穴之脉会，可治肺系疾病和无脉证。E 少商是肺经的井穴，可泻肺热，醒神开窍。

第八章 手阳明大肠经、腧穴

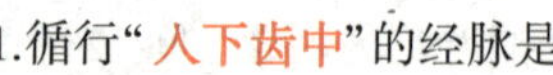

1.循行“人下齿中”的经脉是

A.小肠经

B.大肠经

C.胃经

D.脾经

E.肝经

【答案】B

2.下列腧穴中，治疗高血压首选

A.曲泽

B.尺泽

C.曲池

D.中渚

E.小海

【答案】C

3.下列腧穴中，可以治疗胆道蛔虫症的是

A.商阳

B.合谷

C.阳溪

D.手三里

E.迎香

【答案】E

4.下列各项中，不属于手阳明大肠经腧穴的主治病证的是

A.热病

B.神志病

C.皮肤病

D.胸胁病

E.头面五官疾患

【答案】D

【解析】手阳明大肠经腧穴主治热病、神志病、胃肠病、皮肤病、头面五官疾患。胸胁

病为少阳所主。

5.臂外展或平举时,肩部出现两个凹陷,当肩峰前下方凹陷处的穴位是

A.肩髎

B.肩贞

C.肩髃

D.肩中俞

E.肩外俞

【答案】C

6.曲池穴主治的病证是

A.咳喘,口祸

B.暴喑,瘰疬

C.瘾疹,湿疹

D.无汗,多汗

E.惊悸,怔忡

【答案】C

【解析】曲池主治热病、五官疾患、皮肤病,以及局部近治。

7.手三里位于阳溪穴与曲池穴连线上,肘横纹下

A.2 寸

B.3 寸

C.5 寸

D.7 寸

E.9 寸

【答案】A

8.大肠的募穴所属的经脉是

A.大肠经

B.小肠经

C.胃经

D.任脉

E.脾经

【答案】C

9.经脉循行中,不与目内眦或目外眦发生联系的是

A.手少阳三焦经

B.手太阳小肠经

C.手阳明大肠经

D.足阳明胃经

E.足少阳胆经

【答案】C

【解析】手阳明大肠经循行过程中未与目内眦或目外眦发生联系。

10.下列各项中,不正确的是

A.肩髎属于手少阳三焦经

B.养老属于手太阳小肠经

C.肩髃属于手阳明大肠经

D.合谷属于手太阳小肠经

E.后溪属于手太阳小肠经

【答案】D

【解析】阳池属于手少阳三焦经。

11.手太阴肺经与手阳明大肠经的循行交接部位是

A.拇指

B.食指

C.中指

D.无名指

E.小指

【答案】B

【解析】肺与大肠交接在食指末端。A 和 C 没有经脉交接,D 是手厥阴心包经和手少阳三焦经交接部位;E 是手少阴心经和手太阳小肠经相交接部位。

第九章　足阳明胃经、腧穴

1.可治疗头痛、眩晕、癫狂的腧穴是

A.足三里

B.上巨虚

C.下巨虚

D.条口

E.丰隆

【答案】E

2.在腹部，前正中线旁开2寸，向下4寸是

A.归来

B.梁门

C.石门

D.中极

E.中脘

【答案】A

3.经足背到第2足趾的经脉是

A.足太阴脾经

B.足厥阴肝经

C.足阳明胃经

D.足少阳胆经

E.足太阳膀胱经

【答案】C

4.常治疗痢疾、泄泻的腧穴是

A.内庭

B.梁丘

C.丰隆

D.归来

E.上巨虚

【答案】E

5.以下各项中，不属于天枢穴主治病证的是

A.疝气

B.痛经

C.月经不调

D.腹痛、腹胀

E.便秘、腹泻

【答案】A

6.在小腿外侧，外踝尖上8寸，胫骨前肌外缘；条口旁开1寸的穴位是

A.丰隆

B.地机

C.解溪

D.上巨虚

E.下巨虚

【答案】A

7.可治疗齿痛、牙关不利、颊肿、口角㖞斜等病证的腧穴是

A.四白

B.承泣

C.地仓

D.颊车

E.头维

【答案】D

【解析】四白主治目疾、颜面疾患和胆道蛔虫。承泣主治目疾、颜面疾患。地仓主治口㖞、流涎、面痛等局部症状。头维主治头部疾患。颊车位于咬肌粗隆高点，主治齿痛、颜面疾患等。

8.位于足背第2、3趾间，趾蹼缘后方赤白肉际处的腧穴是

A.内庭

B.行间

C.侠溪

D.太白

E.然谷

【答案】A

9.位于面部，颧弓下缘中央与下颌切迹之间凹陷中的腧穴是

A.下关

B.四白

C.颊车

D.耳门

E.听宫

【答案】A

【解析】四白在瞳孔直下眶下孔处。颊车在咬肌粗隆最高点。耳门正对屏上切迹张口凹陷处。听宫正对耳屏张口凹陷处。

10.胃的募穴所属的经脉是

A.肺经

B.任脉

C.胃经

D.脾经

E.肾经

【答案】B

【解析】胃的募穴是中脘，属于任脉的穴位。

11.胃经在循行中，未与以下何处发生联系

A.口

B.乳房

C.鼻

D.膈

E.下齿

【答案】E

第十章　足太阴脾经、腧穴

1.在跖区，第1跖骨基底部的前下方赤白肉际的穴位是

A.公孙

B.大敦

C.厉兑

D.至阴

E.足临泣

【答案】A

【解析】大敦在大趾外侧趾甲角处。历兑在第2趾外侧趾甲角处。至阴在第5趾外侧趾甲角处。足临泣在第4跖趾关节后方，足小趾伸肌腱的外侧。

2.“起于大指之端……夹咽，连舌本，散舌下”的经脉是

A.手少阴心经

B.足厥阴肝经

C.足太阴脾经

D.足少阴肾经

E.手厥阴心包经

【答案】C

3.下列各项中，不属于三阴交穴主治病证的是

A.脾胃虚弱证

B.妇产科病证

C.生殖泌尿系统病证

D.心悸、失眠

E.阳虚诸证

【答案】E

4.脾经在循行中，未与以下何处发生联系

A.舌

B.咽

C.膈

D.肝

E.心

【答案】D

5.位于小腿内侧，内踝尖上3寸，胫骨内侧缘后际的腧穴是

A.血海

B.阴陵泉

C.三阴交

D.悬钟

E.地机

【答案】C

【解析】血海位于髌底内上2寸，阴陵泉位于胫骨内上髁下方凹陷处，悬钟位于外踝上3寸腓骨前缘，地机位于阴陵泉下3寸。

6.善治慢性出血病证的腧穴是

A.隐白

B.公孙

C.地机

D.三阴交

E.阴陵泉

【答案】A

7.屈膝，在髌骨内上缘上2寸，当股内侧肌隆起处的腧穴善于治疗

A.乳痈

B.肩背疼痛

C.瘾疹

D.咳嗽

E.全身疼痛

【答案】C

8.下列腧穴中，治疗痛经首选穴是

A.隐白

B.太白

C.公孙

D.血海

E.地机

【答案】E

【解析】隐白治疗崩漏出血、神志病等；太白是脾经的原穴，主要治疗脾胃病；公孙主治脾胃病、奔豚气等；血海主治月经病、瘾疹丹毒等。地机主治月经病，尤以痛经首选。

9.下列腧穴中，位于阴陵泉下3寸的选穴是

A.漏谷

B.三阴交

C.公孙

D.足三里

E.地机

【答案】E

10.位于腹部，脐中旁开2寸的腧穴是

A.气海

B.下脘

C.肓俞

D.天枢

E.大横

【答案】D

11.在足趾，大趾末节内侧，趾甲根角侧后方0.1寸的穴位是

A.隐白

B.大敦

C.厉兑

D.至阴

E.足临泣

【答案】A

【解析】B大敦位于足大趾末节外侧，趾甲根角侧后方0.1寸的穴位；C厉兑位于足2趾末节外侧，趾甲根角侧后方0.1寸的穴位。D至阴位于足小趾末节外侧，趾甲根角侧后方0.1寸的穴位。E足临泣位于足背，第4、5跖骨底结合部的前方，第5趾长伸肌腱外侧凹陷中。

第十一章　手少阴心经、腧穴

1.以下哪项不是神门穴的主治病证

A.心痛、惊悸

B.健忘、失眠

C.高血压

D.胸胁痛

E.呕血、衄血

【答案】E

2.不属于手少阴心经的腧穴是

A.少冲

B.少泽

C.少府

D.少海

E.通里

【答案】B

3.在胸部没有穴位的经脉是

A.手太阴肺经

B.手少阴心经

C.手厥阴心包经

D.足少阴肾经

【答案】B

4.常用于治疗吐血、衄血等血证的腧穴是

A.极泉

B.少海

C.通里

D.阴郄

E.少冲

【答案】D

5.常用来治疗暴喑的腧穴是

A.少海

B.神门

C.通里

D.少府

E.阴郄

【答案】C

第十二章　手太阳小肠经、腧穴

1.下列何经循行"绕肩胛"

A.手阳明大肠经

B.足太阳膀胱经

C.手太阳小肠经

D.手少阳三焦经

E.足少阳胆经

【答案】C

【解析】手太阳小肠经循行：手太阳小肠经，起于手小指尺侧端，沿着手背外侧至腕部，出于尺骨茎突，直上沿着前臂外侧后缘，经尺骨鹰嘴与肱骨内上髁之间，沿上臂外侧后缘，到达肩关节，绕行肩胛部，交会于大椎，向下进入缺盆部，联络心，沿着食管，经过横膈，到达胃部，属于小肠。

2.按对应顺序，耳门、听宫、听会所属的经脉分别是

A.胆经、三焦经、小肠经

B.三焦经、胆经、小肠经

C.三焦经、小肠经、胆经

D.胆经、小肠经、三焦经

E.小肠经、胆经、三焦经

【答案】C

3.在肩胛区，当肩胛骨岗中点与肩胛角连线的上1/3-下2/3交点处的是

A.肩贞

B.臑俞

C.天宗

D.肩髎

E.肩髃

【答案】C

4.可治疗热病、头痛、咽喉肿痛的腧穴是

A.后溪

B.少泽

C.养老

D.支正

E.听宫

【答案】B

【解析】后溪主治腰背后项痛、耳目咽喉痛、疟疾盗汗等症；养老主治目视不明、头面痛、急性腰扭伤等症；支正主治头目病、热病等症；听宫主治耳病、齿痛等症。

5.位于腕背尺骨头桡侧凹陷中的腧穴是

A.后溪

B.支正

C.外关

D.养老

E.支沟

【答案】D

（6~7题共用备选答案）

A.口眼歪斜

B.气喘

C.癫狂痫

D.目视不明

E.乳痈、少乳

6.少泽的主治病证是

【答案】E

7.后溪的主治病证是

【答案】C

【解析】少泽穴在小指末节尺侧，指甲跟脚侧上方0.1寸。主治：①乳痈、少乳等乳疾。②昏迷、热病等急症、热证。③头痛、目翳、咽喉肿痛等头面五官病症。后溪通督脉，主治腰背后项痛、耳目咽喉痛、疟疾盗汗、癫痫等病证。

8.属于手太阳小肠经的腧穴是

A.听会

B.听宫

C.耳门

D.神门

E.下关

【答案】B

【解析】A 听会属于足少阳胆经；C 耳门属于手少阳三焦经；D 神门属于手少阴心经；E 下关属于足阳明胃经。

第十三章　足太阳膀胱经、腧穴

1.循行至头顶并入络脑的经脉是

A.足厥阴肝经

B.足太阳膀胱经

C.手少阳三焦经

D.足少阳胆经

E.手太阳小肠经

【答案】B

2.脾俞穴的定位是

A.第7胸椎棘突下，旁开1.5寸

B.第9胸椎棘突下，旁开1.5寸

C.第10胸椎棘突下，旁开1.5寸

D.第11胸椎棘突下，旁开1.5寸

E.第12胸椎棘突下，旁开1.5寸

【答案】D

3.下列腧穴中，常用于治疗呃逆的是

A.睛明

B.攒竹

C.承泣

D.四白

E.印堂

【答案】B

【解析】攒竹具有治疗呃逆的特殊治疗作用。睛明治疗眼疾和急性腰扭伤。迎香透四白治疗胆道蛔虫。

4.属于八脉交会穴（通阳跷脉）的穴位是

A.公孙

B.申脉

C.后溪

D.列缺

E.内关

【答案】B

【解析】公孙通冲脉，申脉通阳跷脉，后溪通督脉，列缺通任脉，内关通阴维脉。

5.治疗急性吐泻有速效的腧穴是

A.委阳

B.委中

C.承山

D.飞扬

E.昆仑

【答案】B

6.治疗痔疾常取的腧穴是

A.天枢

B.委阳

C.承山

D.申脉

E.昆仑

【答案】C

(7~8 题共用备选答案)

A.在脊柱区,第 3 胸椎棘突下,后正中线旁开 1.5 寸

B.在脊柱区,第 5 胸椎棘突下,后正中线旁开 1.5 寸

C.在脊柱区,第 6 胸椎棘突下,后正中线旁开 1.5 寸

D.在脊柱区,第 7 胸椎棘突下,后正中线旁开 1.5 寸

E.在脊柱区,第 4 腰椎棘突下,后正中线旁开 1.5 寸

7.膈俞穴的定位是

【答案】D

8.大肠俞穴的定位是

【答案】E

(9~10 题共用备选答案)

A.滞产

B.痛经

C.丹毒

D.呃逆

E.便秘

9.次髎穴的主治病证是

【答案】B

10.委中穴的主治病证是

【答案】C

【解析】次髎作为痛经的经验穴,临床常用于治疗痛经。委中主治腰背痛、急性吐泻、瘾疹丹毒等症。

11.与腰阳关穴在同一水平线上的腧穴是

A.膀胱俞

B.大肠俞

C.肝俞

D.胃俞

E.肾俞

【答案】B

第十四章 足少阴肾经、腧穴

1.下列腧穴中,治疗汗证首选的腧穴是

A.复溜

B.然谷

C.太溪

D.阴谷

E.大钟

【答案】A

2.肾经在循行中,未与以下何脏腑发生联系

A.肝

B.肺

C.心

D.膀胱

E.心包

【答案】E

3.下列各项中,不属于照海穴主治病证的是

A.失眠、癫痫

B.呕吐涎沫、吐舌

C.月经不调、带下

D.小便频数、癃闭

E.咽喉干痛、目赤肿痛

【答案】B

4.下列经脉中,在大腿部没有经穴分布的是

A.足阳明胃经

B.足少阳胆经

C.足太阴脾经

D.足厥阴肝经

E.足少阴肾经

【答案】E

第十五章　手厥阴心包经、腧穴

1.在肘前区，肘横纹上，肱二头肌腱的尺侧缘凹陷中的腧穴是

A.少海

B.小海

C.曲泽

D.曲池

E.尺泽

【答案】C

【解析】肘横纹上，肱二头肌腱的尺侧缘是曲泽，桡侧缘是尺泽。少海在肱骨内上髁与肘横纹内侧端中点。小海在尺骨鹰嘴与肱骨内上髁中点。曲池在肱骨外上髁与肘横纹外侧中点。

2.除心、心包、胸、神志病外，手厥阴经腧穴还可用于治疗的病证是

A.胃病

B.肾病

C.肝病

D.胆病

E.脾病

【答案】A

3.内关穴治疗胃心胸部疾病常配伍的腧穴是

A.公孙

B.劳宫

C.间使

D.外关

E.曲泽

【答案】A

【解析】内关为八脉交会穴之一，通阴维脉，常配伍公孙治疗胃心胸疾患。

4.善于治疗心痛、烦闷、口疮、口臭的腧穴是

A.内关

B.劳宫

C.间使

D.外关

E.曲泽

【答案】B

5.手厥阴心包经的络穴是

A.内关

B.大陵

C.劳宫

D.中冲

E.曲泽

【答案】A

6.中冲穴的主治病证是

A.心痛、心悸

B.胃痛、呕吐

C.热病、疟疾

D.热病、舌下肿痛

E.咯血、肘臂挛痛

【答案】D

【解析】中冲穴的主治：①中风昏迷、中暑、昏厥、小儿惊风等急症。②高热。③舌强肿痛。为急救要穴之一。

第十六章　手少阳三焦经、腧穴

1.经脉循行“其支者，从耳后入耳中，出走耳前，过客主人，前交颊，至目锐眦”者是以下哪条经脉

A.足少阳胆经

B.足少阴肾经

C.手阳明大肠经

D.手少阳三焦经

E.手太阳小肠经

【答案】D

【解析】手少阳三焦经循行:“另一支脉,从耳后分出,进入耳中,再浅出到耳前,经上关、面颊到目外眦”。

2.下列腧穴中,属于手少阳三焦经的是

A.肩髎

B.巨髎

C.次髎

D.颧髎

E.瞳子髎

【答案】A

3.下列腧穴中,治疗便秘效果较好的腧穴是

A.关冲

B.中渚

C.阳池

D.支沟

E.外关

【答案】D

【解析】以上诸穴均可以用于治疗头面五官病证。关冲为井穴,善治神志病;中渚为输穴,善治热病、消渴等;阳池为原穴,善治口干、消渴等病;支沟为经穴,善治便秘;外关为络穴,善治头面五官热病。

4.位于颈部,耳垂后方,乳突下端前方凹陷中的腧穴是

A.角孙

B.翳风

C.翳明

D.牵正

E.头临泣

【答案】B

5.常用于治疗耳鸣、耳聋、肩肘臂酸痛的腧穴是

A.阳溪

B.阳池

C.照海

D.中渚

E.支正

【答案】D

6.下列不属于支沟穴主治病证的是

A.失眠、癫狂痫

B.便秘、热病

C.耳鸣、耳聋

D.暴喑、瘰疬

E.胁肋疼痛

【答案】A

【解析】支沟主治:①便秘。②耳鸣,耳聋,咽喉肿痛、暴喑、头痛等头面五官病证。③瘰疬。④肘臂痛、胁肋疼痛、落枕。⑤热病。

第十七章 足少阳胆经、腧穴

1.针刺环跳穴的最佳体位是

A.坐位

B.站位

C.仰卧位

D.俯卧位

E.侧卧位

【答案】E

2.以下腧穴中,不属于足少阳胆经的是

A.风市

B.风门

C.风池

D.足临泣

E.头临泣

【答案】B

3.位于头部，眉上1寸，瞳孔直上的腧穴是

A.承泣

B.阳白

C.睛明

D.四白

E.隐白

【答案】B

4.下列各项中，不属于阳陵泉主治病证的是

A.黄疸、胁痛、口苦

B.腹泻、水肿、小便不利

C.呕吐、吞酸

D.膝肿痛、下肢痿痹

E.小儿惊风

【答案】B

5.下列何经循行从耳后，进入耳中，出走耳前

A.足太阳膀胱经

B.手太阳小肠经

C.足阳明胃经

D.手阳明大肠经

E.足少阳胆经

【答案】E

【解析】足少阳胆经循行："耳部分支，从耳后进入耳中，出走耳前到目外眦后方。"

6.下列腧穴中，孕妇禁刺的腧穴是

A.天宗

B.定喘

C.肩井

D.大杼

E.身柱

【答案】C

第十八章　足厥阴肝经、腧穴

1."循喉咙之后，上入颃颡，连目系，上出额"的经脉是

A.足厥阴肝经

B.手太阴肺经

C.足阳明胃经

D.手阳明大肠经

E.手少阴心经

【答案】A

2.期门的定位是

A.乳头直下，第5肋间隙，前正中线旁开4寸

B.乳头直下，第6肋间隙，前正中线旁开4寸

C.乳头直下，第7肋间隙，前正中线旁开4寸

D.第11肋游离端下际

E.侧腰部，第12肋游离端下际处

【答案】B

【解析】期门，定位：在胸部，第6肋间隙，前正中线旁开4寸。

3.下列何经循行"环阴器"

A.足太阴脾经

B.足阳明胃经

C.足太阳膀胱经

D.足厥阴肝经

E.足少阳胆经

【答案】D

【解析】足厥阴肝经循行："足厥阴肝经，起于足大趾背毫毛部，沿足背经内踝前上行，至内踝上8寸处交于足太阴经之后，上经腘窝内缘，沿大腿内侧，上入阴毛中，环绕阴器。"

4.下列何经循行到达巅顶

A.手少阴心经

B.足少阴肾经

C.手厥阴心包经

D.足厥阴肝经

E.手太阴肺经

【答案】D

5.常用于治疗疝气、阴中痛的腧穴是

A.期门

B.大敦

C.隐白

D.章门

E.曲泉

【答案】B

6.下列各项中,不属于期门穴主治病证的是

A.胸胁胀痛

B.呕吐、腹胀

C.奔豚气

D.乳痈

E.癃闭、遗尿

【答案】E

【解析】期门主治:①胸胁胀痛;②腹胀、呃逆、吞酸等肝胃病证;③郁病,奔豚气;④乳痈。

7.肝经循行中未发生联系的部位是

A.喉咙

B.唇内

C.耳中

D.目系

E.颊部

【答案】C

第十九章 督脉、腧穴

1.水沟穴的定位是

A.在面部,人中沟的上 2/3 与下 1/3 交界处

B.在面部,人中沟的中央处

C.在面部,人中沟的上 1/3 与下 2/3 交界处

D.在面部,口角旁约 0.4 寸

E.在面部,鼻翼外缘中点旁,鼻唇沟中

【答案】C

2.下列腧穴中,不属于督脉的腧穴是

A.腰阳关

B.上星

C.水沟

D.承浆

E.素髎

【答案】D

【解析】承浆属于任脉的穴位。

3.以下腧穴中,治疗痫证有较好作用的是

A.百会

B.腰阳关

C.命门

D.秩边

E.志室

【答案】A

【解析】百会主治:①痴呆、中风、失语、瘛疭、失眠、健忘、癫狂痫证、癔症等;②头风、头痛、眩晕、耳鸣等头面病证;④脱肛、阴挺、胃下垂、肾下垂等气失固摄而致的下陷性病证。

4.下列各项中,不属于大椎穴主治病证的是

A.热病、疟疾

B.项强、脊痛

C.癫狂、惊风

D.痢疾、脱肛

E.风疹、痤疮

【答案】D

5.位于脊柱区,第 4 腰椎棘突下凹陷中,

后正中线上的腧穴是

A.命门

B.身柱

C.至阳

D.膈俞

E.腰阳关

【答案】E

6.在头部,具有升阳提气,开窍醒神功能的腧穴是

A.前顶

B.本神

C.头维

D.百会

E.印堂

【答案】D

【解析】百会位于头顶,具有升阳提气治疗脱肛、阴挺、胃下垂、肾下垂等气失固摄而致的下陷性疾病;可开窍醒神,用以治疗痴呆、中风、癫狂痫等病。

(7~8 题共用备选答案)

A.身柱

B.至阳

C.风府

D.水沟

E.大椎

7.以上腧穴中,退热的要穴是

【答案】E

8.既治疗急危重症,又治疗闪挫腰痛的腧穴是

【答案】D

第二十章 任脉、腧穴

1. 气海穴的定位是在下腹部,前正中线上

A.脐中下 0.5 寸

B.脐中下 1 寸

C.脐中下 1.5 寸

D.脐中下 2 寸

E.脐中下 2.5 寸

【答案】C

2.下列哪项不是关元穴的主治病证

A.中风脱证、虚劳冷惫

B.癫狂痫、失眠

C.少腹疼痛、疝气

D.遗精、阳痿、早泄

E.月经不调、痛经

【答案】B

3.下列腧穴中,不属于任脉的是

A.廉泉

B.天突

C.水沟

D.承浆

E.膻中

【答案】C

4. 任脉循行未至以下何处

A.口唇

B.面部

C.咽喉

D.鼻

E.目

【答案】D

【解析】任脉循行:任脉,起于小腹内,下出于会阴部,向前上行于阴毛部,循腹沿前正中线上行,经关元等穴至咽喉,再上行环绕口唇,经面部进入目眶下,联系于目。

(5~6 题共用备选答案)

A.下脘

B.建里

C.中极

D.气海

E.关元

5.善于治疗形体羸瘦、脏气衰惫、乏力等气虚病证的腧穴是

【答案】D

6.善于治疗遗尿、小便不利、癃闭等泌尿系病证的腧穴是

【答案】C

【解析】气虚诸证临床常选用任脉腧穴气海,以益气培本。中极位于脐下4寸,是膀胱的募穴,常用来治疗泌尿系病证。

7.下列各组腧穴中,相距不是1寸的是

A.中极、关元

B.下脘、中脘

C.中脘、上脘

D.内关、间使

E.外关、支沟

【答案】B

【解析】下脘在上腹部,脐中上2寸,前正中线上。中脘位于上腹部,脐中上4寸,前正中线上。

8.不属于神阙穴主治病证的是

A.虚脱、中风脱证

B.便秘、脱肛

C.水肿、泄泻

D.身体虚弱

E.食谷不化

【答案】E

【解析】神阙穴主治:①中风脱证、虚脱、脱肛、阴挺、胃下垂等元气虚损证;②腹胀、腹痛、肠鸣、泄泻、痢疾、便秘、水肿等脾肾虚损所致病证;③保健要穴。

第二十一章 奇穴

1.夹脊穴位于脊柱区,后正中线旁开0.5寸

A.第1颈椎至第12胸椎棘突下两侧

B.第7颈椎至第5腰椎棘突下两侧

C.第1胸椎至第5腰椎棘突下两侧

D.第1胸椎至第12胸椎棘突下两侧

E.第1胸椎至骶管裂孔棘突下两侧

【答案】C

2.不属于十宣穴主治病证的是

A.昏迷

B.癫痫

C.高热

D.手指麻木

E.牙松龈痛

【答案】E

3.不属于四神聪穴主治病证的是

A.头痛,眩晕

B.失眠

C.癫痫

D.健忘

E.脱肛

【答案】E

【解析】四神聪主治:①头痛,眩晕。②失眠、健忘、癫痫等神志病证。

4.胆囊穴位于小腿外侧,腓骨小头直下

A.1寸

B.1.5寸

C.2寸

D.2.5寸

E.3寸

【答案】C

第二十二章　毫针刺法

配套名师精讲课程

第一节　针刺准备

1.适宜仰靠坐位针刺的腧穴是

A.头、面、胸部腧穴和上、下肢部分腧穴

B.身体侧面腧穴和上、下肢部分腧穴

C.头、项、脊背、腰骶部的腧穴

D.前头、颜面和颈前等部位的腧穴

E.后头和项、背部的腧穴

【答案】D

2.下列腧穴中，不适宜俯卧位针刺的是

A.天柱

B.膻中

C.天宗

D.肺俞

E.风市

【答案】B

【解析】膻中穴位于两乳连线中点，针刺时宜采用仰卧位。

第二节　进针方法

适用于皮肤松弛部位腧穴的进针方法是

A.单手进针法

B.舒张进针法

C.提捏进针法

D.夹持进针法

E.指切进针法

【答案】B

【解析】单手进针法和指切进针法适用于短针的进针。夹持进针法适用于长针的进针。舒张进针法主要用于皮肤松弛部位的腧穴。提捏进针法用于皮肉浅薄部位的腧穴，如印堂穴。

第三节　针刺的方向、角度和深度

（略）

第四节　行针手法

1.下列有关提插法的叙述，不正确的是

A.将针刺入腧穴一定深度后，施以上提下插的操作

B.幅度不宜过大，一般以3~5分为宜

C.指力一定要均匀一致

D.频率应较快，每分钟100次左右

E.保持针身垂直

【答案】D

【解析】提插法操作时，指力要均匀一致，幅度不宜过大，一般以3~5分为宜，频率不宜过快，每分钟60次左右，保持针身垂直，不改变针刺角度、方向。

2.下列各项中，不属于行针辅助手法的是

A.循法

B.摇法

C.刮法

D.震颤法

E.捻转法

【答案】E

【解析】捻转法属于行针基本手法，不属于辅助手法。

第五节 得气

（略）

第六节 针刺补泻

1.属于捻转补泻中补法的操作是

A.捻转角度小，用力轻，频率慢，操作时间短

B.捻转角度小，用力重，频率慢，操作时间短

C.捻转角度大，用力轻，频率快，操作时间短

D.捻转角度小，用力轻，频率慢，操作时间长

E.捻转角度大，用力轻，频率慢，操作时间短

【答案】A

【解析】捻转补法的操作是针下得气后，捻转角度小，用力轻，频率慢，操作时间短，结合拇指向前、食指向后（左转用力为主）者为补法。

2.对提插补泻中泻法的叙述，下列哪项是错误的

A.先深后浅

B.轻插重提

C.提插幅度大，频率快

D.操作时间长

E.以下插用力为主

【答案】E

【解析】提插补泻之泻法：针下得气后，先深后浅，轻插重提，提插幅度大，频率快，操作时间长者为泻法。

3.对捻转补泻中泻法的叙述，下列哪项是错误的

A.捻转角度小

B.用力重

C.频率快

D.操作时间长

E.拇指向后，食指向前（右转用力为主）

【答案】A

【解析】捻转补泻之补法 针下得气后，捻转角度小，用力轻，频率慢，操作时间短，结合拇指向前、食指向后（左转用力为主）者为补法。“捻转角度小”属于捻转补泻中补法的内容。

第七节 针刺异常情况

1.有关晕针处理方法的叙述，不正确的是

A.立即停止针刺，将针全部起出

B.予以饮温开水或糖水

C.宽衣解带，注意保暖

D.使患者平卧，头部抬高

E.重者可刺人中、素髎、内关、足三里等穴

【答案】D

【解析】晕针后使患者平卧，头部放平。

2.关于针刺所导致的气胸，下列不正确的是

A.立即出针，采取半卧位

B.让患者保持最舒适体位

C.一般漏气少量者，可自然吸收

D.密切观察，随时对症处理

E.严重病例出现呼吸困难、休克，需组织抢救

【答案】B

第八节 针刺注意事项

1.有关妊娠妇女针刺注意事项的叙述，不正确的是

A.孕期不可以针刺三阴交、合谷

B.怀孕3个月以内者，不宜针刺小腹部的腧穴

C.怀孕3个月以上者，腹部腧穴不宜针刺

D.怀孕3个月以上者，腰骶部腧穴不宜针刺

E.可灸昆仑纠正胎位不正

【答案】E

【解析】纠正胎位应灸至阴。

2.针刺注意事项的叙述，下列正确的是

A.老年体弱者可采用坐位针刺

B.过于紧张状态，也可以立即针刺

C.针刺睛明时可大幅度捻转

D.小儿囟门未闭，头顶部腧穴不宜针刺

E.皮肤感染的部位也可以针刺

【答案】D

第二十三章 灸法

第一节 灸法的作用

1.隔姜灸多用于治疗

A.阳痿早泄

B.中风脱证

C.未溃疮疡

D.肺痨瘰疬

E.风寒痹痛

【答案】E

2.瘢痕灸治疗的病证是

A.肺痨、瘰疬

B.虚寒病证

C.风寒痹痛

D.阳痿早泄

E.疮疡久溃不敛

【答案】A

3.有温胃止呕作用的灸法是

A.隔姜灸

B.隔蒜灸

C.隔盐灸

D.隔附子饼灸

E.瘢痕灸

【答案】A

第二节 灸法的种类

1.属于直接灸的是

A.瘢痕灸

B.蒜泥灸

C.隔姜灸

D.实按灸

E.温灸器灸

【答案】A

【解析】直接灸包括:瘢痕灸和无瘢痕灸。

2.属于艾炷灸的是

A.温针灸

B.隔盐灸

C.回旋灸

D.温和灸

E.蒜泥灸

【答案】B

【解析】艾炷灸包括直接灸和间接灸。直接灸又分为瘢痕灸和无瘢痕灸,间接灸又根据所隔药物不同分为隔姜、盐、附子饼、蒜灸法。

3.下列哪项不属于艾条灸

A.温和灸

B.雀啄灸

C.回旋灸

D.无瘢痕灸

E.太乙针灸

【答案】D

第三节　灸法的注意事项

下列哪项是施灸的禁忌证

A.泄泻

B.脱肛

C.瘿瘤

D.乳痈初起

E.阴虚发热证

【答案】E

【解析】无瘢痕灸属于艾炷灸,不属于艾条灸。

第二十四章　拔罐法

1.以下哪项不是走罐法的适宜治疗部位

A.脊背

B.头部

C.腰臀

D.大腿

E.肩胛

【答案】B

2.治疗局部皮肤麻木、疼痛或功能减退等疾患时宜选用的拔罐法是

A.闪罐法

B.留罐法

C.走罐法

D.留针拔罐法

E.刺血拔罐法

【答案】A

【解析】闪罐法多用于局部皮肤麻木、疼痛或功能减退等疾患,尤其适用于不宜留罐的部位,如小儿、年轻女性的面部。

3.治疗热证、实证、瘀血证时宜选用的拔罐法是

A.闪罐法

B.留罐法

C.走罐法

D.留针拔罐法

E.刺血拔罐法

【答案】E

【解析】刺血拔罐法又称刺络拔罐法。多用于热证、实证、瘀血证及某些皮肤病,如神经性皮炎、痤疮、丹毒、扭伤、乳痈等。

4.留罐法的留置时间一般为

A.3~5 分钟

B.5~10 分钟

C.5~15 分钟

D.15~20 分钟

E.20~30 分钟

【答案】C

【解析】留罐的时间视拔罐后皮肤的反应与患者的体质而定,一般为 5~15 分钟。

第二十五章　针灸治疗总论

第一节　针灸处方

1.下列哪项不属于针灸选穴原则
A.辨证选穴
B.对症选穴
C.近部取穴
D.远部取穴
E.上下取穴
【答案】E
【解析】针灸选穴原则包括:近部选穴,远部选穴,辨证选穴,对症选穴。

2.下列各项中,属于近部选穴的是
A.头痛取膈俞
B.脱肛取百会
C.咳嗽取列缺
D.鼻病选迎香
E.牙痛选合谷
【答案】D
【解析】迎香位于鼻旁,近部选穴用于治疗鼻塞、鼻不闻香臭等,头痛选膈俞、脱肛选百会为辨证选穴,牙痛选合谷为远部取穴。

3.下列各项中,属于远部选穴的是
A.面瘫选风池
B.胃痛选中脘
C.耳聋选听宫
D.扭伤取阿是穴
E.头痛选至阴
【答案】E

4.下列各项中,属于表里经配穴的是
A.咳嗽取尺泽、鱼际
B.感冒取列缺、合谷
C.膝痛取阳陵泉、阴陵泉
D.胃痛取中脘、内庭
E.痛经取地机、隐白
【答案】B

5.下列各项中,不属于同名经配穴的是
A.耳鸣取中渚、足临泣
B.头痛取外关、阳陵泉
C.失眠取神门、三阴交
D.牙痛取合谷、内庭
E.便秘取天枢、曲池
【答案】C
【解析】同名经配穴是指同名手足经,如手阳明和足阳明、手太阴和足太阴等。神门是手少阴腧穴,三阴交为足太阴腧穴,不属于同名经配穴。

6.下列各组取穴中,属于前后配穴法的是
A.厥阴俞、巨阙
B.三焦俞、京门
C.肝俞、章门
D.心俞、膻中
E.胆俞、日月
【答案】E

第二十六章　内科病证的针灸治疗

第一节　头痛

1.瘀血头痛,应配合
A.列缺、曲池
B.太溪、肾俞
C.太冲、太溪

D.血海、膈俞

E.三阴交、肝俞

【答案】D

2.患者,女,45岁。头痛多年,后头部疼痛固定不移,痛如椎刺,舌暗,脉细涩。针灸治疗除百会、风池外,宜取

A.列缺、曲池

B.申脉、悬钟

C.肝俞、脾俞

D.太溪、侠溪

E.血海、膈俞

【答案】E

【解析】根据题干症状辨证为瘀血头痛。针灸治疗宜配血海、膈俞。

3.患者3日来头痛如裹,痛无休止,肢体困重,苔白腻,脉濡。针灸治疗除主穴外,宜取

A.风门、列缺

B.曲池、大椎

C.丰隆、中脘

D.阴陵泉、头维

E.足临泣、率谷

【答案】D

【解析】根据症状辨证为风湿头痛。风湿头痛配头维、阴陵泉;风寒头痛配风门、列缺;风热头痛配曲池、大椎;痰浊头痛配丰隆、中脘;少阳头痛配足临泣、率谷、外关。

4.治疗厥阴头痛,应配用

A.印堂、攒竹、合谷

B.率谷、外关、足临泣

C.天柱、后溪、申脉

D.太冲、内关、四神聪

E.血海、膈俞、内关

【答案】D

第二节　面痛

1.治疗面痛主选的经穴是

A.手、足阳明及足少阳经脉

B.手、足阳明及足太阳经脉

C.手、足太阳及足厥阴经脉

D.手、足少阳及足太阳经脉

E.手、足阳明及足少阴经脉

【答案】B

2.患者右面部疼痛2年,间断发作,呈闪电样剧痛,持续数秒,痛时面部抽搐,伴流泪、有灼热感,舌红,苔薄黄,脉浮数。其辨证为

A.外感风寒

B.外感风热

C.气血瘀滞

D.肝胃郁热

E.阴虚阳亢

【答案】B

3.患者右面部疼痛2年,间断发作,呈闪电样剧痛,持续数秒,痛时面部抽搐,伴流泪、有灼热感,舌红,苔薄黄,脉浮数。除面部腧穴外,还应取

A.曲池、外关

B.大陵、劳宫

C.合谷、太冲

D.中渚、翳风

E.厉兑、隐白

【答案】C

4.患者右面部疼痛2年,间断发作,呈闪电样剧痛,持续数秒,痛时面部抽搐,伴流泪、有灼热感,舌红,苔薄黄,脉浮数。除主穴外,还应选取的配穴

A.风池、列缺

B.曲池、外关

C.内关、三阴交

D.行间、内庭

E.风池、太溪

【答案】B

【解析】面痛，主穴为攒竹、四白、下关、地仓、合谷、太冲、内庭。若遇寒则甚，舌淡，苔白，脉浮紧，为外感风寒证配风池、列缺；痛处有灼热感，舌红，苔薄黄，脉滑数，为外感风热证，配曲池、外关；有外伤史，或病程日久，痛点多固定不移，舌暗或有瘀斑，脉细涩，为气滞血瘀证配内关、三阴交；烦躁易怒，口渴便秘，舌红，苔黄，脉数，肝胃郁热证配行间、内庭；形体消瘦，颧红，脉细数无力，为阴虚阳亢配风池、太溪。

第三节　腰痛

1.痛在腰脊中部，与之相关的经脉是

A.足太阳膀胱经

B.足少阴肾经

C.足少阳胆经

D.带脉

E.督脉

【答案】E

【解析】腰痛病位在腰部，腰为肾之府，肾经贯脊属肾，膀胱经夹脊络肾，督脉并于脊里，行于后背正中；本病与肾及足太阳膀胱经、督脉关系密切。

2.针灸治疗腰痛，应主取的是

A.督脉、足少阴经穴

B.局部阿是穴、足少阴经穴

C.局部阿是穴、足少阳经穴

D.局部阿是穴、足太阳经穴

E.督脉、足太阳经穴

【答案】D

3.针灸治疗腰痛的主穴是

A.阿是穴、肾俞、太溪

B.腰眼、委中、太溪

C.阿是穴、大肠俞、委中

D.阿是穴、背俞穴、太溪

E.肾俞、昆仑、委中

【答案】C

【解析】腰痛主穴用委中、阿是穴、大肠俞。大肠俞、阿是穴疏通腰部经络气血，通经止痛；膀胱之脉，夹脊抵腰络肾，“腰背委中求”，循经远取委中，以疏通足太阳经气，是治疗腰背部疼痛的要穴。

4.患者，男，48 岁。腰痛，起病缓慢，隐隐作痛，绵绵不已，腰腿酸软乏力，腰冷，脉细。治疗除取主穴外，还应加取

A.命门、腰阳关

B.膈俞、次髎

C.太冲、肝俞

D.肾俞、太溪

E.关元、后溪

【答案】D

【解析】督脉病证配后溪；足太阳经证配申脉；腰椎病变配腰夹脊。寒湿腰痛配命门、腰阳关；瘀血腰痛配膈俞、次髎；肾虚腰痛配肾俞、太溪。

5.患者腰部冷痛重着，拘挛不可俯仰，舌淡，苔白，脉紧，针灸治疗除阿是穴、大肠俞、委中外，还应选取

A.膈俞、次髎

B.命门、腰阳关

C.肾俞、足三里

D.肾俞、太溪

E.悬钟、申脉

【答案】B

6.患者，男，38 岁。素有腰痛，近日因劳累后症状加重，腰部触之僵硬，俯仰困难，其痛固定不移，舌紫黯，脉弦涩。治疗除取主穴外，还应加

A.膈俞、次髎

B.命门、阳陵泉

C.命门、志室
D.腰阳关、养老
E.次髎、阳陵泉
【答案】A

第四节 痹证

1.若辨证为痛痹,应选用
A.肾俞、关元
B.大椎、曲池
C.肝俞、太冲
D.膈俞、血海
E.阴陵泉、足三里
【答案】A
【解析】行痹配膈俞、血海;痛痹配肾俞、关元;着痹配阴陵泉、足三里;热痹配大椎、曲池。另可根据疼痛的部位循经配穴。

2.患者,男,52岁。两膝关节红肿热痛,兼身热,口渴,舌苔黄燥,脉滑数。治疗除选取主穴外,应加用的腧穴是
A.脾俞、气海
B.肾俞、合谷
C.脾俞、胃俞
D.血海、曲池
E.大椎、曲池
【答案】E
【解析】痹症的配穴是,热痹配大椎、曲池;行痹配膈俞、血海;痛痹配肾俞、关元;着痹配阴陵泉、足三里;行痹配膈俞、血海;另可根据疼痛的部位循经配穴。

3.患者肘关节肌肉酸痛重着不移2个月,伴有肿胀,肌肤麻木不仁,阴雨天加重,苔白腻,脉濡缓。针灸治疗除主穴外,应加取
A.膈俞、血海
B.曲池、尺泽
C.曲池、大椎
D.肾俞、关元
E.足三里、阴陵泉
【答案】E

第五节 坐骨神经痛

1.有关针灸治疗坐骨神经痛的叙述,不正确的是
A.以通经止痛为法
B.以足太阳、足少阳经穴为主
C.腰部取腰夹脊
D.属于气血不足者,配足三里、三阴交
E.向下肢的放射样针感以多次重复出现为佳
【答案】E
【解析】秩边、环跳以针感沿腰腿部足太阳、足少阳经向下传导为佳,但不宜多次重复。

2.坐骨神经痛足太阳经证,兼有寒湿侵袭腰部,配穴应取
A.阳陵泉、悬钟
B.命门、腰阳关
C.足三里、三阴交
D.血海、阿是穴
E.环跳、丘墟
【答案】B
【解析】坐骨神经痛,寒湿证配命门、腰阳关;气血不足证配足三里、三阴交;瘀血阻络证配血海、阿是穴。坐骨神经痛足少阳经证主穴为腰夹脊、环跳、阳陵泉、悬钟、丘墟、阿是穴。

第六节 中风

1.患者,女,53岁。2小时前突然发现右半身麻木,口角歪斜,言语不利。现神志清,头晕目眩,苔白腻,脉弦滑。其诊断是

A.中经络,风痰阻络证

B.中经络,肝阳暴亢证

C.中经络,阴虚风动证

D.中脏腑,气虚血瘀证

E.中脏腑,阴虚风动证

【答案】A

【解析】中风中经络,主症:意识清楚,半身不遂,口角歪斜,语言不利。兼肢体麻木或手足拘急,头晕目眩,苔腻,脉弦滑者为风痰阻络证。

2.患者,女,53岁。2小时前突然发现右半身麻木,口角歪斜,言语不利。现神志清,头晕目眩,苔白腻,脉弦滑。应选取的经脉是

A.督脉,手厥阴和十二井穴为主

B.任脉穴为主

C.督脉,手厥阴及足太阴经为主

D.督脉、任脉

E.手足厥阴经

【答案】C

3.患者,女,53岁。2小时前突然发现右半身麻木,口角歪斜,言语不利。现神志清,头晕目眩,苔白腻,脉弦滑。应选取的配穴是

A.太冲、太溪

B.丰隆、合谷

C.曲池、内庭、丰隆

D.气海、血海、足三里

E.太池、风池

【答案】B

4.针灸治疗中风病中脏腑闭证,应取用哪组经脉为主

A.手厥阴经、督脉

B.手厥阴经、任脉

C.足厥阴经、督脉

D.足厥阴经、任脉

E.手、足厥阴经

【答案】A

【解析】中风中脏腑闭证,治宜:平肝息风,醒脑开窍。取督脉、手厥阴和十二井穴为主。

5.治疗中风语言謇涩者,宜加用

A.太溪、中封

B.商丘、解溪

C.丘墟透照海

D.颊车、合谷、太冲

E.廉泉、通里、哑门

【答案】E

【解析】中风——中经络,语言謇涩配廉泉、通里、哑门;足外翻配太溪、中封;足下垂配解溪;足内翻配丘墟透照海;口角㖞斜配地仓、颊车、合谷、太冲。

6.患者突然出现右半身活动不利,舌强语謇,兼眩晕头痛,烦躁,舌红,苔黄,脉弦而有力。针灸治疗除主穴外,应加用

A.丰隆、合谷

B.曲池、内庭

C.太冲、太溪

D.足三里、气海

E.太溪、风池

【答案】C

【解析】根据眩晕头痛,烦躁,舌红,苔黄,脉弦而有力辨证为肝阳暴亢型中风。肝阳暴亢配太冲、太溪;风痰阻络配丰隆、合谷;痰热腑实配曲池、内庭、丰隆;气虚血瘀配气海、血海、足三里;阴虚风动配太溪、风池。

第七节 眩晕

1.患者,男,63岁,头晕目眩,甚则昏眩欲仆,伴耳鸣,腰膝酸软,遗精,舌淡,脉沉细。除风池、百会外,应加用

A.内关、太冲、行间、侠溪、太溪

B.内关、太冲、头维、丰隆、中脘

C.肝俞、肾俞、足三里、脾俞、胃俞

D.肝俞、肾俞、足三里、太溪、悬钟、三阴交

E.头维、血海、膈俞、内关、足三里、太溪

【答案】D

【解析】根据题干症状辨证为眩晕虚证之肾精不足证。主穴:百会、风池、肝俞、肾俞、足三里。配穴:肾精不足配太溪、悬钟、三阴交。

2.治疗眩晕实证的主穴是

A.风池、百会、太阳、列缺

B.风池、头维、太阳、百会

C.风池、百会、内关、太冲

D.风池、百会、肝俞、肾俞

E.百会、内关、后溪、水沟

【答案】C

【解析】眩晕实证的主穴用风池、百会、内关、太冲。眩晕病位在脑,脑为髓海,督脉入络于脑,故选用位于巅顶的百会,清头目、止眩晕;风池亦为近部取穴,疏调头部气机;太冲为肝经之原穴,可平肝潜阳;内关为八脉交会穴,通于阴维脉,既可宽胸理气,和胃化痰,又与太冲相配以加强平肝之力。

3.治疗眩晕虚证,应选取

A.风池、百会、内关、太冲

B.百会、行间、侠溪、太冲

C.风池、气海、脾俞、胃俞

D.风池、太溪、悬钟、三阴交

E.风池、百会、肝俞、足三里

【答案】E

第八节 面瘫

1.与面瘫主要相关的是

A.手太阳、足阳明经筋

B.手阳明、足太阳经筋

C.足少阳、足太阳经筋

D.手阳明、足厥阴经筋

E.手少阳、足太阳经筋

【答案】A

【解析】手足阳经均上行头面部,当邪气阻滞面部经络,尤其是手太阳和足阳明经筋功能失调,可导致面瘫的发生。

2.患者2天前受凉后出现右侧面部肌肉板滞,额纹消失,眼裂变大,鼻唇沟变浅,口角歪向左侧,舌淡,苔薄白,脉浮紧。治疗除面部穴位、合谷外,还应取

A.外关、关冲

B.风府、风池

C.太冲、曲池

D.列缺、风池

E.内庭、足三里

【答案】B

【解析】根据舌淡,苔薄白,脉浮紧辨证为外感风寒型面瘫。风寒外袭配风池、风府;风热侵袭配外关、关冲。

3.患者2天前受风后出现左侧面部麻木,额纹变浅,眼裂变大,鼻唇沟变浅,舌淡,苔薄白。针刺面部穴位应采用

A.直刺深刺

B.多穴重刺

C.轻刺浅刺

D.提插泻法

E.电针强刺激

【答案】C

4.面瘫恢复期宜选取的腧穴是

A.阳陵泉

B.下关

C.血海

D.足三里

E.百会

【答案】D

【解析】面瘫恢复期，足三里行补法，合谷、太冲行平补平泻法。

第九节　不寐

1.与不寐关系密切的经脉是

A.心经、阳维脉

B.心经、阴维脉

C.阳维脉、阴维脉

D.阳跷脉、阴跷脉

E.督脉、脾经

【答案】D

2.治疗脾胃不和型不寐，应配合

A.行间、侠溪

B.心俞、胆俞

C.心俞、脾俞

D.足三里、内关

E.太溪、肾俞

【答案】D

3.治疗失眠取照海穴，宜用

A.毫针补法

B.毫针泻法

C.毫针平补平泻法

D.温和灸

E.点刺出血

【答案】A

【解析】不寐证毫针刺法平补平泻，照海用补法，申脉用泻法。

4.治疗失眠取申脉穴，宜用

A.毫针补法

B.毫针泻法

C.毫针平补平泻法

D.温和灸

E.点刺出血

【答案】B

5.患者寐而易醒，头晕耳鸣，腰膝酸软，五心烦热，舌红，脉细数。除主穴外，还应选取

A.行间、侠溪

B.心俞、脾俞

C.心俞、胆俞

D.太溪、肾俞

E.足三里、内关

【答案】D

【解析】头晕耳鸣，腰膝酸软，五心烦热，舌红，脉细数为心肾不交。心脾两虚配心俞、脾俞；心肾不交配太溪、肾俞；心胆气虚配心俞、胆俞；肝火扰神配行间、侠溪；脾胃不和配足三里、内关。

6.患者，女，48岁。失眠1年，多梦少寐，入睡迟，易惊醒，多疑善惊，气短头晕，舌淡，脉弦细。治疗除选取主穴外，应加用的腧穴是

A.肝俞、间使

B.脾俞、胃俞

C.心俞、胆俞

D.心俞、肾俞

E.心俞、脾俞

【答案】C

7.患者，女，45岁，失眠2个月，近日来入睡困难，有时睡后易醒，醒后不能再睡，甚至彻夜不眠，舌苔薄，脉沉细。治疗应首选

A.神门、内关

B.神门、胆俞

C.神门、三阴交

D.心俞、脾俞

E.心俞、足三里

【答案】C

【解析】由本患者的症状可知本病为不寐的心肾不交证，故选穴上应宁心安神。不寐的病位在心，取心经原穴神门宁心安神；三阴交健脾益气，柔肝益阴，可使脾气和，肝气疏泄，心肾交通以达心气安而不寐除。

第十节　感冒

1.患者，男，25岁。发热恶寒，寒重热轻，头痛身痛，鼻塞流涕，咳嗽，咳痰清稀，舌苔薄白，脉浮紧。治疗应首选

A.手少阴、手太阳经穴

B.手太阴、足太阳经穴

C.手太阴、手少阳经穴

D.手阳明、足阳明经穴

E.手太阴、手阳明经穴

【答案】E

【解析】感冒的针灸治法：祛风解表。取手太阴、手阳明经穴及督脉穴为主。

2.治疗感冒的主穴是

A.列缺、合谷、肺俞、太渊、大椎

B.太渊、肺俞、合谷、鱼际、三阴交

C.列缺、合谷、大椎、太阳、风池

D.鱼际、尺泽、膻中、肺俞、定喘

E.尺泽、肺俞、膏肓、太溪、足三里

【答案】C

3.治疗体虚感冒者，宜加用

A.阴陵泉

B.太冲

C.委中

D.尺泽

E.足三里

【答案】E

第十一节　胃痛

1.治疗胃痛拒按，食后痛甚，舌质紫暗，有瘀斑，脉细涩者，针灸取穴是

A.足三里、内关、中脘、胃俞、三阴交

B.足三里、内关、中脘、下脘、三阴交

C.足三里、内关、中脘、太冲、三阴交

D.足三里、内关、中脘、膈俞、三阴交

E.足三里、内关、中脘、内庭、三阴交

【答案】D

【解析】胃痛的处方——主穴：中脘、足三里、内关；瘀血停胃配加膈俞、三阴交。

2.患者胃脘隐痛，喜按喜暖，兼泛吐清水，便溏，舌淡苔薄，脉虚弱，治疗除主穴外，还应选用

A.梁门、下脘

B.期门、太冲

C.膈俞、三阴交

D.胃俞、三阴交、内庭

E.关元、脾俞、胃俞

【答案】E

A.胃俞、三阴交、内庭

B.膈俞、三阴交

C.梁门、下脘

D.期门、太冲

E.气海、关元

3.治疗胃阴不足型胃痛，应加用

【答案】A

4.治疗瘀血停胃型胃痛，应加用

【答案】B

第十二节 便秘

1.治疗便秘的主穴,除天枢外,还应选用的腧穴是

A.神阙、足三里、公孙

B.支沟、大肠俞、上巨虚

C.上巨虚、阴陵泉、水分

D.支沟、下脘、关元

E.支沟、足三里、中脘

【答案】B

【解析】便秘应理肠通便。取大肠的背俞穴、募穴及下合穴为主。主穴用上巨虚、大肠俞、支沟、天枢。近取大肠募穴天枢与大肠俞同用为俞募配穴,远取大肠下合穴上巨虚,"合治内腑",三穴同用通调大肠腑气,理肠通便;支沟宣通三焦,行气导滞,为通便之经验效穴。

2.患者大便不通1周,伴腹中胀痛,胸胁痞满,苔薄腻,脉弦,治疗应选

A.大肠的募穴、足阳明、足少阳经穴

B.大肠的背俞穴、手阳明经穴

C.大肠的背俞穴、募穴及下合穴

D.大肠的下合穴、足阳明经穴

E.大肠的募穴、足阳明、足太阴经穴

【答案】C

【解析】根据腹中胀痛,胸胁痞满,苔薄腻,脉弦辨证为气秘。取大肠的背俞穴、募穴及下合穴为主。

3.患者大便排出困难,腹中冷痛,面色白,畏寒喜暖,小便清长,舌淡苔白,脉沉迟。治疗除主穴外,还应加用

A.合谷、内庭

B.太冲、中脘

C.脾俞、气海

D.神阙、关元

E.足三里、气海

【答案】D

【解析】根据症状辨证为冷秘。冷秘配神阙、关元;热秘配合谷、曲池;气秘配太冲、中脘;虚秘配足三里、脾俞、气海,兼阴伤津亏者加照海、太溪。

第二十七章 妇儿科病证的针灸治疗

第一节 痛经

1.患者,女,26岁。每至经期出现腹痛,痛势绵绵,月经色淡,量少,伴面色苍白,倦怠无力,舌淡,脉细弱。治疗除三阴交、关元、足三里外,宜选取针灸治疗实证痛经应取哪些经脉

A.任脉、足少阴经

B.任脉、足厥阴经

C.任脉、足太阴经

D.冲脉、足厥阴经

E.督脉、足厥阴经

【答案】C

【解析】痛经的治法:

实证:行气活血,调经止痛。取任脉、足太阴经穴为主。

虚证:调补气血,温养冲任。取任脉、足太阴、足阳明经穴为主。

2.患者,女,26岁。每至经期出现腹痛,痛势绵绵,月经色淡,量少,伴面色苍白,倦怠无力,舌淡,脉细弱。治疗除三阴交、关元、足三里外,宜选取

A.太冲、血海
B.关元、归来
C.太冲、气海
D.太溪、肾俞
E.气海、脾俞
【答案】E
【解析】根据症状辨证为气虚亏虚型痛经。主穴用三阴交、关元、足三里。气血虚弱配气海、脾俞;肾气亏损配太溪、肾俞。
(3~4题共用备选答案)
A.太溪、肾俞
B.阴陵泉、外关
C.太冲、血海
D.气海、脾俞
E.关元、归来
3.针灸治疗气血虚弱痛经,宜加用
【答案】D
4.针灸治疗肾气亏损痛经,宜加用
【答案】A

第二节　绝经前后诸证

1.针灸治疗绝经前后诸证的主穴,除气海、三阴交外,还包括
A.肝俞、脾俞、太冲
B.肾俞、肝俞、太溪
C.脾俞、带脉、中极
D.肝俞、地机、足三里
E.肾俞、归来、命门
【答案】B
2.绝经前后诸证肝阳上亢者,宜配伍
A.照海、阴谷
B.中脘、丰隆
C.关元、命门
D.风池、太冲
E.中脘、阴陵泉
【答案】D

第三节　遗尿

1.针灸治疗遗尿,除相应背俞穴外,还应选取以下哪组经脉的腧穴
A.足太阳、足少阴
B.足太阳、手太阴
C.足太阳、手少阳
D.任脉、足太阳
E.任脉、足太阴
【答案】E
【解析】遗尿的治法:调理膀胱,温肾健脾。取任脉、足太阴经穴及膀胱的背俞穴、募穴为主。
2.患儿,女,6岁。白天小便频而量少,夜晚睡中遗尿,面白,气短,大便溏,舌淡苔白,脉细。针灸治疗除主穴外,应加取
A.百会、神门
B.阳陵泉、行间
C.肾俞、命门、太溪
D.脾俞、肾俞、足三里
E.气海、肺俞、足三里
【答案】E
(3~4题共用备选答案)
A.肾俞、命门、太溪
B.行间、阳陵泉
C.四神聪、列缺
D.肺俞、气海、足三里
E.百会、命门、阴陵泉
3.遗尿脾肺气虚者,宜加用
【答案】D

4.遗尿肾气不足者,宜加用

【答案】A

【解析】遗尿脾肺气虚者,宜加用肺俞、气海、足三里;脾肺气虚睡后遗尿,少气懒言,食欲不振,大便溏薄,自汗出,舌淡,苔薄,脉细无力;脾肺气虚——肺俞、气海、足三里。

第二十八章　皮外伤科病证的针灸治疗

第一节　颈椎病

1.针灸治疗颈椎病,除颈夹脊、天柱、阿是穴外,还包括

A.曲池、合谷、申脉

B.肩髎、外关、养老

C.风池、曲池、悬钟

D.肩髃、风府、太溪

E.曲池、合谷、列缺

【答案】C

【解析】颈椎病主穴用颈夹脊、天柱、风池、曲池、悬钟、阿是穴。颈夹脊能疏调局部筋骨;天柱疏通太阳经气;风池疏通少阳经气;曲池疏通阳明经气;悬钟为髓会,有滋肾壮骨,以求治本的作用;阿是穴调节局部筋脉。诸穴配伍,疏导太阳、阳明、少阳及督脉经气,共奏通经止痛之功。

2.患者因长期伏案工作,经常感到颈项、肩背疼痛,并伴有恶心、呕吐,就诊后,诊断为颈椎病,除主穴外,还应选取

A.肝俞、肾俞

B.合谷、手三里

C.听宫、外关

D.中脘、内关

E.合谷、列缺

【答案】D

【解析】颈椎病,伴有恶心呕吐配中脘、内关;肝肾不足配肝俞、肾俞;上肢麻、痛配合谷、手三里;耳鸣耳聋配听宫、外关;外邪内侵配合谷、列缺。

第二节　落枕

1.治疗落枕的主穴是

A.天柱、肩井、天髎、肩贞、合谷

B.天柱、养老、后溪、阳池、合谷

C.阿是穴、外关、天髎、肩井、合谷

D.阿是穴、外劳宫、后溪、悬钟、天柱

E.后溪、外劳宫、外关、束骨、昆仑

【答案】D

2.落枕病在督脉、太阳经者,针灸治疗配

A.风池、肩井

B.大椎、束骨

C.风池、合谷

D.内关、合谷

E.肩髃、天宗

【答案】B

【解析】落枕的针灸配穴:病在督脉、太阳经者配大椎、束骨;病在少阳经配外关、肩井。风寒袭络配风池、合谷;气滞血瘀配内关、合谷。肩痛配肩髃;背痛配天宗。

3.患者因夜吹风扇,晨起出现右颈项痛,转动受限,并向同侧肩部放射。针灸治疗除主穴外,宜选取

A.血海、膈俞、肩髃

B.合谷、曲池、大椎

C.风池、内关、肩井

D.风池、合谷、肩髃

E.大椎、束骨、天宗

【答案】D

第三节 漏肩风

1.治疗肩周疼痛,以肩后部为重,疼痛拒按,除肩部穴外,还应选取的是

A.手太阳小肠经穴

B.手阳明大肠经穴

C.手少阳三焦经穴

D.足少阳胆经穴

E.足太阳膀胱经穴

【答案】A

【解析】疼痛以肩前外部为主者为手阳明经证,以肩外侧为主者为手少阳经证,以肩后部为主者为手太阳经证,以肩前部为主者为手太阴经证。

2.与漏肩风相关的经脉是

A.手三阳、足太阳

B.手三阴、手太阳

C.手三阳、手太阴

D.手三阴、足少阳

E.手三阴、足阳明

【答案】C

【解析】手三阳经及手太阴经分别循行于肩前、肩外、肩后及肩内侧。

3.漏肩风肩后部压痛明显者,应配用

A.合谷

B.足三里

C.外关

D.三阴交

E.后溪

【答案】E

【解析】疼痛以肩前外部为主者为手阳明经证,以肩外侧为主者为手少阳经证,以肩后部为主者为手太阳经证,以肩前部为主者为手太阴经证。故配手太阳经五输穴之输穴后溪。

第二十九章 五官科病证的针灸治疗

第一节 耳鸣耳聋

1.治疗耳聋实证,应选用以下哪组经脉为主

A.足少阴、手太阳经穴

B.足少阳、手少阳经穴

C.足少阴、手少阴经穴

D.足少阳、手少阴经穴

E.足少阴、手少阳经穴

【答案】B

【解析】耳聋实证的针灸治法:疏风泻火,通络开窍。取局部穴及手足少阳经穴为主。

2.患者,男,65岁。耳中如蝉鸣,时作时止,按之鸣声减弱,听力亦下降,同时伴神疲乏力,食少腹胀,便溏,脉细弱。治疗宜在听宫、翳风、太溪、肾俞基础上,加用

A.行间、丘墟

B.外关、合谷

C.丰隆、阴陵泉

D.气海、足三里

E.肾俞、肝俞

【答案】D

【解析】根据症状辨证为耳鸣耳聋的虚证。神疲乏力、食少便溏、脉弱为脾胃虚弱之征。主穴用听宫、翳风、太溪、肾俞。脾胃虚弱配气海、足三里。

第二节　牙痛

1.与上牙痛关系最密切的经脉是

A.手阳明大肠经

B.手太阳小肠经

C.足少阳胆经

D.足阳明胃经

E.手少阳三焦经

【答案】D

【解析】手、足阳明经分别入下齿、上齿。

2.患者，女，53岁。右上齿痛半年，隐隐作痛，时作时止，脉沉。针灸治疗在合谷、颊车、下关的基础上，应加取

A.外关、风池

B.内庭、二间

C.太溪、行间

D.风池、侠溪

E.风池、太冲

【答案】C

【解析】根据题干症状辨证为牙痛之虚火牙痛。牙痛的针灸主穴：合谷、颊车、下关。配穴：风火牙痛配外关、风池；胃火牙痛配内庭、二间；虚火牙痛配太溪、行间。

3.患者，男，30岁。右下齿痛，疼痛剧烈，齿龈红肿，无龋齿，身热，舌红，苔薄黄，脉浮数。针灸治疗本病的取穴是

A.合谷、颊车、下关、外关、风池

B.合谷、颊车、下关、内庭、二间

C.合谷、颊车、下关、太溪、行间

D.合谷、颊车、下关、风池、侠溪

E.合谷、颊车、下关、风池、太冲

【答案】A

(4~5题共用备选答案)

A.肾俞、太溪

B.太溪、行间

C.内庭、二间

D.外关、风池

E.大杼、束骨

4.治疗胃火牙痛，宜选用

【答案】C

5.治疗风火牙痛，宜选用

【答案】D

第十篇

诊断学基础

第一章　症状学

第一节　发热

1.发热最常见的原因是

A.感染

B.无菌坏死物质吸收

C.广泛性皮炎

D.抗原抗体反应

E.重度安眠药中毒

【答案】A

2.下列各项，可见间歇热的是

A.急性肾盂肾炎

B.肺炎

C.风湿热

D.渗出性胸膜炎

E.霍奇金病

【答案】A

3.长期使用解热药或激素类药后，常出现的热型是

A.波状热

B.不规则热

C.回归热

D.稽留热

E.弛张热

【答案】B

4.布氏杆菌病的常见热型是

A.稽留热

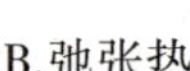

B.弛张热

C.间歇热

D.回归热

E.波状热

【答案】E

5.下列表现为典型弛张热的疾病是

A.肺炎球菌性肺炎

B.渗出性胸膜炎

C.疟疾

D.风湿热

E.布鲁杆菌病

【答案】D

【解析】弛张热是指体温在 39 ℃以上，但波动幅度大，24 小时内体温波动在 2 ℃以上，最低时仍高于正常水平。常见于败血症、风湿热、重症肺结核、化脓性炎症等。

6.体温的下降呈现渐降方式的是

A.急性肾盂肾炎

B.输液反应

C.肺炎球菌性肺炎

D.疟疾

E.伤寒缓解期

【答案】E

【解析】体温下降期降温的方式有两种：

①骤降：体温于数小时内迅速下降至正常，有时甚至低于正常，伴有大汗，见于疟疾、肺炎链球菌性肺炎、急性肾盂肾炎及输液反应等；②渐降：体温在数日内逐渐降至正常，见于伤寒缓解期、风湿热。

第二节 胸痛

1.胸痛患者，活动后症状减轻，首先考虑

A.肋间神经痛

B.反流性食管炎

C.心脏神经症

D.心绞痛

E.幽门梗阻

【答案】C

2.若患者胸痛部位在胸骨中上段后方，并向左肩部放射，最可能的疾病为

A.胸膜疾病

B.心绞痛

C.肋间神经病变

D.食管炎症

E.肋骨骨折

【答案】B

【解析】心绞痛疼痛常位于胸骨后或心前区，有压榨样痛，可伴有窒息感，疼痛常牵扯至左肩背、左臂内侧达无名指及小指。

3.下列哪项不符合胸壁疾患所致胸痛的特点

A.疼痛部位较固定

B.局部有压痛

C.举臂动作时可加剧

D.因情绪激动而诱发

E.深呼吸或咳嗽可加剧

【答案】D

第三节 腹痛

1.下列除哪项外，均属急腹症

A.消化性溃疡病

B.急性胰腺炎伴黄疸

C.胃肠穿孔

D.肠梗阻

E.实质脏器破裂

【答案】A

2.剑突下钻顶样痛多提示

A.急性肝炎发作

B.急性胆囊炎发作

C.胆道蛔虫梗阻

D.急性胰腺炎发作

E.以上都不是

【答案】C

（3~4题共用备选答案）

A.腹部胀痛

B.转移性右下腹痛

C.周期性、节律性上腹隐痛

D.右上腹部剧烈绞痛

E.持续性、广泛性剧烈腹痛伴板状腹

3.急性阑尾炎的腹痛特点是

【答案】B

4.急性弥漫性腹膜炎的腹痛特点是

【答案】E

【解析】腹部胀痛多见于慢性肝炎与淤血性肝肿大；转移性右下腹痛见于急性阑尾炎；周期性、节律性上腹隐痛见于消化性溃疡；右上腹部剧烈绞痛见于胆石症；持续性、广泛性剧烈腹痛伴板状腹见于急性弥漫性腹膜炎。

第四节　咳嗽与咯痰

1.犬吠样咳嗽见于

A.急性胸膜炎

B.大叶性肺炎

C.急性左心衰

D.喉头炎症水肿

E.肺结核

【答案】D

2.咳嗽带鸡鸣样吼声的是

A.百日咳

B.声带炎

C.喉头水肿

D.纵隔肿瘤

E.支气管肺癌

【答案】A

【解析】纵隔肿瘤、支气管肺癌常表现金属调的咳嗽,声带炎、喉头水肿为声音嘶哑的咳嗽。

3.引起痰分层现象的疾病是

A.慢性支气管炎

B.肺脓肿

C.肺结核

D.肺炎链球菌肺炎

E.心源性哮喘

【答案】B

4.肺炎球菌肺炎的痰液特征是

A.粉红色泡沫样痰

B.鲜红色痰

C.棕褐色痰

D.铁锈色痰

E.灰黄色痰

【答案】D

5.患者,30岁。近半个月来,以夜间咳嗽为主,痰中带血丝,伴低热,盗汗,咯血。应首先考虑的是

A.肺结核

B.支气管扩张

C.肺癌

D.风湿性心脏病(二尖瓣狭窄)

E.急性肺水肿

【答案】A

【解析】肺结核痰中带血丝,伴低热,盗汗,咯血。支气管扩张痰量较多,为湿性咳嗽。肺癌剧烈干咳,痰中带血丝。风湿性心脏病(二尖瓣)狭窄多为咯血,痰为暗红色。急性肺水肿为粉红色泡沫样痰。

6.患者咳嗽。查体:气管向左偏移,右侧胸廓较左侧饱满,叩诊出现鼓音。应首先考虑的是

A.右侧气胸

B.左侧肺不张

C.肺气肿

D.右下肺炎

E.右侧胸腔积液

【答案】A

(7~8题共用备选答案)

A.咯铁锈色痰

B.咯粉红色泡沫痰

C.咯吐大量鲜血

D.咯大量脓痰

E.干咳无痰

7.急性左心功能不全,常伴有

【答案】B

8.肺炎链球菌肺炎,常伴有

【答案】A

第五节　咯血

1.咯血伴皮肤黏膜出血的疾病

A.流行性出血热

B.肺癌

C.肺炎

D.肺吸虫病

E.鼻咽癌

【答案】A

【解析】咯血伴皮肤黏膜出血应考虑为钩端螺旋体病、流行性出血热、血液病。

2.大咯血的日咯血量为

A.100~200 mL

B.200~300 mL

C.300~400 mL

D.400~500 mL

E.>500 mL

【答案】E

3.引起咯血最常见的疾病是

A.肺水肿

B.肺结核

C.急性胸膜炎

D.肺部恶性肿瘤

E.肺炎球菌性肺炎

【答案】B

【解析】咯血病因主要有支气管疾病如支气管扩张症、支气管肺癌、支气管内膜结核和慢性支气管炎等;肺部疾病包括肺结核、肺炎链球菌性肺炎、肺脓肿等,其中肺结核是我国最常见的咯血原因;心血管疾病如二尖瓣狭窄;其他如血小板减少性紫癜、白血病、血友病等也可出现咯血。

4.可引起咯血伴黄疸的疾病是

A.流行性出血热

B.肺炎支原体肺炎

C.钩端螺旋体病

D.支气管肺癌

E.肺吸虫病

【答案】C

【解析】咯血伴发热见于流行性出血热、肺炎;咯血伴皮肤黏膜出血应考虑钩端螺旋体病、流行性出血热;咯血伴胸痛见于支气管肺癌。

第六节　呼吸困难

1.反复发作的呼气性呼吸困难,主要见于

A.气道异物

B.支气管哮喘

C.大叶性肺炎

D.肺不张

E.气胸

【答案】B

2.吗啡中毒引起呼吸困难的主要原因是

A.兴奋呼吸中枢

B.使支气管痉挛

C.使肺淤血

D.肺泡弹性减弱

E.呼吸中枢受抑制

【答案】E

【解析】吗啡、巴比妥类药物及有机磷农药中毒时,可抑制呼吸中枢,致呼吸减慢,也可呈潮式呼吸。

3.夜间阵发性呼吸困难,可见于

A.急性脑血管疾病

B.癔病

C.急性感染所致的毒血症

D.慢性阻塞性肺气肿

E.左心功能不全

【答案】E

【解析】由左心衰引起的心源性呼吸困难,具有以下特点:劳累性呼吸困难;端坐呼吸;夜间阵发性呼吸困难。

4.引起吸气性呼吸困难的疾病是

A.气管肿瘤

B.慢性阻塞性肺气肿

C.支气管哮喘

D.气胸

E.大块肺不张

【答案】A

第七节　水肿

1.下列疾病,多表现为下垂性水肿的是

A.肾小球肾炎

B.肝硬化

C.右心衰竭

D.血管神经性水肿

E.甲状腺功能减退症

【答案】C

2.水肿伴肝功能损害及门静脉高压和可见蜘蛛痣,见于

A.心源性水肿

B.肾源性水肿

C.肝源性水肿

D.营养不良性水肿

E.内分泌源性水肿

【答案】C

【解析】伴颈静脉怒张、肝大和压痛、肝颈静脉回流征阳性,见于心源性水肿;伴高血压、蛋白尿、血尿、管型尿,见于肾源性水肿;伴肝掌、蜘蛛痣、黄疸、腹壁静脉曲张,见于肝源性水肿。

3.下列可以表现为局部性水肿的是

A.血管神经性水肿

B.丝虫病

C.局部炎症

D.血栓性静脉炎

E.以上都是

【答案】E

【解析】心源性水肿常见于右心衰竭、慢性缩窄性心包炎等疾病。

4.可表现为非凹陷性水肿的疾病是

A.急性肾炎

B.肾病综合征

C.右心衰竭

D.肝硬化

E.甲状腺功能减退症

【答案】E

【解析】内分泌源性水肿见于甲状腺功能减退症等黏液性水肿,特点是非凹陷性,颜面及下肢较明显,病人常伴有精神萎靡、食欲不振。

第八节　呕血与黑便

1.呕血与黑便最常见的原因是

A.消化性溃疡

B.门脉高压

C.肝胆疾病

D.食管与胃底静脉曲张破裂

E.急性胃黏膜病变

【答案】A

2.呕血伴慢性、周期性、节律性上腹痛见于何种疾病

A.消化性溃疡

B.肝硬化

C.尿毒症

D.食管静脉曲张破裂

E.阑尾炎

【答案】A

3.出血量>500 mL,可见

A.大便隐血试验阳性

B.呕血

C.黑便

D.皮肤苍白

E.周围循环衰竭

【答案】D

4.男性,40 岁。20 年前患乙型肝炎,3 小时前突然呕吐鲜红色血液,约 1 000 mL,伴心悸、头晕、血压下降。查体:可见蜘蛛痣,脾肋下 2 cm,最可能的诊断是

A.肠炎
B.胃溃疡
C.胆管癌
D.急性胃黏膜病变
E.食管与胃底静脉曲张破裂
【答案】E

第九节　黄疸

1.符合阻塞性黄疸表现的是
A.粪便颜色加深
B.尿中胆红素阴性
C.尿中尿胆原增加
D.心率加快
E.血清结合胆红素明显增多
【答案】E

2.关于黄疸的特点,下列说法正确的是
A.溶血性黄疸以非结合胆红素增多为主
B.肝细胞性黄疸尿胆红素阴性
C.胆汁淤积性黄疸尿胆原增多
D.肝细胞性黄疸尿胆原减少
E.胆汁淤积性黄疸尿胆红素阴性
【答案】A

3.患者,55 岁。皮肤、巩膜黄染呈进行性加重,大便持续变白,病后消瘦明显,应首先考虑的是
A.急性病毒性肝炎
B.肝硬化
C.胆囊炎
D.胰头癌
E.胆总管结石
【答案】D

4.下列各项,不属肝细胞性黄疸实验室检查结果的是
A.总胆红素增高
B.非结合胆红素增高
C.结合胆红素增高
D.尿胆原增高
E.尿胆红素阴性
【答案】E
【解析】溶血性黄疸以 STB 及 UCB 增高为主;肝细胞性黄疸 STB、UCB、CB 均增高;阻塞性黄疸 STB 及 CB 增高,以 CB 增高为主。

第十节　抽搐

1.下列抽搐病因属于全身性非感染性疾病的是
A.破伤风
B.低血糖
C.肺炎
D.败血症
E.狂犬病
【答案】B
【解析】低血糖属于非感染性疾病,其余选项均为感染性疾病。

(2~3 题共用备选答案)
A.癔病
B.破伤风
C.脑血管疾病
D.中毒性痢疾
E.蛛网膜下腔出血

2.抽搐伴脑膜刺激征,见于
【答案】E

3.抽搐伴苦笑面容,见于
【答案】B

4.抽搐伴瞳孔散大、意识丧失的是
A.破伤风
B.铅中毒
C.癫痫

D.癔症性抽搐

E.蛛网膜下腔出血

【答案】C

【解析】抽搐伴瞳孔散大、意识丧失、大小便失禁,见于癫痫大发作。

第十一节　意识障碍

1.下列不属谵妄表现的是

A.意识大部分丧失

B.谵语

C.躁动不安

D.意识模糊

E.错觉

【答案】A

2.昏迷是指

A.患者近乎不省人事,处于熟睡状态,不易被唤醒

B.意识丧失,任何强大的刺激都不能被唤醒

C.轻度意识障碍,意识障碍程度较嗜睡重

D.是最轻的意识障碍,表现为持续性的睡眠状态

E.是一种以兴奋性增高为主的急性高级神经中枢活动失调状态

【答案】B

【解析】A是指昏睡;C是指意识模糊;D是指嗜睡;E是指谵妄。

(3~4共用备选答案)

A.高血压脑病

B.有机磷中毒

C.吗啡中毒

D.脑外伤

E.尿毒症

3.意识障碍伴发热见于

【答案】D

4.意识障碍伴高血压见于

【答案】A

【解析】意识障碍伴发热见于严重感染性疾病、脑出血、脑肿瘤、脑外伤等。伴高血压常见于脑出血、高血压脑病、肾炎等

第二章　问诊

1.下列除哪项外,均是主诉所要求的内容

A.一般不超过20个字

B.主诉是迫使患者就医的最主要的症状

C.确切的主诉常可作为诊断的向导

D.主诉的记录,尽量使用诊断术语

E.症状不突出者,可把就医的主要目的作为主诉

【答案】D

2.临床上检查意识状态的方法一般多用

A.问诊

B.触诊

C.叩诊

D.听诊

E.嗅诊

【答案】A

【解析】病历书写格式规定:个人史项中包括居住地区情况,冶游史等,而既往史应采录的内容是过去的健康状况、预防接种史、传染病史、过敏史等。

3.下列问诊方法中不正确的是

A.首先进行过渡性交谈

B.先问简单问题

C.由主诉开始,逐步深入

D.当患者的回答与医师的想法有距离时可进行暗示性提问

E.避免重复提问

【答案】D

(4~5题共用备选答案)

A.月经情况

B.生育情况

C.冶游史

D.家族遗传病史

E.预防接种史

4.属于既往史的是

【答案】E

5.属于个人史的是

【答案】C

第三章 检体诊断

第一节 基本检查法

1.大量腹水而肝、脾难以触及时最适用

A.浅部触诊

B.深部滑行触诊

C.双手触诊

D.深压触诊

E.冲击触诊

【答案】E

【解析】深部滑行触诊:主要适用于腹腔深部包块和胃肠病变的检查。双手触诊:适用于肝、脾、肾、子宫和腹腔肿物的检查。深压触诊:用于探测腹部深在病变部位或确定腹腔压痛点。冲击触诊:适用于大量腹水而肝、脾难以触及时。

2.当实质性器官被含气组织覆盖时,其叩诊音为

A.清音

B.鼓音

C.实音

D.浊音

E.过清音

【答案】D

3.肺部叩诊呈过清音的是

A.肺气肿

B.大量胸腔积液

C.气胸

D.支气管肺炎

E.肺不张

【答案】A

(4~5题共用备选答案)

A.敌敌畏中毒

B.肺脓肿

C.糖尿病酮症酸中毒

D.尿毒症

E.有机磷农药中毒

4.呼吸有烂苹果味可见于

【答案】C

5.呼吸有氨味可见于

【答案】D

第二节 全身状态检查及临床意义

1.用口测法测量体温时,正确的是

A.正常值为36.5 ℃~37.5 ℃

B.小儿常用

C.昏迷患者可用

D.体温在1日内有1 ℃以上波动

E.体温表放置舌下,紧闭口腔,5分钟即可读数

【答案】E

2.急性腹膜炎

A.自动体位

B.被动体位

C.强迫体位

D.强迫仰卧位

E.强迫俯卧位

【答案】D

3.面色潮红，兴奋不安，口唇干燥，呼吸急促，表情痛苦，有时鼻翼扇动，口唇疱疹见于

A.急性热病面容

B.慢性病面容

C.苦笑面容

D.伤寒面容

E.二尖瓣面容

【答案】A

4.长期服用肾上腺糖皮质激素的病人会出现

A.二尖瓣面容

B.满月面容

C.急性病容

D.无欲貌

E.贫血面容

【答案】B

【解析】无欲貌见于伤寒，表情淡漠，反应迟钝，呈无欲状态；苦笑面容见于破伤风；急性热病面容见于急性感染性疾病，如肺炎链球菌性肺炎、急性化脓性阑尾炎、流行性脑脊髓膜炎；面具面容见于震颤麻痹；满月面容见于库欣综合征及长期应用肾上腺皮质激素的患者。

5.患者因病不能自行调节自己的体位，属于

A.自动体位

B.被动体位

C.翻转体位

D.强迫体位

E.以上都不是

【答案】B

6.震颤麻痹患者常采取的步态是

A.醉酒步态

B.步态稳健

C.慌张步态

D.跨阈步态

E.共济失调步态

【答案】C

（7~8题共用备选答案）

A.苦笑面容

B.伤寒面容

C.甲亢面容

D.二尖瓣面容

E.慢性病面容

7.消瘦，两眼球突出，兴奋不安，呈惊恐貌，多见于

【答案】C

8.两颧紫红，口唇发绀，多见于

【答案】D

第三节　皮肤检查及临床意义

1.下列不属于皮肤或黏膜出血的是

A.紫癜

B.出血点

C.血肿

D.蜘蛛痣

E.淤斑

【答案】D

2.只是局部皮肤发红，一般不高出皮肤的是

A.斑疹

B.玫瑰疹

C.丘疹

D.斑丘疹

E.荨麻疹

【答案】A

3.关于紫癜下列说法正确的是

A.皮下出血直径在<2 mm

B.皮下出血直径在>3 mm

C.皮下出血直径在 3~5 mm

D.皮下出血直径>5 mm

E.片状出血并伴有皮肤显著隆起

【答案】C

【解析】皮下出血直径在 3~5 mm 者,称为紫癜;皮下出血直径>5 mm 者,称为瘀斑;片状出血并伴有皮肤显著隆起者,称为血肿。

4.下列各项对蜘蛛痣有诊断意义的是

A.肝硬化

B.麻疹

C.猩红热

D.伤寒

E.药物过敏

【答案】A

5.关于水肿哪项正确

A.左心功能不全时常致心源性水肿

B.营养不良可导致水肿

C.肾炎性水肿主要是由低蛋白血症引起

D.肝硬化所致水肿主要因血管升压素分泌过多

E.血管神经性水肿常伴疼痛

【答案】B

第四节　淋巴结检查

1.淋巴结结核的好发部位是

A.头部

B.颈部

C.胸部

D.腹部

E.下肢

【答案】B

2.下列关于浅表淋巴结的检查顺序不正确的是

A.耳前、耳后

B.乳突区、枕骨下区

C.颏下、颌下

D.颈后三角、颈前三角

E.锁骨上窝、腋窝

【答案】C

【解析】浅表淋巴结分布在耳前、耳后、乳突区、枕骨下区、颌下、颏下、颈后三角、颈前三角、锁骨上窝、腋窝、滑车上、腹股沟和腘窝等部位,检查表浅淋巴结时,应按以上顺序进行。

3.下列可以引起全身淋巴结肿大的疾病是

A.急性化脓性扁桃体炎

B.丹毒

C.转移癌

D.再生障碍性贫血

E.系统性红斑狼疮

【答案】E

(4~5 题共用备选答案)

A.腹股沟淋巴结

B.右锁骨上窝淋巴结

C.左锁骨上窝淋巴结

D.颈部淋巴结

E.腋下琳巴结

4.胃癌出现淋巴结转移常见的部位是

【答案】C

5.肺癌出现淋巴结转移常见的部位是

【答案】B

第五节　头部检查

1.方颅可见于
A.脑积水
B.先天性梅毒
C.呆小症
D.脑膜炎
E.小儿营养不良
【答案】B
2.双侧眼睑下垂见于
A.脑炎
B.脑脓肿
C.蛛网膜下腔出血
D.脑出血
E.重症肌无力
【答案】E
3.瞳孔扩大见于
A.阿托品过量
B.有机磷农药中毒
C.吗啡中毒
D.伤寒
E.虹膜炎
【答案】A
4.关于麻疹黏膜斑的描述，以下正确的是
A.位于颊黏膜上，高出黏膜表面
B.位于第二磨牙的颊黏膜上，针尖大小灰白色斑点
C.位于第一磨牙的颊黏膜上，片状白斑
D.颊黏膜上出现瘀斑
E.颊黏膜上出现黑色素沉着
【答案】B
5.草莓舌见于
A.维生素 A 缺乏
B.贫血
C.猩红热
D.肿瘤
E.结核
【答案】C
6.关于扁桃体肿大，叙述正确的是
A.Ⅰ度肿大为刚超过咽腭弓
B.Ⅱ度肿大为达到中线
C.扁桃体肿大共分四度
D.超过咽腭弓而未达到中线是Ⅲ度肿大
E.达到并超过中线为扁桃体Ⅲ度肿大
【答案】E
【解析】扁桃体肿大分为三度：Ⅰ度肿大时扁桃体不超过咽腭弓；Ⅱ度肿大时扁桃体超过咽腭弓，介于Ⅰ度和Ⅲ度之间；Ⅲ度肿大时扁桃体达到并超过咽后壁中线。

第六节　颈部检查

1.安静状态下可见颈动脉搏动见于
A.二尖瓣关闭不全
B.三尖瓣关闭不全
C.主动脉瓣关闭不全
D.右心衰竭
E.肺动脉高压
【答案】C
2.以下不引起颈静脉怒张的疾病是
A.左心功能不全
B.右心衰竭
C.缩窄性心包炎
D.上腔静脉梗阻
E.心包积液
【答案】A
3.下列疾病，常使气管推向健侧的是
A.胸膜粘连
B.支气管肺炎
C.大量胸腔积液

D.肺不张

E.肺硬化

【答案】C

【解析】大量胸腔积液、气胸或纵隔肿瘤及不对称性甲状腺肿大,可将气管推向健侧;肺不张、肺硬化、胸膜粘连等可将气管拉向患侧。

第七节 胸壁及胸廓检查

1.胸骨明显压痛或叩击痛常见的疾病是

A.上呼吸道感染

B.肺炎

C.慢性支气管炎

D.肺结核

E.白血病

【答案】E

2.患者胸骨下部显著前突,左、右胸廓塌陷,肋骨与肋软骨交界处变厚增大,上下相连呈串珠状。其诊断是

A.肺纤维化

B.佝偻病

C.肺气肿

D.支气管哮喘

E.肺结核

【答案】B

3.乳腺皮肤呈"橘皮样"改变,乳头有血性分泌物提示

A.乳腺炎

B.乳腺增生

C.乳腺萎缩

D.乳腺癌

E.乳腺囊肿

【答案】D

【解析】皮肤呈"橘皮样",多为浅表淋巴管被乳癌细胞堵塞后,局部皮肤出现淋巴性水肿所致,也可见于炎症。乳头有血性分泌物见于乳管内乳头状瘤、乳癌。

第八节 肺和胸膜检查

1.胸腔大量积气患者触觉语颤表现的是

A.增强

B.减弱或消失

C.稍增强

D.正常

E.无变化

【答案】B

2.在肺部叩出实音见于

A.气胸

B.胸腔积液

C.腹腔内脏下垂

D.肺气肿

E.肺空洞

【答案】B

3.患侧胸廓下陷,肋间隙变窄,呼吸动度减弱或消失见于

A.胸腔积液

B.肺气肿

C.阻塞性肺不张

D.肺实变

E.气胸

【答案】C

4.下列各项,可引起触觉语颤增强的是

A.气管异物

B.阻塞性肺气肿

C.胸腔积液

D.肺实变

E.胸膜增厚粘连

【答案】D

5.肺内局限性的湿啰音提示

A.黏稠的分泌物

B.炎性病变

C.胸腔积液

D.急性肺水肿

E.支气管痉挛

【答案】B

6.患者呼吸急促。查体:气管向左偏移,右侧胸廓饱满,叩诊出现实音。应首先考虑的是

A.右侧胸腔积液

B.右侧大叶性肺炎

C.肺气肿

D.右侧气胸

E.右侧肺不张

【答案】A

7.正常人支气管呼吸音可听到的部位为

A.左锁骨上窝

B.右锁骨上窝

C.胸骨角周围

D.胸骨上窝

E.肩胛间区

【答案】D

8.下列各项除哪项外可见肺泡呼吸音减弱或消失

A.呼吸运动障碍

B.胸膜疾患

C.肺顺应性降低

D.压迫性肺不张

E.胸腔内肿物

【答案】D

第九节 心脏、血管检查

1.二尖瓣关闭不全最不可能出现的体征是

A.心尖区第一心音亢进

B.心尖区可闻及 3/6 级以上的吹风样全收缩期杂音

C.心浊音界向左下扩大

D.肺动脉瓣区第二心音亢进

E.可闻及第三心音

【答案】A

2.X 线发现心影呈梨形增大,是由于

A.右室、左室增大

B.左室、左房增大

C.右室、左房增大,肺动脉干突出

D.右室、右房增大

E.左室增大,主动脉弓突出

【答案】C

3.最易触及心包摩擦感的是

A.坐位,胸骨左缘第 4 肋间处,深呼气末

B.坐位,胸骨左缘第 4 肋间处,深吸气末

C.卧位,胸骨左缘第 2 肋间处,深呼气末

D.卧位,胸骨左缘第 2 肋间处,深吸气末

E.卧位,剑突下,屏住呼吸时

【答案】A

【解析】心包摩擦感通常在胸骨左缘第 4 肋间最易触及,以收缩期明显,坐位稍前倾或深呼气末更易触及。

4.在胸骨左缘第 3、4 肋间触及收缩期震颤,应考虑的疾病是

A.二尖瓣狭窄

B.主动脉瓣关闭不全

C.三尖瓣狭窄

D.肺动脉瓣狭窄

E.室间隔缺损

【答案】E

5.肺动脉瓣第二心音减弱见于

A.二尖瓣狭窄

B.二尖瓣关闭不全

C.肺动脉瓣狭窄

D.主动脉瓣狭窄

E.主动脉瓣关闭不全

【答案】C

【解析】肺动脉瓣第二心音增强见于肺动脉高压、二尖瓣狭窄、左心功能不全、室间隔缺损、动脉导管未闭、肺心病；肺动脉瓣第二心音减弱见于肺动脉瓣狭窄或关闭不全。

6.可使二尖瓣狭窄的杂音更为清晰的情况是

A.坐位稍向前倾

B.左侧卧位

C.右侧卧位

D.用力按压听诊器时

E.屏住呼吸后

【答案】B

7.心包摩擦音和胸膜摩擦音的鉴别要点是

A.有无心脏病史

B.呼吸是否增快

C.改变体位后摩擦音是否消失

D.咳嗽后摩擦音是否消失

E.屏住呼吸后摩擦音是否消失

【答案】E

【解析】心包摩擦音与胸膜摩擦音的区别，主要为屏住呼吸时胸膜摩擦音消失，而此时心包摩擦音仍可听到。

8.下列疾病除哪项外均可见到周围血管征

A.主动脉瓣关闭不全

B.发热

C.贫血

D.甲亢

E.主动脉瓣狭窄

【答案】E

9.下列各项，可引起心尖区出现舒张期震颤的是

A.二尖瓣狭窄

B.主动脉瓣狭窄

C.肺动脉瓣狭窄

D.室间隔缺损

E.动脉导管未闭

【答案】A

【解析】心尖区出现舒张期震颤的是二尖瓣狭窄。联系二尖瓣狭窄的体征来学习，二尖瓣狭窄出现心尖部舒张期隆隆样杂音。

10.患者，男，36 岁。近 1 年来经常出现心慌，疲乏，劳累后气急，呼吸困难。查体：心浊音界向左下扩大，胸骨右缘第 2 肋间可听到粗糙的收缩期吹风样杂音。诊断应考虑为

A.二尖瓣狭窄

B.二尖瓣关闭不全

C.房间隔缺损

D.主动脉瓣狭窄

E.主动脉瓣关闭不全

【答案】D

11.患者，女，60 岁。查体：桶状胸，心尖搏动出现在剑突下，且深吸气时增强，肺动脉瓣第二心音增强。应首先考虑的是

A.冠心病

B.风心病

C.高血压性心脏病

D.肺心病

E.心肌炎

【答案】D

12.患者，男，42 岁。神疲易倦、心慌 5 年余，上小学时曾有游走性关节疼痛病史。查体：心尖搏动向左下移位，搏动范围弥散，心尖区可听到 3 级以上的收缩期吹风样杂音。最可能的诊断是

A.二尖瓣狭窄

B.二尖瓣关闭不全

C.主动脉瓣关闭不全

D.主动脉瓣狭窄

E.风湿性心肌炎

【答案】B

（13～14 题共用备选答案）

A.收缩期吹风样杂音

B.舒张期隆隆样杂音

C.舒张期叹气样杂音

D.连续性机器样杂音

E.乐音样杂音

13.二尖瓣狭窄的杂音是

【答案】B

14.主动脉瓣关闭不全的杂音是

【答案】C

【解析】二尖瓣狭窄的杂音为舒张期隆隆样杂音;主动脉瓣关闭不全的杂音为舒张期叹气样杂音。

(15~16题共用备选答案)

A.心尖搏动最强处

B.胸骨左缘第3、4肋间

C.胸骨右缘第2肋间

D.胸骨体下端左缘或右缘

E.胸骨左缘第2肋间

15.二尖瓣听诊区杂音最响的位置是

【答案】A

16.主动脉瓣第二听诊区杂音最响的位置是

【答案】B

第十节 腹部检查

1.下列不会出现全腹膨隆的疾病是

A.肠梗阻

B.炎症性肝囊肿

C.巨大卵巢囊肿

D.人工气腹

E.腹水

【答案】B

2.腹壁紧张呈板状强直见于

A.结核性腹膜炎

B.急性胰腺炎

C.急性阑尾炎

D.急性胆囊炎

E.急性弥漫性腹膜炎

【答案】E

3.肠鸣音消失见于

A.麻痹性肠梗阻

B.急性胃炎

C.幽门梗阻

D.机械性肠梗阻

E.肝硬化腹水

【答案】A

4.空腹听诊出现振水音,可见于

A.肾病综合征

B.肝硬化腹水

C.结核性腹膜炎

D.幽门梗阻

E.急性肠炎

【答案】D

5.肝脏进行性肿大,质地坚硬如前额,多见于

A.肝炎

B.肝脓疡

C.肝癌

D.脂肪肝

E.血吸虫病

【答案】C

6.上腔静脉阻塞时,腹壁静脉曲张的血流方向为

A.脐上脐下均向上

B.脐上脐下均向下

C.脐上向上、脐下向下

D.脐上向下、脐下向上

E.以脐为中心向四周放射

【答案】B

7.肝浊音界缩小见于

A.急性肝坏死

B.肝脓肿

C.肝淤血

D.多囊肝

E.肝炎

【答案】A

8.下列各项,属麻痹性肠梗阻表现的是

A.腹部胀痛

B.腹部绞痛

C.肠型及蠕动波

D.肠鸣音呈金属音调

E.频繁排气、排便

【答案】A

9.可引起肝浊音界消失的疾病是

A.急性胃炎

B.急性胆囊炎

C.急性胰腺炎

D.急性阑尾炎

E.胃溃疡穿孔

【答案】E

【解析】肝浊音界消失,代之以鼓音,是急性胃肠穿孔的重要征象,亦可见于人工气腹。肝炎、肝脓肿时可出现肝区叩击痛。

(10~11题共用备选答案)

A.麦氏点压痛

B.墨菲征阳性

C.腹膜刺激征

D.库瓦济埃征阳性

E.库瓦济埃征阴性

10.提示胰头癌的体征是

【答案】D

11.提示急性胆囊炎的体征是

【答案】B

第十一节 肛门、直肠检查及临床意义

1.肛门与直肠的检查,错误的体位是

A.仰卧位

B.俯卧位

C.左侧卧位

D.蹲位

E.肘膝位

【答案】B

【解析】根据病情需要采取肘膝位、仰卧位、截石位、左侧卧位或蹲位等体位,观察患者肛门及周围情况。

2.肛门直肠指诊,发现质地坚硬、表面凹凸不平的包块。见于

A.肛门直肠周围脓肿

B.肛裂与感染

C.直肠息肉

D.直肠癌

E.炎症并有组织破坏

【答案】D

【解析】有剧烈触痛见于肛裂与感染;触痛并有波动感见于肛门、直肠周围脓肿;柔软光滑而有弹性包块见于直肠息肉;质地坚硬、表面凹凸不平的包块见于直肠癌;指套带有黏液、脓液或血液见于炎症并有组织破坏。

第十二节 脊柱与四肢检查及临床意义

1.下列除哪项外均可引起脊柱侧凸

A.脊髓灰质炎后遗症

B.儿童发育期坐姿不良

C.大量腹水

D.胸廓畸形

E.慢性胸膜肥厚

【答案】C

【解析】脊柱畸形临床常见有脊柱后凸、前凸和侧凸。脊柱偏离后正中线向两侧偏曲,称脊柱侧凸,可分为姿势性侧凸和器质性

侧凸两类。姿势性侧凸见于儿童发育期坐姿不良、一侧下肢明显短于另一侧下肢、坐骨神经痛和脊髓灰质炎后遗症；器质性侧凸病因包括先天性、特发性、慢性胸膜肥厚、胸膜粘连及肩部或胸廓的畸形。大量腹水可引起脊柱前凸。

2.脊柱后凸多发生于

A.颈段脊柱

B.胸段脊柱

C.腰段脊柱

D.骶段脊柱

E.腰段及骶段脊柱

【答案】B

3.患者，女，55岁。腰痛，腰部活动受限。检查：脊柱叩击痛，坐骨神经刺激征（+）。应首先考虑的是

A.脑膜炎

B.腰肌劳损

C.蛛网膜下腔出血

D.腰椎间盘突出

E.肾下垂

【答案】D

（4~6题共用备选答案）

A.指关节梭状畸形

B.杵状指

C.肢端肥大

D.浮髌现象

E.匙状甲（反甲）

4.缺铁性贫血，常表现为

【答案】E

5.支气管扩张，常表现为

【答案】B

6.类风湿关节炎，常表现为

【答案】A

第十三节　神经系统检查及临床意义

1.下列关于中枢性面神经麻痹叙述正确的是

A.口角歪向病灶侧

B.病灶同侧全部面肌瘫痪

C.受损部位在面神经核

D.病因可由受寒导致

E.可由耳部或脑膜感染引起

【答案】A

【解析】中枢性神经麻痹，在面部，病灶对侧面下部肌肉麻痹，口角歪向病灶侧。

2.下列关于肌力的描述错误的是

A.1级：可见肌肉收缩，但无肢体活动

B.2级：肢体能在床面上做水平移动，且能抬起

C.3级：肢体能抬离床面，但不能抵抗阻力

D.4级：能做抵抗阻力的动作，但较正常差

E.5级：正常肌力

【答案】B

3.扑翼样震颤见于

A.儿童脑风湿病变

B.肝性脑病

C.帕金森病

D.小脑病变

E.低血钙症

【答案】B

4.下列哪项不属于神经反射的深反射

A.肱二头肌反射

B.肱三头肌反射

C.跟腱反射

D.腹壁反射

E.膝腱反射

【答案】D

5.腰椎间盘突出所致的坐骨神经痛可出现的阳性体征是

A.布鲁津斯基

B.戈登征

C.查多格征

D.拉塞格征

E.霍夫曼征

【答案】D

6.下列不属于脑膜刺激征疾病的是

A.颈椎病

B.蛛网膜下腔出血

C.坐骨神经痛

D.腰骶神经根炎

E.急性脑血管病

【答案】E

【解析】脑膜刺激征见于脑膜炎、蛛网膜下腔出血、脑脊液压力增高;颈强直也可见于颈椎病、颈部肌肉病变。凯尔尼格征也可见于坐骨神经痛、腰骶神经根炎等。

第四章 实验室诊断

第一节 血液的一般检查及临床意义

1.判断成年女性贫血的血红蛋白含量应低于

A.120 g/L

B.115 g/L

C.105 g/L

D.100 g/L

E.90 g/L

【答案】B

2.健康成人白细胞正常值为

A.(3.5~9.5)×10^9/L

B.(4~11)×10^9/L

C.(5~10)×10^9/L

D.(4.5~10)×10^9/L

E.(4.5~11)×10^9/L

【答案】A

3.引起红细胞病理性绝对性增多的疾病是

A.系统性红斑狼疮

B.大面积烧伤

C.肺源性心脏病

D.脾功能亢进

E.严重腹泻

【答案】C

【解析】红细胞绝对性增多:①继发性:组织缺氧所致,生理性见于新生儿及高原生活者;病理性见于严重的慢性心、肺疾病,如阻塞性肺气肿、肺源性心脏病、发绀型先天性心脏病等。②原发性:见于真性红细胞增多症。

4.中性粒细胞核右移可见于

A.感染

B.大面积烧伤

C.恶性肿瘤晚期

D.恶性贫血

E.大出血

【答案】D

5.嗜酸性粒细胞增多见于

A.副伤寒

B.感染早期

C.寄生虫疾病

D.应用肾上腺皮质激素

E.X 线照射后

【答案】C

6.淋巴细胞增多症见于

A.麻疹

B.寄生虫

C.感染性心内膜炎

D.单核细胞白血病

E.疟疾

【答案】A

7.引起网织红细胞减少的贫血是

A.巨幼细胞贫血

B.缺铁性贫血

C.再生障碍性贫血

D.溶血性贫血

E.失血性贫血

【答案】C

8.血小板减少,常见于

A.脾切除术后

B.急性溶血后

C.急性胃出血后

D.急性白血病

E.以上均非

【答案】D

【解析】血小板减少常见于:①原发性血小板减少性紫癜、白血病、再生障碍性贫血、阵发性睡眠性血红蛋白尿、巨幼细胞性贫血等。②脾功能亢进、放射病、癌的骨髓转移。③某些传染病或感染,如败血症、结核、伤寒。④某些药物过敏,如氯霉素、抗癌药等。

9.出现小细胞低色素性贫血的常见疾病是

A.缺铁性贫血

B.巨幼细胞贫血

C.失血性贫血

D.溶血性贫血

E.再生障碍性贫血

【答案】A

10.患者食欲和记忆力减退。检查:眼睑苍白。血红细胞、白细胞和血小板均减少。应首先考虑的是

A.再生障碍性贫血

B.溶血性贫血

C.缺铁性贫血

D.巨幼红细胞性贫血

E.失血性贫血

【答案】A

第二节　血栓与止血检查

1.血小板功能异常导致的出血时间延长,可见于

A.继发性血小板减少性紫癜

B.原发性血小板减少性紫癜

C.维生素 C 缺乏症

D.血管性血友病

E.血小板无力症

【答案】E

2.下列各项,不属于血浆纤维蛋白原减少的疾病是

A.糖尿病

B.肝硬化

C.重症肝炎

D.DIC

E.原发性纤溶症

【答案】A

3.下列不属于血浆纤维蛋白原(Fg)增高的临床意义的是

A.糖尿病

B.肝硬化

C.急性心肌梗死

D.恶性肿瘤

E.急性感染

【答案】B

【解析】血浆纤维蛋白原测定临床意义:①增高:见于糖尿病、急性心肌梗死、急性肾炎、多发性骨髓瘤、休克、大手术后、急性感染、妊娠高血压综合征、恶性肿瘤及血栓前状态等。②减低:见于 DIC.原发性纤溶症、重症肝炎和肝硬化等。

4.口服抗凝药物治疗监测的参考值是

A.0.3~0.5

B.2.0~3.0

C.0.8~1.0

D.0.8~1.5

E.2.0~4.0

【答案】D

第三节 肝脏病实验室检查

1.结合胆红素、非结合胆红素都增高,可见于

A.蚕豆病

B.胆石症

C.珠蛋白生成障碍性贫血

D.急性黄疸性肝炎

E.胰头癌

【答案】D

【解析】血清总胆红素、结合胆红素、非结合胆红素测定:关于胆红素的规律——总胆红素都增高:①结合为主——阻塞性黄疸。②非结合为主——溶血性黄疸。③结合与非结合都增高——肝细胞性黄疸。

2.下列对诊断原发性肝癌最有意义的指标是

A.AST

B.γ-GT

C.ALT

D.AFP

E.ALP

【答案】D

3.急性病毒性肝炎时明显增高的酶是

A.肌酸激酶(CK)

B.乳酸脱氢酶(LDH)

C.碱性磷酸酶(ALP)

D.天门冬氨酸氨基转移酶(AST)

E.丙氨酸氨基转移酶(ALT)

【答案】E

4.出现胆-酶分离现象,提示

A.急性病毒性肝炎

B.慢性病毒性肝炎

C.胆道阻塞性疾病

D.肝细胞严重坏死,预后不良

E.急性心肌梗死

【答案】D

5.提示病毒复制、传染性强、持续阳性,表明肝细胞损害较重,且可转为慢性乙型肝炎的指标是

A.HBsAg

B.HBeAg

C.HBcAg

D.抗-HBs

E.抗-HBc

【答案】B

6.提示既往感染过甲型肝炎病毒,已获得免疫力,并可作为流行病学调查指标的是

A.HAVAg 阳性

B.HAV-RNA 阳性

C.抗 HAV-IgM 阳性

D.抗 HAV-IgA 阳性

E.抗 HAV-IgG 阳性

【答案】E

【解析】抗 HAV-IgG 较抗 HAV-IgM 产生晚,是保护性抗体,一般在感染 HAV 3 周后出现在血清中,且持久存在,是获得免疫力的标志,提示既往感染,可作为流行病学调查的指标。

(7~8 题共用备选答案)

A.HBsAg(+)

B.抗-HBs(+)

C.HBeAg(+)

D.抗-HBc(+)

E.抗-HBe(+)

7.作为机体获得对 HBV 免疫力及乙型肝炎患者痊愈的指标是

【答案】B

8.HBV 感染进入后期与传染减低的指标是

【答案】E

第四节 肾功能检查

1.下列关于内生肌酐清除率的叙述,正确的是

A.高于 80 mL/min 提示预后不良

B.肾功能严重损害时,开始升高

C.肾功能损害愈重,其清除率愈低

D.肾功能损害愈重,其清除率愈高

E.其测定与肾功能损害程度无关

【答案】C

2.肾小球滤过率增高见于

A.肾小球功能不全

B.肾动脉硬化

C.急性肾衰竭

D.糖尿病肾病早期

E.高血压病

【答案】D

3.下列检查结果中,最能反映慢性肾炎患者肾实质严重损害的是

A.尿中红细胞明显增多

B.尿中白细胞明显增多

C.尿蛋白明显增多

D.尿中出现管型

E.尿比密固定于 1.010 左右

【答案】E

【解析】尿比密固定在 1.010~1.012,称为等渗尿,见于肾脏病变晚期,提示肾小管重吸收功能很差,浓缩稀释功能丧失。

第五节 常用生化检查

1.空腹血糖测定的正常参考值是

A.3.9~6.1 mmol/L

B.3.5~5.1 mmol/L

C.1.9~3.1 mmol/L

D.2.6~5.4 mmol/L

E.3.9~5.1 mmol/L

【答案】A

2.引起病理性血糖升高的原因不包括下列哪种疾病

A.嗜铬细胞瘤

B.甲状腺功能亢进症

C.糖尿病

D.肾上腺皮质功能亢进症

E.胰岛细胞瘤

【答案】E

3.下列各项,不引起血清总胆固醇增高的疾病是

A.阻塞性黄疸

B.肝硬化

C.高脂蛋白血症

D.肾病综合征

E.糖尿病

【答案】B

【解析】TC 减低:①严重肝脏疾病,如急性重型肝炎、肝硬化等。②甲状腺功能亢进症。③严重贫血、营养不良和恶性肿瘤等。④应用某些药物,如雌激素、甲状腺激素、钙拮抗剂等。

4.下列各项中,不引起血清钾增高的是

A.急、慢性肾衰竭

B.静脉滴注大量钾盐

C.严重溶血

D.代谢性酸中毒

E.代谢性碱中毒

【答案】E

第六节　酶学检查

1.对急性胰腺炎有诊断价值的血清淀粉酶的数值应大于

A.800 U/L

B.1800 U/L

C.3500 U/L

D.5000 U/L

E.6000 U/L

【答案】D

【解析】急性胰腺炎：发病后6～12小时血清AMS开始增高，12～24小时达高峰，3～5天后恢复正常。如达3500 U/L应怀疑此病，超过5000 U/L即有诊断价值。

2.对诊断急性胰腺炎最有价值的血清酶检查是

A.碱性磷酸酶

B.淀粉酶

C.谷草转氨酶

D.谷丙转氨酶

E.乳酸脱氢酶

【答案】B

3.对心肌缺血与心内膜下梗死的鉴别，最有意义的是

A.血清转氨酶

B.血清淀粉酶

C.γ-谷氨酰基转肽酶

D.肌酸磷酸激酶

E.血清碱性磷酸酶

【答案】D

4.用于判断不稳定型心绞痛是否发生了微小心肌损伤的检测是

A.心肌肌钙蛋白I

B.心肌肌钙蛋白T

C.血清肌酸激酶

D.血清淀粉酶

E.尿淀粉酶

【答案】B

第七节　免疫学检查

1.总补体溶血活性测定增高见于

A.恶性肿瘤

B.血清病

C.肾小球肾炎

D.自身免疫性溶血性贫血

E.系统性红斑狼疮

【答案】A

【解析】总补体溶血活性测定增高：见于各种急性炎症、组织损伤和某些恶性肿瘤等；总补体溶血活性测定减低：见于补体成分大量消耗，如血清病、链球菌感染后肾小球肾炎、系统性红斑狼疮、自身免疫性溶血性贫血、类风湿关节炎及同种异体移植排斥反应等。

2.支气管哮喘时，增高的Ig是

A.IgG

B.IgA

C.IgM

D.IgD

E.IgE

【答案】E

3.血清癌抗原125主要用于诊断

A.胰腺癌

B.前列腺癌

C.卵巢癌

D.肝癌

E.胃癌

【答案】C

4.对诊断系统性红斑狼疮最有意义的检查是

A.免疫球蛋白测定

B.抗核抗体

C.总补体溶血活力测定

D.E 玫瑰花结试验

E.淋巴细胞转化试验

【答案】B

第八节 尿液检查

1.少尿时 24 小时尿量应低于的数值是

A.100 mL

B.200 mL

C.300 mL

D.400 mL

E.500 mL

【答案】D

【解析】尿量<400 mL/24h 或<17 mL/h 为少尿。

2.血红蛋白尿可见于

A.蚕豆病

B.阻塞性黄疸

C.丝虫病

D.肾盂肾炎

E.膀胱炎

【答案】A

3.尿液酸度增高见于

A.呕吐

B.痛风

C.有机磷中毒

D.代谢性碱中毒

E.多食蔬菜

【答案】B

【解析】尿液酸度增高——多食肉类、蛋白质,代谢性酸中毒,痛风。碱性尿——多食蔬菜,服用碳酸氢钠类药物,代谢性碱中毒,呕吐。

4.引起脓尿和菌尿的疾病是

A.急性肾小球肾炎

B.丝虫病

C.肾结石

D.肾盂肾炎

E.恶性疟疾

【答案】D

【解析】脓尿和菌尿——尿内含有大量白细胞或细菌等炎症渗出物,排出的新鲜尿即可混浊。见于泌尿系统感染,如肾盂肾炎、膀胱炎等。

5.蛋白尿阳性时,24 小时尿蛋白量应大于的数值是

A.50 mg

B.100 mg

C.150 mg

D.200 mg

E.250 mg

【答案】C

【解析】尿蛋白定性试验阳性或定量试验>150 mg/24 h 称为蛋白尿。

6.肾小管上皮细胞管型见于

A.肾病综合征

B.狼疮性肾炎

C.肾盂肾炎

D.间质性肾炎

E.急性肾炎后期

【答案】A

第九节　粪便检查

1.粪便显微镜检查出现巨噬细胞的疾病是

A.急性胃肠炎

B.阿米巴痢疾

C.直肠癌

D.溃疡性结肠炎

E.直肠息肉

【答案】D

【解析】显微镜检查巨噬细胞见于细菌性痢疾、溃疡性结肠炎。

(2~3题共用备选答案)

A.上消化道出血

B.阿米巴痢疾

C.痔或肛裂

D.急性细菌性痢疾

E.急性出血性坏死性肠炎

2.黏液脓血便见于

【答案】D

3.柏油样便见于

【答案】A

4.霍乱患者的粪便性状是

A.米泔样便

B.粥样稀便

C.鲜血便

D.冻状便

E.柏油样便

【答案】A

【解析】霍乱患者的粪便性状是米泔样便;水样或粥样稀便见于各种感染性或非感染性腹泻,如急性胃肠炎、甲状腺功能亢进症等;冻状便见于肠易激综合征、慢性菌痢;鲜血便多见于肠道下段出血,如痔疮、肛裂、直肠癌等;柏油便见于各种上消化道出血。

5.粪便隐血试验呈持续阳性的疾病是

A.消化性溃疡

B.急性胃肠炎

C.阿米巴痢疾

D.钩虫病

E.消化道癌症

【答案】E

【解析】阳性见于消化性溃疡活动期、胃癌、钩虫病、消化道炎症、出血性疾病等。消化道癌症呈持续阳性,消化性溃疡呈间断阳性。

第十节　浆膜腔穿刺液检查

1.下列各项属于漏出液的是

A.外观呈血性

B.比重>1.018

C.能自凝

D.白细胞计数>500×10^9/L

E.无病原菌

【答案】E

【解析】漏出液主要特征为:淡黄透明或微混,比重低于1.018,不能自凝蛋白定性阴性,定量<25 g/L,糖正常,细胞数<100×10^6/L,分类以淋巴细胞、间皮细胞为主,细菌检查阴性。

2.下列疾病出现的胸水不是渗出液的是

A.胸膜炎

B.腹膜炎

C.肺癌

D.心力衰竭

E.心包炎

【答案】D

第十一节　脑脊液检查

1.脑脊液外观呈毛玻璃样混浊的疾病是

A.化脓性脑膜炎

B.结核性脑膜炎

C.病毒性脑膜炎

D.蛛网膜下腔出血

E.流行性乙型脑炎

【答案】B

【解析】脑脊液外观呈毛玻璃样混浊的疾病是结核性脑膜炎。

2.脑脊液检查蛋白质定量显著增加的疾病是

A.化脓性脑膜炎

B.结核性脑膜炎

C.病毒性脑膜炎

D.蛛网膜下腔出血

E.脑肿瘤

【答案】A

【解析】化脓性脑膜炎蛋白质定量显著增加。

第五章　心电图诊断

配套名师精讲课程

第一节　心电图基本知识

1.下列关于胸导联电极的安放，错误的是

A.V_1导联在胸骨右缘第4肋间处

B.V_2导联在胸骨左缘第4肋间处

C.V_3导联在V_2导联与V4导联连线的中点处

D.V_4导联在左锁骨中线第5肋间处

E.V_5导联在左腋前线V_3水平处

【答案】E

【解析】V_5导联在左腋前线V_4水平处。

2.S-T段上抬超过正常范围且弓背向上，见于

A.急性心肌梗死

B.急性心包炎

C.变异型心绞痛

D.低血钾

E.心肌肥厚

【答案】A

3.下列关于T波低平、双向或倒置叙述不正确的是

A.可见于心肌缺血

B.可见于高血钾

C.可见于心室肥厚

D.可见于洋地黄作用

E.可见于束支传导阻滞

【答案】B

第二节　心电图测量、正常心电图及临床意义

1.前间壁心肌梗死特征性心电图改变，见于

A.V_3、V_4、V_5

B.V_1、V_2、V_3、V_4、V_5

C.V_1、V_2、V_3

D.V_5、I、AVL

E.Ⅱ、Ⅲ、AVF

【答案】C

2.下列各项,可引起U波增高的是

A.低血钙

B.低血钾

C.高血压

D.冠心病

E.高血钠

【答案】B

【解析】U波在胸导联上(尤其V_3),U波较清楚,方向与T波方向一致,U波增高常见于低血钾。

第三节　常见异常心电图及临床意义

1.二度Ⅰ型房室传导阻滞的心电图特征是

A.P-R间期进行性缩短

B.R-R间距进行性延长

C.房室传导比例3∶1下传多见

D.P-R间期进行性延长,伴QRS波脱漏

E.QRS波宽大畸形

【答案】D

【解析】二度Ⅰ型房室传导阻滞:①P波规律出现,P-R间期进行性延长,直至发生心室漏搏(P波后无QRS波群)。②漏搏后P-R间期又趋缩短,之后又逐渐延长,直至漏搏,周而复始。③QRS波群时间、形态大多正常。

2.下列不是心房颤动的心电图表现的是

A.P波消失

B.f波频率为350~600次/分

C.R-R间距绝对不匀齐

D.QRS波群形态一般正常

E.连续3个或3个以上室性早搏

【答案】E

3.下壁心肌梗死的心电图表现是

A.Ⅱ、Ⅲ、aVF导联有病理性Q波

B.V_1、V_2、V_3有病理性Q波

C.V_4、V_5、V_6有病理性Q波

D.V_7、V_8有病理性Q波

E.Ⅰ、aVL导联有病理性Q波

【答案】A

4.下列各项关于心肌梗死基本图形叙述不正确的是

A.S-T段呈弓背向上抬高

B.冠状T波

C.Q波异常加深

D.Q波宽度≥0.04 s

E.T波低平

【答案】E

5.下列是典型心绞痛的心电图改变的是

A.面对缺血区导联S-T段水平压低≥0.1 mV,T波倒置、低平或双向

B.面对缺血区导联S-T段抬高,T波高尖

C.面对缺血区导联Q波加深,深度≥R波的1/4

D.面对缺血区导联Q波加宽,宽度>10.04 s

E.QRS波群宽大畸形

【答案】A

6.患者,女,65岁。今日胸痛发作频繁。2小时前胸痛再次发作,含化硝酸甘油不能缓解。检查:血压90/60 mmHg,心律不整。心电图Ⅱ、Ⅲ、aVF导联S-T段抬高呈弓背向上的单向曲线。应首先考虑的是

A.心绞痛

B.急性心包炎

C.急性前间壁心肌梗死

D.急性下壁心肌梗死

E.急性广泛前壁心肌梗死

【答案】D

【解析】根据坏死图形(异常 Q 波或 QS 波)出现于哪些导联而作出定位诊断,前间壁:$V_1 \sim V_3$;前壁:$V_3 \sim V_5$;广泛前壁:$V_1 \sim V_6$;下壁:II、III、aVF;右室:$V_3R \sim V_6R$。

第六章 影像诊断

第一节 超声诊断

1.对腹部实质性脏器病变,最简便易行的检查方法是

A.X 线摄片

B.CT 扫描

C.同位素扫描

D.B 型超声波检查

E.纤维内窥镜检查

【答案】D

2.消化道造影检查常用的造影剂是

A.碘化油

B.硫酸钡

C.胆影葡胺

D.泛影葡胺

E.气体

【答案】B

【解析】钡剂主要用于食管和胃肠造影。常用的是硫酸钡。

第二节 放射诊断

1.下列除哪项外,均可选择胸部 X 线检查进行鉴别

A.胸腔积液是血性或脓性

B.大叶性肺炎或支气管肺炎

C.气胸或肺大泡

D.肺不张或肺实变

E.肺脓肿或肺肿瘤

【答案】A

2.大叶性肺炎出现病变范围呈肺段性或大叶性分布的是

A.充血期

B.实变期

C.消散期

D.实变期与消散期之间

E.以上都不是

【答案】B

3.肺结核早期诊断最主要的方法

A.痰结核菌检查

B.X 线检查

C.结核菌素试验

D.血沉

E.白细胞计数和分类

【答案】B

4.儿童骨折的特点是

A.青枝骨折

B.与成人骨折一样

C.易见骨折线

D.不易发生骨骺分离

E.多数为完全骨折

【答案】A

5.右上肺中心型肺癌的典型 X 线表现是

A.两上肺锁骨下区的片状阴影

B.左心缘影呈直线状斜向外下方

C.肺门肿块和右肺上叶不张连在一起形成横行“S”状的下缘

D.肺内有多发的薄壁空洞

E.肺内有多发的肿块影

【答案】C

【解析】发生于右上叶的肺癌,肺门肿块及右肺上叶不张连在一起可形成横行“S”状下缘。

6.双手X线可见多发对称性梭形软组织肿胀,关节间隙变窄,发生在关节边缘的关节面骨质侵蚀(边缘性侵蚀)。应考虑的疾病是

A.类风湿性关节炎

B.双手退行性改变

C.内生骨软骨瘤

D.双手结核

E.双手恶性骨肿瘤

【答案】A

【解析】类风湿性关节炎的X线表现为:早期手、足小关节多发对称性梭形软组织肿胀,关节间隙可因积液而增宽,出现软骨破坏后关节间隙变窄;发生在关节边缘的关节面骨质侵蚀(边缘性侵蚀)是类风湿性关节炎的重要早期征象。

7.脑血管病的影像检查方法目前最常用的是

A.头颅平片

B.体层摄影

C.CT检查

D.造影检查

E.核磁共振检查

【答案】C

8.下列不属于胃癌的影像表现的是

A.充盈缺损

B.胃壁僵硬

C.龛影形状不规则

D.间接征象为激惹征

E.黏膜皱襞破坏

【答案】D

(9~10题共用备选答案)

A.梨形

B.靴形

C.里横位

D.烧瓶形

E.心腰部突出

9.主动脉瓣关闭不全时,左心室扩大。心影外形应是

【答案】B

10.单纯二尖瓣狭窄,心影外形应是

【答案】A

第七章 病历与诊断方法

1.属病因诊断的是

A.肺炎球菌性肺炎

B.休克

C.呼吸衰竭

D.肝硬化

E.上消化道出血

【答案】A

(2~3题共用备选答案)

A.会诊记录

B.入院记录

C.病程记录

D.出院记录

E.死亡记录

2.患者住院期间的全部病情经过应记录在

【答案】C

3.内容同住院病历,但重点要更突出、更简要的是

【答案】B

第十一篇

药理学

第一章　药物作用的基本规律

1.存在首过效应的给药途径是

A.口服

B.静脉注射

C.皮肤给药

D.肌内注射

E.舌下给药

【答案】A

【解析】首过效应即首过消除，指有些药物在进入体循环之前首先在胃肠道、肠黏膜细胞和肝脏被代谢灭活，导致进入体循环的药量减少，药效降低，主要发生于口服给药。故本题选A。选项BCDE均不经过肝脏入血，无首过效应，故排除。

2.药物自给药部位进入血液循环的过程是

A.分布

B.吸收

C.排泄

D.转化

E.消除

【答案】B

【解析】吸收指药物由给药部位进入血液循环的过程。

3.药物转化酶系统中属于非专一性的酶是

A.胆碱酯酶

B.单胺氧化酶

C.过氧化物歧化酶

D.肝脏微粒体细胞色素 P_{450} 酶系

E.胃蛋白酶

【答案】D

【解析】药物在体内的转化必须在酶的催化下才能进行。催化酶分为两类：①专一性酶，如胆碱酯酶、单胺氧化酶等，分别转化乙酰胆碱和单胺类等一些特定的药物或物质。②非专一性酶，是混合功能氧化酶系统，一般称为肝脏微粒体细胞色素 P_{450} 酶系统（简称肝微粒体酶），因存在于肝细胞内质网上而又称“肝药酶”。

4.酸性药物过量中毒，为加速排泄，可以采用的方法是

A.碱化尿液，减少肾小管重吸收

B.碱化尿液，促进肾小管重吸收

C.酸化尿液，促进肾小管重吸收

D.酸化尿液，减少肾小管重吸收

E.酸化尿液，促进肾小球滤过

【答案】A

【解析】有些药物影响尿液PH，从而影响药物的解离度，尿液呈酸性时可使弱碱性药解离型增多，导致肾小管重吸收减少，排出量

增加。同样,尿液呈碱性时可使弱酸性药排出量增多。故本题选A。

5.可以通过血脑屏障的药物是

A.脂溶性高、分子量较小

B.脂溶性低、分子量较小

C.脂溶性低、分子量较大

D.水溶性高、分子量较大

E.脂溶性高、分子量较大

【答案】A

【解析】只有脂溶性高、分子量较小及少数水溶性药物可以通过血脑屏障。

6.下列关于注射给药,叙述错误的是

A.吸收迅速而完全

B.皮下注射、肌内注射是常用的两种注射给药途径

C.药物效应的产生比口服更快

D.适用于肝脏首过消除明显的药物

E.适用于在胃肠中易破坏或易吸收的药物

【答案】E

7.下列选项中不属于妨碍药物吸收的是

A.吸附、络合或结合

B.与血浆蛋白结合

C.影响胃排空和肠蠕动

D.改变肠壁功能

E.改变胃肠道pH

【答案】B

8.某患者服用巴比妥类催眠药后,次晨仍有困倦、头晕、乏力等反应,这属于

A.药物的特异质反应

B.药物的副作用

C.药物的变态反应

D.药物的急性毒性反应

E.药物的后遗效应

【答案】E

【解析】后遗效应是指停药后血药浓度已降至阈浓度以下时仍残存的药理效应。

(9~10题共用备选答案)

A.亲和力弱,内在活性弱

B.无亲和力,无内在活性

C.有亲和力,无内在活性

D.亲和力弱,内在活性强

E.亲和力强,内在活性强

9.完全激动药的特点是

【答案】E

10.竞争性拮抗药的特点是

【答案】C

第二章　拟胆碱药

1.毛果芸香碱滴眼后产生的作用是

A.扩瞳、降眼压,调节痉挛

B.扩瞳、升眼压,调节麻痹

C.缩瞳、升眼压,调节痉挛

D.缩瞳、降眼压,调节痉挛

E.缩瞳、升眼压,调节麻痹

【答案】D

【解析】毛果芸香碱的作用对眼和腺体的选择性较高,主要有:①缩瞳、降低眼内压和调节痉挛。②促进腺体分泌。③兴奋平滑肌。

2.毛果芸香碱促进腺体分泌最明显的是

A.泪腺

B.胃腺

C.胰腺

D.汗腺

E.小肠腺

【答案】D

3.毛果芸香碱治疗虹膜睫状体炎应采用的方法是

A.单独使用

B.与缩瞳药同时应用

C.与扩瞳药交替使用

D.与缩瞳药交替使用

E.与扩瞳药同时使用

【答案】C

【解析】毛果芸香碱治疗虹膜睫状体炎应采用的方法是与扩瞳药交替使用,使瞳孔时扩时缩,可防止虹膜与晶状体粘连。

4.对骨骼肌作用最强的药物是

A.新斯的明

B.毛果芸香碱

C.阿托品

D.烟碱

E.乙酰胆碱

【答案】A

【解析】新斯的明抑制胆碱酯酶活性。其特点为对骨骼肌作用最强,对胃肠道和膀胱平滑肌作用较强,对心血管、腺体、眼和支气管平滑肌的作用较弱。

5.重症肌无力病人应选用

A.毒扁豆碱

B.氯解磷定

C.新斯的明

D.阿托品

E.毛果芸香碱

【答案】C

6.术后出现尿潴留,宜选用下述何种药物进行治疗

A.安定

B.阿托品

C.毒扁豆碱

D.新斯的明

E.毛果芸香碱

【答案】D

【解析】新斯的明能够兴奋平滑肌,收缩胃肠道和膀胱等平滑肌作用较强,可用于增加胃肠蠕动和膀胱张力,从而促进排气、排尿。

7.过量时可引起"胆碱能危象"的药物是

A.度冷丁

B.新斯的明

C.阿托品

D.毛果芸香碱

E.吗啡

【答案】B

8.不属于新斯的明的不良反应的是

A.严重便秘

B.心动过缓

C.肌肉震颤

D.可引起"胆碱能危象"

E.肌无力加重

【答案】A

(9~10题共用备选答案)

A.毛果芸香碱

B.新斯的明

C.阿托品

D.杜冷丁

E.吗啡

9.可用于阵发性室上性心动过速的药物是

【答案】B

10.可用于治疗青光眼的药物是

【答案】A

第三章　有机磷酸酯类中毒与胆碱酯酶复活药

1.可使磷酰化胆碱酯酶复活的药物是

A.阿托品

B.毒扁豆碱

C.毛果芸香碱

D.新斯的明

E.氯解磷定

【答案】E

2.可用于中度和重度有机磷酸酯类中毒解救的是

A.阿托品

B.毒扁豆碱

C.氯解磷定

D.新斯的明

E.毛果芸香碱

【答案】C

3.有机磷农药中毒应如何抢救

A.阿托品+AchE 复活剂

B.毛果芸香碱+AchE 抑制剂

C.阿托品+AchE 抑制剂

D.毛果芸香碱+AchE 复活剂

E.单用阿托品

【答案】A

(4~5 题共用备选答案)

A.以 M 样症状为主

B.以 N 样症状为主

C.M 样症状加重,出现 N 样症状

D.M 样症状加重,出现中枢神经系统症状

E.M、N 样症状加重,出现中枢神经系统症状

4.有机磷酸酯类轻度中毒的症状是

【答案】A

5.有机磷酸酯类严重中毒的症状是

【答案】E

第四章 抗胆碱药

1.阿托品对眼睛的作用是

A.散瞳、升高眼内压和调节痉挛

B.散瞳、升高眼内压和调节麻痹

C.散瞳、降低眼内压和调节麻痹

D.缩瞳、降低眼内压和调节痉挛

E.缩瞳、升高眼内压和调节痉挛

【答案】B

【解析】阿托品的作用:①松弛平滑肌;②抑制腺体分泌;③扩瞳、升高眼内压和调节麻痹;④兴奋心脏、扩张小血管;⑤兴奋中枢。

2.关于阿托品常见的不良反应,错误的是

A.皮肤苍白、体温升高

B.便秘

C.口干

D.视力模糊

E.心悸、眩晕

【答案】A

3.用于缓慢型心律失常的药物是

A.樟柳碱

B.山莨菪碱

C.阿托品

D.新斯的明

E.东莨菪碱

【答案】C

【解析】阿托品较大剂量 1~2mg 时,可通过阻断外周 M 胆碱受体,解除了迷走神经对窦房结的抑制而加快心率。在临床上常用于迷走神经过度兴奋所致窦房阻滞、房室阻滞等缓慢型心律失常,也用于窦房结功能低下而出现的室性异位节律。

4.麻醉前为了抑制腺体分泌,保持呼吸道通畅,可选用

A.阿托品

B.新斯的明

C.毒扁豆碱

D.毛果芸香碱

E.以上均非

【答案】A

第五章 拟肾上腺素药

1.下列选项不属于肾上腺素作用的是

A.兴奋心脏

B.收缩血管

C.升高血压

D.舒张平滑肌

E.兴奋中枢

【答案】E

2.下列那项属于异丙肾上腺素的作用

A.兴奋心脏

B.收缩支气管

C.抑制代谢

D.兴奋中枢

E.升高血压

【答案】A

3.可延长局麻药的局麻作用时间的药物是

A.去甲肾上腺素

B.肾上腺素

C.异丙肾上腺素

D.甲状腺素

E.多巴胺

【答案】B

4.抢救血容量已补足但有心收缩力减弱及尿量减少的休克患者,采用的药物是

A.去甲肾上腺素

B.多巴胺

C.麻黄碱

D.肾上腺素

E.异丙肾上腺素

【答案】B

【解析】本题考查的是多巴胺的临床应用。①治疗各种休克,如心源性休克、感染性休克和出血性休克,尤其适用于伴有心肌收缩力减弱、尿量减少而血容量已补足的休克。②与利尿剂合用,治疗急性肾衰竭。

5.下列何药可与利尿药合用治疗急性肾功能衰竭

A.麻黄碱

B.多巴胺

C.肾上腺素

D.去甲肾上腺素

E.异丙肾上腺素

【答案】B

【解析】多巴胺可以激动血管多巴胺受体,扩张肾血管,增加肾血流量和肾小球滤过率,与利尿药等合用治疗急性肾功能衰竭。

6.手术麻醉药物过量引起的心脏骤停,用何药抢救

A.强心苷

B.阿托品

C.麻黄碱

D.肾上腺素

E.去甲肾上腺素

【答案】D

【解析】手术麻醉药物过量引起的心脏骤停,在进行心脏按摩、人工呼吸等措施时,应用肾上腺素做心室内注射,具有起搏作用。

(7~8题共用备选答案)

A.多巴胺

B.间羟胺

C.肾上腺素

D.去甲肾上腺素

E.异丙肾上腺素

7.用于肝硬化门静脉高压致呕血的药物是

【答案】D

8.用于青霉素过敏性休克抢救的药物是

【答案】C

（9~10题共用备选答案）

A.多巴胺

B.肾上腺素

C.间羟胺

D.去甲肾上腺素

E.异丙肾上腺素

9.用于氯丙嗪中毒时的药物是

【答案】D

10.用于过敏性休克抢救的首选药物是

【答案】B

第六章　抗肾上腺素药

1.关于酚妥拉明的适应证，正确的是

A.支气管哮喘

B.外周血管痉挛性疾病

C.慢性心肌梗死

D.肾功能衰竭

E.Ⅰ、Ⅱ级高血压

【答案】B

2.可翻转肾上腺素的升压效应的药物是

A.酚妥拉明

B.阿托品

C.利血平

D.阿替洛尔

E.普萘洛尔

【答案】A

3.青霉素和去甲肾上腺素合用静脉点滴治疗感染中毒性休克时，出现点滴局部皮肤苍白、发凉，伴肌肤疼痛。此时应给何种药物治疗

A.阿托品

B.新斯的明

C.普萘洛尔

D.酚妥拉明

E.以上都不行

【答案】D

【解析】青霉素与去甲肾上腺素合用静滴时，出现局部皮肤苍白、发凉伴肌肤疼痛，是由于静滴去甲肾上腺素药液发生外漏，此时可用5~10 mg酚妥拉明溶于10~20 ml生理盐水中做局部浸润注射，防止组织坏死。

4.β受体阻滞药一般不用于

A.心律失常

B.支气管哮喘

C.青光眼

D.高血压

E.心绞痛

【答案】B

5.普萘洛尔的主要药理作用是

A.扩张冠状动脉

B.降低心脏前负荷

C.降低左心室壁张力

D.阻断β受体，减慢心率，抑制心肌收缩力

E.扩张外周血管

【答案】D

6.β受体阻滞药的禁忌证不包括

A.严重左室心功能不全

B.支气管哮喘

C.高血压

D.重度房室传导阻滞

E.窦性心动过缓

【答案】C

【解析】β受体阻滞药的不良反应有：心功能不全、诱发或加重支气管哮喘。高血压是β受体阻滞药的适用症之一，故不属于禁忌证。

（7~8题共用备选答案）

A.阿托品

B.哌唑嗪

C.普萘洛尔

D.酚妥拉明

E.美托洛尔

7.选择性阻断 β_1 受体的药物是

【答案】E

8.能阻断 α_1 和 α_2 受体的药物是

【答案】D

第七章 镇静催眠药

1.下列有关地西泮的叙述,错误的是

A.抗焦虑作用时间长,是临床上常用的抗焦虑药

B.是一种长效催眠药物

C.抗癫痫作用强,可作为癫痫小发作首选

D.在临床上可用于治疗中枢性肌肉强直

E.抗惊厥作用强,可用于治疗破伤风

【答案】C

【解析】本题考查的是地西泮的临床应用。①焦虑症。②失眠。③麻醉前给药。④惊厥和癫痫。⑤肌痉挛。乙琥胺是治疗癫痫小发作的首选药。

2.下列用于镇静催眠的最佳药物是

A.氯氮平

B.地西泮

C.巴比妥类

D.苯妥英钠

E.硫喷妥钠

【答案】B

3.地西泮过量中毒的特效拮抗剂是

A.纳洛酮

B.氟西泮

C.利多卡因

D.苯妥英钠

E.氟马西尼

【答案】E

第八章 抗癫痫药

1.对各种类型癫痫均有治疗作用的药物是

A.乙琥胺

B.地西泮

C.苯妥英钠

D.苯巴比妥

E.丙戊酸钠

【答案】E

2.下述可控制癫痫持续状态的药物,错误的是

A.苯妥英钠

B.乙琥胺

C.苯巴比妥

D.氯硝西泮

E.地西泮

【答案】B

3.除抗癫痫外,苯妥英钠还可用于

A.尿崩症

B.心律失常

C.帕金森病

D.心绞痛

E.失眠

【答案】B

【解析】本题考查的是苯妥英钠的临床应用。①癫痫:治疗癫痫强直-阵挛性发作起效慢,故常先用苯巴比妥等作用较快的药物控

制发作，在改用本药后，再逐步撤除前药，不宜长期合用。②外周神经痛：三叉神经、舌咽神经和坐骨神经等疼痛。③室性心律失常：对强心苷中毒所导致的室性心律失常疗效显著。

4.卡马西平除了用于治疗癫痫外，还可用于

A.失眠

B.心绞痛

C.帕金森病

D.心律失常

E.外周神经痛

【答案】E

(5~6题共用备选答案)

A.乙琥胺

B.苯妥英钠

C.硝西泮

D.地西泮

E.丙戊酸钠

5.治疗癫痫大发作的首选药物是

【答案】B

6.治疗癫痫失神性发作的首选药物是

【答案】A

【解析】本组题考查的是各类癫痫的首选药物。癫痫类型首选药物①持续状态：地西泮静注②大发作：苯妥英钠③小发作(失神性发作)：乙琥胺④全面发作(混合型)：丙戊酸钠⑤三叉神经痛：卡马西平⑥精神运动发作：卡马西平。

第九章　抗精神失常药

1.下列有关氯丙嗪的药理作用，错误的是

A.抗精神病作用

B.麻醉作用

C.镇静作用

D.加强中枢抑制药的作用

E.影响心血管系统

【答案】B

2.氯丙嗪对体温的影响是

A.不需要配合物理降温可使体温下降

B.使体温随环境温度变化而升降

C.降低发烧体温，对正常体温无影响

D.降低正常体温，对发热者无效

E.在高温环境中，对体温无影响

【答案】B

3.有关氯丙嗪的叙述，正确的是

A.氯丙嗪可加强中枢兴奋药的作用

B.氯丙嗪可用于治疗帕金森病

C.氯丙嗪是哌嗪类抗精神病药

D.氯丙嗪可与异丙嗪、杜冷丁组成“冬眠合剂”，用于人工冬眠疗法

E.氯丙嗪大剂量可引起麻醉

【答案】D

4.丙咪嗪连续用药后，可出现

A.镇静

B.嗜睡

C.头晕

D.注意力不集中

E.视物模糊

【答案】D

5.可用于强迫症和贪食症的抗抑郁药是

A.马普替林

B.舍曲林

C.氟西汀

D.帕罗西汀

E.丙咪嗪

【答案】C

第十章　抗中枢神经系统退行性疾病药

1.左旋多巴抗帕金森病的机制是
A.激动中枢胆碱受体
B.抑制多巴胺的再摄取
C.阻断中枢胆碱受体
D.补充纹状体中多巴胺的不足
E.直接激动中枢的多巴胺受体
【答案】D

2.卡比多巴治疗帕金森病的机制是
A.使多巴胺受体增敏
B.抑制外周多巴脱羧酶活性
C.阻断中枢胆碱受体
D.抑制多巴胺的再摄取
E.激动中枢多巴胺受体
【答案】B

3.左旋多巴抗帕金森病的特点是
A.1~2 周起效
B.对重症帕金森病疗效好
C.对肌肉强直效果好
D.对震颤疗效好
E.用于氯丙嗪引起的锥体外系症状
【答案】C

4.左旋多巴除了用于抗震颤麻痹外，还可用于
A.脑膜炎后遗症
B.乙型肝炎
C.失眠
D.心血管疾病
E.肝性脑病
【答案】E
【解析】左旋多巴在脑内转化成 DA，并进一步转化成 NA，与伪递质相竞争，纠正神经传导功能的紊乱，使患者由昏迷转为苏醒，可用于急性肝功能衰竭所致的肝性脑病辅助治疗。

第十一章　镇痛药

配套名师精讲课程

1.下列关于吗啡和哌替啶的共同作用，错误的是
A.抑制呼吸
B.镇静
C.镇痛
D.镇咳
E.成瘾
【答案】D
【解析】治疗量吗啡抑制延髓咳嗽中枢产生强大的镇咳作用；哌替啶无明显中枢性止咳作用。

2.下列关于吗啡的临床应用，错误的是
A.尿潴留
B.严重创伤止痛
C.心源性哮喘
D.急、慢性消耗性腹泻
E.烧伤止痛
【答案】A
【解析】治疗量的吗啡可有恶心、呕吐、呼吸抑制、嗜睡、眩晕、便秘、排尿困难等副作用。

3.吗啡急性中毒致死的主要原因是
A.欣快
B.抑制呼吸
C.胆绞痛
D.免疫抑制
E.升高颅内压
【答案】B

4.阿片受体的特异性拮抗药是
A.纳洛酮
B.美沙酮
C.芬太尼
D.吗啡
E.烯丙吗啡
【答案】A
5.吗啡治疗胆绞痛需要合用的药物是
A.阿托品
B.哌替啶
C.阿司匹林
D.对乙酰氨基酚
E.可待因
【答案】A
6.哌替啶不宜用于下列何种疼痛
A.月经痛
B.烧伤痛
C.晚期癌痛
D.创伤性疼痛
E.手术后疼痛
【答案】A
【解析】哌替啶适用各种剧痛的止痛,如创伤、烧伤、烫伤、术后疼痛等,内脏剧烈绞痛需与阿托品合用。
(7~8题共用备选答案)
A.哌替啶
B.喷他佐辛
C.美沙酮
D.纳洛酮
E.吲哚美辛
7.镇痛强度为吗啡的1/10,可代替吗啡使用的药物是
【答案】A
8.镇痛强度与吗啡相近,但成瘾性发生慢,戒断症状相对减轻的药物是
【答案】C
【解析】美沙酮的镇痛效价强度与吗啡相当。但欣快作用不如吗啡,成瘾性产生亦较慢,戒断症状出现较迟,程度较轻。用于各种剧痛,亦用于吗啡和海洛因脱毒。

第十二章 解热镇痛抗炎药

1.阿司匹林的作用是
A.抗炎、免疫抑制
B.镇痛、镇静
C.镇痛、抗炎
D.解热、镇静
E.抗炎、抗休克
【答案】C
【解析】阿司匹林属非甾体抗炎药,通过抑制体内环氧酶进而阻止花生四烯酸转化为前列腺素及血栓素,从而产生解热、镇痛、抗炎、抗血栓形成的药理作用。常应用于疼痛(钝痛效果好,如牙痛、关节痛、神经痛及痛经等)、发热、风湿性、类风湿性关节炎、防止血栓形成等。
2.不属于阿司匹林的不良反应是
A.过敏反应
B.诱发哮喘
C.诱发溃疡出血
D.凝血障碍
E.长期应用可产生依赖性
【答案】E
3.下列关于扑热息痛的叙述,错误的是
A.抗炎抗风湿作用较弱
B.有较强的解热镇痛作用
C.主要用于感冒发热
D.长期应用可致肾损害
E.不良反应少,但能造成肝脏损害
【答案】E

4.小剂量的阿司匹林临床应用是
A.风湿性关节炎
B.头痛
C.发热
D.神经痛
E.预防血栓形成
【答案】E
(5~6 题共用备选答案)
A.麻黄碱
B.扑热息痛
C.阿司匹林
D.塞来昔布
E.阿托品
5.用于解热镇痛,但能造成凝血障碍的药物是
【答案】C
6.主要用于风湿性、类风湿性关节炎和骨关节炎的解热镇痛药是
【答案】D

第十三章　抗组胺药

1.H_1受体阻滞药的药理作用是
A.收缩支气管平滑肌
B.降低毛细血管通透性
C.收缩胃肠平滑肌
D.扩张血管
E.降低血压
【答案】B
【解析】H_1受体阻滞药可完全对抗组胺引起的支气管、胃肠道平滑肌收缩。对组胺引起的局部毛细血管扩张和通透性增加有较强的抑制作用,可部分对抗组胺引起的血管扩张和血压降低,要完全对抗需同时应用 H1 和 H2 受体阻滞药。
2.H_1受体阻滞药对哪种疾病最有效
A.皮肤黏膜过敏症状
B.支气管哮喘
C.过敏性休克
D.过敏性哮喘
E.血清病高热
【答案】A
【解析】H_1受体阻滞药可用于皮肤黏膜变态反应性疾病、晕动病和呕吐,有些抗组胺药还可用于镇静、催眠及术前给药,或作为复方抗感冒药和复方镇咳平喘药的成分。
3.下列关于H_1受体阻滞药的临床应用,错误的是
A.失眠
B.过敏性休克
C.放射治疗引起的呕吐
D.过敏性鼻炎
E.荨麻疹
【答案】B
4.无明显中枢副作用的H_1受体阻滞药是
A.苯海拉明
B.阿司咪唑
C.布克利嗪(安其敏)
D.氯苯那敏(扑尔敏)
E.异丙嗪
【答案】B
(5~6 题共用备选答案)
A.氯丙嗪
B.异丙嗪
C.氢氯噻嗪
D.雷尼替丁
E.组胺
5.抑制胃酸分泌的药是
【答案】D
【解析】雷尼替丁是H_2受体阻滞药的代

表药物之一，能选择性阻断胃壁细胞上 H_2 受体，抑制胃酸分泌作用强而持久。

6.促进胃酸分泌的药是

【答案】E

【解析】组胺具有促进胃酸分泌的作用。

第十四章　利尿药、脱水药

1.呋塞米的利尿作用特点是

A.迅速、强大而持久

B.迅速、强大而短暂

C.迅速、微弱而短暂

D.缓慢、强大而持久

E.缓慢、微弱而短暂

【答案】B

【解析】呋塞米的利尿作用强大、迅速而短暂。

2.下列关于氢氯噻嗪的适应证，错误的是

A.特发性高尿钙

B.轻度高血压

C.心源性水肿

D.糖尿病伴轻度高血压

E.尿崩症

【答案】D

3.长期应用易使血钾升高的药物是

A.氢氯噻嗪

B.呋塞米

C.螺内酯

D.乙酰唑胺

E.氯噻嗪

【答案】C

【解析】螺内酯具有排钠留钾的利尿作用，长期服用可致高血钾，肝肾功能不全及血钾过高者禁用。

（4~5 题共用备选答案）

A.作用于髓袢升支粗段的髓质和皮质部，抑制 Na^+-K^+-$2Cl^-$ 共同转运系统

B.作用于髓袢升支粗段皮质部，抑制 Na^+-K^+-$2Cl^-$ 共同转运系统

C.作用于远曲小管和集合管，竞争醛固酮受体，对抗醛固酮的作用

D.作用于远曲小管和集合管，阻滞 Na^+ 通道，减少 Na^+ 的重吸收

E.作用于近曲小管，抑制碳酸酐酶，减少 H^+-Na^+ 交换

4.呋塞米的利尿作用的机制是

【答案】A

5.氢氯噻嗪的利尿作用机制是

【答案】D

第十五章　抗高血压药

1.下列抗高血压药的各项论述，哪项是错误的

A.硝普钠可用于高血压危象和慢性心功能不全

B.氢氯噻嗪不可与普萘洛尔合用于治疗高血压

C.普萘洛尔可抑制肾素的分泌

D.氢氯噻嗪作为基础降压药可单用于轻度高血压，也可与其他降压药合用，提高疗效，减少不良反应

E.尼群地平可与 β 受体阻滞药合用，有提高降压作用

【答案】B

2.左心室肥厚并伴有阵发性室上性心律

失常，宜选择下列何种降压药

A.吗啡

B.利血平

C.尼莫地平

D.维拉帕米

E.硝苯地平

【答案】D

【解析】维拉帕米是钙通道阻滞药，是阵发性室上性心动过速急性发作的首选药，可逆转高血压患者的心肌肥厚。

3.可防止高血压患者心肌肥大的药物是

A.卡托普利

B.氢氯噻嗪

C.肼屈嗪

D.硝苯地平

E.尼群地平

【答案】A

4.与普萘洛尔相比，选择性 β_1 受体阻滞剂具有的主要优点是

A.对血脂影响小

B.对血糖影响小

C.不引起支气管收缩

D.不引起血管收缩

E.不影响心肌收缩力

【答案】C

5.关于血管紧张素转化酶抑制剂治疗高血压的特点，下列说法错误的是

A.降低血钾

B.久用不易引起脂质代谢障碍

C.防止和逆转血管壁增厚和心肌肥厚

D.用于各型高血压，不伴有反射性心率加快

E.降低糖尿病、肾病等患者肾小球损伤的可能性

【答案】A

【解析】血管紧张素转化酶抑制剂的作用特点是：①降压时不伴有反射性心率加快，对心输血量无明显影响；②可防止或逆转高血压患者的血管壁和心室重构；③能增加肾血流量，保护肾脏；④能改善胰岛素抵抗，不引起电解质紊乱和脂质代谢改变；⑤久用不易产生耐受性。

6.硝苯地平降血压，尤其适用于

A.低肾素型高血压

B.顽固性高血压

C.妊娠高血压

D.老年性高血压

E.初发高血压

【答案】A

【解析】硝苯地平降血压，可用于各型高血压，尤以低肾素性高血压疗效好，可单用或与利尿药、β 受体阻滞药、ACEI 合用。

7.普萘洛尔长期服用后突然停药，可能出现

A.眩晕

B.精神抑郁

C.心率过慢

D.充血性心衰

E.心绞痛

【答案】E

【解析】普萘洛尔长期使用突然停药，可能诱发或加重心绞痛。

（8~9 题共用备选答案）

A.硝苯地平

B.哌唑嗪

C.利血平

D.β 受体阻滞剂

E.氢氯噻嗪

8.高血压伴心绞痛患者，宜选用的药物是

【答案】D

9.心源性水肿首选

【答案】E

【解析】氢氯噻嗪适用于轻、中度水肿，是

心性水肿的首选药。

(10~11 题共用备选答案)

A.氢氯噻嗪

B.普萘洛尔

C.肼屈嗪

D.哌唑嗪

E.卡托普利

10.可诱发哮喘的降压药物是

【答案】B

11.可引起咳嗽的降压药物是

【答案】E

第十六章 抗心律失常药

1.治疗阵发性室上性心动过速的药物是

A.奎尼丁

B.维拉帕米

C.苯妥英钠

D.普罗帕酮

E.利多卡因

【答案】B

2.治疗强心苷中毒引起的快速型心律失常的最佳药物是

A.普萘洛尔

B.胺碘酮

C.苯妥英钠

D.维拉帕米

E.奎尼丁

【答案】C

3.治疗急性心肌梗死所致室性心动过速的首选药物是

A.维拉帕米

B.胺碘酮

C.美托洛尔

D.奎尼丁

E.利多卡因

【答案】E

(4~5 题共用备选答案)

A.奎尼丁

B.阿托品

C.普萘洛尔

D.维拉帕米

E.利多卡因

4.阵发性室上性心动过速宜选用的药物是

【答案】D

【解析】本题考查的是抗心律失常药的临床应用。维拉帕米主要用于室上性心律失常,是治疗阵发性室上性心动过速的首选药,尤其适用于冠心病、高血压伴有心律失常者。

5.室性心律失常危急病例的抢救可选用的药物是

【答案】E

【解析】本题考查的是抗心律失常药的临床应用。利多卡因用于各种原因致危及生命的室性心律失常,是防治急性心肌梗死并发室性心律失常的首选药。还可用于强心苷中毒引起的心律失常。

(6~7 题共用备选答案)

A.普萘洛尔

B.硝酸甘油

C.维拉帕米

D.地尔硫卓

E.以上均可用

6.变异型心绞痛不宜选用

【答案】A

【解析】普萘洛尔是 β 受体阻滞药,用于稳定型心绞痛和不稳定型心绞痛,而对变异型心绞痛,因本类药物阻断 β 受体后,使 α 受体作用占优势，易致冠脉痉挛，从而加重心肌缺血症状，故不宜应用。

7.伴有支气管哮喘的心绞痛患者不宜选用

【答案】A

【解析】普萘洛尔是β受体阻滞药，其不良反应有：心功能不全、诱发或加重支气管哮喘。故不宜选用。

第十七章 抗慢性心功能不全药

1.血管扩张药治疗心衰的主要药理依据是

A.扩张冠脉，增加心肌供氧

B.减少心肌耗氧

C.降低心输出量

D.降低血压，反射性兴奋交感神经

E.减轻心脏的前、后负荷

【答案】E

【解析】血管扩张药能扩张小静脉或小动脉，减轻心脏前负荷或后负荷，改善心脏功能。

2.关于强心苷的药理作用，正确的是

A.正性频率作用

B.正性肌力作用

C.激活心肌细胞膜的 Na^+，K^+-ATP 酶

D.延长心房不应期

E.正性传导作用

【答案】B

3.治疗强心苷中毒引起的重症快速型心律失常的药物是

A.苯妥英钠

B.普萘洛尔

C.戊巴比妥

D.地西泮

E.阿托品

【答案】A

4.强心苷中毒最常见的早期症状是

A.Q-T 间期缩短

B.胃肠道反应

C.头痛

D.房室传导阻滞

E.低血钾

【答案】B

5.直接扩张血管，对急性心肌梗死及高血压所致 CHF 效果好的药物是

A.可乐定

B.硝普钠

C.普萘洛尔

D.氢氯噻嗪

E.哌唑嗪

【答案】B

【解析】本题考查的是硝普钠的作用特点。硝普钠能直接舒张静脉和小动脉，降低前后负荷，对急性心肌梗死及高血压所致 CHF 效果好。

第十八章 抗心绞痛药

1.硝酸甘油的药理作用包括

A.扩张全身动脉，降低心脏负荷

B.减慢心率，抑制心脏收缩力

C.改善缺血区心肌血液供应

D.促进糖代谢而改善心肌代谢

E.升高血压，提高冠脉灌注压，增加缺血

组织供氧

【答案】C

【解析】本题考查硝酸甘油的药理作用。硝酸甘油的药理作用:①降低心肌氧耗量。②扩张冠状动脉和侧支循环血管,增加缺血区域尤其是心内膜下的血液供应。③降低肺血管床压力和肺毛细血管楔压,增加左心衰竭患者的每搏输出量和心输出量,改善心功能。④轻微的抗血小板聚集作用。

2.硝苯地平对下列哪类心绞痛最有效

A.卧位型心绞痛

B.稳定型心绞痛

C.急性冠状动脉功能不全

D.变异型心绞痛

E.梗死后心绞痛

【答案】D

3.硝酸甘油不扩张下列哪类血管

A.大动脉

B.小静脉

C.冠状动脉的侧支血管

D.冠状动脉的输送血管

E.冠状动脉的小阻力血管

【答案】A

4.硝酸酯类与β受体阻滞药联合应用,不利于治疗心绞痛的作用是

A.缩短射血时间

B.消除反射性心率加快

C.降低室壁肌张力

D.作用机制不同产生协同作用

E.降低血压

【答案】E

(5~6题共用备选答案)

A.硝酸甘油

B.普萘洛尔

C.维拉帕米

D.利多卡因

E.奎尼丁

5.对变异型心绞痛不宜选用的药物是

【答案】B

6.对变异型心绞痛伴心率过快者宜选用的药物是

【答案】C

第十九章　血液系统药

1.叶酸用于治疗巨幼红细胞性贫血,疗效较好的是

A.恶性贫血所致的巨幼红细胞性贫血

B.营养性、妊娠期和婴儿期巨幼红细胞性贫血

C.甲氨喋呤使二氢叶酸还原酶功能障碍所致的巨幼红细胞性贫血

D.维生素 B_{12} 缺乏所致的巨幼红细胞性贫血

E.肝脏因素所致的巨幼红细胞性贫血

【答案】B

【解析】叶酸应用于各种原因所致的巨幼红细胞性血,尤其对营养性巨幼红细胞性贫血、妊娠期和婴儿期巨幼红细胞性贫血等疗效好。

2.治疗恶性贫血时,宜选用的药物是

A.维生素 B_{12}

B.右旋糖酐铁

C.硫酸亚铁

D.维生素 B_6

E.叶酸

【答案】A

【解析】本题考查维生素 B_{12} 的临床应用。维生素 B_{12} 主要用于恶性贫血及其他巨幼细

胞性贫血的治疗，还用于神经炎、神经萎缩、神经痛等。

3.为防止急性心肌梗死时冠状动脉血栓的发展和心腔内附壁血栓的形成，病人应立即给予的药物是

A.肝素

B.华法林

C.醋硝香豆素

D.双香豆素

E.以上都不行

【答案】A

【解析】肝素可快速抗凝治疗，适用于血栓栓塞性疾病，如静脉血栓、无明显血流动力学改变的肺栓塞和外周动脉血栓形成等。

4.关于华法林的描述，错误的是

A.口服有效

B.用于血栓性疾病

C.体内有效

D.属于香豆素类的抗凝血药

E.仅体外有效

【答案】E

5.香豆素类药物的抗凝作用机制是

A.激活纤溶酶原

B.耗竭体内的凝血因子

C.激活血浆中的ATⅢ

D.抑制凝血酶原转变成凝血酶

E.妨碍肝脏合成Ⅱ、Ⅶ、Ⅸ、Ⅹ凝血因子

【答案】E

6.下列关于肝素的叙述，错误的是

A.可增加纤溶酶的活性

B.可用于防止血栓形成和栓塞

C.肝素具有体内外抗凝作用

D.过量可致出血

E.用于DIC早期

【答案】A

7.阿司匹林的抗血栓机制是

A.抑制磷脂酶 A_2，使 TXA_2 合成减少

B.抑制酯氧酶，使 TXA_2 合成减少

C.抑制 TXA_2 合成酶，使 TXA_2 合成减少

D.抑制环氧酶，使 TXA_2 合成减少

E.激活环氧酶，使 TXA_2 合成增多

【答案】D

【解析】本题考查阿司匹林的抗血栓机制。抑制环氧酶，减少TXA2生成，抑制血小板聚集而防止血栓形成。

8.治疗急性血栓栓塞性疾病选用的药物是

A.肝素

B.右旋糖酐

C.叶酸

D.维生素 K_1

E.维生素 K_4

【答案】A

（9~10题共用备选答案）

A.叶酸

B.维生素K

C.氨甲环酸

D.枸橼酸铁铵

E.硫酸鱼精蛋白

9.华法林引起的严重的自发性出血，用何药抢救

【答案】B

【解析】华法林是香豆素类药物，过量使用可发生自发性出血，可给予维生素 K_1、输注新鲜血、血浆或凝血酶原复合物治疗。

10.久服苯妥英钠引起的巨幼红细胞性贫血，用何药治疗

【答案】A

【解析】叶酸可治疗巨幼红细胞性贫血。

第二十章　消化系统药

1. 雷尼替丁抑制胃酸分泌的机制是

A.阻断 H_1受体

B.阻断 H_2受体

C.阻断 M_1受体

D.促进 PGE_2合成

E.干扰胃壁细胞内质子泵的功能

【答案】B

【解析】雷尼替丁是 H_2受体阻滞药，能选择性阻断胃壁细胞上 H_2受体，抑制胃酸分泌作用强而持久。

2.下列有关奥美拉唑的描述中哪项是错误的

A.不可逆地使质子泵失活，抑酸作用强大而持久

B.减少胃蛋白酶分泌

C.用药 4~6 周可致血浆胃泌素降低

D.合用抗幽门螺杆菌药能较好地根除 Hp

E.其他药物无效的消化性溃疡也无效

【答案】C

3.硫糖铝治疗消化性溃疡病的主要机制是

A.中和胃酸

B.抑制胃酸分泌

C.抗幽门螺杆菌

D.保护胃肠黏膜

E.抑制胃壁细胞内 H^+-K^+-ATP 酶

【答案】D

【解析】本题考查硫糖铝治疗消化性溃疡病的主要机制。硫糖铝在酸性环境中分解出八硫酸蔗糖阴离子复合物，可聚合成胶状膜保护溃疡面，并有抗 Hp 作用，能降低 Hp 在黏膜中的密度。

4.下列有关氢氧化铝的描述中哪项是错误的

A.中等抗酸作用，起效较慢

B.能保护溃疡面，有收敛作用

C.能降低胃蛋白酶活性

D.可引起轻度腹泻

E.与三硅酸镁合用，增加疗效，减少不良反应

【答案】D

配套名师精讲课程

第二十一章　呼吸系统药

1.下列哪个药物是外周性镇咳药

A.可待因

B.喷托维林

C.右美沙芬

D.苯佐那酯

E.氯哌斯汀

【答案】D

2.茶碱类药物的临床应用是

A.主要用于支气管哮喘

B.主要用于支气管扩张

C.主要用于气管炎

D.主要用于肺不张

E.主要用于慢性阻塞性肺病

【答案】A

3.平喘药的分类和代表药搭配正确的是

A.拟肾上腺素药——倍氯米松

B.糖皮质激素药——克伦特罗

C.过敏介质阻滞药——色甘酸钠

D.M胆碱受体阻滞药——沙丁胺醇

E.茶碱类药物——麻黄碱

【答案】C

4.色甘酸钠预防哮喘发作的机制是

A.阻止抗原与抗体结合

B.有较强的抗炎作用

C.有较强的抗过敏作用

D.直接松弛支气管平滑肌

E.稳定肥大细胞膜,抑制过敏介质释放

【答案】E

【解析】色甘酸钠与敏感的肥大细胞膜外侧的钙通道结合,阻止钙内流,抑制肥大细胞脱颗粒,减少组胺、慢反应物质、白三烯等多种炎症介质的释放。

第二十二章 糖皮质激素

1.下列关于糖皮质激素药理作用的叙述,错误的是

A.抗炎、抗休克作用

B.免疫增强作用

C.能够提高食欲

D.能使中性白细胞增多

E.抗毒作用和中枢兴奋作用

【答案】B

【解析】本题考查糖皮质激素的药理作用。①抗炎。②免疫抑制与抗过敏。③抗毒。④抗休克。⑤影响血液与造血系统。⑥物质代谢的影响。⑦其他作用。

2.糖皮质激素用于严重细菌感染的主要目的是

A.加强抗生素的抗菌作用

B.提高机体的抗病力

C.直接对抗内毒素

D.使中性粒细胞数增多,并促进其游走和吞噬功能

E.抗炎、提高机体对细菌内毒素耐受力,制止危重症状发展

【答案】E

3.糖皮质激素诱发和加重感染的主要原因是

A.激素用量不足

B.患者对激素不敏感

C.激素能促使病原微生物生成繁殖

D.激素降低了机体对病原微生物的抵抗力

E.细菌对激素耐药

【答案】D

4.糖皮质激素隔日清晨1次给药法可避免的不良反应是

A.反跳现象

B.诱发和加重感染

C.对胃酸和胃蛋白酶分泌的刺激作用

D.类肾上腺皮质功能亢进综合征

E.停药后肾上腺皮质功能不全

【答案】E

5.下列关于糖皮质激素对血液与造血系统作用的错误叙述是

A.使血小板增多

B.使红细胞和血红蛋白含量增加

C.降低纤维蛋白原浓度

D.使中性粒细胞数增多

E.抑制中性粒细胞的游走和吞噬功能

【答案】C

6.小剂量糖皮质激素替代疗法用于治疗

A.肾上腺皮质癌

B.肾病综合征

C.肾主腺嗜铬细胞瘤

D.垂体肿瘤

E.腺垂体功能减退症

【答案】E

【解析】糖皮质激素可用于肾上腺皮质功能不全,小剂量替代疗法适用于腺垂体功能减退症、肾上腺皮质功能减退症(艾迪生病)、肾上腺危象和肾上腺次全切除术后。

第二十三章　抗甲状腺药

1.硫脲类药物的临床应用,不包括

A.甲亢轻症

B.手术前准备

C.甲状腺危象的治疗

D.甲亢不宜手术者

E.单纯性甲状腺肿

【答案】E

2.硫脲类抗甲状腺药严重的不良反应是

A.粒细胞减少

B.黏膜出血

C.再生障碍性贫血

D.血小板减少性紫癜

E.溶血性贫血

【答案】A

3.甲亢术前准备正确给药应

A.先给硫脲类药物,术前两周再给碘化物

B.先给碘化物,术前两周再给硫脲类

C.只给硫脲类药物

D.只给碘化物

E.硫脲类药物和碘化物都不给

【答案】A

4.硫脲类抗甲状腺药起效慢的主要原因是

A.口服后吸收不完全

B.肝内代谢转化快

C.肾脏排泄速度快

D.待已合成的甲状腺激素耗竭后才能生效

E.口服吸收缓慢

【答案】D

【解析】硫脲类并不抑制贮存在腺泡内的甲状腺激素的释放,也不能拮抗甲状腺激素的作用,故须待甲状腺内贮存的激素消耗到一定程度才能呈现疗效。

第二十四章　降血糖药

1.糖尿病合并肺结核,使用胰岛素,又合用抗结核药及退烧药,血象检查粒细胞减少,应系哪一药的不良反应

A.链霉素

B.雷米封

C.阿司匹林

D.氯磺丙脲

E.精蛋白锌胰岛

【答案】D

【解析】氯磺丙脲是磺脲类药物,其不良反应之一是过敏反应,出现皮疹、粒细胞减少、血小板减少、胆汁淤积性黄疸及肝损害。

2.对尿崩症有效的降血糖药是

A.优降糖

B.降糖灵

C.氯磺丙脲

D.胰岛素

E.降糖片

【答案】C

【解析】本题考查磺酰脲类口服降糖药物

的临床应用。①糖尿病。用于胰岛功能尚存的2型糖尿病单用饮食控制无效者。产生胰岛素耐受性的患者用后可通过刺激内源性胰岛素分泌而减少胰岛素的用量。②尿崩症。氯磺丙脲有抗利尿作用,可使患者尿量减少,与氢氯噻嗪合用可提高疗效。

3.磺酰脲类降糖药的主要作用机制是

A.加速胰岛素合成

B.抑制胰岛素降解

C.提高胰岛β细胞功能

D.刺激胰岛β细胞释放胰岛素

E.促进胰岛素与受体结合

【答案】D

4.可造成乳酸血症的降血糖药是

A.格列吡嗪

B.氯磺丙脲

C.格列本脲

D.甲苯磺丁脲

E.二甲双胍

【答案】E

5.可促进抗利尿激素分泌的降血糖药是

A.格列齐特

B.格列吡嗪

C.甲苯磺丁脲

D.二甲双胍

E.氯磺丙脲

【答案】E

6.下列关于胰岛素的药理作用描述错误的是

A.促进糖原分解

B.促进氨基酸的转运和蛋白质合成

C.促进脂肪合成并抑制其分解

D.抑制蛋白质分解

E.促进葡萄糖的氧化和酵解

【答案】A

(7~8题共用备选答案)

A.二甲双胍

B.氯磺丙脲

C.阿卡波糖

D.格列吡嗪

E.甲苯磺丁脲

7.促进ADH分泌的药物是

【答案】B

8.易引起乳酸血症的药物是

【答案】A

第二十五章 合成抗菌药

1.氟喹诺酮类药物的作用机制是

A.抑制细菌二氢叶酸还原酶

B.抑制细菌蛋白合成

C.抑制细菌DNA螺旋酶,阻碍DNA复制

D.抑制细菌的转肽酶而影响细菌黏肽合成

E.抑制细菌二氢叶酸合成酶

【答案】C

【解析】本题考查氟喹诺酮类药物的作用机制。氟喹诺酮类药物的抗菌机制是抑制细菌的DNA螺旋酶,阻碍DNA合成而产生杀菌作用。

2.磺胺类药物主要不良反应不包括

A.泌尿系统损害

B.过敏反应

C.血液系统反应

D.肝损害

E.二重感染

【答案】E

(3~4题共用备选答案)

A.抽搐、惊厥

B.恶心、腹泻

C.QT间期延长

D.替马沙星综合征

E.光照部位皮肤出现瘙痒性红斑

3.氟喹诺酮类药物可引起光毒性的不良反应表现是

【答案】E

4.氟喹诺酮类药物可引起的心脏毒性的不良反应表现是

【答案】C

第二十六章 抗生素

1.青霉素 G 最常见的不良反应是

A.二重感染

B.变态反应

C.胃肠道反应

D.肝、肾损害

E.耳毒性

【答案】B

2.下列关于青霉素敏感的细菌，错误的是

A.脑膜炎球菌

B.钩端螺旋体

C.溶血性链球菌

D.百日咳杆菌

E.产生青霉素酶的金葡菌

【答案】E

3.青霉素的抗菌作用机制是

A.破坏细菌的细胞壁

B.阻止细菌二氢叶酸的合成

C.阻止细菌核蛋白体的合成

D.阻止细菌蛋白质的合成

E.破坏细菌的分裂增殖

【答案】A

4.抗铜绿假单胞菌感染的有效药物是

A.羧苄西林

B.羟氨苄西林

C.青霉素 G

D.头孢氨苄

E.头孢呋辛

【答案】A

5.下列关于对氨苄西林敏感的细菌，错误的是

A.溶血性链球菌

B.肠球菌

C.肺炎球菌

D.铜绿假单胞菌

E.白喉杆菌

【答案】D

6.阿奇霉素的临床运用不包括的是

A.衣原体引起的泌尿道感染

B.敏感菌引起的急性支气管炎

C.金黄色葡萄球菌引起的骨髓炎

D.化脓性链球菌引起的急性咽炎

E.化脓性链球菌引起的急性扁桃体炎

【答案】C

【解析】阿奇霉素：临床上主要用于化脓性链球菌引起的急性咽炎、急性扁桃体炎以及敏感菌引起的急性支气管炎、慢性支气管炎急性发作，用于肺炎链球菌、流感杆菌以及肺炎支原体所致的肺炎，用于衣原体引起的泌尿道感染和宫颈炎，也用于敏感菌所致皮肤软组织的感染。金黄色葡萄球菌引起的骨髓炎首选药物是林可霉素、克林霉素。

7.青霉素 G 治疗何种疾病时可引起赫氏反应

A.大叶性肺炎

B.梅毒或钩端螺旋体病

C.草绿色链球菌心内膜炎

D.回归热

E.破伤风

【答案】B

8.下列关于第三代头孢菌素类药物的特点,错误的是

A.对肾脏基本无毒性

B.对各种β-内酰胺酶高度稳定

C.对G-菌的作用比第一二代强

D.对铜绿假单胞菌的作用强

E.对G+菌的作用也比第一二代强

【答案】E

9.支原体肺炎首选的药物是

A.红霉素

B.异烟肼

C.土霉素

D.吡哌酸

E.磺胺异戊唑

【答案】A

10.阿奇霉素的主要不良反应是

A.肝、肾损害

B.肾损害、胃肠刺激

C.肝损害、胃肠刺激

D.骨髓抑制、肝损害

E.骨髓抑制、胃肠刺激

【答案】C

11.氨基糖苷类最常见的不良反应是

A.心脏毒性

B.耳毒性

C.变态反应

D.头痛头晕

E.肝脏毒性

【答案】B

12.四环素类和氯霉素类均会产生的不良反应是

A.过敏性休克

B.影响牙、骨生长

C.抑制骨髓造血功能

D.灰婴综合征

E.二重感染

【答案】E

【解析】四环素的主要不良反应有局部刺激、二重感染、影响骨牙的生长、肝损害及肾功能不全;氯霉素主要不良反应有抑制骨髓造血功能、灰婴综合征、胃肠道反应、二重感染。故本题答案为选项E。

(13~14题共用备选答案)

A.林克霉素

B.青霉素G

C.庆大霉素

D.四环素

E.磺胺嘧啶

13.可用于治疗厌氧菌感染的药物是

【答案】A

【解析】林可霉素、克林霉素的抗菌作用与红霉素类似,克林霉素的抗菌活性比林可霉素强4~8倍。主要特点是对各类厌氧菌有强大的抗菌作用。

14.可用于流行性脑脊髓膜炎的药物是

【答案】B

【解析】青霉素G对敏感的革兰阳性球菌、阴性球菌、螺旋体感染,可作为首选治疗药。流行性脑脊髓膜炎的病原体为脑膜炎奈瑟菌,属阴性双球菌,适宜使用青霉素G。

第二十七章　抗真菌药与抗病毒药

1.以下不属于抗真菌药的是

A.酮康唑

B.灰黄霉素

C.两性霉素

D.制霉菌素

E.多黏菌素

【答案】E

2.有抗病毒作用的药物是

A.克霉唑
B.阿昔洛韦
C.氟康唑
D.酮康唑
E.咪康唑
【答案】B
(3~4题共用备选答案)
A.甲硝唑
B.病毒唑
C.无环鸟苷
D.环磷酰胺
E.吡嗪酰胺
3.阿昔洛韦又称为
【答案】C
【解析】无环鸟苷即阿昔洛韦。
4.利巴韦林又称为
【答案】B
【解析】病毒唑即利巴韦林。

第二十八章 抗菌药物的耐药性

1.细菌耐药性产生的主要方式不包括
A.产生灭活酶
B.靶位的修饰和变化
C.降低外膜的通透性
D.加强主动流出系统
E.加速繁殖
【答案】E

2.降低抗菌药耐药性的措施不包括
A.合理使用抗菌药物
B.严格掌握抗菌药的适应证
C.加强抗菌药物的管理
D.一旦感染,立即使用广谱抗菌药物
E.对耐药菌感染的患者采取消毒隔离
【答案】D

第二十九章 抗结核病药

1.应用异烟肼时常并用维生素 B_6 的目的是
A.延缓抗药性
B.减轻肝损害
C.增强治疗
D.防治周围神经炎
E.减轻肾损害
【答案】D
【解析】本题考查异烟肼的不良反应及其预防措施。①神经系统。可致周围神经炎,用药过量可出现昏迷、惊厥、神经错乱,同服维生素B6可防治。偶见中毒性脑病或中毒性精神病,癫痫、精神病者慎用。②肝毒性。暂时性转氨酶升高,用药时应定期检查肝功能。

2.可引起视神经炎的药物是
A.异烟肼
B.链霉素
C.利福平
D.氯霉素
E.乙胺丁醇
【答案】E

3.下列关于抗结核药按作用机制不同分类的叙述错误的是
A.抑制RNA合成药,如异烟肼
B.阻碍细菌细胞壁合成的药物,如环丝氨酸
C.抑制结核杆菌蛋白合成药,如链霉素
D.干扰结核杆菌代谢的药物,如对氨基水杨酸钠

E.多种机制共存或机制未明的药物,如乙胺丁醇

【答案】A

【解析】抗结核病药也可按作用机制的不同分为:①阻碍细菌细胞壁合成的药物,如环丝氨酸、乙硫异烟胺。②干扰结核杆菌代谢的药物,如对氨基水杨酸钠。③抑制 RNA 合成药,如利福平。④抑制结核杆菌蛋白合成药,如链霉素和紫霉素等。⑤多种机制共存或机制未明的药物,如异烟肼、乙胺丁醇。

(4~5 题共用备选答案)

A.异烟肼

B.链霉素

C.阿米卡星

D.司帕沙星

E.庆大霉素

4.易透过血脑屏障的药物是

【答案】A

5.对结核杆菌有高度选择性的药物是

【答案】A

第三十章 抗恶性肿瘤药

1.甲氨蝶呤抗肿瘤的主要机制是

A.抑制二氢叶酸合成酶

B.抑制二氢叶酸还原酶

C.破坏 DNA 结构和功能

D.嵌入 DNA 干扰转录 RNA

E.干扰蛋白质合成

【答案】B

2.在体外没有抗癌作用的抗癌药物是

A.阿糖胞苷

B.阿霉素

C.环磷酰胺

D.卡莫司汀

E.长春碱

【答案】C

3.大部分抗肿瘤药物最主要的不良反应为

A.心脏毒性

B.中枢毒性

C.耐药性

D.骨髓抑制

E.依赖性

【答案】D

4.最容易引起出血性膀胱炎的抗癌药是

A.争光霉素

B.环磷酰胺

C.氟尿嘧啶

D.阿霉素

E.紫杉醇

【答案】B

5.细胞周期非特异性药物与细胞周期特异性药物的主要区别是

A.杀灭细胞的时间长短不同

B.抗肿瘤作用强弱的不同

C.前者杀灭增殖期细胞,后者杀灭分泌期细胞

D.二者杀灭的是增殖期细胞,但是后者只杀灭某一增殖期细胞

E.二者的区别在于作用肿瘤细胞部位不同

【答案】D

【解析】①细胞周期非特异性药物主要杀灭增殖期细胞,如烷化剂、抗肿瘤抗生素等。此类药物对恶性肿瘤细胞的作用较强,能迅速杀灭肿瘤细胞。②细胞周期特异性药物仅杀灭某一增殖周期细胞,对静止期细胞不敏感的药物,如抗代谢药物主要作用于 S 期,长春碱类主要作用于 M 期。此类药物的抗肿瘤作用一般较弱,需应用一段时间才能发挥杀伤作用。故根据题干要求,正确的选项是 D。

第十二篇

传染病学

第一章　传染病学总论

第一节　感染与免疫

1.下列各项，可降低人群易感性的是

A.新生儿增加

B.非流行区人口迁入

C.免疫人口死亡等

D.新的传染病出现或传入

E.接种疫苗

【答案】E

【解析】对易感人群按免疫程序实施计划免疫及必要时强化免疫接种，是降低人群易感性最重要的措施。人工自动免疫干预，可以阻止传染病的周期性流行，甚至可以消灭该传染病（例如天花），故选 E。传染病流行或隐性感染后，免疫人口增加，在传染病流行后的一段时间内，人群对该病易感性降低。故 C 也不选。

2.病原体侵入人体后引起疾病，主要取决于

A.机体的保护性免疫力

B.病原体的侵入途径和特异性定位

C.病原体的毒力与数量

D.机体的天然屏障作用

E.病原体的致病力与机体的免疫功能

【答案】E

【解析】病原体通过各种途径进入人体，就意味着感染过程的开始，而是否出现相应的症状、体征，则取决于病原体的致病力和机体的免疫功能。

3.不具有传染性的感染类型是

A.显性感染潜伏期

B.潜伏性感染

C.隐性感染

D.病原携带状态

E.显性感染症状明显期

【答案】B

【解析】潜伏性感染：是以病毒为代表的传染性病原体的一种特性。病原体在曾被感染过的机体内较长时间潜伏存在，常常在被感染者一生中均处于非活动状态。虽然机体内产生了针对该病原体的免疫反应，且相应抗体仍能被检测到，但病原体随时都可能复活而致病。但病原体的存在，却没有排出病原体，不具有传染性。

4.病原体侵入机体后，引起机体发生免疫应答，同时通过病原体本身的作用或机体的变态反应，导致组织损伤，引起病理改变与临床表现。此种表现属于

A.隐性感染

B.显性感染

C.重复感染

D.潜伏性感染

E.机会性感染

【答案】B

【解析】显性感染又称临床感染，即传染病发病。感染后不但引起机体免疫应答，还导致组织损伤，引起病理改变和临床表现。

（5~6题共用备选答案）

A.病原体被清除

B.隐性感染

C.潜伏性感染

D.病原体携带状态

E.显性感染

5.感染过程的表现中最易识别的是

【答案】E

6.感染过程的表现中最常见是

【答案】B

【解析】一般隐性感染者最多见，病原携带者次之，显性感染者比率最低，但一旦出现最易识别。仅少数传染病存在潜伏性感染者。

第二节　传染病的流行过程

1.下列哪项不属于传染源

A.传染病病人

B.隐性感染者

C.蚊子

D.病原携带者

E.受感染的动物

【答案】C

2.传染病流行过程的基本条件是

A.病原体、动物、易感人群

B.病原体、易感人群和他们所处的环境

C.传染源、传播途径、易感人群

D.传染源、传播途径、病原体

E.社会环节、自然环节、人文环节

【答案】C

【解析】传染病流行过程的三个基本条件是传染源、传播途径和易感人群。传染源指体内有病原体生长、繁殖并能排出体外的人和动物。病原体离开传染源到达另一个易感者所经过的途径称传播途径。易感人群指对某一传染病缺乏特异性免疫力的人为易感者。

第三节　传染病的特征

1.传染病的基本特征为

A.有传染性、免疫性和病原体

B.有传染性、流行性、地方性和季节性

C.有传染性、病原体、免疫性和流行性

D.有传染性、传播途径和传染源

E.有传染性、免疫性和流行性

【答案】C

【解析】传染病是由各种病原微生物和寄生虫感染人体后产生的有传染性的疾病。传染病的基本特征为有传染性、病原体、免疫性和流行性。流行过程的构成需要有三个基本条件，包括传染源、传播途径和易感人群。故选C。

2.确定一种传染病的检疫期限是根据该病的

A.最长潜伏期

B.平均潜伏期

C.最短潜伏期

D.恢复期

E.前驱期

【答案】A

【解析】潜伏期是指从病原体进入人体

起，至开始出现临床症状为止的时期，是确定检疫期的重要依据及诊断的参考。

3.从起病至症状明显的时期，其临床表现通常是非特异性的，为很多传染病所共有，一般持续 1~3 日。这一阶段称为

A.潜伏期

B.症状明显期

C.前驱期

D.恢复期

E.最短潜伏期

【答案】C

4.充分表现出该病特有症状和体征的是

A.潜伏期

B.前驱期

C.症状明显期

D.恢复期

E.后遗症

【答案】C

第四节　传染病的诊断

1.传染病病原学诊断的“金指标”是

A.血常规检查

B.病原学检查

C.免疫学检测

D.内镜检查

E.影像学检查

【答案】B

【解析】病原体的直接检出或分离培养出病原体是传染病病原学诊断的“金指标”。

2.血液生化检查有助于下列哪一疾病的诊断

A.鼠疫

B.蠕虫感染

C.感染性腹泻

D.病毒性肝炎

E.钩端螺旋体病

【答案】D

3.流行病学资料不包括

A.职业

B.年龄

C.免疫接种史

D.流行季节与地区

E.饮食习惯

【答案】E

第五节　传染病的治疗

1.传染病的治疗措施中，下列哪一项最关键

A.一般治疗

B.病原学治疗

C.对症治疗

D.康复治疗

E.中医中药治疗

【答案】B

2.下列哪项不属于传染病应用抗菌药物应遵守的原则

A.严格掌握适应证，使用针对性强的药物

B.病毒感染性疾病不宜使用抗菌药物

C.应用抗菌药物前最好做病原体培养，按药敏试验结果用药

D.预防性应用抗菌药物应有明确的目的

E.对于免疫功能低下的患者不可用抗菌药物治疗

【答案】E

第六节 传染病的预防

1.下列传染病防治法立法目的说法正确的是

A.为了预防传染病的发生与流行

B.为了控制传染病的发生与流行

C.为了消除传染病的发生与流行

D.为了保障人体健康和公共卫生

E.以上皆对

【答案】E

2.针对切断呼吸道传染病传播途径应采取的措施是

A.加强水源管理

B.保持居室空气流通

C.灭蚊

D.防止虫类叮咬

E.勤换和洗晒衣物及床单被褥

【答案】B

3.根据传染病防治法,属于甲类法定管理传染病的是

A.鼠疫、霍乱

B.鼠疫、AIDS

C.鼠疫、SARS

D.鼠疫、炭疽

E.鼠疫、结核

【答案】A

【解析】甲类为强制管理传染病,包括鼠疫和霍乱 2 种。

第二章 病毒感染

第一节 病毒性肝炎

1.下列各种病毒,属肝炎病毒的是

A.HGV

B.TTV

C.HEV

D.CMV

E.EBV

【答案】C

2.戊型肝炎病毒的主要传播途径是

A.血液及血制品

B.垂直传播

C.媒介生物

D.粪-口途径

E.呼吸道

【答案】D

【解析】戊型肝炎病毒的主要传播途径是粪-口途径。

3.反映 HBV 感染最直接、特异的指标是

A.HBsAg

B.HBcAg

C.HBeAg

D.DNA 多聚酶

E.HBV DNA

【答案】E

4.下列哪项是乙肝病毒(HBV)的复制指标

A.抗-HBe

B.HBsAg

C.抗-HBs

D.HBeAg

E.抗-HBc

【答案】D

【解析】HBeAg 与病毒 HBV DNA 密切相关,是 HBV 活动性复制和有传染性的重要标志,因此乙肝病毒复制的指标是 HBeAg。而

抗-HBe、抗-HBs、抗-HBc 均为抗体，不能代表病毒复制，HBsAg 本身无传染性，仅作为 HBV 存在的间接指标，也不代表病毒复制。

5.有关乙型肝炎的描述下列哪项是错误的

A.重叠感染 HDV 易演变为重型肝炎

B.对慢性患者的治疗应以抗病毒为主

C.乙型肝炎是肝细胞癌的重要病因

D.婴幼儿感染 HBV 易演变为慢性乙肝病毒携带者

E.家庭聚集现象不明显

【答案】E

【解析】乙型肝炎的发病无明显季节性，多为散发，但常有家庭集聚现象，患者及 HBsAg 携带者男性多于女性。

6.HCV 感染的主要传播途径是

A.粪-口途径传播

B.输血

C.集体预防接种

D.蚊虫叮咬传播

E.生活密切接触

【答案】B

7.预防 HBeAg 阳性母亲所生的新生儿 HBV 感染最有效的措施是

A.丙种球蛋白

B.高效价乙肝免疫球蛋白

C.乙肝疫苗

D.高效价乙肝免疫球蛋白加乙肝疫苗

E.乙肝疫苗加丙种球蛋白

【答案】D

【解析】乙肝免疫球蛋白（HBIG）主要用于阻断 HBV 的母婴传播及意外暴露的被动免疫，应在出生后或暴露后的 24 小时内（时间越早越好）注射；乙型肝炎疫苗主要用于新生儿和高危人群的乙肝预防。对 HBsAg 阳性产妇所生婴儿，与乙肝免疫球蛋白联合使用可提高保护率。

8.病毒性肝炎肝细胞变性，最常见的是

A.玻璃样变

B.水样变

C.淀粉样变

D.气球样变

E.嗜酸样变

【答案】D

9.诊断重型病毒性肝炎，下列指标最有意义的是

A.血清胆红素明显升高

B.酶胆分离

C.凝血酶原活动度明显降低

D.A/G 比值倒置

E.血清转肽酶活性明显升高

【答案】C

【解析】PTA（凝血酶原活动度）≤40%为肝细胞大量坏死的肯定界限，为重型肝炎诊断及判断预后的重要指标。

10.下列不属于急性重型肝炎典型表现的是

A.黄疸迅速加深

B.出血倾向明显

C.肝大

D.出现烦躁、谵妄等神经系统症状

E.急性肾功能不全

【答案】C

11.无任何临床症状和体征，肝功能正常，HBsAg 持续阳性 6 个月以上者可诊断为

A.急性乙肝

B.慢性乙肝病毒携带者

C.急性重型乙肝

D.慢性重型肝炎

E.肝炎肝硬化

【答案】B

12.下列关于急性黄疸型肝炎的黄疸前期说法错误的是

A.脾肿大

B.可有右上腹叩击痛

C.有纳差、厌油、呕吐的症状

D.尿液变为浓茶色

E.主要以消化道症状及乏力最常见

【答案】A

13.感染 HBV 后最早出现的血清学标志是

A.HBsAg

B.HBeAg

C.抗-HBs

D.抗-HBe

E.抗-HBc

【答案】A

【解析】HBsAg:是感染 HBV 后最早出现的血清学标志,感染后 4~7 周血清中开始出现,而后出现 ALT 升高及症状、体征等。

14.在肝炎患者中,最能反映病情严重程度的实验室血清学检查项目是

A.谷草转氨酶

B.谷丙转氨酶

C.凝血酶原活动度

D.血清胆碱酯酶

E.γ-谷氨酸转肽酶

【答案】C

【解析】肝脏是凝血因子产生的主要场所,肝实质广泛而严重坏死时,凝血因子缺乏,凝血酶原时间(PT)显著延长,凝血酶原活动度(PTA)明显下降,PTA 正常值为 75%~100%,PTA<40%时为肝细胞大量坏死的肯定界限。

15.血清中常规检查检测不到的HBV 标志物是

A.HBsAg

B.HBeAg

C.HBcAg

D.抗-HBe

E.抗-HBc

【答案】C

16.有关肝炎病毒血清学标志物的描述,下列哪项是不正确的

A.慢性 HBV 感染抗-HBc IgM 也可阳性

B.抗-HAV IgM 阳性可诊断为急性 HAV 感染

C.HBsAg 阳性表明患者有传染性

D.抗-HCV 阳性为 HCV 既往感染

E.抗-HBs 是保护性抗体

【答案】D

【解析】一般认为抗-HCV 阳性是感染的标志,包括既往感染和现症感染。

17.下列有关甲肝病毒的叙述,正确的是

A.为嗜肝 DNA 病毒

B.只有一个血清型

C.60℃30 分钟可被灭活

D.对紫外线照射不敏感

E.只有 1 个基因型

【答案】B

【解析】甲肝病毒,属微小 RNA 科病毒,人类嗜肝 RNA 病毒属,60℃1 小时不能完全灭活,100℃1 分钟可完全灭活,至少可以分为 7 个基因型。故其余选项排除。

18.重型病毒性肝炎患者,出血倾向最主要的原因是

A.维生素 K 吸收障碍

B.凝血因子合成障碍

C.凝血因子消耗增加

D.血小板减少

E.毛细血管脆性增加

【答案】B

【解析】肝脏为多种凝血因子合成的场所,如果肝实质广泛而严重损伤时,凝血因子合成障碍。

19.患者,男,25 岁。近 2 周自觉乏力,食欲不振,厌油,腹胀。检查:巩膜无黄染,肝肋缘下 2 cm,有压痛。丙氨酸氨基转氨酶升高。

应首先考虑的疾病是

A.急性肝炎

B.慢性肝炎

C.重型肝炎

D.淤血性肝硬化

E.肝炎肝硬化

【答案】A

【解析】患者有乏力，食欲不振，厌油的临床表现，说明肝脏出现问题，而体检发现肝脏肿大并且有压痛，丙氨酸转氨酶升高，而没有消瘦的症状，并且发病较急，考虑为急性肝炎。

20.患儿近日常感无力，精神萎靡，食欲不佳，并诉右上腹隐痛。检查：面色黄，肝于肋缘下 3 cm 可触及，有压痛。实验室检查：尿胆红素（+），尿胆原（+）。应首先考虑的疾病是

A.蚕豆病

B.胃炎

C.胆道蛔虫症

D.急性病毒性肝炎

E.胆结石

【答案】D

【解析】蚕豆病是由于遗传因素和食用蚕豆所引起的而患者并无食用蚕豆史，并且肝脏发生肿大也不符合，可以排除；而胃炎不会引起黄疸，所以排除；C、E 都是与胆道梗阻有关，而发生胆道梗阻不会是隐痛，会发生剧烈疼痛，可以排除。

21.患者既往健康，无肝炎病史，突然出现厌食、乏力等症状，并于 3 天内黄疸迅速加深，肝脏迅速缩小，有黑便，嗜睡。应重点考虑的疾病是

A.急性黄疸型肝炎

B.急性重型肝炎

C.亚急性重型肝炎

D.慢性重型肝炎

E.淤胆型肝炎

【答案】B

22.某患者具备急、慢性肝炎临床表现，当下列哪一项血清学标志物单独阳性时即可确诊为乙型肝炎

A.抗-HBs

B.抗-HBe

C.抗-HBc IgM

D.抗-HBc IgG

E.以上任何一项单独阳性时均不能确诊

【答案】C

23.患者，男，20 岁。半个月来发热 37.5 ℃，伴周身乏力，食欲不振，尿色加深如深茶样。化验肝功能：ALT 500 U/L，胆红素 80 mmol/L，抗-HAV IgM（+），HBsAg（+），抗-HBc IgG（+）。应诊为

A.急性甲型黄疸型肝炎

B.急性甲型合并乙型黄疸型肝炎

C.急性乙型肝炎，既往感染甲肝病毒

D.急性乙型黄疸型肝炎

E.急性甲型黄疸型肝炎，乙肝病毒携带

【答案】E

【解析】该年轻男性患者发病半个月，有发热、乏力等全身感染症状，有食欲不振和转氨酶升高的肝炎症状，有尿色浓茶样和胆红素升高的黄疸表现，因此为急性黄疸型肝炎，结合 HAV IgM（+），支持急性甲型黄疸型肝炎，患者还有 HBsAg（+）和抗-HBc IgG（+），说明是乙肝病毒携带。

（24～25 题共用备选答案）

A.HBsAg

B.抗-HBs

C.HBcAg

D.抗-HBc

E.抗-HBe

24.感染 HBV 后，最早出现的抗体为

【答案】D

【解析】抗-HBc:此为 HBcAg 刺激机体产生的,为感染 HBV 后最早出现的抗体,属非中和性抗体,可持续存在多年。

25.不游离存在于血液中的标志物为

【答案】C

【解析】HBcAg 为 HBV 核心蛋白的组成部分,血液中一般无游离的 HBcAg。只有用去垢剂处理 Dane 颗粒后,方可释放出 HBcAg,所以临床上一般不检测 HBcAg。如血清 HBcAg 阳性表示血液内含有 HBV,患者传染性强,HBV 复制活跃。

第二节 流行性感冒

1.下列有关流感的叙述,正确的是

A.潜伏期长

B.起病较缓

C.传播迅速

D.青壮年高发

E.夏秋季多见

【答案】C

2.流感的症状最主要的是

A.全身中毒症状

B.发热

C.呼吸道症状

D.消化道症状

E.循环系统症状

【答案】A

【解析】流感潜伏期通常为 1~3 日。起病多急骤,主要以全身中毒症状为主,呼吸道症状轻微或不明显。发热通常持续 3~4 日。

3.流感的主要传染源是

A.猪

B.患者

C.蚊虫

D.犬

E.鼠类

【答案】B

4.流感的潜伏期一般是

A.24 小时

B.1-3 日

C.3-5 日

D.5-10 日

E.2 周

【答案】B

5.关于流感的描述错误的是

A.飞沫传播

B.潜伏期短

C.传染性强

D.呼吸道症状重

E.传播迅速

【答案】D

【解析】流感潜伏期通常为 1~3 日。起病多急骤,主要以全身中毒症状为主,呼吸道症状轻微或不明显。发热通常持续 3~4 日。

6.流感的流行季节是

A.春季

B.夏季

C.秋季

D.冬季

E.不定

【答案】D

7.流感的隔离时间是

A.隔离时间为 1 周或至主要症状消失

B.隔离时间为 2 周或至主要症状消失

C.隔离时间为 3 天或至主要症状消失

D.隔离时间为 5 天或至主要症状消失

E.隔离时间为 5~12 天或至主要症状消失

【答案】A

8.肺炎型的流感最常见的人群是

A.青少年

B.学龄前儿童

C.2 岁以下儿童

D.老年

E.孕妇

【答案】C

9.下列各项可确诊流感的是

A.血常规

B.血培养

C.病毒分离

D.影像学检查

E.粪便培养

【答案】C

10.流感抗病毒治疗首选的药物是

A.金刚烷胺

B.利巴韦林

C.奥司他韦

D.沙奎那韦

E.拉米夫定

【答案】C

(11~12 题共用备选答案)

A.老年人

B.婴幼儿

C.发热患者

D.免疫力低下者

E.合并慢性基础病患者

11.不属流感高危人群的是

【答案】C

12.不属流感疫苗接种对象的是

【答案】C

第三节 人感染高致病性禽流感

1.人感染高致病性禽流感的病毒是

A.甲型

B.乙型

C.丙型

D.丁型

E.戊型

【答案】A

【解析】人感染高致病性禽流感简称人禽流感,是由甲型禽流感病毒引起的人、禽、畜共患的急性传染病。

2.目前感染人类的禽流感病毒亚型中,以感染后病情重,死亡率高的是

A.H5N1

B.H9N2

C.H7N7

D.H7N3

E.H7N2

【答案】A

【解析】H5N1 亚型病毒所引起的症状重,病死率较高,可出现多器官功能衰竭,甚至导致死亡。

3.下列有关人禽流感的叙述,错误的是

A.由禽流感病毒引起

B.属人、禽、畜共患传染病

C.病禽及带毒健康禽为传染源

D.一年四季均可发生

E.人群普遍易感

【答案】E

4.人感染高致病性禽流感的主要传播途径是

A.消化道

B.呼吸道

C.皮肤

D.血液

E.接触感染的禽类及其分泌物

【答案】B

5.人感染高致病性禽流感早期发热体温大多持续在

A.37 ℃以上

B.38 ℃以上

C.39 ℃以上

D.40 ℃以上

E.41 ℃以上

【答案】C

【解析】急性起病，早期表现类似流感。主要为发热，体温大多持续在 39 ℃以上。

6.人感染高致病性禽流感的临床表现中叙述不正确的是

A.早期表现类似流感

B.可伴有眼结膜炎

C.可有恶心、腹痛、腹泻等消化道症状

D.发热、鼻塞、咳嗽

E.无肺炎表现

【答案】E

7.用于治疗人感染高致病性禽流感抗流感病毒的药物是

A.法昔洛韦

B.扎那米韦

C.利巴韦林

D.恩替卡韦

E.奈韦拉平

【答案】B

8.鉴别人感染高致病性禽流感与 SARS 的主要依据是

A.流行病学史

B.血常规

C.临床表现

D.病原学检查

E.X 线检查

【答案】D

（9~10 题共用备选答案）

A.H_1N_1

B.H_3N_3

C.H_5N_1

D.H_7N_7

E.H_9N_2

9.致病力最强的人禽流感病毒亚型是

【答案】C

10.曾引起流感大流行的流感病毒亚型是

【答案】A

第四节　艾滋病

1.HIV 造成机体免疫功能损害主要侵犯的细胞是

A.CD_4^+T 淋巴细胞

B.CD_8^+T 淋巴细胞

C.B 淋巴细胞

D.NK 细胞

E.浆细胞

【答案】A

【解析】HIV 直接和间接作用下，CD_4^+T 淋巴细胞功能受损和被大量破坏，导致细胞免疫缺陷。

2.下列哪种消毒措施对 HIV 不敏感

A.高压蒸汽消毒法

B.75%乙醇

C.0.2%次氯酸钠

D.焚烧

E.紫外线

【答案】E

3.艾滋病最重要的传染源是

A.艾滋病患者

B.隐性感染者

C.潜伏期感染者

D.无症状病毒携带者

E.发病期患者

【答案】D

4.以下选项均为艾滋病的传播途径，而最常见的传播途径是

A.注射途径

B.性接触途径

C.母婴垂直传播途径

D.人工授精

E.器官移植

【答案】B

5.关于HIV 急性感染期的描述,下列哪项是错误的

A.通常为 HIV 复制开始阶段

B.可以出现发热、全身不适、淋巴结肿大等表现

C.多数急性感染者有临床症状

D.血中可以检测出 p24

E.CD_4^+T 细胞降低不明显

【答案】C

【解析】HIV 急性感染期少数急性感染者有临床症状。

6.AIDS 患者肺部继发感染的常见病原体是

A.肺炎球菌

B.葡萄球菌

C.链球菌

D.军团菌

E.肺孢子菌

【答案】E

【解析】艾滋病期可并发各系统的各种机会性感染及恶性肿瘤。呼吸系统:肺孢子菌肺炎最为常见。

(7~8 题共用备选答案)

A.性传播

B.母婴传播

C.器官移植

D.输血

E.蚊虫叮咬

7.AIDS 的主要传播途径是

【答案】A

8.一般认为不能传播 AIDS 的是

【答案】E

第五节　流行性出血热

1.流行性出血热的传染源是

A.鼠类

B.猪

C.病毒携带者

D.犬

E.急性期患者

【答案】A

2.确诊流行性出血热的依据是

A.鼠类接触史

B.全身感染中毒症状

C.“三痛”和“三红”征

D.特异性 IgM 抗体滴度升高

E.异型淋巴细胞增多

【答案】D

【解析】流行性出血热发病第 2 日即能检出特异性抗体 IgM,为临床常用的早期诊断依据。

3.下列不属于流行性出血热分期的是

A.高热期

B.低血压休克期

C.少尿期

D.多尿期

E.恢复期

【答案】A

【解析】典型患者临床可分为发热期、低血压休克期、少尿期、多尿期、恢复期。

4.流行性出血热发热期出现的“三痛”是指

A.头痛、胸痛、腹痛

B.头痛、腹痛、关节痛

C.头痛、胸痛、腰痛

D.头痛、腰痛、眼眶痛

E.头痛、腰痛、背痛

【答案】D

5.流行性出血热发热期出现的“三红”是指

A.颜面、颈、胸部位潮红

B.颜面、眼结膜、胸部位潮红

C.口腔软腭、颈、眼结膜部位潮红

D.颜面、口腔软腭、胸部位潮红

E.咽、口腔软腭、眼结膜部位潮红

【答案】A

【解析】皮肤充血见于颜面、颈、胸等部位潮红,称为“三红”,重者呈酒醉貌。黏膜充血见于眼结膜、口腔软腭和咽部。皮肤出血多见于腋下和胸背部条索状、抓痕样或点状瘀斑。

6.流行性出血热引起急性肾功能不全的最主要原因是

A.肾小球滤过率下降和缺血性肾小管变性、坏死

B.肾小球微血栓形成和缺血性坏死

C.肾小管中管型形成

D.肾间质水肿压迫肾小管

E.肾素、血管紧张素的激活

【答案】A

【解析】流行性出血热的肾脏损害与肾血流量不足、免疫复合物沉积、肾间质水肿致使肾小管被压受阻、肾素、血管紧张素Ⅱ的激活等因素有关,致使肾小球滤过率下降,肾小管重吸收功能受损。

7.流行性出血热病毒是

A.一种 DNA 病毒

B.正性单链 RNA 病毒

C.与艾滋病病毒(HIV)相同,属于反转录病毒科

D.与丙型肝炎病毒一样

E.汉坦病毒属,为负性单链 RNA 病毒

【答案】E

8.流行性出血热的三大主症是

A.出血,休克,肾损害

B.发热,休克,少尿

C.发热,出血,肾损害

D.发热,出血,皮疹

E.休克,少尿,出血

【答案】C

【解析】流行性出血热有三大主症,即发热、出血和肾损害。

9.流行性出血热患者全身各组织器官都可有充血、出血、变性、坏死,表现最为明显的器官是

A.心

B.肺

C.肾

D.脑垂体

E.胃肠

【答案】C

10.下列哪项不属于流行性出血热的临床特点

A.腰痛

B.蛋白尿

C.眼眶痛

D.出血性皮疹

E.热退症状缓解

【答案】E

【解析】热退后病情反而加重是流行性出血热低血压休克期的特点。

11.流行性出血热多尿期尿量为

A.24 小时尿量<1 000 mL

B.24 小时尿量<500 mL

C.24 小时尿量<50 mL

D.24 小时尿量>2 000 mL

E.24 小时尿量>5 000 mL

【答案】D

12.关于流行性出血热少尿期治疗原则哪项是错误的

A.每日输液量为尿量加排泄量加 500 mL

B.无消化道出血时可进行导泻疗法

C.腹膜或血液透析

D.促进利尿

E.防止继发感染

【答案】E

【解析】防止继发感染为多尿后期的治则。

（13~14 题共用备选答案）

A.少于 400mL

B.少于 1000mL

C.超过 1500mL

D.超过 2000mL

E.超过 3000mL

13.流行性出血热少尿期尿量为

【答案】A

14.流行性出血热多尿早期尿量为

【答案】D

第六节　狂犬病

1.下列有关狂犬病毒的叙述，正确的是

A.属弹状病毒科

B.DNA 病毒

C.野毒株毒力弱

D.固定株毒力强

E.60℃10 分钟可灭活

1.【答案】A

2.狂犬病毒入侵的是人体的

A.运动系统

B.呼吸系统

C.血液系统

D.神经系统

E.循环系统

【答案】D

【解析】狂犬病又称恐水病，是由狂犬病毒引起的以侵犯中枢神经系统为主的人畜共患急性传染病。

3.下列哪项不宜使用狂犬病毒灭活

A.紫外线

B.甲醛

C.70%乙醇

D.苯扎溴铵

E.冰冻干燥

【答案】E

【解析】狂犬病毒易被紫外线、甲醛、70%乙醇、汞和季胺类化合物（如苯扎溴铵）等灭活。不耐热，40 ℃4 小时或 60 ℃30 分钟可灭活。在冰冻干燥条件下可保存数年。

4.狂犬病典型病例临床表现分为三期，下列正确的是

A.前驱期、兴奋期、麻痹期

B.潜伏期、前驱期、兴奋期

C.前驱期、兴奋期、恢复期

D.兴奋期、麻痹期、恢复期

E.潜伏期、前驱期、麻痹期

【答案】A

5.狂犬病患者对痛、风、声、光等刺激敏感出现在

A.前驱期

B.兴奋期

C.麻痹期

D.发热期

E.恢复期

【答案】A

6.狂犬病的特殊症状是

A.发热

B.恐惧

C.恐风

D.恐水

E.失音

【答案】D

7.下列哪项不是狂犬病患者麻痹期出现

的症状

A.咽喉紧缩感

B.肢体痿软

C.心搏微弱

D.神志不清

E.循环衰竭

【答案】A

(8~9题共用备选答案)

A.拉沙病毒

B.汉坦病毒

C.嗜肝DNA病毒

D.反转录病毒

E.黄病毒

8.狂犬病毒属

【答案】A

9.流行性乙型脑炎病毒属

【答案】E

第七节 流行性乙型脑炎

1.下列哪项不是乙脑的病理特点

A.中枢神经系统小血管内皮细胞肿胀、坏死、脱落

B.神经细胞变性与坏死

C.胶质细胞增生和炎症细胞浸润

D.神经组织出现局灶性坏死,形成软化灶

E.大脑两半球表面及颅底的软脑膜充血,浆液性及纤维蛋白性渗出

【答案】E

2.流行性乙型脑炎的主要传播途径是

A.消化道传播

B.蚊虫叮咬

C.呼吸道传播

D.接触传播

E.性传播

【答案】B

3.乙脑最常见和最早出现的症状是

A.高热

B.头痛

C.呕吐

D.颈项强直

E.意识障碍

【答案】B

【解析】头痛是乙脑最常见和最早出现的症状,疼痛部位不定。

4.乙型脑炎三大严重症状是

A.高热、抽搐和昏迷

B.高热、昏迷和呼吸衰竭

C.高热、脑膜刺激征和呼吸衰竭

D.高热、抽搐和呼吸衰竭

E.高热、失语和呼吸衰竭

【答案】D

【解析】高热、抽搐和呼吸衰竭是乙脑极期的严重表现,三者常相互影响,互为因果。

5.下列有关乙脑周围性呼吸衰竭原因的叙述,错误的是

A.呼吸道痰阻

B.缺氧

C.膈肌麻痹

D.肋间麻痹

E.肺部感染

【答案】B

【解析】缺氧是乙脑中枢性呼吸衰竭的原因之一,故选B。

6.乙脑的治疗中,因脑实质病变引起的抽搐,多选用的药物是

A.地西泮

B.甘露醇

C.抗生素

D.东莨菪碱

E.酚妥拉明

【答案】A

（7~8 题共用备选答案）

A.高热

B.头痛

C.嗜睡

D.意识障碍

E.呼吸衰竭

7.乙脑最常见和最早出现的症状是

【答案】B

8.乙脑最主要的死亡原因是

【答案】E

第三章　细菌感染

第一节　流行性脑脊髓膜炎

1.脑膜炎球菌致病的主要因素是

A.外毒素

B.内毒素

C.荚膜

D.菌毛

E.自溶酶

【答案】B

2.流脑的主要传染源是

A.患者

B.带菌者

C.受感染的动物

D.隐性感染者

E.潜在性感染者

【答案】B

【解析】患者和带菌者是本病的传染源，流行期间人群带菌率高达 50%，感染后细菌寄生于正常人鼻咽部，人是唯一宿主，患者易于被发现和隔离，而带菌者不易被发现，因此带菌者作为传染源的意义更重要。

3.流脑的主要传播途径是

A.空气、飞沫

B.玩具及用品

C.动物传播

D.通过饮用水传播

E.通过食物传播

【答案】A

4.流行性脑脊髓膜炎可见

A.玫瑰疹

B.皮肤淤点、淤斑

C.淋巴结肿大

D.关节痛

E.多尿

【答案】B

【解析】流行性脑脊髓膜炎败血症休克型可表现为突起高热，常在短期内全身出现广泛淤点、淤斑。

5.流行性脑脊髓膜炎患者体温渐降至正常，症状好转，淤斑、淤点消失，见于

A.前驱期

B.败血症期

C.脑膜炎期

D.恢复期

E.后遗症期

【答案】D

6.怀疑流脑时为明确诊断应做

A.血常规检查

B.头颅 X 光片

C.头颅 CT

D.脑脊液检查

E.使用抗菌药物

【答案】D

【解析】脑脊液检查：明确诊断的重要方

法，脑脊液压力升高，外观混浊，白细胞明显增高，蛋白质增高，而糖及氯化物明显降低。

（7~8题共用备选答案）

A.血培养

B.粪便培养

C.尿培养

D.临床表现

E.肥达反应

7.流脑确诊的依据是

【答案】A

8.伤寒确诊的依据是

【答案】A

第二节 伤寒

1.伤寒杆菌的主要致病因素是

A.外毒素

B.伤寒内毒素

C.H 抗原

D.细菌的侵袭力

E.肠毒素

【答案】B

2.伤寒不断传播或流行的传染源是

A.伤寒的极期患者

B.潜伏期末的患者

C.缓解期带菌者

D.恢复期带菌者

E.慢性带菌者

【答案】E

【解析】少数患者痊愈后3个月以上仍持续排菌而成为慢性带菌者，女性多见，多为胆囊带菌。

3.长期发热的患者，诊断伤寒最可靠的依据是

A.玫瑰疹

B.相对缓脉

C.肥达反应阳性

D.血嗜酸粒细胞消失

E.血培养阳性

【答案】E

4.伤寒的典型临床症状为

A.持续发热，相对缓脉，消化道症状，玫瑰疹，肝、脾大及白细胞减少

B.持续发热，肝大，血疹，脉速，白细胞减少

C.弛张热，脾大，水晶汗疹，相对缓脉，白细胞增多

D.不规则发热，脾大，玫瑰疹

E.以上都不是

【答案】A

5.伤寒的主要传播途径是

A.呼吸道传播

B.消化道传播

C.血液传播

D.性传播

E.垂直传播

【答案】B

6.伤寒患者传染性最强的时期是

A.起病1周内

B.潜伏期

C.起病后第2~4周

D.潜伏末期到起病1周内

E.起病后第1~2周

【答案】C

【解析】伤寒患者和带菌者为传染源，患者由大小便排出病原体，从潜伏期开始，整个病程中都有传染性，尤其在病程的第2~4周传染性最强。

7.伤寒菌尿培养，阳性率最高的时间是

A.第1周

B.第2周

C.第1~2周

D.第2~3周

E.第3~4周

【答案】E

8.目前诊断伤寒，血象检查最有价值的是

A.血白细胞计数

B.血小板计数

C.红细胞计数

D.嗜酸粒细胞计数

E.嗜碱粒细胞计数

【答案】D

【解析】伤寒实验室检查：白细胞计数减少或正常，中性粒细胞减少；嗜酸粒细胞计数减少或消失，此有助于诊断和判断病情；血小板也可减少。

9.伤寒出现肝脾肿大的主要原因是

A.全身单核-巨噬细胞系统增生性反应

B.合并肝硬化

C.Ⅰ型变态反应

D.Ⅲ型变态反应

E.中毒性肝炎

【答案】A

【解析】伤寒的病理改变主要为全身单核-吞噬细胞系统的炎性增生反应，镜下见以巨噬细胞为主的细胞浸润。

10.确诊伤寒最可靠的依据来自以下哪一项

A.发热、中毒症状、白细胞减少

B.血培养

C.胆汁培养

D.粪便培养

E.肥达反应

【答案】B

（11~12题共用备选答案）

A.肠粘连

B.肠穿孔

C.肠出血

D.肠梗阻

E.肠套叠

11.伤寒最常见的肠道并发症是

【答案】C

【解析】题中所列五项都是伤寒的并发症，最常见的是肠出血，但最严重的是肠穿孔，因为若不及时处理会危及生命。

12.伤寒最严重的肠道并发症是

【答案】B

第三节　细菌性痢疾

1.痢疾杆菌的主要致病机制是

A.侵入的细菌数量

B.细胞毒素

C.神经毒素

D.内毒素及外毒素

E.肠毒素

【答案】D

2.痢疾的传染源是

A.蚊

B.猪

C.鼠

D.犬

E.患者

【答案】E

3.细菌性痢疾的传播途径是

A.呼吸道

B.消化道

C.血液

D.虫媒传播

E.接触传播

【答案】B

【解析】细菌性痢疾是通过消化道传播，病原菌随患者粪便排出污染食物、水、生活用品或手，经口感染。虫媒如苍蝇可以传播，但亦通过污染食物经消化道传播，其余途径一般不会传播。

4.慢性菌痢分型最多见的为

A.急性发作型

B.慢性迁延型

C.慢性隐匿性

D.慢性非典型

E.慢性典型

【答案】B

5.鉴别细菌性痢疾和阿米巴痢疾最可靠的依据是

A.潜伏期的长短

B.毒血症状的轻重

C.大便常规检查红白细胞的多少

D.大便检出病原体

E.抗生素治疗是否有效

【答案】D

【解析】大便检出病原体是鉴别细菌性痢疾和阿米巴痢疾最可靠的依据。

6.急性细菌性痢疾的病原治疗首选的药物是

A.氟喹诺酮类

B.氯霉素

C.四环素

D.磺胺药

E.呋喃唑酮

【答案】A

(7~8题共用备选答案)

A.洗肉水样腹泻，伴发热，腹痛，无里急后重

B.腹泻，黏液脓血样便，伴发热，腹痛，里急后重

C.腹泻，大便呈果酱状，伴低热，腹痛，无里急后重

D.剧烈腹泻，米泔样大便，无发热，无腹痛及里急后重

E.发热，脐周痛，腹泻，大便呈水样，有少量黏液

7.霍乱表现为

【答案】D

8.细菌性痢疾表现为

【答案】B

第四节　霍乱

1.霍乱最主要的传播途径是

A.食物传播

B.生活接触

C.苍蝇媒介

D.粪-口传播

E.带菌动物传播

【答案】D

【解析】霍乱是通过污染的水、食物、日常生活接触及苍蝇的媒介作用等不同途径进行传播和蔓延。

2.霍乱弧菌的主要致病物质是

A.霍乱肠毒素

B.霍乱内毒素

C.腺苷酸环化酶

D.透明质酸酶

E.蛋白水解酶

【答案】A

3.典型霍乱发病最先出现的症状是

A.腹泻

B.腹痛

C.呕吐

D.畏寒、发热

E.肌肉痉挛

【答案】A

4.霍乱的典型临床表现是

A.发热、腹泻、呕吐

B.剧烈无痛性腹泻，继之呕吐，吐泻物呈水状

C.腹痛、腹泻、剧烈呕吐,吐泻物呈水状

D.发热,周围循环衰竭

E.发热,无痛性腹泻,粪便水样

【答案】B

【解析】多数以无痛性急剧腹泻开始,继而呕吐,不伴里急后重。

5.霍乱最常见而严重的并发症

A.肠穿孔

B.肠出血

C.肠套叠

D.肾衰竭

E.肺水肿

【答案】D

6.霍乱大流行最重要的传播形式是

A.食物污染

B.苍蝇传播

C.接触患者

D.水源污染

E.接触带菌者

【答案】D

【解析】霍乱主要通过粪-口途径传播。患者吐泻物和带菌者粪便污染水源及食物,特别是水源被污染后易引起局部暴发。日常生活接触和苍蝇等媒介传播也是重要的传播途径。

7.关于治疗霍乱补液原则下列哪项是错误的

A.轻、中型患者可予以口服补液

B.中型患者 24 小时补液量为 4 000~8 000 mL

C.静脉补液以 5∶4∶1 溶液

D.重型患者治疗应早期快速静脉补液

E.重型患者应积极补钾

【答案】E

【解析】霍乱补液的原则是早期、快速、足量,先盐后糖,先快后慢,纠酸补钙,见尿补钾。

8.霍乱的治疗过程中,首选的抗生素为

A.氯霉素

B.多西环素

C.四环素

D.氨苄西林

E.卡那霉素

【答案】B

9.重型霍乱患者治疗的关键是

A.大量口服补液

B.有效抗菌治疗

C.短期应用糖皮质激素

D.禁食

E.快速静脉补液

【答案】E

10.患者,男,28 岁。因江水泛滥,饮用江水,突然出现剧烈腹泻,随后呕吐,由水样物转为米泔水样物,最可能的诊断是

A.金黄色葡萄球菌胃肠炎

B.急性细菌性痢疾

C.病毒性肠炎

D.大肠杆菌性肠炎

E.霍乱

【答案】E

【解析】该年轻男性在饮用江水后突然先出现剧烈腹泻,呕吐在后,吐泻物呈现霍乱时典型的米泔水样物,所以最可能的诊断是霍乱,其他可能性均小。

第五节 结核病

1.结核病的主要传播途径是

A.经上呼吸道直接接种

B.呼吸道传播

C.消化道传播

D.垂直传播

E.经皮肤伤口感染

【答案】B

2.下列关于结核病的叙述,错误的是

A.是由结核分枝杆菌引起的慢性感染性疾病

B.以肺结核最为常见

C.痰中排菌者称为传染性肺结核

D.除少数可急性起病外,临床上多呈慢性过程

E.临床表现为高热、咳痰、咯血

【答案】E

【解析】发热为结核最常见的全身中毒性症状,多数为长期低热,每于午后或傍晚开始,次晨降至正常,可伴有倦怠、发力、夜间盗汗,或无明显自觉不适。

3.关于原发性肺结核,下列说法正确的是

A.好发于双肺锁骨上下

B.多发生明显结核杆菌中毒症状

C.肺门或纵隔淋巴结结核较原发综合征更为常见

D.极少发生血行播散

E.原发灶及淋巴结不会发生干酪样坏死

【答案】C

4.以下不属于结核病易感人群的是

A.糖尿病患者

B.慢性阻塞性肺疾病患者

C.营养不良者

D.艾滋病患者

E.冠心病患者

【答案】B

5.空洞性肺结核有巨大空洞时的听诊表现是

A.带金属调的空瓮音

B.支气管呼吸音

C.细湿啰音

D.呼吸音降低

E.局限性哮鸣音

【答案】A

6.下列属于结核性脑膜炎中枢神经系统感染症状临床表现的是

A.贫血

B.喷射性呕吐

C.肝脾大

D.消瘦

E.呼吸困难

【答案】B

7.肺结核患者的哪种标本传染性最强

A.痰液

B.血液

C.尿液

D.汗液

E.泪液

【答案】A

8.结核病诊断的"金指标"是

A.痰涂片抗酸染色阳性

B.痰分离培养检出结核杆菌

C.X线胸片见斑点状、密度较高、边缘清楚的结节影

D.结核菌素试验阳性

E.特异性结合抗原试验阳性

【答案】B

9.肺结核的基本病变是

A.纤维化、钙化、结核结节

B.浸润性病变、干酪样坏死

C.干酪样坏死、支气管播散

D.结核结节、血行播散性病变

E.渗出、增生、干酪样坏死

【答案】E

【解析】渗出、增生、干酪样坏死为肺结核的基本病变,上述三种病理变化可以相互转化、交错存在,很少有单一病变独立存在,而以某一种病理改变为主。

10.预防肺结核的最主要措施是

A.禁止随地吐痰

B.隔离和有效治疗排菌患者

C.健全防痨组织

D.加强登记管理

E.接种卡介苗,化疗

【答案】B

11.患者,男性,48岁。5年前曾患肺结核,近2月咳嗽,右胸痛,少量咳痰,间断咳痰带血,三次痰涂片阴性,X线胸片示无活动性肺结核病变。进一步应首先检查

A.胸部CT

B.血沉

C.结核菌素试验

D.右肺门X线断层

E.支气管造影

【答案】A

第六节 布鲁菌病

1.布鲁菌病急性期的特点,叙述错误的是

A.高热时伴有明显中毒症状

B.关节痛主要在大关节,呈游走性

C.典型热型为波状热

D.主要为大神经的神经根、神经干病变

E.半数患者有肝脾肿大和肝区病变

【答案】A

2.下列对于布鲁菌病易感人群的说法,正确的是

A.老人和儿童易感染

B.男性易感染

C.身体衰弱或有慢性疾病的人易感染

D.人群普遍易感

E.女性易感染

【答案】D

3.试管凝集试验阳性的判定标准是滴度大于或等于

A.1∶500+

B.1∶50+

C.1∶50++

D.1∶100+

E.1∶100++

【答案】E

4.关于布鲁菌病感染途径的描述,错误的是

A.经呼吸道吸入传播

B.经消化道食入传播

C.经体表皮肤黏膜接触传播

D.人与人之间相互传播

E.蚊虫叮咬传播

【答案】D

【解析】布鲁菌病感染途径首先在染菌动物之间传播,然后波及人类。

5.下列关于布鲁菌病临床特征的描述,正确的是

A.发热并伴有寒战

B.血压升高

C.关节、肌肉疼痛

D.下肢水肿

E.眼结膜水肿

【答案】C

【解析】鲁菌病多缓慢起病,主要症状为发热、多汗、乏力、肌肉和关节疼痛、睾丸疼痛等。

6.下列不属于布鲁菌病急性感染治疗原则的是

A.高热者可用物理方法降温

B.合并睾丸炎者,可短期加用小剂量糖皮质激素

C.合并脑膜炎者,需给予脱水治疗

D.早期、联合、规律、适量、全程用药,必要时延长疗程

E.8岁以下儿童可采用多西环素联合利

福平治疗

【答案】E

7.针对成人布鲁菌病病原的治疗，首选用哪两种药物联用

A.多西环素+复方新诺明

B.多西环素+利福平

C.链霉素+利福平

D.三代头孢菌素类药物+复方新诺明

E.链霉素+利福平

【答案】B

8.下列关于布鲁菌病预防措施的叙述，错误的是

A.对疫区的传染源进行检疫

B.治疗或捕杀病畜

C.消灭苍蝇、蟑螂，保护水源

D.做好高危职业人群的劳动防护和菌苗接种

E.对流行区家畜普遍进行菌苗接种可防止本病流行

【答案】C

【解析】对疫区的传染源进行检疫，治疗或捕杀病畜，加强畜产品的消毒和卫生监督，做好高危职业人群的劳动防护和菌苗接种。对流行区家畜普遍进行菌苗接种可防止本病流行。必要时可用药物预防。故 C 选项错误。

第四章　消毒与隔离

第一节　消毒

1.下列不是物理消毒法的是

A.干热消毒灭菌法

B.湿热消毒灭菌法

C.辐射消毒

D.过滤除菌

E.生物消毒法

【答案】E

2.下列不适合皮肤消毒的是

A.乙醇

B.戊二醛

C.碘伏

D.氯己定

E.过氧化氢

【答案】B

3.消毒的准确概念是

A.杀灭寄生虫

B.杀灭体内微生物

C.杀灭环境所有微生物

D.消除体内致病微生物

E.杀灭或消除环境中的致病微生物

【答案】E

4.下列各项，不属预防性消毒的是

A.日常卫生消毒

B.饮用水消毒

C.传染病室的卫生清洁

D.垃圾无害化处理

E.饭前便后的洗手

【答案】C

5.下列关于消毒目的错误的是

A.防止并发症

B.防止交叉感染

C.防止传染病传播

D.保护医护人员免受感染

E.避免患者重复感染

【答案】E

【解析】①防止病原体播散到社会中，引起流行。②防止患者再被其他病原体感染，出现并发症，发生交叉感染。③保护医护人

员免受感染，须同时进行必要的隔离措施，工作中要合理防护或进行无菌操作，才能达到控制传染之效。

6.不可以杀灭芽孢的消毒法是

A.高压蒸汽法

B.巴氏消毒法

C.预真空型压力蒸汽灭菌

D.火烧消毒

E.高效消毒剂

【答案】B

7.有关消毒的描述，正确的是

A.消毒是针对有确定传染源存在的场所进行的

B.对传染病死亡患者的尸体按规定的处理也属于消毒

C.对传染病住院患者污染过的物品可待其出院后集中消毒

D.对有病原体携带者(没有发病)存在的场所可以不消毒

E.饭前便后的洗手不属于消毒的范畴

【答案】B

8.下列哪项不是消毒方法的检测

A.物理测试法

B.化学指示剂测试法

C.生物指示剂测试法

D.无菌检查法

E.压力检测法

【答案】E

(9~10题共用备选答案)

A.超声波

B.洗手

C.碘类消毒

D.电离辐射

E.紫外线

9.属灭菌法的是

【答案】D

【解析】灭菌法可以杀灭包括细菌芽孢的一切微生物。该类消毒方法有热力、电离辐射、微波等物理方法和甲醛、戊二醛、过氧乙酸、环氧乙烷等化学灭菌剂。

10.属高效消毒法的是

【答案】E

【解析】高效消毒法能杀灭一切细菌繁殖体(包括分枝杆菌)、病毒、真菌及其孢子，并对细菌芽孢有显著杀灭作用。主要有紫外线消毒法和臭氧、含氯消毒剂、过氧化氢等。

第二节 隔离

1.隔离的对象是

A.患者和隐性感染者

B.患者和带菌者

C.带菌者

D.隐性感染者

E.患者和潜伏期感染者

【答案】B

2.鼠疫需采取的隔离为

A.呼吸道隔离

B.肠道隔离

C.严密隔离

D.虫煤隔离

E.接触隔离

【答案】C

3.一般隔离的种类不包括

A.呼吸道隔离

B.消化道隔离

C.泌尿道隔离

D.昆虫隔离

E.接触隔离

【答案】C

4.有关隔离的描述，错误的是

A.是控制传染病流行的重要措施

B.便于管理传染源

C.可防止病原体向外扩散给他人

D.根据传染病的平均传染期来确定隔离期限

E.某些传染病患者解除隔离后尚应进行追踪观察

【答案】D

【解析】传染病患者的隔离期限是根据传染病的最长传染期而确定的，同时尚应根据临床表现和微生物检验结果来决定是否可以解除隔离。

第三节　医院感染

1.下列哪项不属于医院感染

A.无明显潜伏期的感染，在入院 48 小时后发生的感染

B.本次感染直接与上次住院有关

C.患者原有的慢性感染在医院内急性发作

D.新生儿经产道时获得的感染

E.肿瘤患者住院化疗期间出现带状疱疹

【答案】C

2.下列各项不属于标准预防技术的是

A.洗手

B.戴手套

C.穿隔离衣

D.戴防护眼罩

E.病房的空气处理系统

【答案】E

3.有关医院感染的概念，错误的是

A.是指在医院内获得的感染

B.出院之后的感染有可能是医院感染

C.与上次住院有关的感染是医院感染

D.入院时处于潜伏期的感染一定不是医院感染

E.婴幼儿经胎盘获得的感染属于医院感染

【答案】E

4.有关标准预防下列哪项是错误的

A.要防止血源性疾病的传播也要防止非血源性疾病的传播

B.强调双向防护

C.所有的患者均被视为具有潜在传染的患者

D.要根据疾病的主要传播途径，采取相应的隔离措施

E.脱去手套后可以不立即洗手

【答案】E

第十三篇

医学伦理学

第一章　医学伦理学与医学目的、医学模式

1.属于医德意识现象的是

A.医德教育

B 医德修养

C.医德信念

D.医德评价

E.医德行为

【答案】C

2.医学道德的作用不包括的是

A.对医院人际关系的调节作用

B.对经济效益的保障作用

C.对医疗质量的保证作用

D.对医学科学的促进作用

E.对社会文明的推动作用

【答案】B

3.符合医学伦理学研究的是

A.研究人与人之间关系的科学

B.研究人与社会之间关系的科学

C.研究医学活动中的道德关系和道德现象的科学

D.研究道德的形成、本质及其发展规律的科学

E.道德科学或道德哲学

【答案】C

配套名师精讲课程

4.下列属于现代医学目的的是

A.重治疗轻预防

B.提高生命质量

C.过度追求技术发展

D.克服疾病

E.避免死亡

【答案】B

【解析】现代医学目的致力于预防疾病，减少发病率，促进和维护健康，提高生活质量。

第二章　中国医学的道德传统

1.“上以疗君亲之疾，下以救贫贱之厄”的中国古代医家是

A.华佗

B.扁鹊

C.孙思邈

D.李时珍

E.张仲景

【答案】E

【解析】张仲景以“救人活命”为己任，用高超医术为百姓解除痛苦。他反对“孜孜汲汲，唯名利是务”的不良风气，救治病人不分贵贱贫富，“上以疗君亲之疾，下以救贫贱之

厄"。

2.中国古代医德思想中不包括

A.仁爱救人,赤诚济世的行医宗旨

B.不图名利,清正廉洁的道德品质

C.探索研究,大胆创新的敬业精神

D.普同一等,一心赴救的服务态度

E.注重自律,终于医业的献身精神

【答案】C

3.被尊为"万婴之母"的中国近代医家是

A.林巧稚

B.岳美中

C.张孝骞

D.王绍棠

E 施今墨

【答案】A

4.下列著作中,属于张仲景所著的是

A.《伤寒杂病论》

B.《外科正宗》

C.《备急千金要方》

D.《医家十戒》

E.以上都不是

【答案】A

第三章 医学伦理学的理论基础

1.对功利论的认识不正确的是

A.以"功利"作为道德标准的学说

B.以幸福论和快乐主义的伦理传统为基础

C.追求个人的最大幸福

D.其道德标准是追求利益

E.认为人的本性是追求快乐和幸福

【答案】C

2.关于医德品质的说法不正确的是

A.是医务人员在长期执业行为中形成和表现出来的稳定的医学道德气质

B.是医德认识、医德情感和医德意志的统一

C.表现医生忠诚于科学、潜心于医学事业的人格品德

D.为了追求最大多数人的快乐和幸福

E.为了患者和社会的利益,可以牺牲自身的利益

【答案】D

【解析】医德品质是医务人员在长期的职业行为中形成和表现出来的稳定的医学道德气质、习惯和特征。医德品质是医德认识、医德情感和医德意志的统一。其内容之一"奉献"指出为了患者和社会的利益而牺牲自身的利益。D 项是"功利论"的特征,故不符合。

3.判断生命价值的依据是

A.内在价值

B.外在价值

C.生命质量

D.健康程度

E.内在价值与外在价值的统一

【答案】E

【解析】生命价值论最突出的一点就在于其能将生命的内在价值(生命神圣论)和外在价值(生命质量论)统一起来,并以此来评价生命的价值。

4.道义论的主要特征说法不正确的是

A.道义论强调行为动机的重要性

B.只要行为的动机是善的,该行为即道德的

C.以人的理性为基础,不需感性经验的证明

D.从全体社会成员的利益出发提出准则

E.行为的动机与结果都是善的,才是道德的

【答案】E

5.生命质量的衡量标准不包括的是
A.个体生命健康程度
B.个体生命德才素质
C.个体生命优化条件
D.个体生命治愈希望
E.个体生命预期寿命
【答案】C
6.医学人道主义的核心内容包括
A.尊重病人的生命、人格、权利
B.尊重病人的生命、自由、意愿
C.尊重病人的人格、尊严、权利
D.尊重病人的生命、意愿、尊严
E.尊重病人的权利、人格、自由
【答案】A
【解析】医学人道主义的核心内容包括尊重病人的生命、尊重病人的人格、尊重病人的权利。
7.下列不属于公益论原则的是
A.人人享有最基本的医疗权利
B.当发生个体利益与群体利益矛盾时，以群体利益为重
C.当发生局部利益与整体利益矛盾时，以整体利益为重
D.当发生眼前利益与长远利益矛盾时，以长远利益为重
E.当发生个人与社会之间的矛盾时，以社会利益为重
【答案】A
8.美德是以下几方面的和谐统一，其中不包括的是
A.高尚的思想
B.品德
C.情操与语言
D.良心
E.行为
【答案】D
9.医学人道主义在历史发展的时期中不包括的是
A.古代朴素的医学人道主义时期
B.现代革命的人道主义时期
C.实行革命的人道主义时期
D.近代医学人道主义时期
E.现代医学人道主义时期
【答案】B
10.生命价值论指的是
A.生命神圣与人道论的统一
B.生命神圣与生命质量的统一
C.美德论与义务论的统一
D.义务论与公益论的统一
E.生命质量与生命价值论的统一
【答案】B
【解析】生命价值论是生命神圣与生命质量统一的理论，是以人具有的内在价值和外在价值的统一来衡量生命意义的一种理论。

第四章　医学道德的规范体系

1.医生义务和权利中不包括
A.保证治疗效果
B.保证患者平等的医疗权
C.保证患者医疗权的实现
D.促进和维护患者身心健康
E.履行自己的义务
【答案】A
【解析】医护人员权利是维护、保证患者普遍、平等的医疗权利的实现，促进患者的身心健康，是履行自己的义务为前提的。
2.医学伦理学的理论原则不包括
A.行善原则
B.尊重原则

C.不伤害原则

D.公正原则

E.保密原则

【答案】E

【解析】医学伦理学的理论原则包括行善原则、尊重原则、公正原则和不伤害原则。

3.对不伤害原则的解释，正确的是

A.对肿瘤患者进行化疗意味着绝对伤害

B.不伤害原则就是消除任何医疗伤害

C.不伤害原则就是要求医生对患者丝毫不能伤害

D.因绝大多数医疗行为都存在着不同程度的伤害，所以不伤害原则是做不到的

E.不伤害原则要求对医学行为进行受益与伤害的权衡，把可控伤害控制在最低限度之内

【答案】E

4.在药物治疗中，临床医生应遵循的道德要求，不包括

A.对症下药，剂量适宜

B.节约费用，公正分配

C.合理配伍，细致观察

D.合理配伍，对症下药

E.要为患者选择贵重有效的药物

【答案】E

5.医疗机构施行手术、特殊检查或特殊治疗时，如果无法取得患者意见又无家属或关系人在场，应该

A.经治医师提出医疗处置方案，在取得同行讨论批准后实施

B.经治医师提出医疗处置方案，在取得群众认可后实施

C.经治医师提出医疗处置方案，在取得县级以上卫生行政部门批准后实施

D.经治医师提出医疗处置方案，在取得第三者证实有效后实施

E.经治医师提出医疗处置方案，在取得医疗机构负责人或者被授权负责人员的批准后实施

【答案】E

6.医学道德规范的内容不包括

A.救死扶伤、忠于医业

B.钻研医术、精益求精

C.一视同仁、平等待患

D.廉洁守法、克己奉公

E.互学互尊、团结协作

【答案】D

7.医学道德权利的作用不包括

A.保证医学职业的声誉和社会地位

B.调动和提高广大医务人员履行职业道德义务的积极性和主动性

C.有利于促进患者配合诊疗的积极性

D.有利于医务人员维护和促进人类健康中发挥更大作用

E.使病人产生良好的心理效应

【答案】E

【解析】医学道德权利的作用从两个角度而言，一方面医务人员正当的职业道德权利受到尊重和维护，可保证医学职业的声誉和社会地位，也可以调动和提高广大医务人员履行职业道德义务的积极性和主动性，有利于医务人员在维护和促进人类健康中发挥更大的作用；另一方面患者的道德权利受到尊重和维护，有利于患者道德义务的履行，可以促进患者配合诊疗的积极性，提高治疗效果，有利于医患关系的和谐。

8.下述各项中属于医生违背尊重原则的是

A.妊娠危及母亲的生命时，医生给予引产

B.医生的行为使某个患者受益，但却给别的患者带来了损害

C.医生对患者的呼叫或提问给予应答

D.医生给患者实施必要的检查或治疗

E.医生尊重患者是指满足患者的一切要求

【答案】E

【解析】尊重原则是指医务人员要尊重患者及其做出的理性决定。但医务人员尊重患者的自主性，决不意味要放弃自己的责任。尊重患者也包括对患者的帮助、劝导、说服、甚至限制患者进行选择。

9.医学道德范畴不包括

A.情感与良心

B.审慎与保密

C.权力与义务

D.荣誉与幸福

E.自主与创新

【答案】E

10.下面关于审慎的说法中，不正确的是

A.它是一种道德品质

B.它是一种处事态度，多是由后天修养练习获得的

C.有利于良好职业道德的培养

D.有利于医疗质量的提高，并可防止医疗差错事故

E.可使业务能力和技术水平大幅度提高

【答案】E

11.作为医学伦理学基本范畴的良心是指

A.医学关系中的主体在道义上应享有的权力和利益

B.医学关系中的主体在道义上应履行的职责和使命

C.医学关系中的主体在对自己应尽义务的自我认知和评价

D.医学关系中的主体在表现出行为前的周密思考和行为中的谨慎负责

E.医学关系中的主体在道义上对周围人、事以及自身的内心体验和感受

【答案】C

12.患者的道德义务不包括

A.提供与病情有关信息

B.无条件接受人体试验

C.遵守医院各项规章制度

D.支持医学生的实习和医学发展

E.在医生的指导下与医生积极配合

【答案】B

13.当某种诊治决策对患者利害共存时，要求临床医师保证最大善果和最小恶果的医学伦理学原则是

A.患者自主

B.有利患者

C.严谨审慎

D.双方协商解决

E.为社会主义现代化建设服务

【答案】B

14.治疗需要获得患者的知情同意，其实质体现的是

A.尊重患者的自主性

B.维护良好的医患关系

C.尊重患者的所有决定

D.有利于患者的基本原则

E.不伤害患者的基本原则

【答案】A

（15~16题共用备选答案）

A.体现了医务人员对病人、集体和社会所负的道德责任

B.主要包括情感、责任感和事业感

C.促使医务人员关怀、体贴病人，并于病痛危难之时全力救护

D.促使医务人员在任何情况下，都能坚守医学道德原则和规范要求，抵制不正之风

E.促使医务人员养成良好的医护作风，提高责任感

15.体现医学道德情感作用的是

【答案】C

16.体现医学道德审慎作用的是

【答案】E

（17~18 题共用备选答案）

A.体现了患者对医务人员的无比信任

B.体现了医务人员对患者人格和权利的尊重

C.有利于保护医务人员个人的权利

D.有利于医护工作的开展和医护质量的提高

E.可以避免因泄密而给患者带来危害和发生医患纠纷

17.医学道德保密作用最核心的是

【答案】B

18.医学道德保密作用中提法不正确的是

【答案】C

第五章　处理与患者关系的道德要求

1.导致医患关系紧张、医患冲突的最主要原因是

A.服务态度

B.医疗事故

C.医疗体制

D.收费制度

E.病人需求是否得到满足

【答案】A

【解析】大量调查表明，医疗服务态度是导致医患冲突的主要原因。

2.医患冲突的化解方式不恰当的是

A.不属于医疗事故的医疗纠纷通过医患沟通来化解

B.医生在医患纠纷的化解中起主导作用

C.遵循公开、公平、公正原则，坚持实事求是的科学态度

D.医生以候诊病人多为由拒绝向病人解释病情，告知病人自行查阅相关资料

E.由医疗事故引发的医疗纠纷，应该依据相关的法律、法规和制度进行处理

【答案】D

【解析】大部分的医患纠纷都是因为沟通方面存在问题，比如在知识、信息方面的不对称，医生在解释方面的欠缺，病人理解上的误区等等往往是产生纠纷的主要因素。在医患关系中医生起主导作用，在医患纠纷的化解上医生应当承担更大的责任。医生不能以任何理由侵害病人的知情权，应及时全面地向患者解释病情，并给予恰当指导以控制、治疗疾病。不属于医疗事故的医疗纠纷应当通过医患沟通来化解。故 D 项的处理方式不恰当。

3.下列不属于医患关系发展趋势的是

A.经济化

B.人机化

C.法制化

D.多元化

E.全球化

【答案】E

4.尊重患者知情同意权，其正确的做法是

A.婴幼患儿可以由监护人决定其诊疗方案

B.家属无承诺，即使患者本人知情同意也不得给予手术

C.对特殊急诊患者的抢救都同样对待

D.无须做到患者完全知情

E.只经患者同意即可手术

【答案】A

5.下列各项属于非技术关系的是

A.道德关系

B.同事关系

C.竞争关系

D.陌生人关系

E.上下级关系

【答案】A

6.最近报道一女青年接受X线检查时,对医生让其脱掉上衣不解,甚至认为医生这样做是非常无礼的,有的甚至因此发生纠纷。此案例说明的核心伦理学问题是

A.患者的思想太封建了

B.应有女护士在旁陪伴

C.医生没有任何可指责之处

D.医院应该在X线检查室门口出示须知

E.医生没有完全尽到让患者知情同意的义务

【答案】E

第六章　处理医务人员之间关系的道德要求

1.正确处理医务人员关系的意义是

A.实现正确诊断、有效治疗

B.有利于提高医疗服务水平

C.取他人之长,补己之短

D.使医务人员之间相互尊重

E.互相监督,避免疏漏

【答案】B

【解析】正确处理医务人员关系的意义有利于提高医疗服务水平,有利于医务人员成才。

2.正确处理医务人员之间关系的道德原则,不包括

A.互相尊重

B.互相支持

C.互相爱护

D.互相监督

E.互相学习

【答案】C

3.正确处理医务人员关系有利于医务人员成才,体现在

A.良好的医务人员之间关系可以提高诊断、治疗水平

B.医务人员之间关系不和谐会贻误患者疾病的诊治,甚至造成不可挽回的后果

C.各个岗位上的医务人员互相配合,共同努力才能完成诊断、治疗等工作

D.青年医务人员职业素养、知识技能的提高离不开高年资医务人员的悉心指导,传帮带

E.在医疗活动中,互相监督,可以避免疏忽,防范差错和事故

【答案】D

4.医务人员之间互相支持的意义是

A.只有互相支持,形成合力,才能实现正确诊断、有效治疗

B.青年医务人员职业素养、知识技能的提高离不开高年资医务人员的悉心指导,传帮带

C.医务人员的资历、专业、技能、经验不尽相同,虚心向他人学习,可以取他人之长补己之短

D.在医疗活动中,互相支持,可以避免疏忽,防范差错和事故

E.医务人员之间互相支持可以避免造成不可挽回的后果

【答案】A

第七章　临床诊疗的道德要求

1.在使用辅助检查手段时不适宜的是

A.认真严格地掌握适应证

B.可以广泛积极地依赖各种辅助检查

C.必要检查能尽早确定诊断和进行治疗

D.应从患者的利益出发决定该做的项目

E.有利于提高医生诊治疾病的能力

【答案】B

【解析】使用辅助检查手段时认真严格地掌握适应证是必须首先要遵守的;必要检查能尽早确定诊断和进行治疗并且有利于提高医生诊治疾病的能力;医生应从患者的利益出发决定该做的项目。所以B项可以广泛积极地依赖各种辅助检查明显不符合医德的要求,是应该阻止的行为。

2.中医临床诊断的道德要求中四诊的道德要求首先是

A.安神定志

B.知情同意

C.认真负责

D.审慎保密

E.实事求是

【答案】A

【解析】为了排除医生主观因素的干扰,中医诊断疾病,非常强调安神定志。早在《素问・征四失论》中就有指出:"精神不专,志意不理"。

3.下述内容不符合临床诊疗道德原则的是

A.最优化原则

B.知情同意原则

C.保密原则

D.生命价值原则

E.身心统一原则

【答案】E

4.为患者进行体格检查时医生首先应做到的是

A.态度热情诚恳

B.客观求实公正

C.保守病人秘密

D.尊重病人人格

E.态度认真负责

【答案】D

5.关于临床诊疗道德一般原则的不正确说法是

A.耗费最小

B.痛苦最小

C.患者第一的原则

D.最优化原则

E.医生自主决定

【答案】E

(6~7题共用备选答案)

A.要有急病人所急的紧迫感

B.要有敢担风险团结协作的使命感

C.要有深厚的同情感

D.抢救前先让患者知情同意

E.要有经济头脑,保证少花钱多办事

6.在抢救危重病人时,保证抢救成功的前提条件是

【答案】A

【解析】抢救病情危重病人时,要有紧迫感,争分夺秒,竭尽全力抢救病人。

7.不属于抢救危重病人时优先考虑的是

【答案】E

【解析】抢救危重病人,随机性强、时间性强、协作性强,要求医务工作者有急病人所急的紧迫感、敢担风险团结协作的使命感、以及深厚的同情感,一切以挽救患者生命为先,经济方面的问题不属于优先考虑的问题。

第八章　医学研究的道德要求

1.人体试验必须坚持的原则中，不正确的是

A.医学目的原则

B.经济利益原则

C.伦理审查与科学审查统一原则

D.知情同意原则

E.维护患者利益原则

【答案】B

2.医学科研道德的基本要求不包括

A.实事求是

B.真诚协作

C.治学严肃

D.作风严格

E.客观公正

【答案】E

【解析】医学科研道德基本要求是：实事求是，真诚协作；严肃的治学态度，严格的工作作风，严密的科学手段。

3.医学科研中的人体试验必须坚持

A.使受试者的疾病得到治疗

B.使受试者获得经济利益

C.必须使受试者知情同意

D.要保证受试者的绝对安全

E.要保证受试者无任何不适

【答案】C

4.人体试验的医学目的原则中不包括

A.为了提高医疗水平，改进诊治和预防措施

B.为了对疾病病因学的发病机理的了解

C.为了更好地增进人类健康

D.为了获取更大的经济利益

E.为更好地维护人类的健康

【答案】D

5.临床科研道德实施中科研设计要求应具有

A.科学性、可行性、实践性

B.严格性、合理性、可行性

C.实践性、严格性、可行性

D.理论性、客观性、合理性

E.学术性、可行性、科学性

【答案】B

6.下列人体试验类型中，不需要付出道德代价的是

A.自体实验

B.自愿实验

C.欺骗实验

D.强迫实验

E.天然实验

【答案】E

【解析】人体试验的类型包括自体实验、自愿实验、强迫实验。这些实验都需要付出道德代价。天然实验也是人体试验的类型，但其不需要付出道德代价。

（7~8题共用备选答案）

A.知情同意原则

B.尊重原则

C.效用原则

D.禁止商业化原则

E.保密原则

8.恪守不伤害原则，使接受治疗者所获利益必须远大于风险，获得新生机会，体现了

【答案】C

【解析】效用原则是指应恪守不伤害原则，使接受治疗者所获的利益必须远远大于风险，获得新生的机会。

9.从事人体器官移植的医疗机构及其医务人员履行对捐献者知情同意、不损害活体器官捐献人其他生理功能、尊重死者捐献者的尊严等，符合

【答案】B

第九章　医学道德的评价与良好医德的养成

1.医德修养的根本途径和方法是
A.自我批评
B.见贤思齐
C.自我反思
D.接受患者监督
E.在医疗实践中修养
【答案】E

2.培养全面、合格的医学人才的重要手段是
A.医德教育
B.医德修养
C.医德评价
D.医德实践
E.医德情操
【答案】A

3.医学道德修养的范畴包括
A.意志、情操、仪表、品行
B.举止、仪表、意志、情感
C.情操、信念、习惯、举止
D.情操、举止、语言、品行表现
E.仪表、品行、情操、信念
【答案】D
【解析】医德修养包括医疗实践中所形成的情操、举止、仪表和品行等。

4.医德评价的标准是
A.疗效标准、社会标准、科学标准
B.科学标准、实践标准、疗效标准
C.疗效标准、医学标准、科学标准
D.疗效标准、行为标准、科学标准
E.经济标准、社会标准、科学标准
【答案】A

5.医学道德评价中自身评价是医务人员
A.对自己的心理感受所进行的反思
B.对自己的职业行为所作的评价
C.对周围同事的错误行为进行的批评
D.对行业内的不正之风所进行的评价
E.对所发生的医疗差错事故进行的分析
【答案】B

6.医德评价的方式是依靠
A.社会舆论、内心信念、传统习俗
B.社会舆论、内心信念、媒体介入
C.内心信念、传统习俗、自我认识
D.社会舆论、媒体介入、传统习俗
E.自我认识、媒体介入、传统习俗
【答案】A

7.关于医德教育意义的叙述，不包括
A.培养全面合格的医学人才
B.树立正确的人生观价值观
C.形成良好的医德医风
D.形成稳定的人格倾向
E.形成良好的医德行为和习惯
【答案】D

8.医学道德教育的过程不包括
A.要学会“慎独”
B.坚定医德信念
C.培养医德情感
D.锻炼医德意志
E.养成医德行为和习惯
【答案】A
【解析】医学道德教育的过程包括：①提高医德认识。②培养医德情感。③锻炼医德意志。④坚定医德信念。⑤养成医德行为和习惯。

9.正确把握医德评价依据的观点是
A.效果论
B.目的论
C.动机论
D.手段论

E.动机与效果、目的与手段统一论

【答案】E

(10~11 题共用备选答案)

A.内心信念

B.社会舆论

C.传统习俗

D.真诚信仰

E.科学标准

10.医德品质构成的基本要素是

【答案】A

【解析】内心信念是指医务人员发自内心地对道德义务的深刻认识、真诚信仰和强烈的责任感;是医务人员对自己行为进行善恶评价的内在动力,是医德品质构成的基本要素,也是医德评价的重要方式。

11.医德评价中最普遍、最具有影响力的方式是

【答案】B

【解析】社会舆论是指公众对某种社会现象、行为和事件的看法和态度,即公众的认识。社会舆论可以形成一种强大的精神力量,调整人们的道德行为,指导人们的道德生活,是医德评价中最普遍、最具有影响力的方式,在医德评价中起着重要作用。

第十章　医学伦理学文献

1.坚决主张科技必须考虑公共利益的伦理学文献是

A.贝尔蒙报告

B.赫尔辛基宣言

C.吉汉宣言

D.日内瓦宣言

E.国际医德守则

【答案】C

2.人类胚胎干细胞研究和应用伦理原则不包括

A.尊重原则

B.保密原则

C.知情同意原则

D.安全和有效原则

E.防止商品化原则

【答案】B

3.执行脑死亡标准的伦理意义应除外

A.有利于科学地判断死亡

B.更体现了对生命的尊重

C.弥补传统的死亡标准的不足

D.客观上有利于节约卫生资源

E.直接地达到开展器官移植的目的

【答案】E

4.国家卫生部关于《人类辅助生殖技术和人类精子库伦理原则》的制定时间是

A.1990 年

B.1995 年

C.2000 年

D.2003 年

E.2005 年

【答案】D

5.世界上第一个安乐死合法化的国家是

A.荷兰

B.美国

C.丹麦

D.比利时

E.澳大利亚

【答案】A

6.下列各项不属于美国哈佛大学医学院特设委员会提出的"脑死亡"诊断标准的是

A.诱导反射消失

B.脑电波平直或等电位

C.心脏停止跳动

D.自主的肌肉运动和自主呼吸消失

E.对外部的刺激和内部的需要无接受性、无反应性

【答案】C

【解析】诊断标准:①对外部的刺激和内部的需要无接受性、无反应性。②诱导反射消失。③自主的肌肉运动和自主呼吸消失。④脑电波平直或等电位。

(7~8题共用备选答案)

A.贝尔蒙报告

B.吉汉宣言

C.东京宣言

D.悉尼宣言

E.赫尔辛基宣言

7.涉及人类受试者医学研究的伦理准则出自于

【答案】E

8.保护人类受试者的伦理原则与准则出自于

【答案】A

第十四篇

卫生法规

第一章　卫生法概述

配套名师精讲课程

1.我国制定颁布基本法律的立法机关是

A.中华人民共和国国务院

B.中华人民共和国国务院法制局

C.全国人民代表大会

D.全国人民代表大会常委会

E.全国人民代表大会法制委员会

【答案】C

【解析】法律作为卫生法的渊源,包括由全国人民代表大会制定的基本法律和由全国人民代表大会常务委员会制定的非基本法律,其法律效力仅次于《宪法》。

2.下述规范性文件中属于全国人民代表大会制定和颁布的基本法律是

A.《中华人民共和国刑法》

B.《中华人民共和国执业医师法》

C.《中华人民共和国药品管理法》

D.《中华人民共和国食品卫生法》

E.《中华人民共和国传染病防治法》

【答案】A

3.下述规范性文件中属于卫生行政法规的是

A.《中华人民共和国执业医师法》

B.《中华人民共和国传染病防治法》

C.《中华人民共和国食品卫生法》

D.《中华人民共和国药品管理法》

E.《中华人民共和国中医药条例》

【答案】E

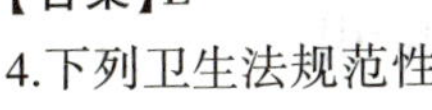

4.下列卫生法规范性文件中属于卫生法律的是

A.《中华人民共和国执业医师法》

B.《中华人民共和国药品管理法实施办法》

C.《医疗机构管理条例》

D.《医疗事故处理条例》

E.《麻醉药品管理办法》

【答案】A

5.由省、自治区、直辖市人民代表大会及其常委会制定的医疗卫生方面的规范性文件称作

A.卫生法规

B.卫生规章

C.地方卫生法规

D.卫生法

E.行政法

【答案】C

6.国务院卫生行政部门依法制定的规范性文件称为

A.卫生法律

B.卫生法

C.卫生法规

D.卫生规章

E.行政法规

【答案】D

7.卫生法将随着社会的发展而日益重要，以下哪一项是我国卫生工作的基本方针

A.预防为主

B.保护公民身体健康

C.卫生工作要动员全社会参与

D.祖国传统医学与现代医学相结合

E.以上均是

【答案】A

8.不属于卫生法基本原则的是

A.卫生保护原则

B.预防为主原则

C.保护社会健康原则

D.患者自主原则

E.兼顾经济与社会效益原则

【答案】E

【解析】卫生法基本原则包括卫生保护原则、预防为主原则、公平原则、保护社会健康原则和患者自主原则。

9.我国国家的根本大法是

A.《中华人民共和国宪法》

B.《中华人民共和国民法通则》

C.《中华人民共和国合同法》

D.《中华人民共和国婚姻法》

E.《中华人民共和国刑法》

【答案】A

10.卫生行政法规是指

A.国务院卫生行政部门依法制定的行政法规文件

B.国务院依据法律制定颁布卫生工作规范性文件

C.国务院各部委制定的解决卫生问题的行政法规文件

D.国家中医药管理局依法制定的行政法规文件

E.省级卫生部门颁布的卫生行政规范性文件

【答案】B

(11~12题共用备选答案)

A.卫生法律

B.卫生行政法规

C.地方卫生法规

D.基本法律

E.卫生规章

11.全国人民代表大会制定颁布的是

【答案】D

12.全国人民代表大会常委会制定颁布的是

【答案】A

第二章　卫生法律责任

1.依照法律规定剥夺犯罪人某种权益的强制方法是

A.行政处分

B.行政处罚

C.民事处罚

D.刑罚

E.吊销执业证

【答案】D

2.根据违法行为的性质和危害程度的不同。法律责任分为

A.行政处分、经济补偿、刑事责任

B.行政处罚、经济赔偿、刑事责任

C.赔偿责任、补偿责任、刑事责任

D.经济责任、民事责任、刑事责任

E.民事责任、行政责任、刑事责任

【答案】E

【解析】法律责任根据违法行为的性质和危害程度的不同分为卫生民事责任、卫生行

政责任、卫生刑事责任。

3.下列各项，属于行政处罚的是

A.罚款

B.降级

C.撤职

D.赔偿损失

E.赔礼道歉

【答案】A

4.目前，我国卫生法所涉及的民事责任的主要承担方式是

A.恢复原状

B.赔偿损失

C.停止侵害

D.消除危险

E.支付违约金

【答案】B

5.下列各项中属于我国刑罚种类的是

A.罚款

B.罚金

C.撤职

D.赔偿损失

E.没收非法财物

【答案】B

【解析】刑罚包括主刑和附加刑。主刑有管制、拘役、有期徒刑、无期徒刑、死刑，它们只能单独适用，附加刑有罚金、剥夺政治权利、没收财产。

6.行政处分和行政处罚共同的方式是

A.降级

B.警告

C.罚款

D.记过

E.没收非法所得

【答案】B

第三章 《中华人民共和国医师法》

1.按规定依法取得医师资格，但未经注册取得执业证书者

A.不得从事医师执业活动

B.可以从事医师执业活动

C.可以从事预防医疗业务

D.可以从事保健医疗业务

E.可以在医疗机构从事医疗业务

【答案】A

2.全社会应当尊重医师，医师依法履行职责时应受

A.全社会监督

B.法律保护

C.医疗机构的保护

D.卫生行政部门保护

E.群众支持

【答案】B

3.取得医师资格即具有了法定的医师行业

A.从事医疗活动资格

B.科研、教学、医疗水平

C.业务能力

D.行医资格

E.准入资格

【答案】E

4.某医学生在医学院获得了专科毕业证书，此时他可以

A.在医疗、预防、保健机构中试用期满一年，参加执业医师资格考试

B.在医疗、预防、保健机构中试用期满一年，参加执业助理医师资格考试

C.在医疗、预防、保健机构中试用期满半年，参加执业助理医师资格考试

D.取得执业助理医师执业证书后，在医疗、预防、保健机构中工作满一年，参加执业

医师资格考试

E.取得执业助理医师执业证书后,在医疗、预防、保健机构中试用期满一年,参加执业医师资格考试

【答案】B

5.以师承方式学习传统医学至少满多长时间,经卫生行政部门指定的组织考核合格并推荐,才可以参加执业医师资格或者执业助理医师资格考试

A.一年

B.二年

C.三年

D.五年

E.四年

【答案】C

【解析】《执业医师法》第十一条规定:以师承方式学习中医满三年,或者经多年实践医术确有专长的,经县级以上人民政府卫生健康主管部门委托的中医药专业组织或者医疗卫生机构考核合格并推荐,可以参加中医医师资格考试。

6.下列几种情形中,可以准予医师执业资格注册的是

A.受吊销医师执业证书行政处罚,自处罚决定之日起至申请之日止不满二年的

B.受吊销医师执业证书行政处罚,自处罚决定之日起至申请之日止不满一年的

C.受吊销医师执业证书行政处罚,自处罚决定之日起至申请之日止已满二年的

D.受刑事处罚,自刑罚执行完毕之日起至申请注册之日止不满一年的

E.受刑事处罚,自刑罚执行完毕之日起至申请注册之日止不满二年的

【答案】C

7.依照《中华人民共和国医师法》,卫生行政部门对医师活动的监督管理制度是

A.医师资格考试制度

B.医师资格申请制度

C.医师资格评审制度

D.医师执业注册制度

E.毕业后转正制度

【答案】D

8.定期考核不合格的医师暂停执业活动期满,再次考核仍不合格的

A.可再试用一年

B.再次接受培训

C.暂停执业活动三年

D.在执业医师指导下从事执业活动

E.注销注册,收回医师执业证书

【答案】E

9.李某是一名注册医师,2002年因在工作中严重不负责任造成医疗事故,患者起诉至法院,李某被认定为医疗事故罪,判处有期徒刑3年,从2002年6月1日起开始服刑。关于此后他能否再次成为执业医师的说法中恰当的是

A.他终生不能再次注册成为医师

B.他可以再次成为执业医师,而且无需再次注册,因此前注册继续有效

C.他可以在2002年6月1日之后的任何时间申请并获得医师注册

D.他可以在2005年6月1日之后的任何时间申请并获得医师注册

E.他可以在2007年6月1日之后的任何时间申请并获得医师注册

【答案】E

10.受理申请医师注册的卫生行政部门对不符合条件不予注册的,应当自收到申请之日起多少工作日内给予申请人书面答复,并说明理由

A.15日

B.20日

C.30日

D.40日

E.45 日

【答案】B

【解析】应当自受理申请之日起二十个工作日内，准予注册，将注册信息录入国家信息平台，并发给医师执业证书。

11.医师甲经执业医师注册，在某医疗机构执业。1 年后，该医师受聘到另一预防机构执业，对其改变执业地点和类别的行为

A.预防机构允许即可

B.无须经过准予注册的卫生行政部门办理变更注册手续

C.应到准予注册的卫生行政部门办理变更注册手续

D.任何组织和个人无权干涉

E.只要其医术高明，就不受限制

【答案】C

12.《中华人民共和国医师法》调整的对象是依法取得医师资格并经注册

A.在医疗、预防机构中执业的专业医务人员

B.在医疗、保健机构中执业的专业医务人员

C.在医疗、卫生机构中执业的专业医务人员

D.在医疗、预防、保健机构中执业的专业医务人员

E.在医学院校中教授医学专业的人员

【答案】D

13.下列情形中，应当被注销执业医师注册的是

A.受罚款行政处罚的

B.中止医师执业活动满一年的

C.在医疗事故中负有民事赔偿责任的

D.责令暂停执业 6 个月行政处罚的

E.构成医疗事故罪而被判处刑罚的

【答案】E

第四章 《中华人民共和国药品管理法》

1.下列情形的药品中按假药论处的是

A.不注明或者更改生产批号

B.超过有效期的

C.未标明有效期或者更改有效期的

D.直接接触药品的包装材料和容器未经批准的

E.所标明的适应证或者功能主治超出规定范围的

【答案】E

2.依据《中华人民共和国药品管理法》规定，合法的药品经营企业必须持有

A.《药品经营合格证》、《营业执照》

B.《药品制剂许可证》、《营业执照》

C.《药品经营许可证》、《制剂许可证》

D.《药品经营许可证》、《营业执照》

E.《药品经营许可证》、《药品生产许可证》

【答案】D

3.《中华人民共和国药品管理法》规定的药品是指用于

A.防病、治病的特殊商品

B.预防、治疗人的疾病的物质

C.预防、诊断人的疾病的物质

D.预防、治疗、诊断人的疾病的物质

E.预防、治疗、诊断人及动物疾病的物质

【答案】D

4.医疗机构配制的制剂

A.可以在市场销售

B.不得在市场销售

C.可以自行配制

D.标明功能主治可以在市场销售

E.经批准在市场销售

【答案】B

5.在药品价格管理中,医疗机构必须执行并不得擅自提高价格的药品是

A.企业定价

B.企业指导价

C.市场调节价

D.政府指导价

E.政府定价、政府指导价

【答案】E

6.一医院医师患者,利用工作之便经常为吸毒亲属开具不符合规定的麻醉处方,其应当承担的责任是

A.罚金

B.管制

C.行政处分

D.行政处罚

E.法律责任

【答案】E

7.哌甲酯用于治疗儿童多动症时,每张处方不得超过多少日的常用量

A.3 日

B.10 日

C.7 日

D.15 日

E.14 日

【答案】D

8.《药品管理法》规定对四类药品实行特殊管理。下列药品中,不属于法定特殊管理药品的是

A.生化药品

B.精神药品

C.麻醉药品

D.医疗用毒性药品

E.放射性药品

【答案】A

9.除注射剂、控缓释剂型外,第一类精神药品的处方,每次不得超过多少日的常用量

A.5 日

B.3 日

C.7 日

D.1 日

E.14 日

【答案】B

【解析】除注射剂、控缓释剂型外,第一类精神药品的处方,每次不得超过 3 日的常用量。

(10~11 题共用备选答案)

A.1 年

B.2 年

C.3 年

D.4 年

E.5 年

12.按照《麻醉药品和精神药品管理条例》规定:医疗机构应当对麻醉药品和精神药品处方进行专册登记,加强管理。麻醉药品处方至少保存

【答案】C

13.按照《麻醉药品和精神药品管理条例》规定:医疗机构应当对麻醉药品和精神药品处方进行专册登记,加强管理。二类精神药品处方至少保存

【答案】B

【解析】假药是指药品所含成分的名称与国家药品标准或者省、自治区、直辖市药品标准规定不符合。

第五章 《中华人民共和国传染病防治法》

1.医疗机构及其人员违反《中华人民共和国传染病防治法》规定的情形,由其所在单位对直接责任人员

A.追究民事责任

B.追究刑事责任

C.吊销执业证书

D.给予行政处分

E.给予行政处罚

【答案】D

2.按照《中华人民共和国传染病防治法》,属于乙类传染病分类,但依法采取甲类传染病预防、控制措施的是

A.梅毒

B.病毒性肝炎

C.艾滋病

D.传染性非典型性肺炎

E.流行性出血热

【答案】D

【解析】对乙类传染病中传染性非典型肺炎、炭疽中的肺炭疽和人感染高致病性禽流感,采取本法所称甲类传染病的预防、控制措施。

3.《传染病防治法》规定应予以隔离治疗的是

A.疑似传染病患者

B.甲类传染病患者

C.甲类传染病患者和病原携带者

D.乙类传染病患者和病原携带者

E.除艾滋病患者、炭疽中的肺炭疽以外的乙类传染病患者

【答案】C

4.单位和个人违反《中华人民共和国传染病防治法》,导致传染病传播、流行,给他人人身造成损害的,应依法

A.恢复原状

B.进行治疗

C.承担社会责任

D.承担民事责任

E.承担道德责任

【答案】D

5.《传染病防治法》规定的甲类传染病是指

A.鼠疫、霍乱

B.鼠疫、传染性非典型肺炎

C.传染性非典型肺炎、人感染高致病性禽流感

D.霍乱、传染性非典型肺炎

E.流行性出血热、艾滋病

【答案】A

6.医疗机构发现甲类传染病时,对疑似病人应依法及时采取的措施是

A.采取预防措施

B.进行医学观察

C.予以隔离治疗

D.在指定场所进行医学观察

E.确诊前在指定场所进行单独隔离治疗

【答案】E

7.发现传染病患者或者疑似传染病患者时,报告疫情应遵循的原则是

A.隶属关系原则

B.系统控制原则

C.属地管理原则

D.系统通报原则

E.直接向上级领导报告

【答案】C

【解析】任何单位和个人发现传染病患者或者疑似传染病患者时,应当及时向附近的疾病预防控制机构或者医疗机构报告。

8.由县级以上人民政府报经上一级政府决定可以在传染病流行时采取的紧急措施是

A.隔离治疗

B.强制隔离

C.指定场所进行医学观察

D.停工、停业、停课

E.实施交通检疫

【答案】D

9.《中华人民共和国传染病防治法》明确规定的传染病防治方针是

A.防治结合

B.预防为主

C.控制为主

D.依靠科学

E.分类管理

【答案】B

10.国家实行预防接种制度的对象是

A.儿童

B.在校学生

C.未成年人

D.成年人

E.全体社会公民

【答案】A

第六章 《突发公共卫生事件应急条例》

1.突发公共卫生事件是指突然发生，造成或者可能造成社会公众健康严重损害的重大

A.公众安全事件

B.矿山安全事件

C.食物中毒事件

D.医疗机构事故

E.领导责任事件

【答案】C

2.《突发公共卫生事件应急条例》规定，医疗卫生机构应当对传染病做到

A.早发现、早报告、早隔离、早康复

B.早预防、早发现、早治疗、早康复

C.早发现、早报告、早隔离、早治疗

D.早报告、早观察、早治疗、早康复

E.早发现、早观察、早隔离、早治疗

【答案】C

【解析】《突发公共卫生事件应急条例》第四十二条规定：有关部门、医疗卫生机构应当对传染病做到早发现、早报告、早隔离、早治疗，切断传播途径，防止扩散。

3.根据突发公共卫生事件应急处理的需要，有权紧急调集人员、储备的物资、交通工具以及相关设施、设备；必要时，对人员进行疏散或者隔离，并可以依法对传染病疫区实行封锁的是

A.县级以上地方人民政府

B.县级以上地方人民政府卫生行政主管部门

C.所在地省级人民政府

D.突发事件应急指挥部

E.国务院卫生行政主管部门

【答案】D

4.国务院卫生行政主管部门按照分类指导、快速反应的要求，制定

A.突发事件医疗救助方案

B.突发事件应急处理培训

C.突发事件日常监测

D.全国突发事件应急预案

E.本行政区域的突发事件应急预案

【答案】D

5.医疗机构发现突发公共卫生事件后，应当向当地卫生行政部门报告的时间要求为

A.8 小时内

B.6 小时内

C.4 小时内

D.2 小时内

E.1 小时内

【答案】D

6.关于突发公共卫生事件应急工作的方针和原则，下列说法错误的是

A.预防为主、常备不懈的方针

B.统一领导、分级负责

C.反应及时、措施果断

D.监测预警、保障供给

E.依靠科学、加强合作

【答案】D

(7~8 题共用备选答案)

A.1 小时

B.2 小时

C.3 小时

D.4 小时

E.5 小时

7.《突发公共卫生事件应急条例》规定,突发事件监测机构、医疗卫生机构和有关单位发现有重大紧急疫情的,应当在几小时内向所在地县级人民政府卫生行政主管部门报告

【答案】B

8.省、自治区、直辖市人民政府在接到重大紧急疫情报告后,应当在几小时内向国务院卫生行政主管部门报告

【答案】A

第七章 《医疗纠纷预防和处理条例》

1.《医疗纠纷预防和处理条例》所指医疗责任事故是指医务人员

A.无过错输血感染造成不良后果的

B.在诊疗中因患方原因延误诊疗导致不良后果的

C.患者体质特殊而发生医疗以外的

D.违反规章制度、诊疗护理常规失职行为所致的

E.行为人有过失,但因病员病情严重等偶合因素所致的

【答案】D

2.解决医疗纠纷的途径不包括

A.协商

B.诉讼

C.仲裁

D.人民调解

E.行政调解

【答案】C

【解析】发生医疗纠纷,医患双方可以通过下列途径解决:①双方自愿协商;②申请人民调解;③申请行政调解;④向人民法院提起诉讼;⑤法律、法规规定的其他途径。

3.依据 2002 年 9 月 1 日实施的《医疗事故处理条例》,不属于医疗事故的是

A.医疗机构违反规章造成患者重度残废

B.在医疗活动中,由于患者病情异常而发生医疗意外

C.医务人员违反护理常规,造成患者轻度残废

D.药房等非临床科室因过失导致患者人身损害

E.医务人员违反诊疗常规,造成患者一般功能性障碍

【答案】B

4.根据国务院《医疗纠纷预防和处理条例》的规定,不属于医疗事故的情况是

A.难以避免的并发症、医疗技术性事故

B.难以避免的并发症、病员及其家属不配合诊疗导致不良后果

C.难以避免的并发症、二级以下技术性事故

D.病员及其家属不配合诊治、三级乙等技术性事故

E.病员及其家属不配合诊治、药房等非临床科室过失导致的患者损害

【答案】B

【解析】医疗事故是指医疗机构及其医护人员在医疗活动中,违反医疗卫生管理法律、

行政法规、部门规章和诊疗护理技术操作规范、常规，过失造成患者人身伤害的事故，构成条件有主体要件，行为违法性要件，主观过错要件，损害结果要件。选项中B不符合构成要件，无主体要件，所以不属于医疗事故。

5.导致发生医疗事故的直接原因是行为主体

A.技术上缺乏经验

B.违反医疗卫生管理法律、法规

C.在现有科技条件下无法预料

D.临床诊疗中患者病情异常

E.无法预料或防范

【答案】B

6.因抢救危急患者，未能及时书写病历的，有关医务人员应在抢救结束后多长时间内据实补记

A.12小时

B.8小时

C.6小时

D.4小时

E.2小时

【答案】C

7.根据《医疗纠纷预防和处理条例》的规定，医患双方对患者的死因有异议时，应在患者死亡后多长时间之内进行尸检，若具备冻存条件的，可以延长至多长时间

A.24小时，7天

B.24小时，5天

C.48小时，7天

D.48小时，5天

E.72小时，10天

【答案】C

【解析】《医疗事故处理条例》第十八条规定：患者死亡，医患双方当事人不能确定死因或者对死因有异议的，应当在患者死亡后48小时内进行尸检；具备尸体冻存条件的，可以延长至7日。

第八章 《中华人民共和国中医药法》

1.制定《中华人民共和国中医药法》的核心目的是

A.保护人体健康

B.保护传统医药学

C.发展传统医药学

D.继承、创新中医药

E.保持中医药特色

【答案】A

2.《中华人民共和国中医药法》施行的日期是

A.2017年9月1日

B.2017年10月1日

C.2017年1月1日

D.2017年7月1日

E.2017年12月1日

【答案】D

【解析】《中华人民共和国中医药法》自2017年7月1日起施行。

3.国家大力发展中医药事业，实行中西医并重的方针，鼓励中医、西医

A.相互支持，相互帮助，共同发展

B.相互学习，相互补充，共同提高

C.相互学习，相互补充，协调发展

D.相互交流，相互学习，共同提高

E.相互交流，同步发展

【答案】C

4.发展中医药事业应当依法遵循的原则是

A.继承与创新相结合

B.中西医结合

C.以人为本

D.中医与中药相结合共同发展

E.中医药理论与中医药实践相结合

【答案】A

【解析】发展中医药事业应当遵循中医药发展规律,坚持继承和创新相结合,保持和发挥中医药特色和优势,运用现代科学技术,促进中医药理论和实践的发展。

5.省、自治区、直辖市人民政府负责中医药管理的部门应当按照国家有关规定,制定中医药人员培训计划,以完善本地区中医药人员

A.高等专业教育制度

B.学历教育制度

C.继续教育制度

D.业务培养提高

E.高水平业务骨干技术能力

【答案】C

6.《中华人民共和国中医药法》是我国政府制定颁布的第一部专门的中医药

A.法律

B.行政法规

C.部门规章

D.行政规章

E.卫生行政规章

【答案】B

7.中医诊所被责令停止执业活动的,其直接负责的主管人员自处罚决定作出之日起多少年内不得在医疗机构内从事管理工作

A.3 年

B.5 年

C.10 年

D.20 年

E.终身

【答案】B

第九章 《医疗机构从业人员行为规范》

1.下列哪一项不属于医疗机构从业人员行为规范的内容

A.以人为本,践行宗旨

B.遵纪守法,依法执业

C.减少患者的经济负担

D.为患者保守医疗秘密

E.尊重患者的权利与人格

【答案】C

2.目前医疗卫生行业作风建设存在的亟待解决的行为问题是一些医疗机构和部分医务人员

A.服务态度差,医疗质量、道德有待改进

B.医疗质量技术水平待提高

C.收受回扣、“红包”、开单提成等

D.管理水平不高,技术水平低

E.片面追求经济效益

【答案】C

3.我国广大卫生医务人员在工作岗位上应坚持放在第一位的是

A.医疗服务的经济效益

B.经济效益与社会效益

C.人民群众健康和生命安全

D.社区卫生预防

E.社区卫生服务

【答案】C

4.与广大人民群众健康问题切身利益相关的行业是

A.医疗卫生行业

B.社会保障行业

C.社会保障部门

D.药品研制单位

E.卫生教育行业

【答案】A

5.医疗机构对医务人员考核要作为应

聘、提薪、晋级以及评选先进工作者的首要条件应是

A.业务能力考核

B.服务水平考核

C.医疗质量考核

D.学历情况

E.医德考核结果

【答案】E

6.医疗机构从业人员应坚持的宗旨是

A.以患者为中心

B.救死扶伤,防病治病

C.尊重患者,关爱生命

D.优质服务,医患和谐

E.全心全意为人民健康服务

【答案】B

【解析】《医疗机构从业人员行为规范》第四条规定:以人为本,践行宗旨。坚持救死扶伤、防病治病的宗旨,以患者为中心,全心全意为人民健康服务。

第十章 《中华人民共和国基本医疗卫生与健康促进法》

1.以下哪项不是《基本医疗卫生与健康促进法》立法目的

A.发展医疗卫生与健康事业

B.保障公民享有基本医疗卫生服务

C.提高公民健康水平

D.促进经济发展

E.推进健康中国建设

【答案】D

2.关于《基本医疗卫生与健康促进法》中对中医药事业的方针,以下叙述哪项不妥

A.大力发展中医药事业

B.促进医学科技成果的转化和应用

C.坚持中西医并重

D.坚持传承与创新相结合

E.发挥中医药在医疗卫生与健康事业中的作用

【答案】B

3.应当优先开展残疾儿童康复工作,实行康复与教育相结合的主体是

A.省级以上

B.县级以上

C.镇级以上

D.乡级以上

E.村级以上

【答案】B

4.国家公布的目录,根据药品临床应用实践、药品标准变化、药品新上市情况等,对目录进行动态调整

A.基本药物

B.常用药物

C.保险药物

D.平价药物

E.特殊药物

【答案】A

(5~6题共用备选答案)

A.非营利性医疗卫生机构

B.营利性医疗卫生机构

C.政府举办的非营利性医疗卫生机构

D.社会力量举办的非营利性医疗卫生机构

E.社会力量举办的医疗卫生机构

5.医疗卫生服务体系的主体

【答案】A

6.在基本医疗卫生事业中发挥主导作用,保障基本医疗卫生服务公平可及

【答案】C